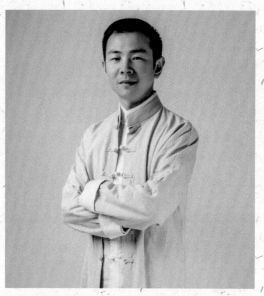

◀中 易 堂 掌门人

夏氏中医 第六代传人

河南省首批优质中医学术流派代表性
传承人

中国康复医学会老年专业委员会
常务委员

河南省研究型医院学会头痛与发作性
疾病专业委员会 副主任委员

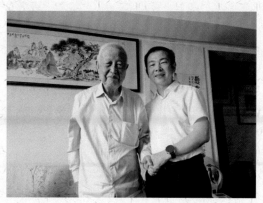

⬆向国医大师张磊先生学习中医

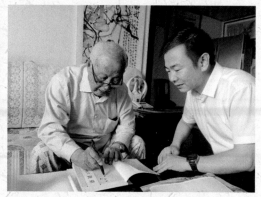

⬆国医大师张磊先生提字并赠书

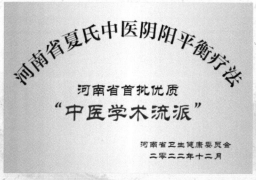

⬆"河南夏氏中医阴阳平衡疗法学术流
派"被河南省卫生健康委员会确定为
"河南省首批优质中医学术流派"

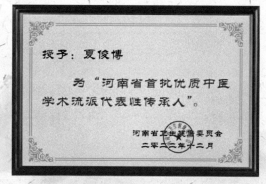

⬆夏俊博教授被评为"河南省首批优质
中医学术流派代表性传承人"

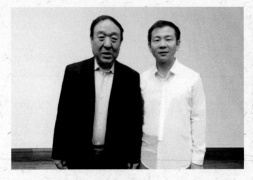

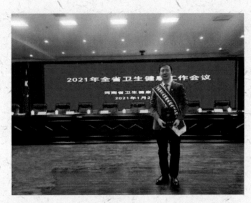

⬆ 师承国医大师李佃贵教授

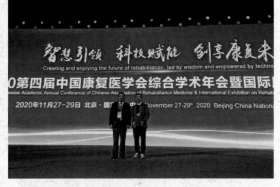

⬆ 国医大师
李佃贵教授题字

⬆ 荣获"河南省卫生健康系统
先进工作者"荣誉称号

⬆ 荣获"中国康复医学会
优秀医师"荣誉称号

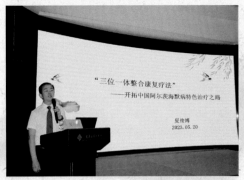

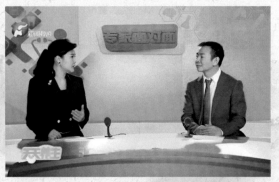

⬆ 受邀在中国康复医学会
年会上进行专题讲座

⬆ 河南电视台《专家面对面》录制节目

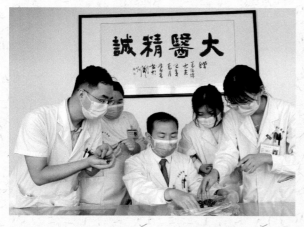

夏氏中医家传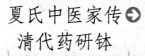
清代药研钵

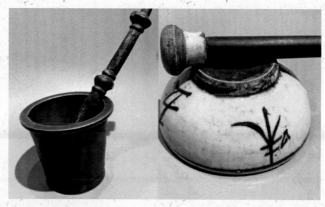

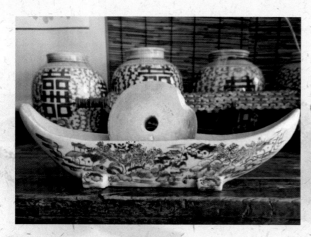

← 夏氏中医家传清代道光
年间药罐及青花药碾

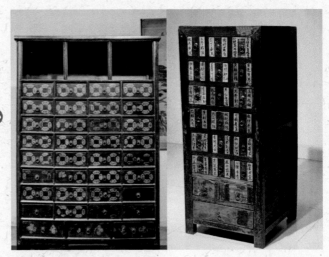

夏氏中医祖传 ➡
清朝中期药柜

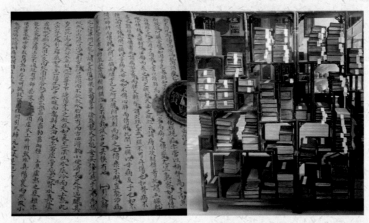

⬅ 夏氏中医家传医
术手稿及古医书

清代中医著作 ➡
《夏氏妇科》木刻印版

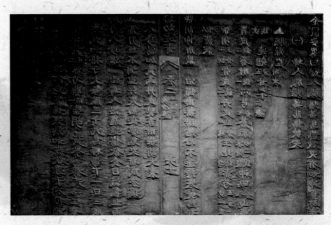

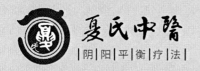

夏氏中醫
阴|阳|平|衡|疗|法

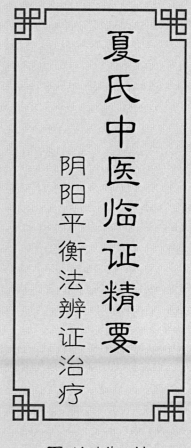

夏氏中医临证精要

阴阳平衡法辨证治疗

— 夏俊博 著 —

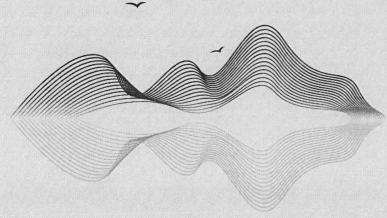

郑州大学出版社

图书在版编目（CIP）数据

夏氏中医临证精要：阴阳平衡法辨证治疗／夏俊博著. — 郑州：郑州
大学出版社，2023.9
ISBN 978-7-5645-9844-0

Ⅰ. ①夏… Ⅱ. ①夏… Ⅲ. ①中医临床 – 经验 – 中国 – 现代
Ⅳ. ①R249.7

中国国家版本馆 CIP 数据核字（2023）第 149687 号

夏氏中医临证精要——阴阳平衡法辨证治疗
XIASHI ZHONGYI LINZHENG JINGYAO——
YINYANG PINGHENG FA BIANZHENG ZHILIAO

选题策划	苗 萱	封面设计	陈 青
助理策划	张 楠	版式设计	苏永生
责任编辑	张 楠 董 珊	责任监制	李瑞卿
责任校对	吕笑娟		

出版发行	郑州大学出版社	地　址	郑州市大学路 40 号（450052）
出 版 人	孙保营	网　址	http://www.zzup.cn
经　销	全国新华书店	发行电话	0371-66966070
印　刷	郑州市今日文教印制有限公司		
开　本	787 mm×1 092 mm　1／16	彩　页	2
印　张	21.5	字　数	504 千字
版　次	2023 年 9 月第 1 版	印　次	2023 年 9 月第 1 次印刷
书　号	ISBN 978-7-5645-9844-0	定　价	116.00 元

本书如有印装质量问题，请与本社联系调换。

作者简介

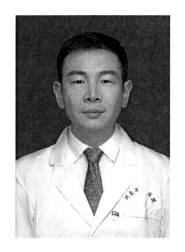

夏俊博,男,中共党员,硕士研究生,副主任医师,夏氏中医阴阳平衡疗法第六代传人。

河南省首批优质中医学术流派代表性传承人,夏氏中西医结合疗法创始人,河南省阿尔茨海默病诊疗国际联合实验室负责人,河南省重点学科神经病学带头人。

主持省部级医学科技攻关项目5项,发表学术论文52篇,获批国家级医学专利3项,编撰专著5部,荣获省部级以上荣誉6项,获得第88届国医节暨第10届国际中医药学术论坛"祖传绝技金奖",载入《中国中医药杰出人物——华医国粹创新成果汇编》。他的主要贡献如下。

一、传承、创新——开创夏氏阴阳平衡疗法理论体系

夏氏中医源于清代,至今世袭六代。夏俊博教授出生于中医世家,8岁开始研习夏氏中医理论,铭志"不为良相,便为良医";同时师从国医大师李佃贵先生,在前5代的基础上,结合自己30余年临床诊疗经验,将"夏氏中医阴阳平衡疗法"与西医诊疗技术相结合,临床诊疗取得新突破,在脑病、妇科疾病、男科疾病、儿科疾病、癌类病、疑难杂症及急危重症等方面具有特长并获得较好疗效。总结归纳30余副独特方剂,形成"夏氏中医阴阳平衡学术流派"理论体系,获批"河南省首批优质中医学术流派"。

二、守正创新——开创"三位一体"中西医结合整合疗法

夏主任临床工作数十载,带领团队苦心钻研,潜心研究,西为中用,中为西行,开创了阿尔茨海默病"三位一体"中西医结合整合疗法,使广大患者受益,并在河南省多家医院推广应用。成立了脑卒中中心、眩晕诊疗中心;开创了ADS(Advance Dementia Science)中西医结合与人文关怀并重的整体救治方案,救治了多名在省内转诊多家医疗机构但治疗效果不佳的患者,填补了河南省空白;开创了"阴阳平衡中西医结合疗法"。

三、攻坚克难——开创传统技术与现代技术融合运用疗法

夏主任亲力亲为，言传身教，带领团队潜心研学，将传统中医药技术与现代先进西医技术融合创新。2017年到上海复旦大学附属中山医院精修学成归来，创新了"脑循环理论治疗脑血管病"新疗法，开创了基于经络理论+阴阳平衡理论+神经反射区理论+脑针针法和手法的组合诊疗技术，在难治性头晕、反复性头痛、抑郁症及阿尔茨海默病等病症疗效显著。

四、担当作为——为守护人民健康贡献力量

夏主任无论在洪灾还是疫情面前，冲锋在前，抗洪救灾，坚守一线。那些日子，没有惊心动魄、感人肺腑的事迹，有的只是他和自己团队医务人员用实际行动践行着光荣的使命与责任的担当，用大爱诠释"仁心仁术"，多次参加"红丝带"公益活动，资助艾滋病患者。

五、乐于奉献——为科普惠民尽职尽责

夏主任心系百姓，治病救人与科普教育并重。多年来，举办个人学术讲座600余场，义诊数百场，受河南电视台《专家面对面》《名医访谈》等栏目的邀请，录制节目60余期。

他做了一名医生、一名党员、一名支部书记、一名学科带头人应该做的事情，获得了各级政府及社会的极大认可：担任中国康复医学会老年专业委员会常务委员、河南省研究型医院学会头痛与发作性疾病专业委员会副主任委员等17个省级以上学会主要职务；荣获中国康复医学会优秀医师、河南省卫生健康系统先进工作者、河南省医德医风先进个人、河南省中医药大学优秀带教老师等6项省部级以上荣誉。

他在学术上追求创新，事业上追求精品，成果上追求效益，学风上追求实干，处事上追求真诚，致力于将中医学与西医学相结合，用夏氏阴阳平衡疗法给无数饱受病痛折磨患者带来福音，带领神经内科与神经康复科团队数十年如一日拼搏奋斗，坚信奋斗的人生是幸福的，医术为老百姓所用是快乐的！传承、济世、创新永远在路上……

序一

  纵观中医学发展的历史,中医学术水平的提高,无一不是医家在学习总结先贤理论和经验的基础上,经过长期的临床实践,不断发现,不断充实,不断提高,逐步发展完善的。每位医家的学术思想,无一不是经过争论,最终结出果实。《夏氏中医临证精要——阴阳平衡法辨证治疗》的出版可以说是在夏氏历代传承人继承、创新基础上孕育而生的。

  2022 年 12 月 29 日,河南省卫生健康委员会印发通知,确定"河南夏氏中医阴阳平衡疗法学术流派"为河南省首批优质中医学术流派;夏氏中医阴阳平衡疗法六代传人夏俊博为河南省首批优质中医学术流派代表性传承人。

  "河南夏氏中医阴阳平衡疗法"首创于清朝道光年间,距今已有 170 余年历史,历经六代传承,形成较为完善的夏氏阴阳平衡理论体系。"河南夏氏中医阴阳平衡疗法"认为"人之阴阳,本相抱而不离",阴阳既是对立的,又是统一的,两者相互依存、相互依赖,缺一不可,任何一方不能脱离另一方而单独存在,双方均以对方的存在为自身存在的前提和条件。阳根于阴,阴根于阳,无阳则阴无以生,无阴则阳无以化。阳蕴含于阴之中,阴蕴含于阳之中。阴阳一分为二、又合二为一、对立又统一。故曰:"阴根于阳,阳根于阴""阴阳互根……阴以吸阳……阳以煦阴……阳盛之处而一阴已生,阴盛之处而一阳已化"。平衡又称中和、中道。平衡思维的基本特征是注重事物的均衡性、适度性。"河南夏氏中医阴阳平衡疗法"深刻洞悉人体阴阳平衡的精髓,认为"阴平阳秘""阴阳匀平"是处于动态平衡的状态,是指阴阳双方在相互制约、相互消长中处于大体均势的状态,即阴阳协调和相对稳定的状态。人体中的阳气能推动和促进机体的生命活动,加快新陈代谢;而人体中的阴气能调控和抑制机体的代谢和各种生命活动,阴阳双方相互制约而达到协调平衡,则人体生命活动健康有序。如果阴阳双方失去了互为存在的条件,动态平衡遭到破坏,则标志着疾病的发生。因此在辨证论治时,"河南夏氏中医阴阳平衡疗法"从阴阳失衡着手,认为"阴亏不能涵阳,则阳上升而无制;阳虚不能化阴,则阴盛而生寒……""阳胜则阴病""阴盛则阳病""阴与阳宜相济,而不宜相胜,若稍有偏胜,变端即由是而生"。其指出阴阳某一方面的偏衰、偏胜是导致疾病发生的根本原因所在。同时,随着疾病的进展,一方的不足可以引起另一方的亏损,"无阴则阳无以生""无阳则阴无以为化",正所谓"阴损及阳""阳损及阴"。《黄帝内经》曰:"知其要者,一言而终,不知其要,流散无穷。""河南夏氏中医阴阳平衡疗法"能把握住阴阳平衡的精髓,清楚认识到阴阳的偏胜、偏衰,即阴阳平衡的失调是导致疾病的根本原因,牢牢把握住了阴阳学说的核心。

《夏氏中医临证精要——阴阳平衡法辨证治疗》深入浅出地阐明了阴阳平衡疗法的概念、理论渊源、病因病机、辨证论治、常用诊法、治疗原则、辨证用药等问题，叙述了阴阳平衡学说在临床常见疾病中的应用，讨论了运用阴阳平衡疗法临床治疗验案。全书具有较强的科学性、先进性、创新性和实用性。有利于广大读者通过学习和掌握阴阳平衡理论，进一步提高中医临床疗效。

　　实践是检验真理的唯一标准，对于医学而言，疗效是检验医学理论正确与否的唯一标准。学生夏俊博的"夏氏中医阴阳平衡疗法"来源于临床实践，又在临床实践中得以验证。衷心希望夏氏阴阳平衡理论能够继续在临床中不断地完善和发展，为中国乃至世界人民的健康事业做出更大的贡献。

张磊

2023. 7. 5.

序二

医之为道，在扶正祛邪，在平衡阴阳，使人体渐至"中和"之臻境。古今医家，概莫能外。昔在远古，伏羲制九针，神农尝百草，黄帝创医论，而并为医之机也！及至秦汉，《黄帝内经》《神农本草经》问世，为万世立法，仲景"勤求古训，博采众方"而著《伤寒杂病论》、开理法方药之先河；晋唐七百年，释、道、佛三教渐浸岐黄，以厚其根基；宋元四百年、理学渐浸岐黄，以繁其枝叶，尤其刘、朱、李、张四君继出，各执牛耳，精彩纷呈；而明清五百年，温病理法日趋完善、国医之道，始臻完备；及至民国，张君锡纯等擅贯通中西的创新理论，堪为近代之楷模。而后西医渐兴，国医渐衰，岐黄之道，日益陵替。

三千年之国粹，九万里之福音，中医药学传至今日，虽历尽波折，但由于其效果显著，仍彰显着顽强的生命力。弘扬中医是杏林中人义不容辞之责任！而要弘扬中医，既要志存高远，又要医技精湛；既要善于继承，又要勇于创新。志存高远而医技不精，则好高骛远，于事无益；医技精湛而胸无大志，则安于现状，难成大业。继承而不创新，则继承缺乏活力；创新而不继承，则创新缺乏基础。

河南夏氏中医阴阳平衡疗法首创于清朝道光年间，距今已有170余年历史。夏氏中医始终以"传承国粹，达人济世"的情怀诚于心，精于勤，创于品，健于民，以研究脏腑病机为中心，把阴阳平衡理论运用于"八纲辨证"，综合运用中医学内外相融、标本兼治的原则，经过了六代传承，建立了系统的"夏氏中医阴阳平衡疗法"，形成了独具特色的"夏氏中医阴阳平衡学术流派"。夏氏中医阴阳平衡疗法第六代传人夏俊博教授幼传家训，8岁开始跟随祖辈学习中医中药，博览群书，熟读《黄帝内经》《周易》《难经》《伤寒论》《金匮要略》等中医经典原著。得夏氏真传，治病、验方、配药、整理医案，传承夏氏疗法，行医之中受到技术高超的祖辈及师父的精心指导；同时研习其他中医中药流派的理论，师古而不泥古，坚持在中医辨证论治基础上积极吸收现代医学研究成果，研究与实践"中西医结合"综合疗法，将祖传夏氏中医技艺与现代西医技术相结合，在国内开创了"夏氏中医脑病阴阳平衡学术流派"中西医结合治疗周围神经内科疾病之先河，并形成了"夏氏中医脑病阴阳平衡学术流派"相关理论体系。临床工作20余载，在祖传夏氏中医阴阳平衡疗法的基础上，借鉴思考陈士铎《石室秘录》，总结出要讲究阴阳平衡、动静适宜、循经调理，学治病当学治法，盖病无穷尽，病无定势，要数十年如一日对每一个病案平静内心、精心体味、科学研磨；精通并创新脑针技术，不仅在中西医结合融合脑针技术治疗脑病方面得到了广大患者的效果验证与高度赞誉，同时也在治疗妇科病、男科病、儿科病、癌类病及疑难杂症等方面，结合夏氏祖传阴阳平衡之脏腑平衡疗法和现代西医诊疗规范技术，研发出夏氏阴阳平衡系列新方,研究实践了其独特疗法,为广大人民群众带来福音。

张锡纯曰:"夫事贵师古者,非以古人之规矩、准绳限我也,惟藉以瀹我性灵,益我神智。迫至性灵神智,洋溢活泼,又贵举古人之规矩、准绳而扩充之、变化之、引伸触长之,使古人可作,应叹为后生可畏。凡天下事皆宜然,而医学何独不然哉!"今日之中医,实乏创新之人才及实用之理论,夏氏中医阴阳平衡疗法,虽未臻真至善,但以之阴阳平衡理论处药,效如桴鼓,可谓济世之良器也!夏俊博教授作为我的学生,刻苦钻研,大胆创新,望夏俊博教授能精研仁术,比肩先贤,而为新时代之创新先行者。

佳作已成,幸即付梓,邀余为序,有感夏俊博及其学生的信任与鼓励,乐为之,以共勉。

李佃贵

2023年5月1日

前　言

本书是在"夏氏密存古书"系列书籍《夏氏临证集要》《祝由十三科新解》《夏氏阴阳平衡疗法》《夏氏中医验方集》《幼科推拿集要》等专著的基础上，整理、归纳、总结夏氏中医传统学术思想及以夏氏阴阳平衡理论为指导的疾病治疗经典案例，在夏氏中医第六代传人夏俊博教授及其亲传弟子焦桂红、王玉、闫利辉的共同努力下编撰而成。

本书共由绪论、脑病、妇科疾病、男科疾病、儿科疾病及癌类病等六部分组成。绪论主要阐述夏氏阴阳平衡疗法学术源流、学术思想、学术传承与创新；其余部分主要讨论夏氏阴阳平衡疗法在脑病、妇科疾病、男科疾病、儿科疾病及癌类病等五大类疾病在临床中的应用。每类疾病均详述多个单病种，单个疾病分别由中医病学相关知识、西医病学相关知识、夏氏中西医结合相关知识、病案4个部分组成。其中，夏氏中西医结合相关知识主要阐述夏氏中医第六代传人夏俊博教授在前五代基础上，结合自己30余年临床诊疗经验，将"夏氏阴阳平衡疗法"与西医诊疗技术相结合，传承精华，守正创新，西为中用，以及夏氏中西医结合整合疗法在临床中的应用。在遴选疾病时，我们搜集在同类报道中具有代表性的资料，内容要求全、新、精、准，具有科学性、先进性、创新性和实用性，有利于广大读者借以了解和掌握夏氏阴阳平衡理论，进一步提高临床疗效。在遴选医案时，我们选取病例多，疗效好，方法独特，便于学习，易于掌握的案例。希望本书出版以后，可以起到"精诚所至，金石为开"和"抛砖引玉"的作用，为一线临床工作者及在校学生提供较好的参考价值。

夏氏中医始于清朝道光年间，距今已有170余年历史。夏氏中医始终以"传承国粹，达人济世"的情怀诚于心，把阴阳平衡理论运用于中医学，内外相融、标本兼治。经过了六代传承，建立了系统的"夏氏中医阴阳平衡疗法"，形成了独具特色的"夏氏中医阴阳平衡学术流派"。先祖夏登玉研习《易经》，初创夏氏阴阳平衡理论；第二代传人夏印周师承父志，潜心医道，习《幼学》《论语》《大学》《中庸》《孟子》《左传》《诗经》《易经》，并参看《本草备要》《医方集解》等书，习"医、卜、星相、声韵、农圃"，涉猎广泛，并将卜、星象等融入夏氏中医，著有《夏氏临证集要》，补充夏氏阴阳平衡理论；第三代、第四代传人夏万生、夏良友集两代之经验，临证数十载，尽毕生精力，著成《夏氏中医验方集》《幼科推拿集要》及《夏氏阴阳平衡疗法》，进一步发展夏氏阴阳平衡理论；至第五代传人夏广仁，有缘结识张至顺道长，将道家思想融入夏氏阴阳平衡理论中，注重平素养生，"不治已病，治未病"，追求阴平阳秘，完善夏氏阴阳平衡理论。我是夏氏中医第六代传人夏俊博，夏氏阴阳平衡理论现已较为成熟。我自幼研习《黄帝内经》《难经》《伤寒杂病论》等中医著作，并秉承祖辈意志，与张至顺道长多次深入探讨，将道家思想与夏氏中医进一步融合；同时结合自身优势传承创新，将"夏氏阴阳平衡疗法"与现代西医诊疗技术相结合，开创中西医结合整合疗法，临床诊疗取得新突破，在脑病、妇科疾病、男科疾病、儿科疾病、癌类病、疑难杂症及急危重症等方面获得较好疗效，总结归纳 30 余副独特方剂，形成"夏氏中医阴阳平衡学术流派"理论体系，自成一家之学说。

夏氏中医融合《易经》《黄帝内经》、道家思想等，历经六代传承、发展、创新，注重天人合一、整体观念、阴阳平衡、先天与后天并重，医者若能明乎其理，遵乎其法，则临证不惑。但是书中所载验方均为夏氏中医经验方，是根据患者个体特征辨证论治所定组方。请各位读者参考指正，切忌照搬归套，需要依患者状况辨证施治。

夏俊博

2023.5

目　录

绪论 ……………………………………………………………………………………… 001

第一章　脑病 …………………………………………………………………………… 011

　　第一节　中风 ……………………………………………………………………… 013

　　第二节　头痛 ……………………………………………………………………… 040

　　第三节　眩晕 ……………………………………………………………………… 050

　　第四节　口僻 ……………………………………………………………………… 062

　　第五节　痫病 ……………………………………………………………………… 067

　　第六节　郁证 ……………………………………………………………………… 077

　　第七节　不寐 ……………………………………………………………………… 082

　　第八节　痴呆 ……………………………………………………………………… 092

　　第九节　颤证 ……………………………………………………………………… 104

第二章　妇科疾病 ……………………………………………………………………… 114

　　第一节　痛经 ……………………………………………………………………… 114

　　第二节　闭经 ……………………………………………………………………… 125

　　第三节　月经先期 ………………………………………………………………… 136

　　第四节　月经后期 ………………………………………………………………… 143

　　第五节　月经先后无定期 ………………………………………………………… 150

　　第六节　月经过多 ………………………………………………………………… 155

　　第七节　月经过少 ………………………………………………………………… 160

　　第八节　经期延长 ………………………………………………………………… 163

　　第九节　崩漏 ……………………………………………………………………… 167

　　第十节　月经前后诸证 …………………………………………………………… 181

　　第十一节　带下病 ………………………………………………………………… 193

　　第十二节　不孕症 ………………………………………………………………… 206

　　第十三节　绝经前后诸证 ………………………………………………………… 216

第三章　男科疾病 ·· 223

第一节　遗精 ··· 223

第二节　阳痿 ··· 229

第三节　不育症 ·· 236

第四章　儿科疾病 ·· 241

第一节　感冒 ··· 241

第二节　咳嗽 ··· 247

第三节　肺炎喘嗽 ·· 252

第四节　哮喘 ··· 261

第五节　食积 ··· 270

第六节　泄泻 ··· 275

第七节　水痘 ··· 280

第八节　手足口病 ·· 284

第九节　鹅口疮 ·· 290

第十节　口疮 ··· 295

第五章　癌类病 ··· 299

第一节　肺癌 ··· 299

第二节　肝癌 ··· 306

第三节　胃癌 ··· 311

第四节　大肠癌 ·· 319

第五节　血癌 ··· 326

参考文献 ·· 334

绪　　论

中华文化亘古长流,饱含炎黄子孙的智慧结晶。千百年来,中华文化分门别类,不胜枚举,中医发展与之交融,更是锦上添花。诸多名医名家在实践经验中形成了各具地域色彩及独特学术思想的医学流派,如中医学史上著名的金元四大家:"滋阴派"朱丹溪、"补土派"李东垣、"攻邪派"张从正、"寒凉派"刘完素。在中医学发展的历史长河中,各个流派因其人文历史、地区方域、季节气候的独特性而独树一帜。中原厚土、炎黄子孙,受中土厚重的华夏文明、气候环境、人文民俗及饮食习惯的影响,奇恒之腑"脑"与阴阳理论之"平衡学说"相结合,经过历史长河的洗礼融合,孕育出了具有地域色彩,别具特色的"夏氏中医阴阳平衡学术流派"。

一、夏氏中医阴阳平衡疗法学术源流

夏氏中医阴阳平衡疗法乃夏登玉老先生首创于清朝道光年间,距今已有170余年历史。流派创始人夏登玉,生于清道光二十九年(公元1849年),因家境贫困,投奔安徽亳州府亲戚——当地名医夏氏,在中药铺成为一名学徒,研习岐黄之术,研读中国古代哲学经典巨著——《易经》,深受"阴阳运动是万事万物的运动规律"影响。历经15年,学成归来,开创民间中医药馆"中易堂","中"出自《礼记·中庸》解释:"中也者,天下之大本也";"易"取自于《周易》"生生之谓易,阴阳转易,以成化生"。"中易堂"以研究脏腑病机为中心,把阴阳平衡理论运用于"八纲辨证",独创夏氏阴阳平衡疗法,造福乡里。夏老先生悬壶济世数十载,"传承国粹,达人济世"的情怀,综合运用祖国医学技术,阴阳平衡生生不息,内外相融标本兼治,在当时十里八乡享有"神医"盛誉。直至耄耋之年仍然躬耕古籍,结合几十年诊治沉潜,整理出夏氏阴阳平衡疗法医案及验方。

第二代传人夏印周,夏登玉长子,饱读诗书的父亲是其文化和医学的启蒙老师。8岁开始念书,上了8年私塾,读了《幼学》《论语》《大学》《中庸》《孟子》《左传》《诗经》《易经》《古三字经》,并参看《本草备要》《医方集解》等书;涉猎广泛,"凡医、卜、星相、声韵、农圃",均刻意苦读,通易理,精医术,用方精奇,应手辄效,世人莫不称奇。著有《夏氏临证集要》、《祝由十三科新解》(夏氏秘存古医书)。《夏氏临证集要》收录有眩晕、头痛、不寐、痴呆等脑病治法方药;《祝由十三科新解》收录有中风、抑郁等脑病临证经验,为夏氏阴阳平衡疗法奠定理论基础。

第三代传人夏万生,世业岐黄,不废诗书,自幼颖慧好学,先祖夏登玉亲授四书十三经,皆朗读纯熟,亦精于《周易》,为以后学习医学打下了坚实的基础。其晚年谈及学习医学,需要有较好的文学基础时说:"秦汉以上文字,非难读也,使习小学者读之,即亦甚易。世医畏《黄帝内经》《难经》《伤寒杂病论》,特患其不可解者多耳,使能通训诂,则必无隔阂之患,不必恃注释也。"

第四代传人夏良友,侍父亲应诊,抄方按脉,勤苦学习十年余,理论与实践与日俱增。二十岁开始独立行医。但在旧社会,中医地位卑下,倍受排挤。旧政府下令取缔中医,中医几乎处于灭绝地步。其坚信中医是科学的,而科学的东西不会消亡,必定要发展。于是,总结父辈夏万生毕生行医经验及心得,结合自身行医生涯中不断积累的临床经验,愤而埋头著述,讲学授徒,广植后进,不遗余力。完善发展夏氏阴阳平衡疗法学术思想,著有《夏氏中医阴阳平衡治法》《夏氏中医验方集》《幼科推拿集要》等,书中记载了运用阴阳平衡理论治疗脑病、妇科病、儿科病等多种疾病的学术思想及验方,为完善和传承夏氏中医阴阳平衡疗法发挥重要作用。

第五代传人夏广仁,传承学习夏氏阴阳平衡疗法,并不断完善学说理法方药、丰富流派疗法;有缘结识张至顺道长,得到张至顺道长的点拨,把道家养生融入夏氏中医,提出阴阳平衡治未病的理念,在大量临证中疗效显著,使得夏氏中医名扬一方,饱受病患称赞。

第六代传人夏俊博,硕士研究生,副主任医师。因自幼体弱多病,受到夏氏中医阴阳平衡疗法技术高超、行医乡里的祖父、外祖父及伯父的特别关爱,切身感受到了"夏氏中医阴阳平衡学术流派"的优势,由此对中医药产生了极大兴趣。自幼跟随祖父、外祖父、伯父学习,8 岁听完了《黄帝内经》《周易》《难经》《伤寒杂病论》《金匮要略》等书的内容;13 岁便随他们悬壶于乡里,并研读《外台秘要》《千金方》等诸家之书,经过5 年的苦读、跟师传承、研习、发扬本家流派,让理论和实践互参互证。后就读新乡医学院,打开了西医视野,在孜孜不倦地学习西医理论的同时,不忘传承发扬中医技术,开办中医学术讲座《中医·西医·心易医》《夏氏中医的应用》等 12 场,座无虚席,并引发"西学中"热潮;发表论文《补中益气丸为配合刮痧治疗大学生亚健康的疗效观察》等 13 篇,获得"河南省大学生科研创新大赛优秀奖"。在研读硕士研究生时,对中医经典原著愈加热衷,熟读《黄帝内经》《易经》《医宗金鉴》等,中西兼修,在自身上研磨十二时辰脉象,思考"天地人的阴阳平衡",发表论文《论中西医结合治疗脑梗死后精神障碍》等 15 篇,详细论述了中西医结合治疗脑病如中风、中风后抑郁、眩晕、痴呆、不寐等症的临床疗效,验证了以阴阳平衡理念论治脑病的有效性,为学术流派的发展提供了客观依据,在此基础上提出阴阳并举治疗脑卒中理念。同时在国内开创了"夏氏中医阴阳平衡学术流派"中西医结合治疗神经内科疾病之先河,创立了"夏氏中医阴阳平衡学术流派"脑病相关理论体系,在单位成立了"脑病中西医结合诊疗中心"。其后师从国医大师李佃贵先生,一方面,跟师学习脾胃肝胆疾病,将祖传夏氏中医阴阳平衡疗法与李佃贵先生学术思想相融合;另一方面,秉承父辈意志,多次与张至顺道长深入探讨道家思想,将道家思想完美融入夏氏中医阴阳平衡理论中去,重视阴阳平衡与疾病的关系,倡导注重后天调养,同时形神兼养,整体论治。

临床工作 20 余载,在祖传夏氏中医阴阳平衡疗法基础上,借鉴思考陈士铎《石室秘录》,总结出要讲究阴阳平衡、动静适宜、循经调理,学治病当学治法,盖病无穷尽,病无定势,要数十年如一日对每一个病案平静内心、精心体味、科学研磨。精通并创新脑针技术,不仅在中西医结合融合脑针技术治疗脑病方面得到了广大患者的效果验证与高度赞誉,同时在治疗不孕不育等妇科病、男科病、难治性胃肠炎、肿瘤等疑难杂症及心脏虚衰、肝脏疲惫、脾胃虚损、肺脏衰弱、肾气虚衰、神经紊乱等脏器耗损及神经功能病症方面,结合夏氏祖传阴阳平衡之脏腑平衡疗法和现代西医诊疗规范技术,研发出夏氏阴阳平衡系列新方,研究实践了其独特疗法,为广大人民群众带来福音。夏氏医术注重医术,更注重医德。为了让中西医结合的夏氏祖传阴阳平衡疗法惠及更多深受病痛折磨的患者,全面提升人民群众的健康素养,临床、科研与科普教育并重,受邀积极参加电视台《专家面对面》《仲景养生》《青年中医说》《名医访谈》《健康大河南》等节目,录制节目86期;举办职业培训班56次;开展学术讲座160余场;编撰《中国最美经方丛书:白虎汤》等论著5部。让本流派阴阳平衡理论惠及民生,其学术思想也得到广大同道的认可。

夏氏中医传承脉络,见图0-1。

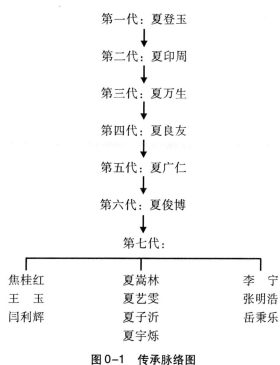

图0-1 传承脉络图

二、夏氏中医阴阳平衡疗法学术思想

阴阳学说是中医基础理论的一个重要组成部分,它贯穿中医学理论体系的各个方面,历来被奉为医学之圭臬。夏氏中医不仅能正确理解阴阳学说之精要,阐明人体组织结构、生理功能和病理变化,而且能够深刻地洞悉其发展变化规律,以指导临床辨证用药。归纳总结如下。

(一) 阴阳学说在中医学中的应用

1. 说明人体的组织结构 阴阳学说在阐释人体的组织结构时,认为人体是一个有机整体,是一个极为复杂的阴阳对立统一体,人体内部充满着阴阳对立统一现象。人的一切组织结构,既是有机联系的,又可以划分为相互对立的阴、阳两个部分。所以说:"人生有形,不离阴阳"(《素问·宝命全形论》)。阴阳学说对人体的部位、脏腑、经络、形气等的阴阳属性,都做了具体划分。如:就人体部位来说,人体的上半身为阳,下半身属阴;体表属阳,体内属阴;体表的背部属阳,腹部属阴;四肢外侧为阳,内侧为阴。按脏腑功能特点分,肝、心、脾、肺、肾五脏为阴,胆、胃、大肠、小肠、膀胱三焦六腑为阳。五脏之中,心、肺为阳,肝、脾、肾为阴;心、肺之中,心为阳,肺为阴;肝、脾、肾之间,肝为阳,脾、肾为阴。而且每一脏之中又有阴阳之分,如心有心阴、心阳,肾有肾阴、肾阳,胃有胃阴、胃阳等。在经络之中,也分阴阳。经属阴,络属阳,而经之中有阴经与阳经,络之中又有阴络与阳络。就十二经脉而言,就有手三阳经与手三阴经之分、足三阳经与足三阴经之别。在血与气之间,血为阴,气为阳。在气之中,营气在内为阴,卫气在外为阳等。总之,夏氏中医深刻认识到人体上下、内外、表里、前后各组织结构之间,以及每一组织结构自身各部分之间的复杂关系,无不包含着阴阳的对立统一。

2. 阐明人体的生理功能 中医学应用阴阳学说分析人体健康和疾病的矛盾,提出了维持人体阴阳平衡的理论。机体阴阳平衡标志着健康,健康包括机体内部以及机体与环境之间的阴阳平衡。一方面,阴阳学说阐明物质与功能之间的关系:人体生理活动的基本规律可概括为阴精(物质)与阳气(功能)的矛盾运动。属阴的物质与属阳的功能之间的关系,就是这种对立统一关系的体现。营养物质(阴)是产生功能活动(阳)的物质基础,而功能活动又是营养物质所产生的功能表现。人体的生理活动(阳)是以物质(阴)为基础的,没有阴精就无以化生阳气,而生理活动的结果,又不断地化生阴精。没有物质(阴)不能产生功能(阳),没有功能也不能化生物质。这样,物质与功能,阴与阳共处于相互对立、依存、消长和转化的统一体中,维持着物质与功能、阴与阳的相对的动态平衡,保证了生命活动的正常进行。另一方面,阴阳学说阐明生命活动的基本形式:气化活动是生命运动的内在形式,是生命存在的基本特征。升降出入是气化活动的基本形式。阳主升,阴主降。阴阳之中复有阴阳,所以阳虽主升,但阳中之阴则降;阴虽主降,但阴中之阳又上升。阳升阴降是阴阳固有的性质,阳降阴升则是阴阳交合运动的变化。人体阴精与阳气的矛盾运动过程,就是气化活动的过程,也是阴阳的升降出入过程:死生之机,升降而已。气化正常,则升降出入正常,体现为正常的生命活动。否则,气化失常,则升降出入失常,体现为生命活动的异常。由于阴阳双方是对立统一的,所以两者之间的升与降、出与入也是相反相成的。这是从阴阳运动形式的角度,以阴阳升降出入的理论来说明人体的生理功能的。

夏氏中医认为不论是物质与功能的矛盾运动,还是生命活动的基本形式,都说明在正常生理情况下,阴与阳是相互对立又相互依存,处于一个有利于生命活动的相对平衡的协调状态的。如果阴阳不能相互为用而分离,阴精与阳气的矛盾运动消失,升降出入停止,人的生命活动也就终结了。

3. 阐明人体的病理变化　人体与外界环境的统一和机体内在环境的平衡协调,是人体赖以生存的基础。机体阴阳平衡是健康的标志,平衡的破坏意味着生病。疾病的发生,就是这种平衡协调遭到破坏的结果。因此,阴阳失调是疾病发生的基础。

阴阳学说不仅能分析邪气和正气的阴阳属性:疾病的发生发展取决于两方面的因素:一是邪气。所谓邪气,就是各种致病因素的总称。二是正气。正气泛指人体的功能活动,常与邪气对称。邪气有阴邪(如寒邪、湿邪)和阳邪(如六淫中的风邪、火邪、燥邪)之分。正气又有阴精和阳气之别。阴阳学说还能分析病理变化的基本规律:疾病的发生发展过程就是邪正斗争的过程。邪正斗争导致阴阳失调,而出现各种各样的病理变化。无论外感病或内伤病,其病理变化的基本规律不外乎阴阳的偏盛或偏衰。如,阴阳偏盛:即阴盛、阳盛,是属于阴阳任何一方高于正常水平的病变;用阴阳消长的理论来分析,"阳盛则热"属于阳长阴消,"阴盛则寒"属于阴长阳消;其中,以"长"为主,"消"居其次。阴阳偏衰:即阴虚、阳虚,是属于阴阳任何一方低于正常水平的病变;用阴阳消长理论来分析,"阳虚则寒"属于阳消而阴相对长,阴虚则热属于阴消而阳相对长;其中,以消为主,因消而长,长居其次。阴阳互损:根据阴阳互根的原理,机体的阴阳任何一方虚损到一定程度,必然导致另一方的不足,最终导致阴阳两虚;阴阳两虚是阴阳的对立处在低于正常水平的平衡状态,是病理状态而不是生理状态。阴阳转化:在疾病的发展过程中,阴阳偏盛偏衰的病理变化可以在一定的条件下各自向相反的方向转化,即阳证可以转化为阴证,阴证可以转化为阳证,阳损及阴和阴损及阳也是阴阳转化的体现。

4. 指导疾病的诊断　中医诊断疾病的过程包括诊察疾病和辨别证候两个方面。"察色按脉,先别阴阳"(《素问·阴阳应象大论》)。阴阳学说应用于诊断学中,旨在分析通过四诊而收集来的临床资料和辨别证候。

(1)阴阳是分析四诊资料之目　望、闻、问、切四诊所收集到的症状和体征,常用阴阳来进行分析。如望诊方面,以色泽分阴阳,则鲜明者属阳,晦暗者属阴。切诊方面,以脉象分阴阳,则浮、数、洪、滑等属阳,沉、迟、细、涩等属阴。闻诊方面,以语声分阴阳,则高亢洪亮者属阳,低微无力者属阴;呼吸有力、声高气粗者属阳,呼吸微弱、声低气怯者属阴。问诊方面,以寒热喜恶分阴阳则喜寒恶热属阳,喜热恶寒属阴。在症状与体征方面分清了阴阳属性,就为辨证时区别阴阳证候,提供了可靠的依据。

(2)阴阳是辨别证候的总纲　如在八纲辨证中,表证、热证、实证属阳;里证、寒证、虚证属阴。在临床辨证中,只有分清阴阳,才能抓住疾病的本质,做到执简驭繁。所以辨别阴证、阳证是诊断的基本原则,在临床上具有重要的意义。在脏腑辨证中,脏腑气血阴阳失调可表现出许多复杂的证候,但不外阴阳两大类。如在虚证分类中,心有气虚、阳虚和血虚、阴虚之分,前者属阳虚范畴,后者属阴虚范畴。外科病中的阴证、阳证,亦具有特殊的含义。属于阳证类的疾病,如疖、痈、丹毒、脓肿等,多为急性感染性疾病,表现为红、肿、热、痛等症状。属于阴证类的疾病,如结核性感染、肿瘤等,多为慢性疾病,表现为苍白、平塌、不热、不痛或隐痛等症状。夏氏中医在长期临床实践中总结出阴阳偏盛、偏衰是疾病过程中病理变化的基本规律,所以疾病的病理变化虽然错综复杂、千变万化,但其基本性质可以概括为阴和阳两大类。

5. 指导疾病的防治

（1）阴阳学说指导养生防病　中医学十分重视对疾病的预防，不仅用阴阳学说来阐发养生学说的理论。而且养生的具体方法也是以阴阳学说为依据的。阴阳学说认为，人体的阴阳变化与自然界四时阴阳变化协调一致，就可以延年益寿，因而主张顺应自然。春夏养阳，秋冬养阴，精神内守，饮食有节，起居有常，做到"法于阴阳，和于术数"（《素问·上古天真论》）。借以保持机体内部以及机体内外界环境之间的阴阳平衡，达到增进健康、预防疾病的目的。

（2）阴阳学说用于疾病的治疗　由于疾病发生发展的根本原因是阴阳失调，因此，调整阴阳，补偏救弊，促使阴平阳秘，恢复阴阳相对平衡，是治疗疾病的基本原则。阴阳学说用以指导疾病的治疗，一是确定治疗原则，二是归纳药物的性能。

1）确定治疗原则　①阴阳偏盛的治疗原则：损其有余，实者泻之。阴阳偏盛，即阴或阳的过盛有余，为有余之证。由于阳盛则阴病，阳盛则热，阳热盛易于损伤阴液；阴盛则阳病，阴盛则寒，阴寒盛易于损伤阳气，故在调整阴阳的偏盛时，应注意有无相应的阴或阳偏衰的情况存在。若阴或阳偏盛而其相对的一方并没有构成虚损时，即可采用"损其有余"的原则。若其相对一方有偏衰时，则当兼顾其不足，配合以扶阳或益阴之法。阳盛则热属实热证，宜用寒凉药以制其阳，治热以寒，即"热者寒之"。阴盛则寒属寒实证，宜用温热药以制其阴，治寒以热，即"寒者热之"。因二者均为实证，所以称这种治疗原则为"损其有余"，即"实者泻之"。②阴阳偏衰的治疗原则：补其不足，虚者补之。阴阳偏衰，即阴或阳的虚损不足，或为阴虚，或为阳虚。阴虚不能制阳而致阳亢者，属虚热证，治当滋阴以抑阳。一般不能用寒凉药直折其热，须用"壮水之主，以制阳光"（《素问·至真要大论》王冰注）的方法，补阴即所以制阳。"壮水之主，以制阳光"又称壮水制火或滋水制火，滋阴抑火，是治求其属的治法，即用滋阴降火之法，以抑制阳亢火盛。如肾阴不足，则虚火上炎，此非火之有余，乃水之不足，故当滋养肾水。《黄帝内经》称这种治疗原则为"阳病治阴"（《素问·阴阳应象大论》）。若阳虚不能制阴而造成阴盛者，属虚寒证，治当扶阳制阴。一般不宜用辛温发散药以散阴寒，须用"益火之源，以消阴翳"（《素问至真要大论》王冰注）的方法，又称益火消阴或扶阳退阴，亦是治求其属的治法，即扶阳益火之法，以消退阴盛。如肾主命门，为先天真火所藏，肾阳虚衰则现阳微阴盛的寒证，此非寒之有余，乃真阳不足，故治当温补肾阳，消除阴寒，《黄帝内经》称这种治疗原则为"阴病治阳"（《素问·阴阳应象大论》）。③补阳配阴，补阴配阳：至于阳损及阴、阴损及阳、阴阳俱损的治疗原则，根据阴阳互根的原理，阳损及阴则治阳要顾阴，即在充分补阳的基础上补阴（补阳配阴）；阴损及阳则应治阴要顾阳，即在充分补阴的基础上补阳（补阴配阳）；阴阳俱损则应阴阳俱补，以纠正这种低水平的平衡。阴阳偏衰为虚证，所以称这种治疗原则为"补其不足"或"虚则补之"。

2）归纳药物的性能　夏氏中医认为阴阳用于疾病的治疗，不仅用以确立治疗原则，而且也用来概括药物的性味功能，作为指导临床用药的依据。治疗疾病，不但要有正确的诊断和确切的治疗方法，同时还必须熟练地掌握药物的性能。根据治疗方法，选用适宜药物,才能收到良好的疗效。

中药的性能,是指药物具有四气、五味、升降浮沉的特性。四气(又称四性),有寒、热、温、凉。五味有酸、苦、甘、辛、咸。四气能行,甘味能益气,故辛甘属阳,如桂枝、甘草等;酸味能收,苦味能泻下,故气属阳,五味属阴。四气之中,温、热属阳;寒、凉属阴。五味之中,辛味能散酸苦属阴,如大黄、芍药等;淡味能渗泄利尿(物质的浓淡对比而言,浓属阴,淡属阳)故属阳,如茯苓、通草;咸味药能润下,故属阴,如芒硝等。按药物的升降浮沉特性分,药物质轻,具有升浮作用的属阳,如桑叶、菊花等;药物质重,具有沉降作用的属阴,如龟板、赭石等。治疗疾病,就是根据病情的阴阳偏盛偏衰,确定治疗原则,再结合药物的阴阳属性和作用,选择相应的药物,从而达到"谨察阴阳所在而调之,以平为期"(《素问·至真要大论》)的治疗目的。

(二)阐明阴阳平衡理论精髓

第五代传人夏广仁将道家思想融入夏氏中医中。第六代传人夏俊博传承发展这一思想认为医道同源互生,道法自然,恬淡虚无,冲气为和,阴阳和谐。夏氏中医融合道家思想认为阴阳是万事万物的根本,万事万物都由阴和阳两个部分组成,如《素问·阴阳应象大论》言:"阴阳者,天地之道也,万物之纲纪,变化之父母,生杀之本始,神明之府也"。《类经》中写道"阴阳者,一分为二也",世界本身是阴阳二气对立统一的结果,阴阳二气的相互作用,促成了事物的发生并推动着事物的发展和变化。从哲学的观念来看,阴和阳之间有着既对立又统一的辩证关系。阴阳的对立、互根、消长和转化构成了阴阳的矛盾运动,成为阴阳学说的基本内容。"阴阳者,有名而无形"(《灵枢·阴阳系日月》)。阴阳理论认为凡是具备运动的、外向的、上升的、温热的、明亮的、兴奋的、外延的、主动的等特性的都属于阳。凡是具备静止的、内向的、下降的、寒冷的、晦暗的、抑制的、被动的、柔性的等特性的都属于阴。

中医学把阴阳学说应用于医学,形成中医学的阴阳学说,阐明生命的起源和本质,人体的生理功能、病理变化,疾病的诊断和防治的根本规律。"阴平阳秘,精神乃治,阴阳离决,精气乃绝"是《黄帝内经》阴阳相互关系的基本规律,揭示了人体健康的大原则。夏氏中医在实践中对这一规律进行了更深刻的认识,认为"人之阴阳,本相抱而不离",阴阳既是对立的,又是统一的,两者相互依存、相互依赖,缺一不可,任何一方不能脱离另一方而单独存在,双方均以对方的存在为自身存在的前提和条件。阳根于阴,阴根于阳,无阳则阴无以生,无阴则阳无以化。阳蕴含于阴之中,阴蕴含于阳之中。阴阳一分为二、又合二为一、对立又统一。故曰:"阴根于阳,阳根于阴"(《景岳全书·传忠录·阴阳篇》)。"阴阳互根……阴以吸阳……阳以煦阴……阳盛之处而一阴已生,阴盛之处而一阳已化"(《素灵微蕴》)。

平衡又称中和、中道。平衡思维的基本特征是注重事物的均衡性、适度性。夏氏中医深刻洞悉人体阴阳平衡的精髓,认为"阴平阳秘""阴阳匀平"是处于动态平衡的状态,是指阴阳双方在相互制约、相互消长中处于大体均势的状态,即阴阳协调和相对稳定状态。正如春、夏、秋、冬四季有温、热、凉、寒的气候变化。春夏之所以温热,是因为春夏阳气上升抑制了秋冬的寒凉之气;秋冬之所以寒冷,是因为秋冬阴气上升抑制了春夏的温热之气的缘故。人体中的阳气能推动和促进机体的生命活动,加快新陈代谢;而人体中的阴气能调控和抑制机体的代谢和各种生命活动,阴阳双方相互制约而达到协调平衡,则人体生命活动健康有序。如果阴阳双方失去了互为存在的条件,动态平衡遭到破坏,则标志着疾病的发生。因此在辨证论治时,夏氏中医也从阴阳失衡上着手,认为"阴亏不能涵阳,则阳上升而无制;阳虚不能化阴,则阴盛而生寒""阳胜则阴病""阴盛则阳病""阴与阳宜相济,而不宜相胜,若稍有偏胜,变端即由是而生"。指出阴阳某一方面的偏衰、偏胜是导致疾病发生的根本原因所在。同时,随着疾病的进展,一方的不足可以引起另一方的亏损,"无阴则阳无以生""无阳则阴无以为化",正所谓"阴损及阳""阳损及阴"。《黄帝内经》曰:"知其要者,一言而终,不知其要,流散无穷。"夏氏中医能把握住阴阳平衡的精髓,清楚认识到阴阳的偏胜偏衰,即阴阳平衡的失调是导致疾病的根本原因,把握了阴阳学说之核心。

(三)首辨阴阳,探究本质

夏氏中医深刻认识到《黄帝内经》在中医学中的重要地位,要求其每代弟子必须研读并深刻领悟其中的深奥道理,同时将道家思想融入其中。夏氏中医认为阴阳是辨病的总纲,疾病的诊察应首先辨别阴阳,虽疾病有万千变化,错综复杂,但均可归纳为阴证和阳证两大类,分清阴阳后,才能执简驭繁、提纲挈领地抓住疾病的本质,从而进行辨证论治。正如明代张景岳所说:"凡诊病施治,必须先审阴阳,乃为医道之纲领,阴阳无谬,治焉有差?医道虽繁,而可以一言蔽之者。"另一方面,夏氏中医认为在临床中辨别阴阳,要探究其本质,不应停留在一般的表象,而要化抽象为具体。夏氏中医从脏腑论把阴阳具体化:认为阳气可分3种,即表阳、中阳、真阳。肺主表阳,在内温养肺心胸膈,在外温真阳。卫外肌表之阳谓之表阳,健运中州之阳谓之中阳,内藏肾脏之阳谓之真养鼻窍皮毛;脾主中阳,在内温养脾胃,在外温煦肌肉;肾主真阳,在内温养肝肾,在外暖及骨髓;一身阳气温养脏腑器官,互相承继而运行不息。同时将"精、血、津、液、汗"归属于阴,认为人身之阴有三:"肺胃之阴津液也;心脾之阴血脉也;肝肾之阴精髓也。"夏氏中医从邪气论把阴阳具体化:"风邪、火邪、燥邪皆属阳邪;寒邪、湿邪则为阴邪。"夏氏中医从卫气营血论把阴阳具体化:"言其体则曰气血,言其用则曰营卫;卫主气,营主血,卫属阳而营用阴。故气属阳,所以完我之神者也;血属阴,所以造我之形者也。"

夏氏中医认为辨证时不能简单地停留在笼统的阴证、阳证之辨,而应首辨阴阳,然后再进一步辨清脏腑、虚实、寒热、气血之阴阳,因此在治疗时不能单纯地阳证用阴药、阴证用阳药。同时由于脏腑不同,虽皆是阳虚、阴虚,但投药迥异,如:"肺胃之阴,津液也,非清润无以复已耗之液;肝肾之阴,精血也,非滋腻无以救内损之精。"明确指出脏腑不同,虽皆为阴虚而用药亦有所不同。

夏氏中医将阴阳学说贯穿在疾病辨证论治的整个过程,从察病探因,到析理论治,无不寓阴阳在其内。

三、夏氏中医阴阳平衡疗法传承创新

夏氏中医阴阳平衡学术流派第六代传人夏俊博，在总结前五代的治疗经验基础上，读经典、思脉象、审脏腑、观外气……结合自身的研读与临床实践，对神经内科疾病的病因病机又有新的认识。他认为人体系统与"天地人"和谐共生、中西医结合、内外与情志兼治的综合疗法是夏氏中医脑病阴阳平衡学术流派传承创新的法宝。他独有心悟，组方严谨，用药精当，几十年如一日，用祖传夏氏中医技艺与现代西医技术相结合，精通并创新脑针，形成多元化诊疗，效果更加显著。组建夏嵩材、夏艺雯、夏子沂、夏宇烁、焦桂红、王玉、李宁、闫利辉、张明浩等 16 名师徒传承核心团队，国医精粹薪火相传，造福数万名患者，理论体系日精月益，取得突破进展。

(一)运用于各类脑病

把夏氏中医阴阳平衡理论结合夏氏脑针技术运用于各类脑病。阴阳学说是中国古代人民创造的朴素的辩证唯物的哲学思想。《素问·生气通天论》有云："阴平阳秘，精神乃治。"夏氏中医注重辨证四诊合参，需先别阴阳，从阴阳盛衰、虚旺方面调理阴阳平衡，把阴阳平衡用以指导总结医学知识和临床经验，在脑病方面积累了验方及经验。阴阳平衡的这种状态，是指导中医治病的核心，故本流派运用阴阳平衡理念在治疗脑科疾病方面首创脑病从阴阳论治，认为脑髓相关疾病分阴阳，且与肾关系密切。肾主骨生髓，主藏精，脑为髓脉之海，二者通过督脉联系。认为脑髓如泥，生于先天精，充养有赖于肾精，肾有赖于后天脾胃充养，水谷之精终要通过肾精化骨生髓，方可充养于脑；肾阳和肾阴是肾中精气两种功能相反的成分，既相互依存又相互制约，当这种平衡受到损害时必然出现阴阳的偏颇。脑与肾密切相关，脑髓阴阳与肾之阴阳密不可分。故脑病辨证四诊合参，需先别阴阳，或根据其肾之阴阳分之；或从其病理因素分阴阳；或从阴阳二气分之。虚则补之，实则泄之，补其不足，损其有余，调理阴阳平衡。夏教授在继承夏氏中医的同时，提出后天之本脾胃阴阳平衡论，先天后天阴阳平衡并重，达到五脏六腑的阴阳平衡，以祛病防病。夏氏中医脑病阴阳平衡理论适用于脑病各类常见病种，夏氏中医结合脑针治疗脑病，体现整体观念，达到阴阳平衡，使治疗脑病时辨证快、精准开方、疗效好、费用低。

(二)西医技术融会贯通

把夏氏中医理论与在校攻读的西医技术融会贯通，开创了"三位一体"中西结合整合疗法。夏俊博教授认为针灸作为中医治疗的主要操作，基于经络阴阳平衡理论，以经络阴阳为纲，将脑针总结应用于临床治疗；同时，运用中医学与《易经》"天地人"和谐的理论基础，联系人体这个复杂的机体中各器官、系统的功能，做到内外兼治，使各器官、系统协调共生运化，在脑针技术基础上，中医中药调理阴阳平衡，以求"阴平阳秘，精神乃治"。夏氏中医中药与脑针技术完美结合，运用整体观念，达到阴阳平衡。

夏氏中医阴阳平衡学术流派第六代传人夏俊博在坚持中医辨证论治基础上积极吸收现代医学研究成果，师古而不泥古，推进"中西医结合"综合疗法，发扬夏氏中医脑病阴阳平衡学术思想。在学术上追求创新,事业上追求精进,成果上追求精品,学风上追求实干,处事上追求真诚。经过 20 年沉潜,开启了夏氏中医脑病阴阳平衡学术流派新思路,承上启下、创新发展,系统创立了夏氏中医脑病阴阳平衡学术流派体系。

第一章 脑 病

一、中医病学相关知识

【概述】

心主神,为五脏六腑之大主,主宰精神、意识、思维活动。心主神离不开心主血脉的功能,心阴、心血为神志活动的物质基础,故《灵枢·营卫生会》中说:"血者,神气也。"心阴、心血不足,则濡养心神的功能减退,可出现心悸、怔忡、健忘、少寐、神疲、目眩、面色萎黄、舌淡、脉细弱等症,治疗当补心阴、养心血,药用当归、白芍、阿胶等。

中医学对脑的认识可追溯到《黄帝内经》。《灵枢·海论》说:"脑为髓海,其输上在于其盖,下在风腑。髓海有余,则轻劲多力,自过其度;髓海不足,则脑转耳鸣,胫酸眩冒,目无所见,懈怠安卧。"指出视听、运动与脑有关。至明代,李时珍认为"脑为元神之府",《本草备要》也说:"人之记性,皆在脑中。"已认识到脑与精神思维活动有关,但仍划归于心的功能中。此外,肝主疏泄,调畅气机,调节人体情志活动,故神经系统疾病与肝有关。

【病因病机】

中医认为外感六淫,七情内伤,饮食劳倦,久病失养,均可导致脏腑阴阳失调而发生神经系统疾病。夏氏中医认为上述病理因素最终导致机体阴阳的偏颇,阴阳对立统一遭到破坏,阳行一寸,阴既行一寸。阳者,阴之主也。阳气流通,阴气无滞;阳气不足,阴气阻滞,疾病乃生。正如《黄帝内经》云"阳强则寿,阳衰则夭",所以阳生阴长。阳虚则阴寒胜,瘀无热不散,气血循经络脉道而行,周流不止,循环往复,阴寒之气会使物质趋于凝结黏稠,当寒气侵袭,脑脉络不通,而成瘀堵。肾藏五脏六腑之精,内含阴阳为人体阴阳之根本;肾藏精以化气,元气为脏腑功能活动,气血运行之原动力。元气虚,必不能达于血脉,血脉无力,必停滞为瘀,肾精不足,精不化血,则血少,血脉不足,血行缓慢而致瘀。

二、西医病学相关知识

【概述】

中医学中的"脑病"在西医学属神经病学范畴。神经病学是临床神经病学的简称,是临床医学一门分支学科。它是探索、研究中枢神经系统、周围神经系统及骨骼肌疾病的病因、发病机制、病理、临床表现、诊断、治疗、预后及预防的一门临床医学学科。

神经系统由中枢神经系统和周围神经系统两个部分组成。前者包括脑和脊髓,后者包括脑神经与脊神经。神经系统疾病有数百种,按病变部位分为:①脑疾病,如脑血管病,脑炎,癫痫;②脊髓疾病,如急性脊髓炎,脊髓亚急性联合变性;③周围神经疾病,如多发性神经病,吉兰-巴雷综合征;④神经肌肉接头疾病,如重症肌无力;⑤骨骼肌疾病,肌营养不良,周期性瘫痪。按受累范围分为:①局限性病变,指神经系统某一部分组织结构受损,如内囊出血;②弥散性或多发性病变,如多发性硬化;③系统性病变,如运动神经元病的锥体束损害和脊髓前角细胞损害等。

【病因和发病机制】

中枢神经系统和周围神经系统指挥和协调躯体的运动,感觉和自主神经功能,感受机体内外环境传来的信息并做出反应,参与人的意识、学习、记忆、综合分析等高级神经活动。神经病学研究内容包括中枢神经系统疾病、周围神经系统疾病和骨骼肌疾病。神经系统疾病的病因包括感染,血管病变,肿瘤,外伤,免疫损伤,变性,遗传,中毒,先天发育异常,营养缺陷和代谢障碍等。神经系统疾病临床表现,根据其发病机制可分为4类。①缺损症状:指神经结构受损使正常神经功能减弱或缺失,如主侧半球脑梗死导致对侧肢体偏瘫,偏身感觉障碍和失语,面神经炎时引起同侧面肌瘫痪等。②刺激症状:指神经结构受激惹后产生的过度兴奋表现,如大脑皮质运动区刺激性病变引起部分性运动性发作,腰椎间盘突出引起坐骨神经痛等。③释放症状:指高级中枢受损后,原来受其抑制的低级中枢因抑制解除而出现功能亢进,如上运动神经元损害而出现的锥体束征,表现为肌张力增高,腱反射亢进和巴宾斯基征阳性。④断联休克症状:指中枢神经系统局部发生急性严重损害,引起与之功能相关的远隔部位的神经功能短暂缺失。如脑出血急性期,偏瘫肢体呈现肌张力减低,腱反射消失和巴宾斯基征阳性,即所谓的脑休克。急性脊髓横贯性病变时,受损平面以下同样表现为如上的弛缓性瘫痪,即所谓的脊髓休克。休克期过后,逐渐出现神经缺损症状及释放症状。

【诊断】

通过收集病史,分析病情,根据患者症状、体征结合实验室及辅助检查如计算机体层成像(CT),脑电图,经颅多普勒,磁共振成像,视觉、听觉、躯体感觉诱发电位,事件相关电位,脑电地形图,单光子发射计算机断层,正电子发射断层扫描,CT血管成像,数字减影血管造影,肌肉和神经的活组织检查;基因诊断技术,如基因突变检测、基因连锁分析、mRNA检测、核酸分子杂交技术、聚合酶链反应、DNA测序等,做出定位诊断、定性诊断和病因诊断。许多神经疾病主要依靠病史及其表现而作出诊断,如三叉神经痛、癫痫、偏头痛、短暂性脑缺血发作、神经源性直立性低血压、周期性瘫痪等;还有些疾病主要依靠患者的体征作出诊断,如帕金森病、肌张力障碍、小舞蹈病、小脑性共济失调、神经皮肤综合征、雷诺病、红斑肢痛症,进行性肌营养不良等。而脑脊液检查,包括常规、生化、细胞学、IgG指数和寡克隆区带等仍然是神经系统疾病的常规检查,对许多神经疾病的诊断具有不可替代的,有时甚至是决定性的意义。

【治疗】

大多数脑膜炎、脑炎、营养缺乏性疾病、良性肿瘤、特发性面神经麻痹、吉兰-巴雷综合征、轻症脑出血及脑梗死可治愈；多种类型的癫痫、帕金森病、帕金森综合征、三叉神经痛、多发性硬化、重症肌无力、偏头痛和周期性瘫痪等可通过治疗使病情控制或缓解；目前,恶性肿瘤、神经变性病、神经系统遗传性疾病(如脊髓小脑性共济失调、腓骨肌萎缩症等导致的神经系统损害)尚无有效的治疗方法。

三、夏氏中西医结合相关知识

西医治疗神经系统疾病主要根据其疾病性质针对病因治疗,如脑梗死主要应用抗血小板、调脂稳定斑块、抗凝、营养神经等药物治疗;癫痫病主要应用抗癫痫、镇静类药物控制发作。夏氏中医认为治疗脑病首先要辨证准确,认为致病因素可分阴阳来看,以阳虚为主要发病条件者,可用阳中之阳的温热之药以调整阴阳平衡,发挥其温热血、肌、筋骨的作用,热则血行,热则瘀散,则机体恢复阴阳平和;以阴虚为主要发病条件者可用滋阴药以降火,补阴之药宜慢,宜加补脾胃之品以滋后天之本。

第一节　中　风

一、中医病学相关知识

【概述】

中风又称卒中,是以突然昏仆,不省人事,或口眼歪斜,语言不利,半身不遂,或不经昏仆而喎僻不遂等为主要表现的病症。因发病急骤,变化迅速,与自然界里风性善行而数变相似,故曰中风。

中风始载于《黄帝内经》,该书中根据中风的不同临床表现,将有昏仆者称之为"仆击""大厥""薄厥",半身不遂者则有"偏枯""偏风""痱风"等病名。病因方面认为中风可因感受外邪,烦劳暴怒而诱发,如《灵枢·刺节真邪》云:"虚邪偏客于身半,其入深,内居营卫,营卫稍衰则真气去,邪气独留,发为偏枯。"《素问·生气通天论》云:"阳气者,大怒则形气绝而血菀于上,使人薄厥。"《素问·调经论》言:"血之与气,并走于上,则为大厥,厥则暴死,气返则生,不返则死。"此外还认识到本病的发生与个人的体质、饮食、精神刺激有关,并明确指出中风的病位在头部。朱丹溪从"天人相应"的观点出发,通过分析天、地、日、月、阴阳的状况,联系到人体的气血、阴阳,以及人之生、长、壮、老的生命过程,得出结论:阴气难成而易亏,即所谓"阳常有余,阴常不足"。生理状态下况且如此,加之"人之情欲无涯",易致相火妄动,煎熬真阴。因此,无论从生理的角度,或者从病理的角度来讲,都应当保护阴精。其所提倡"阳有余,阴不足"论,告知人们勿动相火,控制欲望冲动,保存阴精。相火即"内火",著《火热论》,曰"湿痰生热"。《临症指南》谓"精血衰耗""本体先虚,风阳挟痰火壅塞,以致营卫脉络失和"。从各个角度把中风发病的病因病机与立法方药,做了系统的阐述。

【病因病机】

中风的发生,病因复杂,多相兼致病。主要是在平素气血亏虚,心、肝、肾三脏功能失调的基础上,加上情志不遂,或饱食嗜酒,或房事劳累,外邪侵袭等诱因,以致阴亏于下,肝阳暴涨;阳化风动,气血逆乱,夹痰夹火,横窜经脉,上冲于脑,蒙蔽清窍而发生猝然昏仆,半身不遂诸症。

1. **积损正衰** 年老体弱,肝肾阴虚,肝阳偏亢;或形体肥胖,气虚于中,或久病,思虑过度,气血亏损,以致元气耗伤,运血无力,而致脑脉瘀滞不通,脑失所养;阴血亏虚则阴不制阳,内风动越,夹痰浊,瘀血上扰清窍,突发本病。

2. **劳倦内伤** "阳气者,烦劳则张",烦劳过度,耗气伤阴,多使阳气暴涨,引动风阳上旋,气血上逆,壅阻清窍;或纵欲过度,引动心火,耗伤肾水,水不制火,则阳亢风动。

3. **饮食不节** 饥饱失常,或嗜食肥甘厚味,或饮酒无度,皆可致脾失健运,聚湿生痰,痰湿生热,热极生风,横窜经络,上阻清窍,以致神明无主,猝然昏仆而成中风。

4. **情志所伤** 五志过极,心肝火盛,皆可动风而发卒中,以郁怒伤肝为多。平素忧郁恼怒,情志不畅,肝郁气滞,气郁化火,则肝病阳暴,引动心火,气血上逆于脑,神窍闭阻,遂生中风。或长期精神紧张,阴精暗耗,肝肾阴虚,阳亢风动。

5. **正虚邪中** 年老体衰,或饮食不节,或劳役过度,或禀赋不足,或久病体虚,皆可致正虚衰弱,气血不足,营卫失调,腠理空虚,尤其在气候突变之时,风邪乘虚而入,使气血痹阻,肌肤筋脉失于濡养;或形盛气衰,痰湿素盛,外风引动痰湿闭阻经络而致口僻不遂。

综上所述,本病的病位在脑,与心、肾、肝、脾密切相关。其病机归纳起来不外虚(阴虚,气虚),火(肝火,心火),风(肝风,外风),痰(风痰,湿痰),气(气逆),血(血瘀)六端,其中以肝肾阴虚,气血衰少为致病之本,风、火、痰、气、瘀为发病之标,且两者常互为因果,或兼见同病。本病系本虚标实,上盛下虚之证,其基本病机为阴阳失调,气血逆乱,上犯于脑。

【辨证论治】

(一)辨证要点

夏氏中医认为中风病为脏腑功能失调,痰、热、瘀等毒邪败坏形体,损伤脑络所致。上述病理因素分阴阳,认为风证、火热证、阴虚阳亢证属阳证;气虚证、痰湿证、血瘀证属阴证。对阴证而言,其邪实标盛的表现没有阳证突出,临床常以正虚为表现,痰瘀互阻神明清窍是其关键病机,恢复期及后遗症期的病机变化,也在此基础上分别具有阴阳属性及痰瘀相关的不同特点。

1. **首辨中经络与中脏腑** 中经络仅见半身不遂,口眼歪斜,语言不利,但无神志障碍;中脏腑则指突然昏不知人,或神志昏、迷蒙,伴肢体不遂、口眼歪斜等。中脏腑应辨闭证与脱证。闭证是邪气内闭清窍,症见神志不清、牙关紧闭、口噤不开、肢体强痉、两手握固、大小便闭、属实证;脱证是五脏真阳散脱,阴阳即将离决之候,症见神志昏愦,目合口开,四肢软瘫,手撒肢冷汗多,二便自遗,鼻息低微,属虚证。

2. 闭证当分阴闭与阳闭 闭证根据有无热象,又有阳闭与阴闭之分。阳闭为瘀热痰火闭阻清窍,可见身热面赤、气粗鼻鼾、痰声如拽据、便秘溲黄、舌苔黄腻、舌绛干,甚则舌体卷缩、脉弦滑而数。阴闭为寒湿痰浊内闭清窍,可见面白唇紫、痰涎壅盛、四肢不温、舌苔腻、脉沉滑等。

3. 辨病势顺逆 在中风病诊疗过程中,注意观察患者"神"的表现,尤其是神志和瞳神的变化,以判断病势的顺逆。先中脏腑,如神志逐渐转清,半身不遂未再加重或有恢复者,是病由中脏腑转向中经络。病势顺,预后多好;反之先中经络,患者渐至神昏,瞳神变化,甚则呕吐,头痛项强者,病变发展至中脏腑,是正气渐衰,邪气日盛之征,病重。

4. 辨证与辨病相结合 脑出血的急性期,绝大多数表现为中脏腑风阳痰火,闭证或腑实瘀热证,有的可表现为脱象。中经络的重症,多为脑梗死。

5. 辨病期 中风病常分为3期。急性期为发病后的2周以内,中脏腑可至1个月;恢复期指发病2周或1个月至半年内;后遗症期指发病半年以上。

(二)治疗原则

中风病急性期以标实为重者,治当祛邪为先。中经络者以平肝息风,化痰祛瘀,通络为主。中脏腑闭证,以祛邪开窍醒神为主,治有息风清火,豁痰开窍,通腑泄热之不同。脱证急宜扶正固脱,治当救阴回阳。中风病恢复期及后遗症期,多虚实兼夹,邪实未清而正虚已现,当扶正祛邪,标本兼顾,宜化痰祛瘀与滋养肝肾、益气养血并用。整体以期阴阳平和。

(三)分证论治

1. 中经络

(1)风痰瘀血,痹阻脉络证 ①主要证候:半身不遂,口舌歪斜,舌强言謇或不语,偏身麻木,头晕目眩,舌质暗淡,舌苔薄白或白腻,脉弦滑。②证候分析:本证由于阴虚生痰瘀,加之风邪侵犯,风痰瘀互阻经络,血脉痹阻,经遂不通,气不能行,血不能濡,故肢体废而不用或半身不遂,或偏身麻木。痰瘀阻滞经络则口舌歪斜,舌强语謇或不语,痰浊上扰清窍,窜扰经络则头晕目眩,四肢麻木沉重,面白痰多。舌质暗紫,舌苔薄白或白腻,脉弦滑均为瘀血阻络,痰浊闭阻之象。③治法:活血化瘀,化痰通络。

(2)肝阳暴亢,风火上扰 ①主要证候:半身不遂,偏身麻木,舌强言謇或不语,或口舌歪斜,眩晕头痛,面红目赤,口苦咽干,心烦易怒,尿赤便干,舌质红或红绛,脉弦有力。②证候分析:本证由于肝阳暴亢,阳升风动,血随气逆而上涌,则眩晕头痛,面红目赤;甚者上蒙清窍则神志昏迷,颈项强直。肝属厥阴风木之脏,体阴用阳,肝阴亏损,肝阳亢进而动肝风;风为阳邪,肝风夹痰上扰,流窜经络,可突发舌强语謇,口眼歪斜,半身不遂或偏身麻木。肝火内盛,则尿赤便干。耗津伤液则口燥咽干。扰动心神则心烦易怒,舌苔薄黄,或黄糙,脉弦有力或弦数均为肝火内盛肝风上扰之征。③治法:平肝息风,清热活血,补益肝肾。

（3）痰热腑实,风痰上扰 ①主要证候:半身不遂,口舌歪斜,言语謇涩或不语,偏身麻木,腹胀便干便秘,头晕目眩,咯痰或痰多,舌质暗红或暗淡,苔黄或黄腻,脉弦滑或偏瘫侧脉弦滑而大。②证候分析:本证由于肝阳暴盛,加之平素饮食不节,嗜酒过度,致聚湿生痰,痰郁化热,内风夹痰上扰经络则致半身不遂,偏身麻木,口眼歪斜。若痰热夹滞阻于中焦,传导功能失司,升清降浊受阻,下则腑气不通而腹胀便秘,上则清阳不升而头晕目眩咳痰,内热燥盛则面赤身热,气粗口臭,火热扰乱心神则躁扰不宁。风痰阻于舌本脉络不畅,则言语謇涩或不语。舌苔黄或黄腻,脉弦滑属痰热。③治法:通腑化痰,息风通络。

针对本证腑气不通,而采用化痰通腑法,一可通畅腑气,祛瘀达络,敷布气血,使半身不遂等症进一步好转;二可清除阻滞于胃肠的痰热积滞,使浊邪不得上扰神明,气血逆乱得以纠正,达到防闭防脱之目的;三可急下存阴,以防阴劫于内,阳脱于外。

（4）气虚血瘀证 ①主要证候:半身不遂,口舌歪斜,口角流涎,言语謇涩或不语,偏身麻木,面色㿠白,气短乏力,心悸,自汗,便溏,手足肿胀,舌质暗淡,舌苔薄白或白腻,脉沉细,细缓或细弦。②证候分析:本证为素体气虚,不能行血,以致脉络瘀阻,筋脉肌肉失去濡养,气阴两虚,则半身不遂,偏身麻木,口眼歪斜,气虚血瘀,舌体失养,可见语言謇涩或不语,口角流涎。气虚气血不能上荣于面,则面色无华;脾气虚弱,运化失司则手足肿胀,便溏;不能濡养心神四肢则气短乏力,心悸,卫气虚弱,不能固表则自汗出,汗出即阴液丢失。舌苔薄白或白腻,脉沉细,细缓或细弦,均为气虚血瘀之征。③治法:益气活血,扶正祛邪。

（5）肝肾阴虚,虚风内动 ①主要证候:半身不遂,口舌歪斜,舌强语謇或不语,偏身麻木。大多病程已至恢复期或后遗症期,常见眩晕耳鸣,手足心热,腰膝酸软,夜尿频多,患侧僵硬拘挛或麻木无力,多梦健忘,舌质红或紫红,少苔或无苔,脉细弦数或虚弦。②证候分析:本证为肝肾之阴素亏,肝阳偏亢,血虚气逆,形成上盛下虚,故见头晕头痛,耳鸣目眩,少眠多梦腿软。阴虚内热则手足心热,多梦健忘,肾气不固则夜尿频多,风阳内动,挟痰走窜经络,脉络不畅则口眼歪斜;舌强语謇,半身不遂,偏身麻木或患侧僵硬拘挛或麻木无力。舌质红或紫红,少苔或无苔,脉细弦数或虚弦均为肝肾阴虚,虚风内动之征。③治法:滋阴潜阳,息风通络。

2. 中腑脏

（1）痰热内闭清窍(阳闭) ①主要证候:起病骤急,神昏或昏愦,半身不遂,鼻鼾痰鸣,肢体强痉拘急,项背身热,躁扰不宁,甚则手足厥冷,频繁抽搐,偶见呕血,舌质红绛,舌苔黄腻或干腻,脉弦滑数。②证候分析:本证为肝阳暴涨,阳亢风动,气血上逆,夹痰夹火,蒙蔽清窍,突然昏仆,不省人事;内风夹痰火为患,火性急迫,窜络伤津,筋脉拘急,故见半身不遂,牙关紧闭,口噤不开,两手握固;火热内蒸,故面赤身热,气粗口臭,躁扰不宁。舌苔黄腻,脉弦滑而数均为痰火壅盛之征。③治法:清热化痰,醒神开窍。

（2）痰湿蒙塞心神(阴闭) ①主要证候:素体阳虚,突发神昏,半身不遂,肢体松懈,瘫软不温,甚则四肢逆冷,面白唇暗,痰涎壅盛,舌质暗淡,舌苔白腻,脉沉滑或沉缓。②证候分析:本证为痰湿偏盛,痰湿属阴,阴胜为本,肝风夹痰涎,横窜经络,上蒙清窍,闭塞气机,故突然昏仆,不省人事,痰涎壅盛,大小便闭;风痰窜络,筋脉拘急,故半身不遂,牙关紧闭,口噤不开,两手握固,肢体强痉;痰浊属阴阻滞阳气,阳气不能温煦,故面白唇青,四肢不温,静卧不烦。舌苔白腻,脉沉滑而缓均为痰气闭阻之象。③治法:温阳化痰,醒神开窍。

(3)元气败脱,神明散乱(脱证)　①主要证候:突然神昏或昏愦,肢体瘫软,手撒肢冷汗多,重则周身湿冷,二便失禁,舌痿,舌质紫暗,苔白腻,脉沉缓,沉微。②证候分析:本证为正气虚脱,元气衰微至极,阴阳不相维系,清窍失养,神无所倚,故出现突然昏仆,不省人事,目合口开,肝息低微,手撒,二便自遗等危证;肢冷汗多,呼吸低微,舌痿,脉微或弱,为正气暴绝,元气虚脱之危候。③治法:益气回阳固脱。

【其他治疗】

1.阳闭　可用清开灵注射液 40 mL 加入 5% 葡萄糖注射液 250～500 mL,静脉滴注,每日 2 次。可配合灌服牛黄清心丸,每次 1～2 丸,每日 3～4 次。痰多化热者用穿琥宁静脉滴注治疗。缺血性中风病可辨证选用脉络宁注射液、川芎嗪注射液、丹参注射液治疗。

2.脱证　可用生脉注射液、参附注射液静脉滴注。

【预防与调摄】

重视中风先兆症状的观察,并积极治疗是预防中风发生的关键。宜慎起居,节饮食,远房帏,调情志。预防中风平时宜饮食清淡,忌肥甘厚味和辛辣刺激之品,禁烟限酒,心情平和,起居有常,劳逸结合,预防性使用药物,调整血压,以防卒中和复中。

既病之后,加强护理,须密切观察病情变化,注意神志、面色、呼吸、汗出等变化;加强口腔护理,及时清除痰涎;恢复期要进行肢体、语言、智能等各种功能训练;后遗症期长期卧床患者,注意保护局部皮肤、防止压疮等。

二、西医病学相关知识

【概述】

中医的中风在西医学属脑血管疾病中脑梗死、脑出血的范畴。脑血管疾病指各种原因导致的脑血管病变或血流障碍引发的脑功能障碍,包括血管腔闭塞,血管破裂,血管壁损伤或血液成分异常所引起的神经功能障碍。脑卒中指的是急性脑血管病,也叫脑卒中,分为出血性和缺血性。出血性卒中包括脑出血和蛛网膜下腔出血。缺血性卒中是由于脑局部血液循环障碍所导致的神经功能缺损综合征,症状持续时间不少于 24 小时或存在经影像学证实的新发梗死灶,引起神经系统局灶性症状和体征。如脑缺血的症状持续数分钟至数小时,且无 CT 或 MRI 显示的新发梗死病变则称为短暂性脑缺血发作。

脑血管疾病的发病率、死亡率、致残率及再发率均高,其与心脏病及恶性肿瘤构成了人类的三大死因。在对脑血管病进行有效治疗的同时,积极对脑血管病进行预防非常重要。近年来我国脑血管病的发病率和死亡率明显高于心血管病,中国疾病预防控制中心梁晓峰教授 2019 年发布的研究报告指出中风在我国人口死因顺序中排第一位。全国每年新发脑卒中患者约为 200 万余人,每年死于脑卒中的患者为 150 万～200 万人。本病发病具有明显的季节性,寒冷季节发病率高,尤其是出血性卒中发病的季节性更为明显。

【病因和发病机制】

引起脑血管病的病因有时为单一的,但多为复合病因引起,如血管壁病变,最常见的是动脉硬化,此外还有动脉炎、先天血管异常(动脉瘤、动静脉畸形和先天性狭窄等),血管损伤(颅脑外伤、手术、插入导管、穿刺等药物),恶性肿瘤等;心脏病及血流动力学改变特别是心房纤颤,可引起脑出血或脑梗死。血液成分异常如血液黏稠度增高,凝血机制异常等;血管外因素主要是大血管附近病变,如颈椎病,肿瘤等压迫致脑供血不足。颅外形成的各种栓子,如脂肪栓子、空气栓子等进入脑血循环。部分脑血管患者的病因不明。

【治疗】

脑血管疾病的预防主要是控制包括高血压、心脏病、糖尿病、血脂异常、高同型半胱氨酸血症、吸烟、酗酒、肥胖、动脉粥样硬化、口服避孕药物、感染、抗凝药物应用、情绪刺激等在内的危险因素。本病的西医治疗主要是针对病因治疗,控制危险因素,针对不同病因,发病机制,临床类型,发病时间等确定个体化治疗方案,防止复发,保护脑功能。

【常见的脑血管疾病】

(一)脑梗死

脑梗死是指各种原因所致脑部血液供应障碍,导致脑组织缺血、缺氧性坏死、出现相应的神经功能缺损。脑梗死的临床常见类型有脑血栓形成、脑栓塞和腔隙性梗死等。脑梗死约占全部脑卒中的 80%,以半身不遂、口眼歪斜、语言不利为临床特征。

脑血栓形成是脑梗死中最常见的类型,通常指脑动脉的主干或其皮质支因动脉粥样硬化或各类动脉炎等血管病变,导致血管的管腔狭窄或闭塞,并进而发生血栓形成;脑栓塞是指各种栓子随血流进入颅内动脉系统,使血管腔急性闭塞;上述均可造成脑局部供血区血流中断,脑组织缺血,缺氧,软化,坏死等,出现相应的神经系统症状和体征。其中脑栓塞以心源性脑栓塞为主。

1. 病因和发病机制

(1)病因

1)动脉粥样硬化:是脑血栓形成的最常见的病因。脑动脉粥样硬化是全身性动脉粥样硬化的局部表现,主要发生在大动脉,可见于颈内动脉和椎-基底动脉系统的任何部位,但以脑部的大动脉,中动脉的分叉处以及弯曲处多见。大约 4/5 的脑梗死发生于颈内动脉系统,发生于椎-基底动脉系统者仅占 1/5。发生梗死的血管依次为颈内动脉的起始部和虹吸部,大脑中动脉起始部,大脑后动脉,大脑前动脉及椎-基底动脉中下段。动脉粥样硬化斑块的碎片脱落可造成其远端动脉闭塞,这样可造成短暂性脑缺血发作,也可引起脑梗死,此称为血栓-栓塞机制。

2)动脉炎:各种病因(结缔组织疾病、细菌、病毒及螺旋体等感染)所致的动脉炎和药源性(可卡因、安非他明等)动脉炎,可使管腔狭窄或闭塞。

3)心源性脑栓塞:占脑栓塞发病原因的 60%～75%,其中心房颤动是最常见的原因。

在青年人中,风湿性心脏病仍是并发脑栓塞的重要原因,20%风湿性心脏病患者并发全身性栓塞,其中50%是脑栓塞;感染性心内膜炎时瓣膜上的炎性赘生物脱落,心肌梗死或心肌病的附壁血栓,二尖瓣脱垂,心脏黏液瘤和心脏外科手术的合并症等亦常引起。先天性心脏病房室间隔缺损者,来自静脉系统的栓子亦可引起脑栓塞。

4)非心源性脑栓塞:指源于心脏以外的栓子随血流进入脑内造成脑栓塞。常见有动脉粥样硬化斑块脱落性血栓栓塞;脂肪栓塞(见于长骨骨折或手术后);空气栓塞(见于静脉穿刺,潜水减压,人工气胸等);癌栓塞;寄生虫栓和异物栓等。

5)其他:尚有一些病因不明的脑梗死,部分病例有高水平的抗磷脂抗体,抗蛋白C抗体,以及抗凝血酶Ⅲ缺乏伴发的高凝状态。约10%脑栓塞不能确定原因。

(2)发病机制 急性脑梗死病灶由中心坏死区及其周围的缺血半暗带组成。中心坏死区由于严重的完全性缺血致脑细胞死亡;而缺血半暗带因仍有侧支循环存在,可获得部分血液供给,尚有大量可存活的神经元,理论上认为如果血流迅速恢复,损伤仍为可逆性,脑代谢障碍可得以恢复,神经细胞仍可存活并恢复功能。但实际上并不尽然,尚存在一个有效时间即再灌注时间窗问题。如脑血流的再通超过了再灌注时间窗的时限,则脑损伤可继续加剧,此现象称为再灌注损伤。目前认为再灌注损伤的机制主要是:自由基的过度形成及"瀑布式"自由基连锁反应,神经细胞内钙超载,兴奋性氨基酸的细胞毒作用和酸中毒等一系列代谢影响,导致神经细胞的损伤。缺血半暗带和再灌注损伤的提出,更新了急性脑梗死的临床治疗观念,即超早期治疗的关键是抢救缺血半暗带,采取脑保护措施减轻再灌注损伤。目前普遍把脑缺血的超早期溶栓治疗时间窗定为6小时之内,机械取栓治疗时间窗不超过8小时。

2.临床表现

(1)一般特点 由动脉粥样硬化所致者以中、老年人多见,尤其有高血压、糖尿病、心脏病病史者;由动脉炎所致者以中青年多见。脑栓塞起病急骤,一般临床症状常较重,常有心脏病史,特别是有心房纤颤、感染性心内膜炎、心肌梗死或有其他易产生栓子的疾病时应考虑脑栓塞常在安静或休息状态下发病,约25%患者发病前有肢体无力及麻木,眩晕等TIA前驱症状。神经系统局灶性症状及体征多在发病后10小时余或1~2天达到高峰。大多数患者意识清楚或仅有轻度意识障碍。严重病例可有意识障碍,甚至脑疝形成进而死亡。神经系统定位体征因脑血管闭塞的部位及梗死的范围不同而表现各异。

(2)根据症状和体征的演变过程分类

1)完全性卒中:指发病后神经功能缺失症状较重较完全,常于数小时内(<6小时)达到高峰。病情一般较严重,出现完全性偏瘫,伴不同程度的意识障碍,甚至死亡。通常为大血管主干或多支动脉(如大脑前、中动脉)闭塞所致。

2)进展性卒中:指发病后神经功能缺失症状在48小时内或更长时间逐渐进展或呈阶梯式加重。

3)缓慢进展性卒中:指起病后1~2周症状仍逐渐加重,常与全身或局部因素所致的脑灌流减少,侧支循环代偿不良,血栓向近心端逐渐扩展等有关。此型应与颅内占位性病变如肿瘤或硬膜下血肿相鉴别。

4)可逆性缺血性神经功能缺失:指发病后神经缺失症状较轻,持续24小时以上,但可于3周内恢复,不留后遗症。多数发生于大脑半球半卵圆中心。

(3)根据梗死的特点分类

1)大面积脑梗死:通常是颈内动脉主干,大脑中动脉主干或皮质支的完全性卒中,患者表现为病灶对侧完全性偏瘫,偏身感觉障碍及向病灶对侧的凝视麻痹。椎-基底动脉主干梗死可有头痛,意识障碍,四肢瘫和多数脑神经麻痹等,并呈进行性加重,可出现明显脑水肿和颅内压增高征象,甚至发生脑疝。

2)分水岭脑梗死:是指相邻血管供血区之间分水岭区或边缘带的局部缺血。一般认为,分水岭梗死多由于血流动力学障碍所致;典型者发生于颈内动脉严重狭窄或闭塞伴全身血压降低时,亦可由心源性或动脉源性栓塞引起。临床常呈卒中样发病,多无意识障碍,症状较轻,恢复较快。结合 CT 或 MRI 可分为皮质前型、皮质后型及皮质下型。

3)出血性脑梗死:是由于脑梗死供血区内动脉坏死后血液渗出继发出血,常发生于大面积脑梗死之后。

4)多发性脑梗死:是指2个或2个以上不同的供血系统脑血管闭塞引起的梗死,多为反复发生脑梗死的后果。

(4)不同动脉闭塞的症状和体征

1)颈内动脉闭塞或栓塞:可出现病灶侧单眼一过性黑蒙,偶可为永久性视力障碍(因视网膜动脉缺血)这一特征性病变;对侧偏瘫,偏身感觉障碍和偏盲等(大脑中动脉或大脑中,前动脉缺血);优势半球受累可有失语,非优势半球受累可出现体象障碍;亦可出现晕厥发作或痴呆。

2)大脑中动脉梗死:大脑中动脉是血栓性梗死的主要病变,此类型发病率最高,占脑血栓性梗死的 70%~80%。①主干梗死:三偏症状为特征,病灶对侧中枢性面舌瘫及偏瘫,偏身感觉障碍和同向偏盲或象限盲;上下肢瘫痪程度基本相等;可有不同程度的意识障碍;优势半球受累可出现失语症,非优势半球受累可见体象障碍。②皮质支梗死:上分支闭塞时可出现病灶对侧偏瘫和感觉缺失,面部及上肢重于下肢,Broca 失语(优势半球)和体象障碍(非优势半球);下分支闭塞时常出现 Wernicke 失语,命名性失语和行为障碍等,而无偏瘫,非优势半球可有失认症。③深穿支梗死:对侧中枢性上下肢均等性偏瘫,可伴有面舌瘫;对侧偏身感觉障碍,有时可伴有对侧同向性偏盲;优势半球病变可出现皮质下失语。

3)大脑前动脉梗死的症状和体征如下。①主干梗死:发生于前交通动脉之前,因对侧代偿可无任何症状;发生于前交通动脉之后可有对侧中枢性面舌瘫及偏瘫,以面舌瘫及下肢瘫为重,可伴轻度感觉障碍;尿潴留或尿急(旁中央小叶受损);精神障碍如淡漠,反应迟钝,欣快,始动障碍和缄默等(额极与胼胝体受累),常有强握与吮吸反射(额叶病变);优势半球病变可见上肢失用,Broca 失语少见。②皮质支梗死:表现为对侧下肢远端为主的中枢性瘫,可伴感觉障碍(胼周和胼缘动脉闭塞);对侧肢体短暂性共济失调,强握反射及精神症状(眶周动脉及额极动脉闭塞)。③深穿支梗死:对侧中枢性面舌瘫及上肢近端轻瘫。

4）大脑后动脉闭塞的症状和体征如下。①主干梗死：对侧偏盲，偏身感觉障碍及轻偏瘫，丘脑综合征，优势半球病变可有失读症。②皮质支梗死：单侧皮质支闭塞，引起对侧同向性偏盲或象限盲，黄斑区视力不受累（黄斑回避现象）。优势半球受累可出现失读（伴或不伴失写），命名性失语，失认等。双侧皮质支闭塞，导致完全性皮质盲，有时伴有不定型的视幻觉，记忆受损（累及颞叶），面容失认症等。③深穿支梗死：丘脑穿通动脉闭塞产生红核丘脑综合征，表现为病灶侧小脑性共济失调，意向性震颤，舞蹈样不自主运动，对侧感觉障碍，通常不伴偏瘫。丘脑膝状体动脉闭塞，可见丘脑综合征，表现为对侧感觉障碍，以深感觉为主，有自发性疼痛，感觉过度，轻偏瘫，共济失调和不自主运动，可有舞蹈、手足徐动和震颤等锥体外系症状，可有丘脑痛。

5）椎-基底动脉梗死：梗死灶在脑干、小脑、丘脑、枕叶及颞顶枕交界处。基底动脉主干闭塞常引起广泛的脑干梗死，可突发眩晕，呕吐，共济失调，迅速出现昏迷，面部与四肢瘫痪，去脑强直，眼球固定，瞳孔缩小，高热，肺水肿，消化道出血，甚至呼吸及循环衰竭而死亡。椎-基底动脉的分支闭塞，可导致脑干或小脑不同水平的梗死，表现为各种病名的综合征。体征的共同特点是：①交叉性瘫痪；②双侧运动和（或）感觉功能缺失；③眼的协同运动障碍；④小脑功能的缺失不伴同侧长束征；⑤孤立的偏盲或同侧盲。另可伴失语，失认，构音障碍等。常见的综合征有如下几种。①基底动脉尖综合征：基底动脉尖端分出两对动脉即小脑上动脉和大脑后动脉，其分支供应中脑，丘脑，小脑上部，颞叶内侧及枕叶，故可出现以中脑病损为主要表现的一组临床综合征，多因动脉粥样硬化性脑血栓形成，心源性或动脉源性栓塞引起。临床表现如下。a. 眼球运动及瞳孔异常：一侧或双侧动眼神经部分或完全麻痹，眼球上视不能（上丘受累）及一个半综合征，瞳孔对光反应迟钝而调节反应存在，类似瞳孔（顶盖前区病损）。b. 意识障碍：一过性或持续数天，或反复发作中脑及（或）丘脑网状激活系统受累。c. 对侧偏盲或皮质盲。d. 严重记忆障碍（颞叶内侧受累）。有卒中危险因素的中老年人，突然发生意识障碍又较快恢复，无明显运动，感觉障碍，但有瞳孔改变，动眼神经麻痹，垂直注视障碍，应想到该综合征；如有皮质盲或偏盲，严重记忆障碍则更支持；CT 及 MRI 见中脑、双侧丘脑、枕叶、颞叶病灶即可确诊。②中脑支梗死出现 Weber 综合征、Benedikt 综合征，脑桥支闭塞出现 Millard-Gubler 综合征，Foville 综合征（同侧凝视麻痹、周围性面瘫、对侧偏瘫）。③小脑后下动脉或椎动脉梗死综合征，或称延髓背外侧（Wallenberg）综合征，是脑干梗死中最常见的类型。主要表现：a. 眩晕，呕吐，眼球震颤（前庭神经核）；b. 交叉性感觉障碍（三叉神经脊束核及对侧交叉的脊髓丘脑束受损）；c. 同侧 Horner 征（交感神经下行纤维受损）；d. 吞咽困难和声音嘶哑（舌咽、迷走神经受损）；e. 同侧小脑性共济失调（绳状体或小脑受损）。由于小脑后下动脉的解剖变异较多，临床症状复杂化，常有不典型的临床表现。④双侧脑桥基底部梗死出现闭锁综合征，患者意识清楚，四肢瘫痪，不能讲话和吞咽，仅能以目示意。

6）小脑梗死：由小脑上动脉、小脑后下动脉、小脑前下动脉等梗死所致，常有眩晕、恶心、呕吐、眼球震颤、共济失调、站立不稳和肌张力降低等症状，可有脑干受压及颅内压增高症状。

3. 治疗　本病治疗原则：一是倡导超早期治疗，尽早发现，及时就诊，迅速处理，力争超早期溶栓治疗;二是基于脑梗死后的缺血及再灌注损伤的病理改变进行综合脑保护治疗治疗,综合对症支持疗法,防治各种并发症,尽早康复治疗;三是对卒中的危险因素及时给予预防性干预措施,最终达到挽救生命,降低病残率及预防复发的目的。

(二)脑出血

脑出血是指原发性非外伤性脑实质内出血,又称原发性或自发性脑出血。原发性脑出血的病理机制复杂,病因多样,绝大部分是高血压伴发的小动脉病变在血压骤然升高时破裂所致,称为高血压性脑出血。常形成大小不等的脑内血肿,有时穿破脑实质形成继发性脑室内出血和(或)蛛网膜下腔出血。我国大多发生在 50 ~ 70 岁,男性多于女性,以冬,春季好发。起病急骤,主要临床表现为头痛,呕吐,意识障碍,偏瘫,偏身感觉障碍和偏盲等。

1. 病因和发病机制 多数脑出血是因高血压所致,高血压合并小动脉硬化,是脑出血最常见病因。其他病因有脑动脉粥样硬化,动静脉畸形,动脉瘤,血液病(如白血病、再生障碍性贫血、血小板减少性紫癜和血友病等),抗凝或溶栓治疗,脑动脉炎,脑淀粉样血管病变或肿瘤侵袭血管壁破裂出血等,尚有一些原因不明的特发性出血。

虽然高血压是脑出血最常见的原因,但其发病机制至今仍有争议。实际上脑出血并不是单一因素引起的,可能是多个综合因素所致,单纯高血压不至于引起血管破裂,而应是在血管病变的基础上血压升高所致。持续高血压可使脑内小动脉硬化,玻璃样变,形成微动脉瘤,当血压急骤升高时破裂出血。此外,有人认为高血压引起血管痉挛致小血管缺氧坏死及血栓形成,斑点状出血,出血融合成片即成较大量出血及脑水肿。脑内动脉壁薄弱,中层肌细胞及外膜结缔组织均少,且无外弹力层,这些结构特点可能是脑出血明显多于其他内脏出血的原因。随年龄增长及病变加重,脑内小动脉变得弯曲呈螺旋状,使深穿支动脉成为出血的主要部位;豆纹动脉自大脑中动脉近端呈直角分出,受高压血流冲击易发生粟粒状动脉瘤,是脑出血最好发部位,其外侧支被称为出血动脉。

一次高血压性脑出血通常在 30 分钟内停止,致命性脑出血可直接导致死亡。近年来利用头颅 CT 对脑出血进行动态观察,发现脑出血有稳定型和活动型两种。后者的血肿形态往往不规则,密度不均匀,发病后 3 小时内血肿迅速扩大;前者的血肿与之相反,保持相对稳定,血肿体积扩大不明显。多发性脑出血通常继发于血液病、脑淀粉样血管病、脑肿瘤、血管炎或静脉窦闭塞性疾病等。

脑出血约 70% 发生在基底节区的壳核及内囊区,其次是脑叶,脑干及小脑。受累血管依次为大脑中动脉深穿支,豆纹动脉,基底动脉脑桥支,大脑后动脉丘脑支,供应小脑齿状核及深部白质的小脑上动脉分支,颞枕交界区和颞叶白质分支。出血灶一般在 2 ~ 8 cm,绝大多数为单灶,仅 1.8% ~ 2.7% 为多灶。壳核出血常侵入内囊,如出血量大也可破入侧脑室,使血液充满脑室系统和蛛网膜下腔;丘脑出血常破入第三脑室或侧脑室,向外也可损伤内囊;脑桥或小脑出血则可直接破入蛛网膜下腔或第四脑室。

病理检查可见出血侧半球肿胀、充血,血液可流入蛛网膜下腔或破入脑室系统;出血灶呈大而不规则空腔,中心充满血液或血块,周围是坏死组织,有瘀点状出血性软化带;血肿周围组织受压、水肿明显,血肿较大时引起颅内压增高,可使脑组织和脑室移位,变形甚至形成脑疝。脑疝是各类脑出血最常见的直接致死原因,主要有小脑幕疝,中心疝,枕大孔疝。急性期过后,血块溶解,含铁血黄素被巨噬细胞清除,被破坏的脑组织渐被吸收,胶质增生。出血灶小者形成瘢痕,大者形成中风囊。

2.临床表现 发病年龄常在50～70岁,多数有高血压病史,冬、春季节发病较多。起病常突然而无预兆,少数患者有前驱症状,包括头昏头痛、肢体麻木或活动不便、口齿不清,可能与血压增高有关。多在活动或情绪激动时发病,症状常在数分钟至数小时内发展至高峰。急性期常见的主要表现有头痛、头晕、呕吐、意识障碍、肢体瘫痪、失语及大小便失禁等。发病时常有显著的血压升高,一般在180/110 mmHg以上,体温升高。尤其是脑桥出血常引起高热,此因脑干内下丘脑脊髓交感神经束受损,影响汗液分泌和散热功能。约10%患者出现痫性发作,常为局灶性。血肿破入蛛网膜下腔或脑室系统可引起脑膜刺激征阳性。因出血部位及出血量不同而临床症状不一、常见的有以下几类。

(1)基底节区(内囊区)出血 占全部脑出血的70%,其中壳核出血最为常见,约占全部的60%,丘脑出血占全部的10%。①壳核出血:表现为突发病灶对侧偏瘫,偏身感觉障碍和同向偏盲,双眼球向病灶对侧同向凝视不能,影响优势半球可有失语,失用。壳核出血系豆纹动脉尤其是其外侧支破裂引起,据血肿发展方向不同,将壳核出血分为局限型(血肿仅局限于壳核内)和扩延型,后者症状典型且病情严重。②丘脑出血:表现为对侧偏瘫,偏身感觉障碍和同向偏盲,但上下肢偏瘫多为均等性,深浅感觉障碍,以深感觉障碍明显。可有特征性眼征,表现为上视不能或凝视鼻尖,眼球偏斜或分离性斜视,眼球会聚障碍和无反应性小瞳孔等。意识障碍多见且较重,出血波及下丘脑或破入第三脑室可出现昏迷加深,瞳孔缩小,去皮质强直等;累及丘脑中间腹侧核可出现运动性震颤,帕金森综合征;累及丘脑底核或纹状体可呈偏身舞蹈-投掷样动作,累及优势侧丘脑可有丘脑性失语,可伴有情感改变(欣快、淡漠或无欲状),视听幻觉及定向、记忆障碍。③尾状核头出血:较少见,与蛛网膜下腔出血相似,仅有脑膜刺激征而无明显瘫痪,可有对侧中枢性面舌瘫。

(2)脑叶出血 约占脑出血的10%,发生于皮质下白质内,顶叶出血常见,其次为颞叶,枕叶和额叶,也可出现多发性脑叶出血。临床表现以头痛、呕吐等颅内压增高症状及脑膜刺激征为主,也可出现各脑叶的局灶症,其中顶叶出血可有偏身感觉障碍,轻偏瘫,对侧下象限盲,非优势半球受累可有构音障碍。额叶出血可有偏瘫,尿便障碍,Broca失语,摸索和强握反射等;颞叶失语可有Wernicke失语,精神症状,对侧上象限盲,癫痫;枕叶出血有视野缺损。

(3)脑干出血 ①脑桥出血:占脑出血的8%～10%。少量出血患者意识保持清醒,出现对侧肢体弛缓性偏瘫(交叉性偏瘫)或共济失调性偏瘫,伴同侧面神经及(或)展神经麻痹,两眼向病灶侧凝视麻痹或有核间性眼肌麻痹。大量出血(血肿>5 mL)累及双侧被盖和基底部,常破入第四脑室,患者迅速出现昏迷,四肢瘫痪,大多呈弛缓性,少数呈去大脑强直,双侧病理征阳性,双侧瞳孔极度缩小呈针尖样,但对光反射存在;中枢性高热,明显呼吸障碍,眼球浮动,呕吐咖啡样胃内容物等。病情迅速恶化,多数在24～48小时死亡。②中脑出血:少见,常有头痛,呕吐和意识障碍,轻症表现为一侧或双侧动眼神经不全麻痹,眼球不同轴,同侧肢体共济失调,也可表现为 Weber 或 Benedikt 综合征,重症表现为深昏迷,四肢迟缓性瘫痪,可迅速死亡。③延髓出血:罕见,临床表现为突然意识障碍,损伤呼吸和循环中枢,继而死亡,轻症患者可出现不典型的 Wallenberg 综合征。

(4)小脑出血 约占脑出血的10%。多为小脑上动脉分支破裂所致。多数表现为突发眩晕,频繁呕吐,枕部头痛,患侧肢体共济失调而无明显瘫痪。可有眼球震颤,一侧周围性面瘫,但无肢体瘫痪,少数呈急性进行性,类似小脑占位性病变。重症大量出血者呈迅速进行性颅内压增高,发病时或发病后 12~24 小时出现昏迷及脑干受压症状,多在 48 小时内因急性枕骨大孔疝而死亡。

(5)脑室出血 分原发性与继发性。继发性系指脑实质出血破入脑室者,如壳核出血常侵入内囊和破入侧脑室,使血液充满脑室系统和蛛网膜下腔;丘脑出血常破入第三脑室或侧脑室,向外可损伤内囊;脑桥或小脑出血侧可直接破入蛛网膜下腔或第四脑室。原发性者少见,占脑出血的3%~5%,由脑室内脉络丛血管或室管膜下动脉破裂出血,血流直接流入脑室所致。小量出血表现为头痛、呕吐、脑膜刺激征、意识清楚或一过性意识障碍,一般无局灶性神经症状;大量出血者表现为突然昏迷,频繁呕吐,抽搐发作,可见针尖样瞳孔,两眼球分离斜视或眼球浮动,四肢弛缓性瘫痪及双侧病理征,可见阵发性强直性痉挛或去大脑强直状态,自主神经功能紊乱较突出,面部充血多汗,预后极差。

3. 治疗 脑出血的急性期以西医治疗为主,应采取积极合理的治疗,以挽救患者生命,降低神经功能残障程度和复发率。应用脱水药物控制脑水肿,降低颅内压,预防和治疗脑疝;应用降血压药物控制血压,预防再出血;积极预防控制并发症是抢救患者的关键;有手术适应证患者立即采取手术治疗。中药静脉注射剂,如醒脑静注射液、清开灵注射液等,有促醒和促进血肿吸收作用,已广泛应用于临床,在降低存活患者致残率和致残程度方面,显示了一定作用。恢复期中药和针灸、按摩、理疗、药物穴位注射等,有其独特确切的疗效,中西医结合治疗对脑出血患者的康复显示了一定的优越性。

手术治疗:根据出血的部位及出血量选择合适的手术方式。①出现神经功能恶化或脑干受压的小脑出血者,无论有无脑室梗阻致脑积水的表现,都应尽快手术清除血肿。②对于脑叶出血超过30 mL且距皮质表面1 cm 范围内的患者,可考虑标准开颅术清除幕上血肿或微创手术清除血肿。③发病72 小时内,血肿体积20~40 mL,格拉斯哥昏迷评分(GCS)>9 分的幕上高血压脑出血患者,在有条件的医院,经严格选择后可应用微创手术联合或不联合溶栓药物液化引流清除血肿。④40 mL 以上重症脑出血患者由于血肿占位效应导致意识障碍恶化者,可考虑微创手术清除血肿。

三、夏氏中西医结合相关知识

脑卒中的西医治疗按其定性诊断,脑梗死者多给予溶栓、抗血小板聚集、调脂、稳定斑块、清除脑自由基等治疗措施;脑出血者给予脱水降颅压、改善脑代谢药物及对症治疗为主,必要时手术治疗。夏氏中医认为治疗中风,首辨阴阳,四诊合参。偏风证、火热证、阴虚阳亢证者属阳证;气虚证、痰湿证、血瘀证属阴证;阳证者通络祛瘀,同时加滋阴之品;阴证者通络祛瘀,同时加用温阳活血药。治疗中不论阴阳证者,都要顾护其脾胃之气,疏理其肝之气机。

四、病　案

(一)脑梗死

病案 1

马某,女,38 岁,洛阳市人。

患者在怀孕期间发现血压高,产后血压持续不降,波动在 180/130 mmHg 左右,产后 4 天感觉头晕目眩,天旋地转,左侧肢体麻木无力,当地医院就诊,诊断为急性脑梗死。服中西药效果不佳,遂至我诊室就诊。刻下见:神志清,精神欠佳,左侧肢体瘫痪,口眼歪斜,头晕,心悸,失眠,小便失禁。脉弦细无力,舌质红,苔薄白。测血压:160/100 mmHg。

诊断:中风(脑梗死)。

治则:益气养血,祛风通络。

处方:当归 15 g,黄芪 30 g,丹参 15 g,全蝎 9 g,地龙 9 g,炒酸枣仁、鸡血藤各 30 g,麦冬 10 g,熟地黄 15 g,钩藤 15 g,桑寄生 30 g。

用法:3 剂,水煎服,每日 1 剂,分 2 次服用。

二诊:经服上药 3 剂后睡眠较好,饮食增加,血压为 120/90 mmHg,余症同前,脉弦细无力,舌质红,苔薄白。治法同前。

三诊:继服上方 7 剂后,测血压 120/80 mmHg,下肢能抬步,上肢抬至胸前。小便有时失禁,治则仍守原法,重用通络之品。

处方:黄芪 30 g,当归 15 g,全蝎 9 g,地龙 9 g,鸡血藤、豨莶草、桑寄生、桑枝各 30 g,怀牛膝 12 g,钩藤 15 g,炒酸枣仁 30 g,丹参 30 g,麦冬 10 g,熟地黄 15 g,陈皮 15 g,茯苓 15 g,甘草 6 g。14 剂,水煎服,每日 1 剂,分 2 次口服。

四诊:服上药 14 剂后,无不良反应,下肢可弃杖行步,上肢可举至头顶。血压正常,脉细缓,舌质淡红,苔薄。仍守此法,继服上方。

五诊:上方又继服 28 剂后,精神较以往好,肢体活动正常,但下肢活动久后,有乏力之感,左手握力稍弱。后期以强壮筋脉,益肝肾阴虚为主。处方:上方加川木瓜 30 g,续断 15 g。经过 2 个多月的治疗,配合肢体功能锻炼,患者痊愈,恢复工作。

按语:产后气血暴虚,百骸筋脉脏腑经络缺少阴血濡养,虚风贼邪,乘虚侵袭,引动内风阻塞经脉络道,故见肢体偏瘫症状。夏氏中医认为本病案患者产后气血暴虚,阴液耗损居多,四肢百骸无以濡养,风邪乘虚而入,流窜经络以致偏枯中风,整体以阴虚风动为主。故治宜益气养血滋阴,祛风通经活络。随证加减:兼风痰者加半夏、胆南星以祛风化痰;兼风火上扰者,加天麻、水牛角以平肝潜阳;兼痰热腑实者,加大黄、瓜蒌以通腑化痰。

病案 2

荣某,男,71 岁,巩义县人。

患者于 1975 年 5 月 5 日早晨起床时,不能移动,说话不清,5 月 8 日在县医院诊断为半身不遂,服中药未见效,继则神志不清,失语,经治疗 2 周后出院,出院神志转清,仍有言语欠清,慕名到诊室就诊。刻下见:神志清,言语笨拙,双侧下肢肢体无力。纳眠欠佳,大便干结,脉洪而无力,且出寸口,舌质淡红,苔白厚。

中医诊断:中风(脑梗死)。

治则:通经活络,豁痰开窍。

处方:胆南星 9 g,全蝎 9 g,蜈蚣 3 条,地龙 15 g,桑枝 30 g,琥珀(冲服)3 g,桑寄生 30 g,三七粉(冲服)3 g,忍冬藤 30 g,豨莶草 30 g,怀牛膝 20 g,熟地黄 12 g,麦冬 10 g,火麻仁 30 g,炒山楂 15 g,炒麦芽 15 g,陈皮 15 g,甘草 6 g。

用法:10 剂,水煎服,每日 1 剂,分 2 次服用。

二诊:服药 10 剂,语言较清,饮食,睡眠好,大便正常,上方去火麻仁,加槐花 30 g。

三诊:又服药 10 剂后,上肢可举,下肢可行,肢体恢复均可。嘱继服药配合锻炼,依原方药,调服 3 个月,而恢复肢体功能。

按语:患者年过七旬,本体先虚,气血渐衰,肝肾阴阳不足,脉络空虚,病邪乘虚而入,浸淫脏腑,造成气虚血滞,阻塞经络,痹阻脑窍,而发生半身不遂。患者睡眠差,大便干,阴虚为主。夏氏中医认为治疗当通经活络,豁痰开窍,佐以养阴安神。营卫已衰,脑络失养,故见中风发生。大便干结,是以阴虚津亏之象,故用通经活络,调营养卫,后加以生津润燥之品使阴阳调和而便干可愈,诸症可除。

病案 3

陈某,男,50 岁,太康县农民。

患者于 1982 年 2 月 15 日劳动时突然感觉左手指尖麻木,头眩晕,未重视治疗。1 周后的一天晚上,患者睡觉中出现烦躁,头昏耳鸣,说话不利,手脚活动不利,次日清晨发现口眼歪斜,左侧肢体麻木。左手不能举,腿不能抬,言语不清,舌歪向左侧,即到当地医院急诊。测血压 160/98 mmHg。诊断为"脑梗死",住院治疗,症状改善,仍有言语及肢体活动不利。1982 年 4 月 15 日来门诊。刻下见:神志清,精神欠佳,纳眠一般,舌偏向左侧,左侧肢体肌力 3 级,伸左侧肢体浅感觉减退,麻木不适,脉弦而有力,舌体大,形歪,质暗淡,两边有瘀斑,苔白腻。手指稍肿胀挛缩,伸不开。

诊断:中风(脑梗死)。

治则:活血通络,豁痰息风。

处方:当归 15 g,川牛膝 24 g,红花 6 g,全蝎 9 g,地龙 15 g,僵蚕 9 g,蜈蚣 3 条,桑枝 30 g,豨莶草 30 g,天仙藤 9 g,忍冬藤、钩藤、首乌藤各 30 g,胆南星 9 g,白芍 15 g,炒酸枣仁 15 g。

用法:3 剂,水煎服,每日 1 剂,分 2 次服用。

二诊:4 月 18 日。自述服上药 3 剂后,手能握拳,足能伸开。舌脉同前,守原方继服。

三诊:4 月 18 日。共服药 14 剂后,五官端正,语言较清,头已不昏。左手能抬至面部,左腿肌张力增加,已不麻木,不觉烦躁,脉弦细,且柔和,舌质淡,苔薄白。此为瘀闭之络得通,正衰之气得复,内动之风得息,窍之痰得清之象。仍守原法,加强壮筋通络之品。原方加骨碎补、伸筋草各30 g。

四诊:上药服10 剂后,精神较好,心情爽朗,语言流利,活动自如。脉细弱,舌质红润,舌体正常,苔薄白润。治则宜补肝肾阴阳,壮筋脉,通络道以善其后。原方去胆南星、忍冬藤、钩藤、首乌藤,加川木瓜、桑寄生各30 g,以资巩固疗效。

3 个月后恢复工作。

按语:据临床表现,本病多为中经络症,有的兼在中腑症候,中脏比较少见。该患者平素性情暴躁,过度烦劳,久之则肝气郁结,久结必有瘀血,耗损肝阴,肝阴已损,则肝阳暴涨,故先有指尖麻木,头昏目眩之症,实为阴亏阳已亢,内风已动,中风之先兆。加之患者饮酒,致痰浊内生,风挟痰、挟热,循肝之经络上冲巅顶,因肝络上行布脑,肝络受阻,脑络亦受蒙塞,清窍被阻,因而出现半身偏瘫、口眼歪斜、语言謇涩等症。夏氏中医认为其临证治则,根据阴阳偏衰,随机而异,可活血化瘀,平肝息风,或豁痰开窍通络,或益气养血,滋水涵木。药用红花,行血中之气带,起活血化瘀作用;用全蝎、蜈蚣、地龙、僵蚕、钩藤通经络、息内风,以改善脑功能;用石菖蒲、胆南星豁痰开窍;用川牛膝、桑寄生、益肝肾;用生白芍滋阴潜阳;用当归活血补血。辨证用药,方得较好疗效。

病案4

王某,男,55 岁,公司职员。

患者高血压病5 年余。血压常波动于(180～200)/(100～120) mmHg。1989 年7 月10 日,发现言语不利,下肢麻木沉困,抬步困难。次日晨起时出现半身不遂,手不能握,足不能抬,即在当地进行针刺治疗。4 周后效果不明显,血压波动(155～165)/(80～90)mmHg,于8 月底来我诊室就诊。刻下见:神志清,精神欠佳,无口眼歪斜,左侧肢体活动不利,手不能握,脚不能步。脉象弦细,舌质暗红,体正,苔白腻。

诊断:中风(脑梗死)。

治则:活血通经,平补肝肾。

处方:当归15 g,红花9 g,鸡血藤30 g,川牛膝20 g,桑枝、桑寄生各30 g,全蝎9 g,蜈蚣3 条,地龙9 g,木瓜30 g,钩藤18 g,陈皮15 g,茯苓15 g,白芍15 g,甘草6 g。

用法:10 剂,水煎服,每日1 剂,分2 次服用。

二诊:服上药10 剂后,血压正常,肢体能动,麻木消失,但软弱无力。原方加生薏苡仁、续断各30 g,桃仁9 g。

三诊:又服10 剂,上肢抬至平额部,手能握,可独自行走,但肢体活动仍不自如。守前方加白花蛇蛇草15 g。

共诊4 次,服药36 剂余,患者康复如常,已恢复工作。

按语:患者年迈体衰,素体肝肾阴虚,久之必致水不涵木,肝阳上亢。阳动生风,筋脉失养,脑络闭塞,经脉瘀阻。故见肢体麻木沉重,继则偏瘫形成。夏氏中医认为本病案中风系中腑证,主要以活血通经之药,佐以平抑肝阳,息风通络,后期加以补肝肾阴阳、强壮筋脉、补益脾胃后天之本药物,以助肢体功能恢复。

病案5

杨某,女,41岁,职员。

患者于1987年4月24日,与小孩生气后下地劳动,中午在地里睡眠,醒后出现右半身不遂,口眼歪斜,舌歪而强硬,语言謇涩。经治疗不愈,于6月12日出现右侧肢体无力,失语。1987年8月2日来诊室就诊。刻下见:血压120/70 mmHg。神志清楚,口眼歪斜,舌强不语,牙关紧闭难食,右半身偏瘫。病理反射阳性。脉弦细稍数,舌体歪,质红,苔黄厚。

诊断:中风(脑梗死)。

治则:平肝解郁,开窍豁痰,活血通络。

处方:全蝎9 g,蜈蚣3条,地龙30 g,白芍15 g,豨莶草30 g,桑枝60 g,忍冬藤30 g,瓜蒌30 g,郁金15 g,百合15 g,胆南星、当归、川贝母、石菖蒲各9 g。

用法:10剂,水煎服,每日1剂,分2次服用。

二诊:8月12日。服上药10剂后,口眼歪斜好转,口关紧闭消失,语言稍清晰,两足能抬,两臂稍能上举。饮食尚好。脉细稍弦,舌质淡红,苔薄黄。上方加桃仁9 g。

三诊:8月16日。按上方服3剂,口眼歪斜基本消失,语言基本清晰。手扶已能行走,上肢已能抬举。但仍有烦躁失眠。上方去全蝎、蜈蚣、桃仁、红花,加川牛膝24 g,骨碎补15 g。

患者共服药80余剂,口眼歪斜恢复正常,舌歪舌强消失,语言清晰,能单独行走数十步,手能持物。因患者急于回家,故请按下方继服以巩固疗效。

处方:琥珀(冲服)3 g,续断、川牛膝各24 g,桑枝30 g,蝉蜕15 g,川木瓜、桑寄生、忍冬藤、鸡血藤各3 g,石菖蒲15 g,地龙、瓜蒌各30 g,川贝母9 g,菊花、胆南星各12 g,珍珠母、丹参各30 g,焦栀子9 g,甘草6 g。

按语:肝为将军之官。性喜条达恶抑郁,暴怒抑郁,刚肝气郁结,肝阳上亢,挟痰化火而上逆,流窜脑络,痹阻经脉发生口眼歪斜,半身不遂。阻于廉泉则舌强语涩。此属肝郁痰阻型。脑血栓形成是在脑动脉内膜病变基础上产生的狭窄或闭塞,阻碍血流,使脑组织局部缺血,或供血不足而出现的中风证候。本病多在睡眠或休息时发生半身不遂,口眼歪斜,舌强,言塞,一般神志清楚,血压不高。夏氏中医认为本病多为正气不足,络脉空虚,外卫不密,风邪乘虚入中于脉络,气血痹阻,肝肾阴虚,肝阳上亢而肝风内动,肝风挟痰上扰,风痰流窜经络而发病。故治宜活血通络,平肝息风,开窍豁痰。此病案方用地龙、鸡血藤、川牛膝、忍冬藤、川木瓜、桑枝活血化瘀、通经活络;桑寄生镇肝息风;石菖蒲、瓜蒌、胆南星、川贝母开窍化痰。诸药合用,内通外达,调理阴阳,使阴阳平衡,诸症皆消。

病案6

齐某,男,56岁,百货公司经理。

患高血压病17年余,于2019年9月9日突然半身麻木不遂。到某医院检查,诊断为脑梗死。随后到本院就诊治疗。刻下见:血压 190/120 mmHg,右半身麻木不遂。脉细而稍数有力,舌体瘦,质红,苔白。

诊断:中风(脑梗死)。

治则:平肝息风,活血化瘀,佐以通络。

处方:当归 15 g,石决明、鸡血藤各 30 g,桃仁 12 g,钩藤 15 g,红花 9 g,川牛膝 30 g,地龙 9 g,僵蚕、全蝎各 9 g,蜈蚣 3 条,生白芍 30 g,赤芍 15 g,甘草 6 g。

用法:7 剂,水煎服,每日 1 剂,分 2 次服用。

二诊:服药后,自述好转,神志尚清,脉象细而稍弦,舌质红,苔薄白。夜间失眠,心悸。

处方:当归 15 g,鸡血藤 30 g,桃仁 15 g,红花 9 g,川牛膝 30 g,地龙 9 g,僵蚕、全蝎各 9 g,蜈蚣 3 条,炒酸枣仁、柏子仁、生白芍、珍珠母各 30 g,制远志 10 g。

三诊:服药 10 余剂,肢体活动好转,睡眠尚好。继服上方。

四诊:不挂拐杖可以走路,但觉下肢无力。

处方:当归 15 g,川牛膝 30 g,红花 9 g,桃仁 12 g,薏苡仁、地龙各 30 g,全蝎 9 g,桑枝 30 g,生白芍 30 g,蜈蚣 2 条,忍冬藤、川木瓜各 30 g,茯苓 15 g,麦冬 10 g,甘草 6 g,服药 30 剂,基本恢复正常。

按语:患者素有高血压病,此乃阴虚阳亢之体,阴亏于下,阳亢于上,肝阳暴涨,阳化生风,风邪上扰,迫血上行,致使血压升高,则脉络空虚,血虚不能营养筋脉,血瘀气滞,阻塞脉络而肢体麻木不遂。舌质红、脉细数有力是阴虚内热之象。阴虚阳亢,阳亢损阴,阴不潜阳,肝风内动,血瘀气滞,脉络阻塞则发为肢体偏瘫。治疗以当归、红花、桃仁、赤芍活血化瘀;全蝎、蜈蚣、珍珠母、僵蚕、地龙、生白芍等平肝息风;桑枝、忍冬藤通络以治之,后期加麦冬养阴。

病案7

李某,男,60 岁,新郑市人。

患者于 2016 年 9 月 11 日晨起,发现右半身不遂,不能起床;口㖞眼斜,言语不清,到郑东新区某医院检查诊为"脑梗死"。10 月 5 日转我院治疗。刻下见:神志清楚,言语微涩,不能站立,口㖞眼斜,脉细滑。舌苔白腻,质淡暗,无高血压病史,现血压 120/80 mmHg。

诊断:中风(脑梗死)。

治则:益气活血,化痰通窍。

处方:黄芪 30 g,当归 15 g,赤芍 12 g,地龙 15 g,川芎、桃仁各 9 g,红花 6 g,全瓜蒌 24 g,制白附子、僵蚕、胆南星各 9 g,甘草 6 g,炒白术 15 g,茯苓 30 g。

用法:7 剂,水煎服,每日 1 剂,分 2 次服用。

二诊:服上方 30 剂余,言语转清,舌苔薄白,质淡,脉微滑,显见痰热渐化。照上方去白附子、僵蚕,加全蝎 9 g,蜈蚣 3 条,续服。

三诊:服药 30 剂,右侧肢体稍有力,可以站立,搀扶可行走,脉、舌同前。照上方去全瓜蒌、胆南星,加川牛膝 30 g,枸杞子 15 g,制何首乌 6 g,川木瓜 15 g。

四诊:服上方30剂,两手握力基本相等,右腿已有力,可以行走,但不能走远,改服下方。

处方:黄芪60 g,地龙15 g,全蝎9 g,蜈蚣2条,川牛膝20 g,川木瓜15 g,鸡血藤24 g,续断、枸杞子15 g,制何首乌6 g,桃仁、红花各15 g,麦冬10 g,甘草6 g。

服上药30剂余,病基本痊愈,行走基本正常。

按语:患者在静止情况下,突然半身不遂,面部歪斜,言语蹇涩是为中风之病,但神清以半身不遂为主,为中经络之证,舌苔白腻,质暗淡,脉弦滑为气虚痰热生风,风痰阻塞之象。夏氏中医认为中风多为血瘀、血虚、痰阻,此案患者年老气阴两虚,血滞痰阻而引起半身不遂,久病耗气伤血,脾虚则气血生化乏源,故治宜补气养阴,益气健脾,补血活血,祛痰通络,达到脏腑气血阴阳调和。

病案8

豪某,女,78岁,河南省南阳市人。

患者既往无高血压病史。于2012年11月28日感冒以后发觉半身麻木,在夜里睡觉时突然发病,口眼歪斜,言语不清,随后发生左半身瘫痪。在当地人民医院诊断为脑梗死,2天后转至本院就诊。刻下见:神志清,精神欠佳,左侧肢体偏瘫,言语不清,脉细弦,舌质红,苔黄。

诊断:中风(脑梗死)。

治则:祛风养血通络。

处方:当归、红花各15 g,桃仁15 g,白芍20 g,全蝎9 g,蜈蚣3条,地龙15 g,鸡血藤30 g,北沙参24 g,川芎9 g,豨莶草、钩藤各30 g,甘草6 g。

用法:10剂,水煎服,每日1剂,分2次服用。

二诊:服药10剂,即觉上下肢活动已轻,口眼比前端正,舌强硬,言语不清楚。

处方:石菖蒲、化橘红各15 g,川贝母、全蝎各9 g,蜈蚣2条,红花9 g,桑枝30 g,僵蚕9 g,鸡血藤30 g,地龙15 g;川牛膝、续断各15 g,豨莶草30 g,赤芍15 g,甘草6 g。

三诊:服药10剂,顿觉身体轻松,肢体活动已比较正常,言语比前清楚。

处方:鸡血藤30 g,红花15 g,化橘红、石菖蒲各9 g,桑枝20 g,忍冬藤30 g,全蝎6 g,蜈蚣2条,僵蚕6 g,川牛膝15 g,地龙15 g,豨莶草30 g,甘草6 g。

四诊:服药14剂,言语基本清楚,可以自己在屋子里随便走动,挤眼时嘴角稍有一点偏,行走时觉下肢无力。

处方:北沙参30 g,白芍24 g,生薏苡仁15 g,当归9 g,熟地黄、川牛膝各15 g,钩藤20 g,地龙、鸡血藤各30 g,制白附子3 g,红花9 g,全蝎6 g,蜈蚣2条,豨莶草30 g,甘草6 g。

服药共约30剂,上下肢已恢复大部分,颜面端正,鼓腮闭眼无偏斜,言语清。

按语:患者年迈,体质素虚,元气不足,气血亏虚,不能营养四肢百骸。风邪乘虚而入,走窜经络而导致半身不遂、麻木不仁。气阴亏血,气血生化无源,气虚血液推动作用减弱,虚滞脉络所致而发生口眼歪斜,言语不利,治疗需祛风通络,养阴血,通经络为主。西医认为此病是患者夜间睡觉时发病,多因血压降低、血流缓慢造成血栓形成。

病案9

冯某,女,61 岁,郑州市管城区。

患者患高血压病 4 年之久,平时血压(150 ~ 160)/(90 ~ 100) mmHg,高时达 180/110 mmHg。于 2013 年 11 月 25 日突然感到头晕、头痛;口周麻木,言语不利,随后发生左侧肢体偏瘫,住本院治疗,诊断为脑梗死。给予改善循环、营养脑细胞等药物应用后患者症状有所改善,仍有肢体活动不利。1 个月余后出现右侧肢体偏瘫,诊断为脑出血。为求中医治疗,遂来诊。刻下见:神志清,精神欠佳,失语,左侧肢体轻瘫,右侧肢体瘫痪,舌质淡暗,苔黄厚,脉弦。

诊断:中风(脑梗死并脑出血)。

处方:当归 12 g,续断 24 g,川木瓜 30 g,红花 9 g,忍冬藤 30 g,全蝎 9 g,桑枝 30 g,伸筋草 30 g,蜈蚣 3 条,鸡血藤 30 g,川牛膝 15 g,地龙 15 g,骨碎补 24 g,天仙藤 15 g,甘草 6 g。

用法:7 剂,水煎服,每日 1 剂,分 2 次服用。

二诊:服药 7 剂后,患者症状较前无明显改善。

处方:桑寄生 30 g,当归 12 g,川木瓜 30 g,僵蚕 12 g,红花 12 g,忍冬藤、地龙、天仙藤各 30 g,桃仁 12 g,伸筋草、鸡血藤各 30 g,全蝎 9 g,蜈蚣 3 条,珍珠母 15 g,甘草 6 g。

三诊:服药后上成可以抬至胸前,言语仍不清楚,下肢仍活动不利。

处方:桑寄生 30 g,桃仁、全蝎各 9 g,蜈蚣 3 条,地龙 15 g,赤芍 15 g,龙骨、牡蛎各 30 g,威灵仙、川芎各 9 g,生地黄 30 g,川牛膝 30 g,茺蔚子 15 g,玉米须 30 g,桑枝 30 g,鸡血藤 30 g。

四诊:服药后手可以摸到鼻子,人扶着可以走路。舌体僵硬好转,仍有言语不利。

处方:全蝎 9 g,蜈蚣 3 条,地龙 15 g,桑寄生 15 g,桃仁 9 g,赤芍 15 g,伸筋草、鸡血藤、川木瓜、玉米须各 30 g。

五诊:服药 20 余剂,手腿活动尚好,行走较方便,言语比前清楚,血压 150/90 mmHg,继续服药,以巩固疗效。

处方:桑寄生、川牛膝各 30 g,续断 15 g,红花 9 g,地龙 30 g,桃仁 9 g,伸筋草 30 g,金蝎 9 g,蜈蚣 3 条,鸡血藤 30 g,僵蚕 9 g,白芍 20 g,忍冬藤 30 g,甘草 6 g。

按语:患者素有高血压病史,久病阴虚阳亢之体。阴阳失调,风阳上扰清窍则头晕,头疼,肢体麻木。阳亢风动,气血逆行,痰火壅盛清窍阻塞而突然昏迷不省人事。本病案初病为脑血栓形成,月余后继发脑出血。先左侧肢体瘫,后右侧肢体瘫,病情极为复杂。然仍以滋阴潜阳,活血祛风为主,佐以通经活络而治,则逐渐收效。此病恢复较慢,共服药 6 个月余,言语及肢体活动大部分恢复。

病案10

张某,女,72 岁,郑州市金水区居民。

患者于2012年12月份与家人交谈后生气,情志不舒,精神不好。于2012年1月1日开始感觉头痛、心悸,随后发生昏迷达2天之久。到河南省人民医院检查,血压:200/120 mmHg。心电图提示:心律不齐,心房纤颤。诊断为脑梗死,脑出血(?)。右侧肢体瘫痪,失语。于1月8日到本院就诊。刻下见:神志不清,失语,右侧肢体偏瘫,悲伤欲哭,脉弦而有力,舌质红,苔黄腻。

诊断:中风(脑梗死)。

治则:平肝息风,活血祛瘀。

处方:水牛角粉(冲服)3 g,菊花9 g,钩藤18 g,珍珠母,鸡血藤30 g,地龙15 g,川牛膝15 g,当归12 g,忍冬藤、桑枝各30 g,胆南星、天竹黄、石菖蒲、全蝎各9 g。

用法:10剂,水煎服,每日1剂,分2次服用。

二诊:服药10剂,上肢可以抬高至头,下肢可以屈伸但觉无力,言语不清,饮食,睡眠一般正常。

处方:当归12 g,鸡血藤30 g,门冬、石菖蒲各15 g,北沙参24 g,珍珠母30 g,全蝎9 g,钩藤18 g,蜈蚣3条,桑寄生30 g,胆南星、天竹黄各9 g,忍冬藤30 g。

三诊:服药10剂余,人扶着可以走路,能够说一些简单的话,上肢活动自如。

处方:珍珠母、忍冬藤各30 g,蜈蚣3条,北沙参30 g,石菖蒲18 g,全蝎9 g,桑寄生30 g,胆南星9 g,钩藤18 g,门冬15 g,桑枝30 g。服药共约30剂,各种症状基本消失,血压一般持续在(145~155)/(85~90)mmHg。脉沉细而有力。基本恢复正常,行走自如,未留明显后遗症。

按语:患者气郁伤肝,肝阳上亢,迫血上行冲于脑窍而头晕、头痛、心悸,发生昏仆。气机不利,气血流行不畅,阻塞脉络而致偏瘫失语。本症属脑动脉血栓形成造成之疾病,病情较为急重,由于昏迷较深失语,神志不清,似兼有脑出血之症状,昏迷2天后瘫痪达到高峰。总的病机属于肝风内动,肝阳上亢,偏阴虚阳亢之症,治疗以平肝息风,活血祛瘀为主。夏氏中医在治疗本病中在西医调脂、稳定斑块、抗血小板聚集治疗的基础上从阴阳辨证,阴虚者加用北沙参、麦冬、门冬养阴之品;阳虚者早期平抑肝阳,后期仍需加养阴、健脾胃之品以使后天气血足以充养血脉。

病案11

姚某,女,38岁,信阳市人。

患者婚后产3胎,1986年产第3胎半个月后某晨起床,即右半身不遂,口眼歪斜,舌体发硬,血压偏低,肢体凉,头晕、心悸。经用西药低分子右旋糖酐等药物效果不佳,半个月后来我诊室治疗。刻下见:神志清,精神欠佳,面无华色,口角左歪,右半身不遂,甲床苍白,心率缓,心律不齐,舌伸出稍偏向左侧,舌苔白润,质暗淡,脉缓弱无力。

诊断:中风(产后并发脑梗死)。

治则:补气补血活血,佐以通络。

处方:生黄芪30 g,当归15 g,桑枝30 g,川牛膝15 g,川芎9 g,地龙15 g,桃仁、全蝎各9 g,蜈蚣3条,僵蚕9 g,鸡血藤30 g,天仙藤15 g,麦冬10 g,防风10 g,甘草6 g。

用法:14剂,水煎服,每日1剂,分2次服用。

服上药14剂后,患者五官端正,心率正常,上肢可抬至额平。后期加入骨碎补、桑枝,调治2个月,患者诸症俱除,血压稳定在120/80 mmHg。追访3年,身体健康,已恢复工作。

按语:本病案患者产后气血俱虚,连产3胎,气血虚甚,络脉亦虚,风邪乘虚袭之,故经络瘀滞,脑络痹阻,遂成肢体偏瘫,半身不遂,口眼歪斜。血虚阴虚,故见心悸,甲床色白,血压偏低。舌质淡,脉缓弱仍为气血虚弱之征。中医理论认为:"产后一盆水,治宜温之""治风先治血,血活风自灭"。治疗以补气、养血、活血,温经祛风,壮筋骨为主。

病案12

徐某,女,26岁,开封市人。

患者原有风湿性关节炎10年余,并有风湿性心脏病,1992年某日清晨,发现言语吞吐不清,左半身肢体无力,口中流涎,心悸,即在当地医院诊治,确诊为脑梗死,住院给予活血及对症处理效果欠佳,迁延月余后来我处诊室。刻下见:脉细涩无力,舌质暗红,舌体左歪,舌苔黄厚不燥,嘴向左歪,左侧肢体瘫痪,语言吞吐不清。

诊断:中风(脑梗死)。

治则:化瘀通络,佐以补心血。

处方:丹参24 g,当归12 g,三七粉(冲服)3 g,川牛膝、鸡血藤各30 g,天仙藤、全蝎各9 g,蜈蚣3条,炒桃仁、石菖蒲9 g,柏子仁15 g,太子参、黄芪各30 g,陈皮15 g,茯苓15 g,甘草6 g。

用法:14剂,水煎服,每日1剂,分2次服用。

二诊:按上方服药14剂,上肢可抬至耳平,下肢抬步而行,心不慌,言语仍吞吐不清,脉细稍有力,仍守原方,继续服用,配合针灸。照上方去柏子仁、太子参,加用胆南星9 g。

三诊:经用上方调治3个月,配用针灸,患者肢体已活动自如,言语较清,基本康复如常。

按语:风湿性心脏病,久而不愈,致使胸阳不宣,心气不足,血液无力推动,络脉空虚,故使脑络失养,经络瘀闭,处于晚间阳气衰、阴气盛,气为血之帅,气弱血缓,脑窍闭塞,中风发生,故见肢体瘫痪,口眼歪斜,言语不清,是为中经络型。脑梗死并发于心脏者,胸阳不宣或由于心血不足,气血虚弱而使痰浊阻于脑络,脑窍闭塞所致半身不遂。治需益气养血,化瘀通络。

(二)脑出血

病案1

杨某,男,50岁,郑州市中牟市人。

患者2017年5月,生气大怒后,在与人争吵时,突然昏仆,呕吐,颈项强直,四肢抽动,眼珠偏向右侧。于当地医院诊治:颅脑CT检查提示脑出血,体温38.5 ℃,血压116/

78 mmHg。诊断为内囊出血继发脑室出血。随即住院治疗给予止血、镇静和降颅内压药物等治疗;1 周后,病情稍有稳定,右侧肢体无力偏瘫,失语,半年后来我院诊治。刻下见:头及双眼歪向右侧,失语,见人即哭声不止,右侧肢体瘫痪。脉弦,舌体大,有齿印,歪向右侧,苔黄白厚腻。

诊断:中风(脑出血后遗症)。

治则:豁痰化浊,逐瘀通络。

处方:全蝎9 g,蜈蚣3 条,僵蚕、胆南星、天竹黄、石菖蒲各9 g,茯苓15 g,郁金9 g,川牛膝、忍冬藤各30 g,钩藤9 g,鸡血藤30 g,甘草6 g。

用法:10 剂,水煎服,每日1 剂,分2 次服用。

二诊:服上方10 剂,言语稍清,见人仍有啼哭不止,舌质暗红,苔黄。调方如下。

处方:黄芪30 g,香附15 g,全蝎9 g,党参15 g,川牛膝30 g,桂枝9 g,蜈蚣3 条,当归15 g,桑枝30 g。用法同前。

服上方30 余剂,患者言语较前稍流利,仍见人即哭,劝止不住。

按语:患者平素心胸狭隘,易怒易躁。怒则伤肝,气逆,躁则心火暴甚。日久蕴积,肝伤则阴虚阳亢,肝阳暴涨,肝风内动,血与气并走手上,瘀阻脑窍,清窍被蒙,扰乱神明而发昏仆。治疗上给予豁痰化浊,逐瘀通络,此病案中风之症,脑出血日久,阴阳俱虚,治以平补阴阳,血瘀脑窍,通之需慢之,细水长流。

病案2

王某,女,57 岁,河南商丘市干部。

患者于2019 年发现血压高。2019 年4 月,患者晚上工作时突然昏倒在地,不省人事,随即送市医院进行抢救。诊断为脑出血。3 天后逐渐清醒,偏瘫,言语不利,继续住院治疗,治疗1 个月余后症状稍好转,仍有偏瘫,言语不利,遂来我院治疗。刻下见:神志清,精神欠佳,右侧上下肢不能活动,言语不利,脉弦数,舌苔黄腻,质红,体瘦。查体:左侧膝腱反射亢进,霍夫曼征右侧阴性、左侧阳性。

诊断:中风(脑出血)。

治则:育阴潜阳,疏风通经。

处方:当归15 g,栀子、怀牛膝各15 g,地龙、鸡血藤、豨莶草、生白芍、生石膏各30 g,胆南星9 g,桑枝30 g,红花9 g,钩藤30 g,珍珠母30 g,桑寄生30 g,陈皮15 g,茯苓15 g,甘草6 g。

用法:21 剂,水煎服,每日1 剂,分2 次服用。

二诊:上方服21 剂,肢体活动较前有好转,右手已能抬高至胸部。脉沉细弦而有力,舌质红少津,苔白,夜间睡眠不好。

调方:桑枝30 g,全蝎9 g,蜈蚣3 条,川牛膝12 g,炒酸枣仁、豨莶草、地龙各30 g,生白芍15 g,钩藤、鸡血藤各30 g,秦艽、当归各9 g,川木瓜30 g,琥珀(冲服)3 g,珍珠母30 g。

服上药后,肢体活动又比前好转,无搀扶可以行走,但不能走远,脉、舌象同前,睡眠可。上方去枣仁、木瓜,加生石膏30 g、麦冬15 g、合欢皮12 g。

照上方服药1个月余,患者行动明显好转,言语清楚,血压稳定在(120~130)/(80~90)mmHg。继续服丸药,巩固疗效。

按语:"女子七七任脉虚,大冲脉衰",患者57岁,既往有高血压病史,系阴虚阳亢之体,因劳累过度,五志化火,肝风内动,风火相煽,气血上冲,瘀阻脑窍而突然昏迷仆倒发为大厥,为阳厥。本病案是中脏之症,患病后1个月余到本诊室治疗,夏氏中医辨证其神志虽清,真气未复,内风引动湿痰,闭阻经络,气血流行不畅,整体属阴虚风动,治疗育阴潜阳,疏风通经,佐以化痰。当以生石膏、桑寄生、怀牛膝等育阴潜阳;地龙、豨莶草、钩藤等平肝通络祛风;栀子、鸡血藤、红花等活血化瘀。患者睡眠不好,加珍珠母、炒酸枣仁、琥珀以安神定志,收到了比较满意效果。

病案3

陈某,男,46岁,医院医生。

患者于10天前在参加脑出血危重患者的抢救工作时,因劳累过度,头痛、头晕,早饭后突然晕倒在地,不省人事,左侧肢体瘫痪,面红气粗,当时县医院诊断为脑出血。经降压、脱水、止血等药物治疗,病情未见好转,又发热,体温38 ℃,又服用抗生素药物,仍未见效,于2016年12月22日转我处治疗。刻下见:神志欠清,闭口睁眼,呼之不应,嘴歪向右侧,瞳孔增大,脉象弦滑数,舌质红,苔黄而厚腻。查体:肌张力减低,巴宾斯基征阳性,膝腱反射亢进。瞳孔对光反射存在,右侧对光反射较迟钝,右腹壁反射消失,小便失禁。

患者既往高血压病史2年,未规律服用降压药物,血压曾高达180/130 mmHg。右侧上下肢瘫痪。

诊断:中风(脑出血)。

治则:育阴潜阳,滋肝益肾。

处方:胆南星15 g,地龙15 g,钩藤20 g,石菖蒲15 g,化橘红15 g,全蝎9 g,怀牛膝15 g,桑枝30 g,栀子15 g,蝉蜕15 g,川贝母9 g,姜竹茹30 g,莲子心9 g,甘草6 g。

用法:3剂,水煎服,每日1剂,分2次服用。

服上药3剂,神志稍清,能进饮食少许。脉象弦而滑数,苔仍黄,照上方继续服用2周,神志转清,大小便均正常,饮食增加,言语不利。脉细而稍滑,舌质淡红,薄白苔。

处方:石菖蒲15 g,蝉蜕9 g,珍珠母、桑寄生各30 g,胆南星、天冬各12 g,地龙30 g,僵蚕、全蝎各9 g,鸡血藤30 g,怀牛膝12 g,茯苓15 g,陈皮15 g,甘草6 g。

服上药21剂,病情大有好转,可发单音词,开始练习走路。脉舌象同前,血压140/100 mmHg。守上方加川贝母9 g,配合针灸治疗2个月余。患者说话吐字稍清楚,肢体已不疼痛,不扶拐杖能够走路,生活已基本可以自理。

按语:患者平素劳逸失调,导致肝肾阴虚,肝阳偏旺。又因抢救危重患者,劳累过度,五志过极,致使心火暴盛,引动肝风,风乘火势,火助风威,风火相搏,血随气上,冲破脑络,血溢出,故突然昏倒,不省人事。热气内蒸,灼津成痰;血阻经络气血流行不畅而发口眼歪斜及偏瘫。阳亢于上则面红气粗,气虚于下,开合失司,则小便有时不能自主,舌质红,苔黄腻。脉弦而滑数,均是痰火内盛之症。辨证为中脏证,阴虚是本,阳亢是标。其标急治标,所以用地龙、全蝎等息风,栀子、莲子心等药清热,川贝母、石菖蒲、胆南星、天竹黄豁痰开窍。标缓解之后当治其本,珍珠母、怀牛膝、茯苓、桑寄生、生白芍等育阴潜阳,滋肝益肾。

病案 4

陈某,女,48 岁,管理者。

患高血压病史 5 年余,血压最高时达 210/110 mmHg,久治不愈。于 2017 年 6 月 15 日,在谈话中突然晕倒,左侧瘫痪,嘴歪,不能说话,经当地医院诊断为"脑出血",6 月 20 日来我院诊治。刻下见:神志昏迷,不能言语,口舌歪向左侧,口角流涎。脉浮大,舌质红绛,无苔。查体:血压 160/100 mmHg,呼吸 20 次/分,脉搏 80 次/分,体温 37.2 ℃,右侧肢体瘫痪,巴宾斯基征阳性,右侧肢体肌力 1 级,肌张力减低,随意运动消失。

诊断:中风(脑出血)。

治则:豁痰开窍,平肝息风。

处方:当归、僵蚕各 9 g,生地黄 18 g,地龙 30 g,胆南星 9 g,石菖蒲 15 g,钩藤 18 g,三七粉(冲服)3 g,阿胶、川贝母各 9 g,仙鹤草 30 g,麦冬 12 g,陈皮 15 g,茯苓 15 g,甘草 6 g。

用法:3 剂,水煎服,每日 1 剂,分 2 次服用。

二诊:服上药 3 剂,神志稍清,痰涎少,血压 150/100 mmHg,较前好转,在前方中去三七粉、仙鹤草、阿胶,加全蝎 9 g,桑寄生、桑枝各 30 g。

三诊:服上方 28 剂,神志清醒,慢慢能说话,但不能说快,口舌稍歪斜,肌力增加,可扶拐杖慢行。仍照上方续服。

四诊:服上方 40 剂余,语言流利,口歪已恢复,舌伸出居中,舌质红,苔薄白,右手能握物,抬高至肩平,下肢站立有力,可丢拐杖慢步行走。脉细沉。仍用前方加鸡血藤 30 g。

处方:当归、僵蚕各 9 g,生地黄 18 g,地龙 30 g,胆南星、石菖蒲、全蝎各 9 g,桑枝 30 g,麦冬 12 g,桑寄生、鸡血藤各 30 g。

五诊:服上方 28 剂,症状基本消失,说话清楚,可独自行走。血压 140/90 mmHg,未留后遗症。

随访 2 年未见复发。

按语:该患者素性刚躁,舌质绛红,无苔,颜面潮红,为阴虚之象。夏氏中医认为阴虚阳亢,肝火暴盛,"血之与气,并走于上",肝风内动,挟痰上扰,蒙蔽清窍,为中风中脏阶段。此病案为中风中脏阶段,患病急,治疗以豁痰开窍,平肝息风,佐以止血;诊治及时,经治疗后未留后遗症,能够做针线活,跑步,足见治疗及时可以收到圆满效果。

病案 5

宋某,男,53 岁,郑州市新郑市农民。

患者头晕、头痛病史 5 年余,于 2017 年 7 月 10 日,因吵架生气,随即跌倒在地,不省人事。家人认为是生气假死,就用针刺人中、十宣穴,患者眼稍睁开,但不能言语,肢体全瘫,颜面潮红,喉间在响痰声,遂由家人送至我院。刻下见:神志清,精神欠佳,脉洪数无力,舌质绛红,苔灰黑,两手握固,牙关紧闭,面赤气粗。查体:体温 37.8 ℃,血压 150/92 mmHg。

诊断:中风(脑出血)。

治则:滋阴清热,平肝息风,化痰。

方药:栀子 15 g,黄芩 9 g,大青叶 15 g,三七粉(冲服)6 g,怀牛膝 15 g,钩藤 30 g,生地黄 15 g,石菖蒲 9 g,甘草 6 g。

用法:5 剂,水煎服,每日 1 剂,分 2 次服用。

二诊:按上方服 5 剂后,神志稍清,面色潮红,体温 37 ℃。血压 150/90 mmHg,伸舌居中,舌质红,舌体胖大有齿印,苔黄厚腻。脉洪不数,但痰声未消。

处方:石菖蒲、胆南星各 9 g,茯苓 15 g,陈皮 15 g,郁金 9 g,僵蚕 9 g,怀牛膝 15 g,钩藤、地龙各 30 g,白芍、天麻各 9 g。

三诊:上方服 5 剂后,舌质转暗红,苔黄润,痰声已消,神志已清,但言语不清,四肢不灵活。

调方如下:石菖蒲、胆南星、全蝎、僵蚕各 9 g,地龙 15 g,丹参、钩藤、桑寄生、川牛膝、鸡血藤各 30 g,茯苓 15 g,陈皮 15 g,醋郁金 9 g,甘草 6 g。

四诊:按上方服 14 剂后,语言稍清,四肢欠灵活,舌质暗,苔黄白润,脉弦。用药仍守上方,加当归 15 g,桑枝 30 g,继续服。服药共 40 余剂,下肢可持杖而步,上肢可举至眼平,言语偶尔迟钝。嘱加强肢体锻炼,帮助恢复肢体功能。切忌恼怒。

以上方为主,临症加减,用药半年肢体功能恢复尚可,语言较清,舌质转红、无瘀斑,苔白润,血压稳定于收缩压 120～130 mmHg,舒张压 82～90 mmHg。随访 1 年后恢复工作,无明显后遗症。

按语:夏氏中医认为头晕、头痛,是为肝阳上亢之症,肝风内动之征兆。一遇大怒气逆,则肝阳暴涨,阳亢风动,挟痰上壅,清窍闭塞,故猝然昏仆,不省人事,非为生气假死,实为中风阳闭。故见面潮红,有痰声,牙关闭,手握固。脉洪数,是为阳动之象;舌绛红,苔灰黑,乃为热极生风,风火相助,气血两燔之象。患者恼怒气逆,迫血上行,冲于脑窍以致昏仆。其致病因素亦与心火暴甚有一定关系。治疗以辛凉开窍,平肝息风。应用全蝎以通络,恢复肢体功能。三七粉、栀子以止出血,神志较清。胆南星等豁痰开窍,治疗其言语不清。

病案 6

张某,男,66 岁,商丘睢县人。

患者素有高血压病史,3 年以来经常肢体麻木、头晕、语迟。2016 年 1 月来诊,1 周前突然跌倒,肢体瘫痪,神志不清,不能言语和进食,低热,随即就诊于当地医院,确诊为"脑出血",3 天前转至我院治疗。刻下见:神志欠清,颜面潮红,左侧鼻唇沟消失,舌体卷缩,质红,苔黄厚腻,口眼歪斜,口吐痰涎。肢体瘫痪,时而烦躁,脉洪大无力,脉数。查体:体温 37.8 ℃,血压 142/94 mmHg,脉搏 84/分。

诊断:中风(脑出血)。

治则:豁痰息风,佐以凉血。

处方:胆南星、天竹黄各 9 g,川贝母 12 g,生地黄、玄参各 30 g,炒栀子 12 g,地骨皮 30 g,石菖蒲 15 g,陈皮 15 g,茯苓 15 g,甘草 6 g。

用法:7 剂,水煎服,每日 1 剂,分 2 次服用。

二诊:上方服 7 剂后,烦躁消失,神志较清,能言语但不清。能少量进食,体温 36.5 ℃,血压 150/86 mmHg。伸舌居中,不卷缩,质淡红,苔白厚腻,脉弦细。

三诊上方服用 14 剂,语言转清,痰涎消失,肢体能抬能伸,脉搏缓弱,舌体肥大,有齿印,质暗红,苔白厚,仍遵上方治则,用药。

四诊:其服 28 剂,体温正常,血压 132/90 mmHg。神志清楚,活动尚好,舌质红润,伸舌居中,苔薄白。嘱继服 14 剂。以巩固疗效。追访 1 年,无明显后遗症。

按语:根据上述症状与体征,属中风中脏腑阶段,为阳闭症;病机为肝风内动,痰阻清窍。阳闭之症属中脏腑之阶段,面色潮红,低热,神志不清,病势深沉,为肝阳暴涨,痰阻清窍所致。先用清热凉血之品以潜阳,结合开窍豁痰。神志清楚后,用全蝎、僵蚕以息风,鸡血藤、牛膝、地龙通经活络。

病案7

钱某,女,58 岁,郑州市人。

患者于 2016 年 5 月 30 日下班回家时突然昏倒在地,不省人事,不能言语,到医院诊为"脑出血",抢救后苏醒。仍有言语不清,口流涎水,右侧肢体瘫痪,后遗症长期不愈,生活不能自理,2017 年 7 月 5 日来我院诊治。刻下见:血压 150/90 mmHg,脉搏 74 次/分,呼吸 20 次/分,体温 36.5 ℃,神情呆滞,口舌歪向右侧,右侧肢体瘫痪,右手不能抬举和握物,右腿不能行走,口角流涎。脉弦滑有力,寸脉沉,舌质红赤,苔薄白。

诊断:中风偏瘫(脑出血后遗症)。

治则:豁痰开窍,益气活血。

处方:僵蚕 9 g,蝉蜕 12 g,胆南星 9 g,桑寄生、川牛膝、地龙各 30 g,全蝎 9 g,豨莶草、忍冬藤、鸡血藤各 30 g,北沙参 15 g,桑枝 30 g,黄芪 15 g,制白附子 9 g。

用法:28 剂,水煎服,每日 1 剂,分 2 次服用。

二诊:服上药 28 剂,言语稍清,口歪稍好,仍感头晕、失眠、流口水。脉弦滑有力,苔白,质红。

处方:北沙参 15 g,麦冬 12 g,桑枝 30 g,胆南星 9 g,蝉蜕 12 g,桑寄生、怀牛膝各 30 g,全蝎 9 g,丹参、忍冬藤、钩藤、豨莶草各 30 g,地龙 15 g,化橘红 9 g,甘草 6 g。

三诊:接上方服 28 剂。手足活动稍好转,言语已清,但仍流口水、头晕。

处方:蝉蜕 12 g,桑寄生、川牛膝、地龙、豨莶草、钩藤各 30 g,红花 9 g,丹参、夏枯草各 30 g,僵蚕 9 g,鸡血藤 30 g,胆南星 9 g,茯苓 15 g,陈皮 15 g,甘草 6 g。

四诊:按上方服 28 剂,手已能抬举,双下肢已能走路,言语转清。脉弦细,苔薄白,质红。仍用上方续服。

五诊:按上方续服 56 剂,症状明显好转。

按语:患者气血已虚,体内阴阳失去平衡,致使阴虚于下,阳亢于上,血随气逆,挟痰挟火,横窜经络,蒙蔽清窍则突然昏倒,不省人事。心开窍于舌,心血虚不足以营养脑窍而痰涎壅塞舌窍,则言语塞涩,口流涎水。久而久之,则血脉痹阻,血瘀气滞,经络不通,气不能行,血不能荣,故肢体不能用。此案属阴虚阳亢,肝阳生风型脑出血后遗症。因此治疗原则以豁痰开窍,益气活血,通络,平肝息风,故而收到良好效果。

病案 8

王某,女,67 岁,河南焦作市人。

患者平素常感头痛、头晕,于 2017 年 9 月 10 日到厕所突然晕倒,不省人事,半小时后苏醒,右半身不遂,神情呆滞,失语,9 月 23 日来我院就诊。刻下见:神志欠清,神情呆滞,静而不烦,失语,两拳紧握,牙关紧闭,四肢不温,脉象沉滑,舌苔白腻。查体:血压 210/140 mmHg,脉搏 80 次/分,呼吸 18 次/分,体温 37.2 ℃,瞳孔大小不等。右侧肢体活动不利,四肢肌张力低下,腱反射减弱,巴宾斯基征阳性。

诊断:中风(脑出血)。

治则:辛温开窍,豁痰息风。

处方:桑寄生 30 g、胆南星、石菖蒲各 9 g,地龙 30 g,全蝎 9 g,鸡血藤、珍珠母各 30 g,钩藤 18 g,川牛膝 24 g,天竹黄 9 g,槐花 30 g。

用法:7 剂,水煎服,每日 1 剂,分 2 次服用。同时灌服苏合香丸。

二诊:服上药 7 剂,半身不遂减轻,手能伸握,腿能走路。血压 170/80 mmHg,脉细滑,舌苔薄黄,质微红。照上方加忍冬藤、豨莶草各 30 g,停服苏合香丸。

三诊:服上药 7 剂。言语较清晰,两手握力相等,腿走路已自如。血压 150/80 mmHg,脉沉细,舌苔薄白,质微红,双下肢肌张力增加,腱反射正常。

四诊:服 28 剂后,血压正常,稳定在 140/80 mmHg 左右。肢体活动接近正常,语言较清。

按语:患者年老体虚,阴阳失调,肝风内动,湿邪偏盛,痰浊上壅,蒙蔽清窍,故见中脏腑之症,静而不烦,失语,两手握固,四肢不温,故为"阴闭之症"。阴闭之症,故见四肢不温,静而不烦,神志呆滞。用石菖蒲、胆南星、天竹黄,配苏合香丸辛温开窍豁痰;全蝎、钩藤等息风;佐以川牛膝、桑寄生等滋肝益肾。

病案 9

李某,男,69 岁,郑州市职工。

2016 年 12 月 25 日突然跌倒,失语,右侧偏瘫,口眼㖞斜,神志恍惚,大小便失禁,血压 190/110 mmHg,于 26 日来我院就诊。刻下见:神志呆滞,瞳孔不等大,右侧上下股不能动,腱反射迟钝,脉弦滑,舌质暗红,体大,边有齿印,苔白,血压 180/110 mmHg。既往有高血压病史。

诊断:中风(脑出血)。

治则:平肝息风,豁痰开窍。

处方:三七粉(冲服)3 g,钩藤、生石膏各15 g,地龙18 g,胆南星9 g,石菖蒲15 g,天竹黄12 g,川贝母9 g,菊花12 g,麦冬15 g,僵蚕9 g,珍珠母、忍冬藤各30 g,槐花炭15 g。

用法:3剂,水煎服,每日1剂,分2次服用。

二诊:按上方服3剂,神志转清,右侧偏瘫缓解,稍能活动,血压140/110 mmHg。大小便正常,仍用上方加全蝎9 g。

三诊:按上方服7剂,言语稍清,扶着可行走,脉、舌象同前,仍用上方加减连服30剂。经随访,基本痊愈,生活可以自理。

按语:患者年老体弱,肾水枯竭,肝失所养,木火旺盛而动风。血热上冲巅顶,脑室络脉受损,而发生脑出血,脉弦滑,舌暗红,也为阴虚阳旺之征,因出血量少,仅出现神呆,恍惚,半身软瘫,而未出现重度昏迷。本病案属于脑出血轻症(中脏),所以治疗及时,治以平肝息风,豁痰开窍,佐以止血,用药集中而收到较好效果,方中生石膏、钩藤、菊花、僵蚕、地龙、珍珠母平肝息风;川贝母、石菖蒲、天竹黄、胆南星、忍冬藤豁痰开窍通络;三七粉、槐花炭养阴止血。合而奏效。

第二节　头　痛

一、中医病学相关认识

【概述】

头痛,又称"脑风""头风""骨风"等。短则为头痛,久则为头风。临床所见,又因头痛多伴有兼症。故一般分为,凡以头痛为主证的,谓之病;后见于诸病证之中的,谓之证。本病一年四季皆可发生,若为慢性头痛,多病程缠绵,日久不愈。

【病因病机】

引起头痛之因甚多,无论外因(六淫),内因(七情失调)和不内外因,或阴阳气血,一有偏盛或偏虚,皆可罹患。感受外感六淫之中的风,寒,湿,热,暑,燥六邪侵犯三阳之经均可导致头痛。《伤寒论》第一条:"太阳之为病,脉浮,头项强痛而恶寒。"很显然,头痛是太阳病提纲证之一。临床上多数头痛,不管急慢性,属于太阳病。盖火性炎上,巅顶之上,唯风可到,所以诸因之中,重在风邪与火气。虽火气多内因,但风有内外。外因风邪所袭,每多兼挟;内由肝风所起。又因病邪所犯部位不同,又有前额头痛、后枕头痛、巅顶头痛、满头痛、偏头痛和三叉神经痛之分。若头痛暴起,痛无休止,痛剧,而伴有表证者,多属外感头痛;痛位固定不移,日久不愈,多属气滞血瘀,乍痛乍止;或定时而作,多属气滞;或气虚、血虚;隐痛,刺痛,胀痛;或晕、胀、痛并见,多属虚证,或虚中扶实之证;或痛无休止,愈而复作,又伴见里证者凡此种均多属内伤头痛。

内伤头痛,多因为情志、劳累、性生活过度、饮食、体虚、痰浊、瘀血等原因单一或协同作用下引发的头痛。头痛,如果平时无病无灾,很是健康,突发的头痛,多数属外感。头痛伴有恶寒,吹风遇寒头痛加重,口不渴,苔薄白脉浮紧,属风寒头痛;头痛剧烈伴轻微的恶风,口微渴,苔黄脉数,这是风热头痛;头痛如裹,表现头沉头重,苔腻脉濡,这是风湿头痛。如果平时就体虚,大概是内伤,时间久的头痛又称头风。头痛,头胀明显,口苦苔黄脉弦数,属于肝阳头痛;面白,头痛隐隐,虚弱,苔白脉弱,这是气血虚头痛;头痛头沉头昏,便溏苔腻脉滑,这是痰浊头痛;头痛伴眩晕耳鸣,属于肾虚头痛,舌红脉细是肾阴虚头痛,舌淡脉沉紧属于肾阳虚头痛;头部某个部位固定时间(特别是夜间)疼痛如锥刺,或有外伤史,属于瘀血头痛。

【辨证论治】

1. 外感头痛

(1)风寒头痛 ①主要证候:头痛连及项背,常有拘急收紧感,或伴恶风畏寒,遇风尤剧,常常喜欢包裹着头部,口不渴,苔薄白,脉浮紧。②证候分析:风寒外袭,上犯巅顶,凝滞经脉。本证为风寒上犯清窍所导致的头痛,寒属阴证,治疗疏风温经散寒为主。③治则:疏风散寒止痛。

(2)风热头痛 ①主要证候:头痛而胀,甚则头胀如裂,发热或恶风,面红目赤,口渴喜饮,大便不畅,或便秘,尿赤,舌尖红,苔薄黄,脉浮数。②证候分析:热为阳邪,本证属阳,风热外袭,上扰清空,窍络失和而发为头痛。③治则:疏风清热和络。

(3)风湿头痛 ①主要证候:头痛如裹,肢体困重,胸闷纳呆,大便或溏,苔白腻,脉濡。②证候分析:风湿之邪为阴邪,上蒙头窍,困遏清阳,而头痛。③治则:祛风胜湿通窍。

2. 内伤头痛

(1)肝阳头痛 ①主要证候:头胀痛而眩,两侧为重,心烦易怒,夜寐不宁,口苦面红,或兼胁痛,舌红苔黄,脉弦数。②证候分析:肝为阳脏,将军之官,肝失条达,肝郁化火,阳亢风动,发为本证。③治则:平肝潜阳息风。

(2)血虚头痛 ①主要证候:头痛隐隐,时时昏晕,遇劳加重,心悸失眠,面色少华,神疲乏力,舌质淡,苔薄白,脉细弱。②证候分析:气血不足,气虚血虚相互影响,血虚则阴虚,不能上荣,窍络失养。③治则:养血滋阴,和络止痛。

(3)气虚头痛 ①主要证候:头痛隐隐,时发时止,遇劳加重,纳食减少,神疲乏力,气短懒言,舌质淡,苔薄白,脉细弱。②证候分析:平素脾胃虚弱,中气不足,清阳不升,脑窍失养则痛,治疗则以健脾益气升清,止痛。③治则:健脾益气,升清止痛。

(4)痰浊头痛 ①主要证候:头痛昏蒙,胸脘满闷,纳呆呕恶,舌苔白腻,脉滑或弦滑。②证候分析:脾失健运,水液运化失司,练生痰液,痰湿中阻,上蒙清窍致痛。③治则:健脾燥湿,化痰息风。

(5)肾虚头痛 ①主要证候:头痛且空,眩晕耳鸣,腰膝酸软,神疲乏力,滑精带下,舌红少苔,脉细无力。②证候分析:肾精气血亏虚,髓海充养不足,脑窍失荣则痛。③治则:养阴补肾,填精生髓。

(6)瘀血头痛 ①主要证候:头痛经久不愈,痛处固定不移,痛如锥刺,日轻夜重,或有头部外伤史,舌紫暗,或有瘀斑、瘀点,苔薄白,脉细或细涩。②证候分析:病程日久,血瘀为患,瘀血阻窍,络脉滞涩,不通则痛。③治则:活血化瘀,通窍止痛。

二、西医病学相关知识

【概述】

头痛是指局限于头颅上半部的疼痛,主要有额、顶、颞及枕部的疼痛,是临床常见的症状之一。

头痛以春季、夏季多发,特别是入夏以后,头痛的患者逐渐增加。头痛可以是单一的疾病引起,但是当头痛反复发作或持续发作时,也可能是某些器质性疾病的信号或是并发症。近年来,随着生活节奏的加快,工作学习压力的增大,头痛的发病率呈上升趋势。

【病因和发病机制】

根据发病的特点可以分为原发性头痛和继发性头痛。常见于:①颅内病变见于脑出血、蛛网膜下腔出血、脑肿瘤、颅脑外伤、流行性脑脊髓膜炎、偏头痛等。②颅外病变见于颈椎病,三叉神经痛,眼、耳、鼻和齿等疾病所致的头痛。③全身性疾病见于各种感染发热、高血压病、中毒、中暑、月经期及绝经期头痛等。④神经症见于神经衰弱及癔症性头痛等。临床中需明确病因,对症治疗。

【治疗】

头痛可由多种因素诱发,针对诱因采取相应的措施可预防头痛的复发。西医其治疗根据应用时机和目的,可分为急性期治疗与预防性治疗。急性期治疗,旨在快速和持续地解除头痛及相关伴随症状,恢复生活、职业、学习及社会能力。原则上使用非甾体抗炎药治疗轻–中度的发作;对于中重度发作或对非甾体抗炎药治疗效果不佳者,可选用含咖啡因的复方制剂(如阿司匹林+对乙酰氨基酚+咖啡因)或偏头痛特异性药物(如曲普坦类)等。预防性治疗旨在降低偏头痛发作的频率、持续时间及严重程度,改善偏头痛相关性失能,提高生活质量,减少频繁或慢性头痛引发的相关心理疾患,同时提高对急性期治疗的应答率并减少对急性期治疗的依赖,避免药物过度使用性头痛的发生。氟桂利嗪是证据级别较强的预防性药物。若与饮食有关,应避免服用酪氨酸含量高的食物,如巧克力、奶酪、高脂食物等。此外,还应避免精神刺激,合理安排作息时间,保证充足的睡眠,禁烟戒酒。头痛患者宜注意休息,保持环境安静,光线不宜过强。总之,头痛原因复杂,对于多次治疗无效或头痛继续加重者,需要警惕某些颅脑病变,查明病因,综合治疗。

三、夏氏中西医结合相关知识

西医治疗本病主要为对因及对症治疗,主要包括止痛及控制复发药物。中医治疗历代医家有独特的见解,王清任前辈在《医林改错·头痛》中大力倡导瘀血头痛之说,他讲:"查患头痛者,无表证,无里证,无气虚,痰饮等证,忽犯忽好,百方不效,用此血府逐瘀汤一剂而愈。"《丹溪心法·头痛》中朱丹溪讲:"头痛须用川芎,如不愈各加引经药。太阳川芎,阳明白芷,少阳柴胡,太阴苍术,少阴细辛,厥阴吴茱萸。如肥人头痛,是湿痰,属阴证,宜半夏,苍术。如瘦人,是热,属于阳证,宜用酒制黄芩,防风"。夏氏中医认为中医用药,皆因病立方,酌其虚实温凉,阴阳内外而时时加减之。在汲取前人经验的基础上总结出治疗头痛急性发作。西医以应用止痛药为主,中药可以先用柴胡、白芷、细辛、川芎疏经止痛。久痛入络,需配用虫类药。川芎的主要功效为活血化瘀、行气、祛风、止痛,是血中之气药,常用来治疗头痛、痛经。川芎治疗头痛量要大,但是川芎辛温,大剂量使用有耗气伤血,助生阳气内热的不良反应,此时可加石膏、牛膝、生地黄、菊花、连翘、白芍来制约它。

夏氏中医认为头痛辨证分阴阳;盖头为诸阳之会,十二经脉中,手足三阳经脉皆循于头面,三阴经脉皆至颈而还,惟足厥阴经脉上会于巅顶。凡阳逆于上,冲壅于头,而头痛必作,是临床常见多发病。很多讲头痛的书都会引用"头为诸阳之会"这句话,但是头痛证型有阴阳之分,厥阴经也上头,《伤寒论》也有厥阴脏寒的头痛,张仲景说:"干呕,吐涎沫,头痛者,吴茱萸汤主之。"少阴头痛的麻黄附子细辛汤证。太阴头痛的二陈汤证。阴经也通过"别络"也到达头目。"头为诸阳之会"仅仅作为理论来谈没问题,多数的头痛属于阳证。头痛伴头痛如裹,这是典型的太阴头痛。《冷庐医话·头痛》说:"头痛属太阳者,自脑后上至巅顶,其痛连项;属阳明者,上连目珠,痛在额前;属少阳者,上至两角,痛在头角。以太阳经行身之后,阳明经行身之前,少阳经行身之侧。厥阴之脉,会于巅顶,故头痛在巅顶;太阴少阴二经,虽不上头,然痰与气逆壅于膈,头上气不得畅而亦痛。"

四、病 案

病案1

田某,男,59岁,郑州市人,教师。

于1995年12月27日以头部受直接暴力撞击后,当即短暂昏迷,苏醒后神志不佳,头晕,头痛,大小便不能自理,1个月后来门诊治疗。刻下见:头晕,头痛时作,脉沉细而稍数,舌质暗红,有瘀点。

诊断:头痛(脑震荡后遗症)。

治则:活血化瘀,重镇安神。

处方:当归12 g,醋郁金15 g,三七粉(冲服)5 g,丹参30 g,菊花15 g,磁石30 g,红花、牡丹皮、乳香、没药各9 g,珍珠母30 g,琥珀(冲服)3 g,醋三棱15 g,醋莪术15 g,胆南星9 g,甘草6 g。

用法:3剂,水煎服,每日1剂,分2次服用。

二诊:服药10余剂,自述头痛、头晕减轻,仍失眠,梦多,脉沉细而稍弦,舌质暗。瘀点消失。继服上方,加炒酸枣仁30 g、桃仁12 g,去胆南星。7剂,水煎服每日1剂分两次温服。

三诊:服药7剂,头痛,头晕,失眠均已消失,但饮食欠佳,仍用原方去乳香、没药、磁石,加焦山楂、麦芽、陈皮各15 g,以调理胃气。

四诊:服药20余剂,各种症状均已消除,大小便已能够自理,仍以上方加减,服药10余剂。

按语:头乃精明之府,脏腑之精血皆注于脑,卒然受外界暴力挫伤,而致气滞血瘀脑窍,故见头痛不堪,脑窍瘀闭,神明失常,故见诸症。脑震荡后遗症,属中医跌仆损伤头痛,辨证多按血瘀头痛治疗,主用活血化瘀,佐以重镇安神之品,故可使逆乱气血循经归道,错乱神志得以安定故见收效。治疗后期加上理气健脾之品以固护后天之本,以滋先天。阴阳内外通达而效佳。

病案2

闻某,女,24岁,许昌市居民。

1993年10月就诊。诉头痛11年余。13岁时,因学习紧张而患头痛,以后逐年加重,时发时止,每周发作2~3次。近5年,头痛发作时如锥刺,影响食欲,眼球胀痛,昏花,彻夜不能入眠。月经量少,色紫黑,经期后错。医院就诊确诊为"血管性头痛"。用中西医及针灸治疗,效果不佳。后来我处治疗。刻下见:神志清,精神欠佳,头痛,脉沉细紧。舌质暗红有瘀点,苔薄。

诊断:头痛(血管性头痛)。

治则:化瘀通络,重镇祛风。

处方:当归15 g,川芎9 g,细辛5 g,白芷、钩藤、菊花、桃仁各12 g,丹参30 g,制乳香、制没药各9 g,红花12 g,全蝎、蜈蚣各3条,磁石30 g,川牛膝20 g,甘草6 g。

用法:3剂,水煎服,每日1剂,分2次服用。

二诊:服3剂后,头痛大减,14剂后,头已不痛,月经好转,又连服14剂,基本痊愈。患者因久病,唯恐复发,前来复珍。脉细弱。舌质正常,瘀点消散。上方去全蝎、蜈蚣,加天麻9 g、石膏30 g,服14剂,以资巩固。

随访8年,头痛未发作。

按语:患者初因肝失所养,血不上承,故患头痛而绵绵不愈。虚久必瘀,脑络失养,故疼痛难忍。经水紫黑,量少,错后,舌质紫暗,皆为血瘀之象。治疗当以化瘀通络,重镇祛风。患者久患头痛,瘀塞脑络,乃血瘀为患,久病伤阴耗液,予滋阴补血之品。以前用药多为疏风止患,补血舒肝之品,未中病机,效果不佳。今用全蝎、蜈蚣疏通络道、解除血管痉挛;当归、川芎、丹参补血活血;天麻、钩藤、白芷、菊花祛风通经;制乳香、制没药、桃仁、红花、川牛膝活血化瘀;磁石、石膏以重镇安神,清胃火,取釜底抽薪之意,因而收到良好效果。

病案3

安某,男,54岁,郑州市某公司领导。

1998年9月,因劳累过度与休息不好,渐觉头晕而痛,甚时如刀劈。双目视物模糊,觉有云雾遮挡。少眠多梦,身困无力。某医院检查,发现视神经乳头水肿,疑为"脑瘤"。即赴北京检查,医生未告诉结果。后因头痛剧烈,难以忍受,于11月26日到我院门诊治疗。

刻下见:神志清,精神欠佳,头痛,失眠,脉弦细而稍数。舌质红,少苔。

诊断:头痛(神经性头痛)。

治则:滋阴养血,补肾养肝。

处方:生地黄、熟地黄各15 g,制何首乌30 g,当归12 g,白芍24 g,丹参20 g,川芎、牡丹皮各9 g,磁石、石决明、珍珠母各30 g,钩藤20 g,白芷9 g,细辛(冲服)3 g,藁本、菊花各9 g,甘草6 g。

用法:3剂,水煎服,每日1剂,分2次服用。

二诊:12月2日。服上药后,头痛已大减。脉弦细,舌质红。前方有效,续服3剂。

三诊:12月8日。头已不痛,但有时尚觉头晕眼花。失眠多梦。脉沉细无力,舌质红,苔薄白。

处方:熟地黄24 g,制何首乌30 g,枸杞子15 g,山萸肉、当归各12 g,白芍24 g,牡丹皮9 g,泽泻12 g,磁石30 g,菊花12 g,珍珠母、怀牛膝各30 g,琥珀(冲服)3 g,煅龙骨20 g,煅牡蛎20 g,甘草6 g。

四诊:12月16日。服上药5剂,诸症消失,基本痊愈。为巩固疗效,予下方:熟地黄24 g,制何首乌、怀牛膝、山药各30 g,枸杞子15 g,当归12 g,白芍24 g,山萸肉、茯苓各15 g,牡丹皮12 g,泽泻、菊花各12 g,钩藤15 g,珍珠母30 g,甘草6 g。15剂,用法同前。服15剂,恢复正常,精力充沛,饮食增加。睡眠好,视物清,休息至元月底上班工作。

随访2年,未复发。

按语:中医学认为"头为诸阳之会""脑为髓之海",凡内伤外感之邪,上扰清窍或遇情志刺激,肝阳偏亢,或气血阴精不足,不能上染于脑,或跌仆损伤,瘀血停滞,皆可发病。本病案患者综观其脉证,乃因工作繁忙,过度劳累,伤其肾阴,肾虚及肝,风阳上乘,神明被扰所致。方中生地黄、熟地黄、何首乌、枸杞子、怀牛膝、当归、白芍、丹参滋阴养血、补肾养肝;珍珠母、石决明、磁石、钩藤、菊花潜阳息风;川芎、细辛、白芷、藁本通络止痛。诸药配伍,使肾阴充足,肝血旺盛,阴阳调和而诸症得愈。

病案4

李某,男,21岁,工人。

患者于1998年2月19日,在公路施工时拖拉机撞伤头部,当即昏迷,在县医院抢救24小时后苏醒。头部有一伤口,右耳、鼻、口腔均出血,转送地区医院住院治疗,诊断为

"颅底骨骨折"。入院时,呈半昏迷状态。第四天开始发热,体温38.5 ℃,颈项强直。腰椎穿刺检查脑脊液呈淡红色,微浑浊,中性粒细胞百分比92%,淋巴细胞百分比8%。潘氏反应(++)。按外伤化脓性脑膜炎抢救治疗后,体温下降,神志稍清醒,但痴呆,颈软,仍不能下床。头晕,头痛,失眠,言语塞涩,口眼歪斜。5月3日转我处治疗。刻下见:神志清,头痛,头晕,失眠,脉沉弦、缓、涩,舌白薄苔,质暗淡。查体:体温36.5 ℃,脉搏72次/分,呼吸20次/分,血压120/80 mmHg。

诊断:头痛(脑震荡后遗症)。

治则:活血化瘀,平肝息风,镇静。

处方:当归12 g,乳香、没药各9 g,沙苑子12 g,代赭石30 g,川牛膝24 g,川芎9 g,赤芍12 g,红花9 g,蜈蚣3条,白芍24 g,丹参30 g,龙骨18 g,僵蚕、全蝎各9 g,枸杞子15 g,三七粉(冲服)3 g,磁石30 g,甘草6 g。

用法:7剂,水煎服,每日1剂,分2次服用。

二诊:效守原方继服。

三诊:按上方服药30剂,头已不痛,头晕减轻,神志清晰,言语清晰,已能走路,自行来门诊就诊。仍感失眠,口微歪,健忘。脉迟缓,苔薄白,质淡。治宜滋补肝肾,活血化瘀之法。

处方:当归、沙苑子各12 g,蜈蚣3条,龙骨20 g,丹参30 g,川牛膝24 g,川芎9 g,赤芍12 g,红花9 g,僵蚕、全蝎各9 g,枸杞子15 g,三七粉(冲服)3 g,磁石30 g,琥珀(冲服)3 g。21剂,水煎服每日1剂分两次温服。

四诊:服上药21剂,症状基本消失。

按语:脑为髓海,为清窍之府,五脏六腑之精气皆注于脑。本病案患者既往有外伤撞击引起大脑气血瘀滞病史,脑挫伤并发颅内感染之重症,抢救复苏后,颅内死血瘀闭脑窍,脑络闭塞,故症见头痛,头晕,失眠,神呆,口服歪斜,言语不清等症。脉沉、涩,舌质暗红为瘀血之症,治宜化瘀活血,平肝息风,镇静为主。所以应用活血化瘀,平肝息风,镇静,佐以滋养肾精之药,从而收到较满意效果。

病案5

许某,女,63岁,郑州市居民。

头痛反复发作有两年余,昨起突然头痛如劈,颈项僵硬,不能转侧,伴呕吐两次。至诊室就诊,刻下见:神志清,精神欠佳,头痛剧烈,颈项僵硬,口干尿频量少,脉弦小,舌光红无苔。

处方:川芎9 g,生石决明(先煎)30 g,生地黄20 g,炒白芍18 g,炙甘草6 g,地龙9 g,鲜竹茹9 g,黄芩9 g,钩藤(后下)12 g,牡丹皮9 g,醋郁金9 g。

用法:7剂,水煎服,每日1剂,分2次服用。

二诊:头部剧痛得减,呕吐亦止,左眼视物模糊,颈项僵硬,身热口渴,大便不畅,小便不利,次数减少,舌红绛而干,脉弦小数。

处方:生牡蛎(先煎)30 g,生龟板(先煎)15 g,生鳖甲(先煎)15 g,鲜生地黄30 g,北沙参30 g,石斛(先煎)30 g,阿胶(烊冲)9 g,生白芍15 g,生石决明(先煎)30 g,麻仁15 g,西洋参9 g,鲜竹沥10 g。7剂,水煎服。

三诊:头部疼痛较减轻,腑气已通,尿涩痛缓解,身热略减,颈项僵硬好转,左眼红赤,舌光干绛,尖边紫,脉弦细数。

处方:水牛角(先煎)30 g,生地黄15 g,赤芍、白芍各15 g,牡丹皮15 g,丹参15 g,龟板(先煎)15 g,鳖甲(先煎)15 g,牡蛎(先煎)30 g,阿胶(烊冲)9 g,麻仁9 g,炙甘草3 g。7剂,水煎服,每日1剂,分2次服用。

继服7剂后,头痛渐平,身热退清,舌红转润,风阳得以潜阳息风,津液亦得恢复,头痛可解。

按语:患者年逾花甲,肝阴已亏,肝阳上扰巅顶则痛,病情重,故开始拟平肝潜阳,滋阴息风、以观动静。后患者出现风阳化火,伤阴劫津,症势仍属重笃,再拟育阴镇潜,以龟板、鳖甲、牡蛎、阿胶养阴。再者阴伤络损,营血两燔,血热挟瘀,以水牛角、丹参凉血化瘀,育阴潜阳息风。

病案6

周某,男,17岁,郑州市学生。

患者上半夜突感头晕,继则头痛,呕吐宿食痰涎4次,神识昏迷,四肢抽搐,脉弦数,口臭便秘,舌红苔薄。

诊断:头痛。

治则:平肝息风,开窍化痰。

处方:生石决明(先煎)30 g,杭菊花9 g,茯苓15 g,地龙6 g,钩藤15 g,橘红9 g,制半夏12 g,丹参15 g,三七粉(冲服)4 g。

用法:4剂,水煎服,每日1剂,分2次服用。

二诊:四肢抽搐已平,神志时清时昧,烦躁不安,夜间惊叫,身热头痛剧烈,项强,时或二便自遗,脉弦小,舌红苔薄腻。肝风升腾之势未刹,头部脉络损伤,痰瘀挟热阻于其间,再拟平肝息风化痰清热开窍。

处方:生石决明(先煎)30 g,水牛角(先煎)12 g,生地黄24 g,炒牡丹皮9 g,淡豆豉9 g,焦栀子9 g,胆南星9 g,醋郁金9 g,石菖蒲9 g,甘草6 g。6剂,水煎服。

三诊:神志渐清,烦躁轻,头部剧痛项强,依然经常惊叫,二便仍不能自主,身热,口干,唇燥,脉细弦,舌边尖红,苔薄。风阳上扰,阴伤日显,痰热瘀交阻,再拟养阴息风而化痰瘀。

处方:生石决明(先煎)30 g,生地黄30 g,生龟板(先煎)30 g,生牡蛎(先煎)30 g,生鳖甲(先煎)20 g,胆南星6 g,川贝母9 g,焦栀子9 g,醋郁金9 g,三七粉(分吞)3 g。7剂,水煎服。

四诊:服上方3剂时头部剧痛即止,服至7剂头痛未发,颈软,神清,寐安,纳可,二便已正常,偶有言语错乱,稍感头晕,脉弦小,苔薄。肝经风阳渐平,痰瘀亦有化机,续以平肝化痰瘀调治,而轻其剂。

处方:白蒺藜9 g,墨旱莲30 g,黑豆30 g,茯苓9 g,远志6 g,制半夏9 g,胆南星6 g,丹参15 g,当归15 g,石菖蒲12 g,磁石(分吞)6 g。7剂,水煎服。

五诊:药后诸症向愈,唯于活动后稍有头痛,脉细滑,苔薄腻。肝经风阳得平,头部络脉痰瘀渐化,治拟益肾养肝佐以化瘀,以巩固病情。

处方:白蒺藜9 g,制何首乌15 g,当归12 g,丹参15 g,茯苓12 g,墨旱莲12 g,制半夏9 g,制远志6 g,地龙9 g,胆南星6 g,醋郁金9 g。7剂,水煎服。

按语:本病案为风阳暴盛,挟痰瘀上阻于脑,以致头痛神昏抽搐,二便自遗之危笃病症,继则又见风阳痰热耗伤阴液,病情错杂,治疗亦据病情变化而加减,最初来诊见风火痰瘀上阻于脑,已有动风蒙闭心胞之象,病势危重,以平肝息风开窍而化痰祛瘀。但始终以镇潜风阳而化瘀为治则,症见神志昏迷合至宝丹以开窍,烦躁不安之时,加入栀子、淡豆豉清热凉血除烦;阴伤之象显见时,加入鳖甲、龟甲、牡蛎育阴潜阳,遂化险为夷,病情日趋稳定,病愈出院。

病案7

张某,女,58岁,郑州市职工。

患者素有左侧偏头痛史,突然头痛加剧,颈项僵硬不适,呕吐痰涎,胸闷作恶,右手足活动不利。神识时明时昧,烦躁少寐,脉弦小滑,苔薄黄腻。

诊断:头痛。

治则:平肝息风,化痰开窍。

处方:生石决明(先煎)30 g,杭菊花9 g,茯苓15 g,化橘红10 g,制半夏9 g,枳实9 g,胆南星6 g,墨旱莲15 g,炒槐花12 g,钩藤(后下)12 g。

用法:5剂,水煎服,每日1剂,分2次服用。

二诊:服前方2剂烦躁减,第3剂烦躁止,但见嗜睡,神志依然时明时昧,稍有身热,略咳,泛吐痰涎,便秘,脉弦且数,苔黄腻。患者高龄肝肾已亏,肝风不易下潜,痰浊郁热因腑气闭塞而不得下泄,故投开窍药,神志未能清醒,此嗜睡与少阴病但欲寐不同。拟仿丹溪痰中为治,化痰理气,清热平肝通腑。

处方:茯苓12 g,陈皮12 g,制半夏9 g,陈胆星9 g,枳实12 g,天竹黄9 g,川楝子9 g,鲜石菖蒲15 g,郁金9 g,生石决明(先煎)30 g。4剂,水煎服。

三诊:药后神志渐清,嗜睡亦减,右手足稍能活动,大便转溏薄,神倦乏力,咳吐痰涎依然,脉细无力而数,苔白腻。风阳势减,痰浊渐化,而正气亏虚,邪渐去而正又亏,故拟化痰,平肝镇潜。

处方:党参15 g,炒白术9 g,生石决明(先煎)30 g,珍珠母(先煎)30 g,茯苓15 g,胆南星9 g,醋郁金9 g,石菖蒲18 g,制半夏9 g,槐花15 g,西洋参9 g。7剂,水煎服。

四诊:病延半个月余,神识渐清,头痛已微,便软日1次量多,面色萎黄少语,苔薄腻,脉细。风阳痰浊日益平潜泄化,再守原方佐以益阴之品。

处方:党参15 g,熟地黄15 g,肉苁蓉12 g,石斛(先煎)12 g,制远志6 g,茯苓15 g,陈皮6 g,制半夏9 g,麦冬9 g,丹参15 g,制南星6 g,石菖蒲9 g,甘草6 g。7剂,水煎服。

五诊：神志清，头痛消失，言语清晰，右手足亦能活动，寐安，纳食增加，面色仍萎黄，脉弦细，古质红苔薄。症情已趋稳定，拟补肝肾益气血以善后。

处方：熟地黄 15 g，山萸肉 12 g，肉苁蓉 12 g，石斛（先煎）15 g，制远志 6 g，石菖蒲 9 g，麦冬 9 g，地龙 6 g，党参 15 g，黄芪 15 g，当归 9 g，茯苓 15 g，甘草 6 g。7 剂，水煎服。服毕患者头痛已解，随访半年未再发作。

按语：本病案特点是风阳内盛，挟痰浊上蒙清窍，而症见头痛，神识不清，故以天麻钩藤汤、温胆汤、导痰汤之类平肝息风、化痰开窍。唯本病案于三诊时又见神倦乏力，脉细无力等症，乃气虚之故也，党参、白术以益气，最后以补肝肾，益气血而收功。

病案 8

王某，女，42 岁，郑州市公司职员。

患者左面部疼痛连及太阳穴 1 年余，入夜剧痛如锥刺，未系统诊治，饮食睡眠欠佳，大小便尚可。

诊断：头痛（三叉神经痛）。

治则：养阴，平肝息风。

处方：生地黄 24 g，玄参 9 g，麦冬 9 g，牡丹皮 9 g，生鳖甲（先煎）18 g，生龟板（先煎）18 g，生白芍 30 g，炙甘草 6 g，生牡蛎（先煎）30 g，细辛 3 g，甘草 6 g。

用法：7 剂，水煎服，每日 1 剂，分 2 次服用。

二诊：药后左面部剧痛即止，有时稍感隐痛，大浪之后，余波未静。舌红润中仍剥，脉弦小，便软，每日 2 次。阴伤渐复，肝风得平，但脾气又显虚弱之象，再拟养阴和中，肝脾同调。

处方：生地黄、熟地黄各 9 g，天冬、麦冬各 10 g，炒当归 12 g，川芎 6 g，炒白芍 18 g，炙甘草 6 g，太子参 15 g，淮山药 20 g，龟板（先煎）15 g，荷叶 6 g。7 剂，水煎服。

三诊：头痛已止，便软亦干，舌红润，脉细小。肝木已得涵养，脾气恢复健运，仍守前法出入以善后。前方去川芎、荷叶，加刺蒺藜 9 g。7 剂，水煎服。

服后患者疼痛未再发作，随访 2 年未复发。

按语：患者既往自云"不信中医"，然因头痛剧烈服各种西药未效，注射用西医止痛剂只能止痛 2 小时，故抱着试试看之怀疑心理前来就诊，殊不知服药后剧痛即止，产生了对中医、中药信心。患者已经旬日，舌红中剥而干，脉弦细。头痛先分表里，再究寒热虚实，凭脉察症，夜间属阴，思烦过度阴血受伤，肝脏失养，肝风上扰，治拟养阴而平肝风。本病案辨证之关键在于头痛如锥刺，日轻夜剧，舌红少津脉细，此乃肾阴不足，水不涵木，肝经风阳上扰作祟，即阴虚肝风入络之患也。故方用三甲复脉汤养加减育肝肾之阴液，镇潜上扰之风阳，又入细辛补肝祛入络之风而止痛，标本兼治，而获卓效。

病案 9

王某，女，52 岁，郑州市居民。

患者于 1 个月前无明显诱因出现头部右侧疼痛,伴头晕,耳鸣,右侧颈肩部疼痛,未重视,经休息后缓解不明显。1 周前患者觉头痛,头晕症状较前加重,就诊于我院门诊,考虑偏头痛,建议住院治疗。刻下见:神清,精神可,右侧头痛,头晕,耳部闷胀感,双眼偶有视物模糊,左侧颈肩部疼痛,腰部疼痛,双下肢时有麻木感,纳可,夜寐欠安,二便调。舌淡红,苔薄白,脉细。

诊断:头痛(偏头痛)。

治则:醒脑开窍,滋补肝肾。

处方:川芎 15 g,威灵仙 30 g,蜈蚣 2 条,防风 10 g,白芷 10 g,吴茱萸 3 g,炙甘草 9 g,羌活 10 g,生黄芪 30 g,当归 15 g,柴胡 9 g,生龙骨 10 g,生牡蛎 10 g,蔓荆子 10 g,制何首乌 15 g,阿胶(烊化)10 g,太子参 10 g,白芍 12 g,天麻 15 g,龟甲 10 g(先煎),延胡索 10 g,女贞子 12 g,枸杞子 12 g。

用法:7 剂,水煎服,每日 1 剂,分 2 次服用。

二诊:服药 3 天后头晕有所缓解,7 天后头痛减轻,右侧颈肩部及腰部疼痛均较前减轻,未诉双下肢麻木。给予继服上方,治疗 21 天后头痛明显减轻,未诉头晕、麻木、视物模糊等不适。

按语:偏头痛中医学称为"偏头风",《素问·风论篇》有"脑风""首风"之称。头侧部为少阳经脉循行所过,其发病多因风邪侵袭少阳,少阳枢机不利,或肝郁化火循胆经上扰,经络痹阻,日久瘀血阻络而发头痛。病之所在少阳,阳明经穴为主,治疗以醒脑开窍,滋补肝肾,疏通经络,补益脑髓。

第三节　眩　晕

一、中医病学相关知识

【概述】

眩是指眼花或眼前发黑,晕是指头晕甚或感觉自身或外界景物旋转。二者常同时并见,故统称为"眩晕"。轻者闭目即止;重者如坐车船,旋转不定,不能站立,或伴有恶心,呕吐,汗出,甚则昏倒等症状。

《黄帝内经》对本病的病因病机作了较多的论述,认为眩晕属肝所主,与髓海不足,血虚,邪中等多种因素有关。如《素问·至真要大论》云:"诸风掉眩,皆属于肝。"《灵枢·海论》曰:"髓海不足,则脑转耳鸣,胫酸眩冒。"《灵枢·卫气》说:"上虚则眩。"《灵枢·大惑论》中说:"故邪中于项,因逢其身之虚……入于脑则脑转,脑转则引目系急,目系急则目眩以转矣。"《素问·六元正纪大论》云:"木郁之发……甚则耳鸣眩转。"汉代张仲景认为,痰饮是眩晕的重要致病因素之一。《金匮要略·痰饮咳嗽病脉证并治》说:"心下有支饮,其人苦冒眩,泽泻汤主之。"至金元时期,对眩晕的概念,病因病机及治法方药均有了进一步的认识。《素问玄机原病式·五运主病》中言:"风火皆属阳,多为兼化,阳主乎动,两动相搏,则为之旋转。"主张眩晕的病机应从风火立论。而《丹溪心法·头眩》中则强调"无痰则不作眩",提出了痰水致眩学说。明清时期《景岳全书·眩运》篇中指出:"眩运一证,虚者居其八九,而兼火兼痰者,不过十中一二耳。"强调指出"无虚不能作眩"。《重订严氏济生方·眩晕门》载:"所谓眩晕者,眼花屋转,起则眩倒是也,由此观之,六淫外感,七情内伤,皆能导致。"首先提出六淫七情所伤致眩说。《医学正传·眩运》言:"大抵人肥白而作眩者,治宜清痰降火为先,而兼补气之药;人黑瘦而作眩者,治宜滋阴降火为要,而带抑肝之剂。"指出眩晕的治疗当分别针对不同体质及证候,辨证治之。

【病因病机】

眩晕一证医家刘河间,则主"风火",朱丹溪以治痰为主,认为"无痰不作眩,痰因火动"。张景岳则以"无虚不作眩"。夏氏中医认为眩晕的病因主要有外邪、情志、饮食、体质、年龄、作息、外伤等方面。其病性有虚实两端,属虚者居多,如阴虚易肝风内动,血虚则脑失所养,精亏则髓海不足,均可导致眩晕。属实者多由于痰浊壅遏,化火上蒙,或者瘀血凝滞,经脉痹阻而形成眩晕。虚者为气、血、精不足,髓海失养;实者为风、火、痰、瘀扰乱,清窍失宁。本病的病位在于脑窍,其病变脏腑与肝、脾、肾三脏相关。综看《黄帝内经》《金匮要略》,与后世医家之立论,外感内伤均能引起眩晕。因头为诸阳之会,耳目为清空之窍,外邪侵袭,表阳与清道则首当其冲,所以出现眩晕之证。属内伤引起者,情况比较复杂,有肝风内动,所谓"诸风掉眩皆属于肝"。有痰湿壅盛者,所谓"无痰不作眩"。有属血虚者,即"心脾两伤,血不充脑之症"。由此可知,忧郁思虑过多,或饮食不节,都是本病的成因。忧郁则使肝肾耗损,进而以损及肾阴,思虑过度,每使心脾内伤;饮食不节则脾胃受伤,精微不化则耳聚湿成痰。肝阴和肾阴不足,必导致肝阳上亢及上盛下虚。心脾受伤则血虚不能上养于脑,思虑脾弱则气虚痰阻,清阳不升,浊阴不降,这些都可以引起"眩晕"。

在眩晕的病变过程中,各种病因彼此影响,病机相互兼夹或转化。如脾胃虚弱,气血亏虚而生眩晕,而脾虚又可聚湿生痰,二者相互影响,临床上可以表现为气血亏虚兼有痰湿中阻的证候。如痰湿中阻,郁久化热,形成痰火为患,甚至火盛伤阴,形成阴亏于下,痰火上蒙的复杂局面。再如肾精不足,本属阴虚,若阴损及阳,或精不化气,可以转为肾阳不足或阴阳两虚之证。此外,风阳每夹有痰火,肾虚可以导致肝旺,久病入络形成瘀血,故临床常形成虚实夹杂之证候。若中年以上,阴虚阳亢,风阳上扰,眩晕常作者往往有中风晕厥的可能。

前人归纳眩晕的病因主要是3个方面:一是肝肾不足,这实际上包括肝风和肝火的偏旺,也包括肝阴血的不足,也包括了肾水的不足;二是心脾气血不足,其实就是贫血;三是受痰湿所蒙蔽导致的清阳不得上达清窍。

【辨证论治】

(一)辨证要点

1.辨相关脏腑　眩晕病在脑窍,但与肝、脾、肾三脏功能失调密切相关。肝阳上亢之眩晕兼见头胀痛,面色潮红,急躁易怒,口苦脉弦等症状。脾胃虚弱,气血不足之眩晕,兼有纳呆,乏力,面色㿠白等症状。脾失健运,痰湿中阻之眩晕,兼见纳呆呕恶,头痛,苔腻诸症。肾精不足之眩晕,多兼有腰酸腿软,耳鸣如蝉等症。

2. **辨标本虚实** 凡眩晕轻,反复发作,遇劳即发,伴两目干涩,腰膝酸软,或面色㿠白,神疲乏力,脉细或弱者,多属虚证,由精血不足或气血亏虚所致。凡眩晕重,或突然发作,视物旋转,伴呕恶痰涎,头痛,面赤,形体壮实者,多属实证。瘀血所致者,眩晕日久,伴头痛,痛点固定,唇舌紫暗,舌有瘀斑;肝阳风火所致者,眩晕,面赤,烦躁,口苦,肢麻震颤,甚则昏仆,脉弦有力。眩晕的治疗原则是补虚泻实,调整阴阳。虚者当补益气血,滋养肝肾,填精生髓。实证当平肝潜阳,清肝泻火,化痰行瘀。

(二)分证论治

1. **肝阳上亢证** ①主要证候:眩晕,耳鸣,头目胀痛,口苦,失眠多梦,遇烦劳郁怒而加重,甚则仆倒,颜面潮红,急躁易怒,肢麻震颤,舌红苔黄,脉弦或数。②证候分析:肝阳风火偏亢,上扰清窍,致本证。治疗平肝潜阳,清火息风。常用药:天麻、石决明、钩藤平肝潜阳息风;牛膝、杜仲、桑寄生补益肝肾;黄芩、山栀、菊花清肝泻火;白芍柔肝滋阴。若肝火上炎较甚,口苦目赤,烦躁易怒者,酌加龙胆草、川楝子、夏枯草;若肝肾阴虚较甚,目涩耳鸣,腰酸膝软,可酌加何首乌、生地黄、玄参;若见目赤便秘,可选加当归龙荟丸;若眩晕剧烈,兼见手足麻木或震颤者,加水牛角、石决明、蜈蚣等。③治法:平肝潜阳,清火息风。

2. **痰湿中阻证** ①主要证候:眩晕,头重昏蒙,或伴视物旋转,胸闷恶心,呕吐痰涎,食少多寐,舌苔白腻,脉濡滑。②证候分析:平素脾虚,脾虚失去健运,痰浊中阻,属阴证,上蒙清窍,清阳不升。常用药:半夏、陈皮健脾燥湿化痰;白术、薏苡仁、茯苓健脾化湿;天麻化痰息风、止头眩。若眩晕较甚,呕吐频作,视物旋转,可酌加代赭石、竹茹、生姜、旋覆花;若脘闷纳呆,加砂仁、白蔻仁;若兼见耳鸣重听,可酌加郁金、菖蒲、葱白。③治法:化痰祛湿,健脾和胃。

3. **瘀血阻窍证** ①主要证候:眩晕,头痛,兼见健忘,失眠,心悸,精神不振,耳鸣耳聋,面唇紫暗,舌暗有瘀斑,脉涩或细涩。②证候分析:病久生瘀,瘀属阴证,瘀血阻络,气血不畅,脑失所养。治疗以活血化瘀,通窍止痛。常用药:川芎、赤芍、桃仁、红花活血化瘀、通窍止痛;白芷、菖蒲、老葱通窍理气、温经止痛;当归养血活血;地龙、全蝎善入经络、镇痉祛风。若兼见神疲乏力,少气自汗等症,加入黄芪、党参;若兼心烦面赤,舌红苔黄者,加栀子、连翘、薄荷、桑叶、菊花;若兼畏寒肢冷,感寒加重,可加附子、桂枝;头颈部不能转动者,加威灵仙、王不留行。③治法:祛瘀生新,活血通窍。

4. **气血亏虚证** ①主要证候:眩晕动则加剧,劳累即发,面色㿠白,神疲乏力,倦怠懒言,唇甲不华,发色不泽,心悸少寐,纳少腹胀,舌淡苔薄白,脉细弱。②证候分析:平素脾胃虚弱,脾胃生化之源不足,气血亏虚,阴虚血虚,清阳不展,脑失所养。治疗以补益气血,健脾养心。常用药:党参、白术、黄芪益气健脾;当归、熟地黄、大枣补血生血养心;茯苓、炒扁豆、生姜补中健脾;远志、茯神、龙眼肉养血安神。若中气不足,清阳不升,兼见气短乏力,纳少神疲,便溏下坠,脉象无力者,加用党参、白术、黄芪;若自汗时出,易于感冒,当重用黄芪,加防风、浮小麦;若脾虚湿盛,腹泻或便溏,腹胀纳呆,舌淡舌胖,边有齿痕,可酌加薏苡仁、炒扁豆、泽泻等,当归宜炒用;若兼见形寒肢冷,腹中隐痛,脉沉者,可酌加桂枝、干姜;若血虚较甚,面色㿠白,唇舌色淡者,可加阿胶、紫河车粉(冲服);兼见心悸怔忡,少寐健忘者,可加柏子仁、合欢皮、首乌藤。③治法:补益气血,调养心脾。

5. **肾精不足证** ①主要证候:眩晕日久不愈,精神萎靡,腰酸膝软,少寐多梦,健忘,两目干涩,视力减退;或遗精滑泄,耳鸣齿摇;或颧红咽干,五心烦热,舌红少苔,脉细数;或面色㿠白,形寒肢冷,舌淡嫩,苔白,脉弱尺甚。②证候分析:年老肝肾不足,肝肾阴阳亏虚,肾精元气不足,髓海空虚,脑失所养。治疗以滋养肝肾阴精,益精填髓。常用药:熟地黄、山萸肉、山药滋阴补肾;龟板、鹿角胶、紫河车滋肾助阳、益精填髓;杜仲、枸杞子、菟丝子补益肝肾;牛膝强肾益精。若阴虚火旺,症见五心烦热,潮热颧红,舌红少苔,脉细数者,可加鳖甲、知母、黄柏、牡丹皮、地骨皮等;若肾失封藏固摄,遗精滑泄者,可酌加芡实、莲须、桑螵蛸、紫石英等;若兼失眠、多梦、健忘者,加阿胶、鸡子黄、酸枣仁、柏子仁等。若阴损及阳,肾阳虚明显,表现为四肢不温、形寒怕冷、精神萎靡、舌淡脉沉者,或予右归丸,或酌配巴戟天、淫羊藿、肉桂。若兼见下肢水肿、尿少等症,可加桂枝、茯苓、泽泻等;若兼见便溏,腹胀少食,可加白术、茯苓。③治法:滋养肝肾阴精,益精填髓。

【预防转归】

眩晕多虚实互见,迁延反复,时作时止。眩晕发作时,积极治疗多数可以终止眩晕或减轻眩晕程度;迁延日久者,要积极寻找病因并治疗原发疾病,才能达到治疗目的。极少数患者治疗不当或不及时,有发为中风之虞。预防眩晕之发生,应避免和消除能导致眩晕发生的各种内、外致病因素。要坚持适当锻炼,增强体质;保持心情舒畅,情绪稳定,防止七情内伤;注意劳逸结合,避免体力和脑力的过度劳累;饮食有节,防止暴饮暴食,少食肥甘醇厚及过咸伤肾之品,尽量戒烟戒酒。

二、西医病学相关知识

【概述】

眩晕是指在没有自我运动的情况下,头部或躯干自我运动的感觉,或在正常的头部运动过程中出现的失真的自我运动感,典型的就是天旋地转,有时候也表现为摇晃、倾斜、上下起伏、上下跳动或滑动的感觉。包括自发性眩晕和诱发性眩晕两类。其中诱发性眩晕包括位置性眩晕、头动诱发眩晕、视觉诱发的眩晕、声音诱发的眩晕、Valsalva 动作诱发的眩晕、直立性眩晕等。头晕是指头空间定向力混乱或受损的感觉,而没有虚假或失真的运动感。但没有运动错觉,幻觉或扭曲的感觉。包括自发性头晕和诱发性头晕两类。其中诱发性头晕包括位置性头晕、头动诱发头晕、视觉诱发的头晕、声音诱发的头晕、Valsalva 动作诱发的头晕、直立性头晕、其他诱发性头晕。在患者描述的症状中,一些症状可以共存或依次出现,如眩晕合并头晕。一个症状的存在并不排斥同时合并存在其他的症状(如患者存在眩晕的症状,不排斥患者还可并存非眩晕性头晕)。

【病因和发病机制】

眩晕的病因分类可以分为周围性眩晕和中枢性眩晕,在临床上周围性眩晕更为常见。周围性眩晕占眩晕的 30%～50%,中枢性眩晕占 20%～30%,精神疾病占 15%～50%,全身性疾病相关性的眩晕占 5%～30%,还有 5%～25% 眩晕原因不明。儿童的眩晕,中枢性眩晕多于周围性的,占 19%～49%,青少年眩晕以偏头痛性眩晕居多,与成人不同。头晕/眩晕疾病的病因很多,辅助检查的选择应根据病史和体格检查而定,包括前庭功能障碍的患者,前庭功能检查,听力检测等。

小脑、脑干神经核以及核上性的病变所造成的眩晕称为中枢性眩晕。在脑干神经核以下的病变,多系耳部病变所引起的,是周围性眩晕。精神疾患和其他全身疾病,引起的常是头晕的感觉。经过详细追问病史,查体以及各项辅助检查,仍然不能明确病因的叫原因不明性眩晕。

【治疗】

1. **镇静与安定剂**　常用药物有巴比妥、安定、异丙嗪、氯丙嗪等,可以控制患者焦虑不安,抑制前庭敏感度而减轻眩晕,另外有止吐作用。

2. **利尿剂**　可有效利尿脱水,减轻迷路水肿。

3. **血管扩张剂**　可以改善耳蜗血液循环,降低毛细血管渗透性,控制眩晕发作。常选用培它啶、地巴唑、烟酸。

4. **抗胆碱能药物**　有明显控制前庭症状的作用,首选东莨菪碱抗眩晕作用最强;消旋山莨菪碱。

三、夏氏中西医结合相关知识

眩晕属于西医学中一类症状的总称,西医治疗主要为应用镇静、利尿、扩血管、抗胆碱能药物控制眩晕发作。夏氏中医认为眩晕治疗例如耳石症眩晕治疗在应用扩血管、手法复位治疗基础上加用中医辨证治疗可使病程缩短,疗效更显著。辨证中体质上偏阴虚并且有慢性疾病比如高血压,容易造成肝肾阴虚。肝肾阴虚,阴不治阳,阳就无以制约。平素阴虚阳亢,情绪激动肝阳化风生热上扰头目而发眩晕失眠,治疗当补肝肾之阴,平抑肝阳。只有肝风不会出现耳鸣,有耳鸣势必夹肝火,实火耳鸣声音很大,甚至隆隆作响,火热经常有头痛面红耳赤,治疗当息风清火;虚火绵绵不停,耳鸣绵延不绝,治疗当滋阴清热。血虚不能养心经常有心悸,治疗需滋阴养血;肢体麻木体现血亏肝旺,治疗当育阴潜阳,平抑肝阳;痰湿眩晕伴有头胀头痛那就是痰火,治疗当清火化痰为主。

四、病　案

病案 1

李某,男,37 岁,某公司职员。

既往有高血压病史,血压常在 180/110 mmHg 左右,未正规诊治。1993 年 4 月 26 日,突然感左半身麻木,头痛剧烈,头晕目眩,烦躁失眠,抽搐,口眼歪斜,眼昏复视,呕吐。来我处门诊,诊断为"眩晕"。刻下见:神志清,精神欠佳,偏身麻木,头痛剧烈,头晕目眩,烦躁失眠,抽搐,口眼歪斜,眼昏复视,呕吐脉象沉细稍弦,舌质红,无苔。

诊断:眩晕(高血压病)。

治则:滋肾益肝,平肝息风。

处方:白芍、珍珠母各 30 g,石菖蒲 9 g,代赭石 30 g,钩藤 24 g,天竹黄 9 g,地龙 15 g,豨莶草 30 g,生地黄 24 g,僵蚕 9 g,琥珀(冲服)3 g,莲子心 15 g,玄参 30 g,甘草 6 g。

用法:7 剂,水煎服,每日 1 剂,分 2 次服用。

二诊,按上方服药 7 剂后,血压 130/90 mmHg,未再呕吐,手可以伸屈,肢体麻木减轻,口眼歪斜基本恢复正常。已不烦躁抽搐,视力正常,头不疼,头晕减轻,为内风得息之象。

处方:服上方去珍珠母,加桑寄生 30 g,怀牛膝 24 g,制何首乌 30 g。继服。

三诊:按上方又服 10 剂后,血压 130/84 mmHg,头已不晕,肢体功能正常,脉弦细,舌质淡红,苔白。嘱再照原方继服 10 剂,以滋肾水,息肝风,巩固疗效。

按语:平素肝火暴盛则阳亢生风,风扰清窍,邪扰神明,则头痛如炸,头晕如旋,烦躁失眠。肝风犯胃则呕吐,肝主筋,肝火盛,内耗阴血,血虚不能养筋,则肢体麻木,抽搐,口眼歪斜。肝主目,肝风内动,肝血不能上注于目,则复视眼昏。精虚则眩,肾虚则晕。血虚不能养肝而目昏,治须滋肾阴水,益肝阳,平肝阳以息风,佐以通经活络之品。

病案 2

王某,女,34 岁,某公司职员。

患者于 1996 年 4 月 27 日,在高温天气工作时间较长,下班回家洗澡后,心中烦躁,头目昏眩,全身发抖,右腿沉困,失语,随即晕倒,瞳孔散大,遗尿,嘴稍向左歪,转来我院治疗。刻下见:神志转清,言语欠流利,头目昏眩,舌质红,无苔,脉弦细硬,瞳孔大小不等,舌强硬,小便控制差,大便未解。

诊断:眩晕。

治则:养阴生津,平肝息风。

处方:当归 12 g,生地黄 30 g,玄参 24 g,北沙参 30 g,天冬 24 g,钩藤 9 g,生白芍 24 g,桑枝 30 g,槐花 24 g,怀牛膝 15 g,忍冬藤 30 g,蝉蜕 9 g,甘草 6 g。

用法:7 剂,水煎服,每日 1 剂,分 2 次服用。

二诊:服上方服 7 剂后,诸症俱消失,一如常人,已恢复工作。嘱再服 7 剂。上方加桑寄生、珍珠母、生白芍各 30 g,以健脾养阴,巩固疗效。

按语:本病案患者高温大汗后,伤津亡阳,"血汗同源",汗液外泄,津液方枯,筋脉失养,肝风妄动,风扰神明之府,故见诸症。夏氏中医认为大汗亡阳,血虚生风。治宜养阴生津,平肝息风。方用当归、白芍养血柔肝;生地黄、玄参、北沙参、天冬养阴生津。阴血复,则脉络通,阴平阳秘。

病案3

张某,女,55 岁,郑州中学老师。

患者从 1998 年开始感到头晕、失眠、眼花,但没治疗。次年夏季头痛、头晕、眼花、失眠较重而住院检查,诊为"高血压病"。常出现头痛、头晕、失眠、面部及下肢浮肿、腰痛,血压时高时低,最高时达 180/100 mmHg。自 2002 年又出现手脚麻木、胸闷、胸痛、心悸、呼吸困难。2003 年又做心电图、脑血流图、胸部 X 射线及胆固醇检验,发现左心室肥大,T 波及 QRS 波群改变,胆固醇高,确诊为"高血压心脏病",已发展到心力衰竭,服药治疗效果不佳。2005 年转我院门诊治疗。刻下见:神志清,精神欠佳,头晕,失眠,心悸,脉迟涩细,舌质暗红,苔白厚。检查:血压 200/140 mmHg;心电图提示左室高压,电轴左偏,心肌缺血严重;眼底镜检查示眼底动脉Ⅲ度硬化;X 射线检查示靴型心。

诊断:眩晕(高血压心脏病)。

治则:化瘀通络,补益脾肾。

处方:丹参 30 g,醋郁金 9 g,三七粉(冲服)3 g,瓜蒌 15 g,太子参、茯苓各 30 g,天冬 12 g,生薏苡仁 30 g,川牛膝 15 g,桑寄生 24 g,枸杞子 15 g,鸡血藤 30 g,地龙 15 g,甘草 6 g。

用法:7 剂,水煎服,每日 1 剂,分 2 次服用。

二诊:以此方调治月余,心肺功能恢复尚好,已不心悸,肿胀减轻,肢体已不麻木,腰痛已除。血压 160/100 mmHg,对舌质淡红,苔白薄,照上方加生山药 30 g,生白芍 24 g,焦山楂 30 g。

以上方为主,临症加减调治半年,诸症俱除,心电图提示窦性心律,血压稳定在 150/90 mmHg,胆固醇化验正常,追访 4 年,身体健康。

按语: 本患者久病不愈,脏器受损,肾水不足,水不涵木,肝阳偏亢,循经上冲头部,故见头晕,眼昏花,精血不足,不能濡养筋脉而手足麻木,心血不足,胸阳不振,血行不畅,气滞血瘀,心脉瘀阻,故见胸痛,胸痛,心力衰竭,心悸,脾肾虚弱,气化失常,不能行水,水气横溢肌肤则面部及下肢浮肿和腰痛。病机为心脉瘀阻,脾将虚弱,肝阴肾阴不足。治疗先益心气,化瘀通络,后健脾肾。患者年过五旬,因过度劳倦,伤及心肾,心气受伤,则胸闷,胸痛,心悸气短,呼吸困难,手足发麻。肾气伤,则肝阳上亢,上冲于脑,症见头痛,头晕失眠。心肾俱伤累及脾胃,则下肢浮肿,《黄帝内经》云:"诸湿肿满皆属于脾"。根据病情,用益心气、化瘀通络、健脾补肾平肝之法治之而愈。

病案4

司某,男,50 岁,荥阳市居民。

患高血压病 5 年余,日常感头痛、头晕,失眠多梦,烦躁易怒,近期心前区刺痛,并向肩背部放射,左手小指麻木。右腿软弱沉重,口苦,双眼视物昏花不清,屡服中西药效果不佳,于 2002 年来我处就诊。症见:体温 36.6 ℃,脉搏 60 次/分,呼吸 22 次/分,血压

260/140 mmHg,脉象弦细,舌质暗红,苔薄白。查体:心脏听诊在主动脉瓣区第二音明显亢进。心电图提示:电轴左偏,高电压,心肌缺血。

诊断:眩晕(高血压心脏病)。

治则:滋肾护肝,养心宣痹化痰。

处方:当归12 g,制何首乌9 g,天冬12 g,丹参30 g,郁金12 g,柏子仁30 g,酸枣仁15 g,玄参30 g,瓜蒌15 g,桑寄生30 g,怀牛膝15 g,决明子24 g,地龙15 g,橘络30 g,甘草6 g。

用法:7剂,水煎服,每日1剂,分2次服用。

二诊:上方服7剂,头晕、头痛症状减轻,睡眠尚好,血压180/120 mmHg,脉弦细,舌质红,苔薄白。上方基础上去柏子仁,加北沙参15 g。

三诊:又服21剂余,胸部之症已除,眼视物已不昏花,血压140/88 mmHg,药已投中病机,仍守原法原方继服。

四诊:又服近20剂,诸症俱除,血压同上,心电图检查有明显的进步,T波恢复至正常波型,总胆固醇化验近于正常,仍守复诊之方加槐花15 g,继续调治月余。

追访半年身体健康。

按语:高血压心脏病,临床辨证多涉及心、肝、肾三脏,常表现为肝肾阴虚,肝失所养,肝阳偏亢;心脏表现为心脉瘀阻,或痰浊阻犯心胸。患者年近五旬,气血渐虚,阴阳失衡,肾阴不足,肝失所养,肝阳偏亢,故见一派阳亢之症。素来贪嗜酒肉厚味,体质肥胖,聚湿生痰,痰湿上犯心胸,瘀闭心络,心络痰阻,血行不畅,不通则痛,故见胸痛,因心经脉行至小指,故见麻木至小指。治疗以滋肾护肝,佐以养心宣痹化痰。据临床观察,本病多为本虚而标实,故治标者以平镇肝木,宣痹豁痰为用,治本者则以滋水涵木,益养心脾,佐以化瘀之法。随症加减一些软化血管,扩张冠状动脉、降脂、降压的药物,效果更为理想。

病案5

李某,男,21岁,军人。

患者于1995年5月出现头痛,头晕,心悸,失眠多梦,恶心。随后到医院检查,测血压240/140 mmHg,诊为"急进型高血压"。即住院治疗,给予降压药物治疗,效果不显。做心电图5次,均提示"心肌缺血"。于次年6月开始尿血,尿常规示红细胞(+++),白细胞(++)。自觉腰酸痛甚。1996年8月13日出院,当时血压180/110 mmHg,心电图提示"室性心动过速,心肌缺血",手8月28日来我院门诊治疗。刻下见:神志清,精神可,脉弦细数,舌苔白润嫩,舌体肥大,质暗红。查体:血压160/110 mmHg,脉搏100次/分,呼吸25次/分,体温36.6 ℃,营养一般,心脏听诊A1>P2,两肺呼吸音清晰,肝脾未触及,肾区叩击痛。

诊断:眩晕(急进性高血压)

治则:滋养肝肾,清热泻火。

处方:桑寄生、怀牛膝、丹参各30 g,枸杞子、麦冬、莲子心各12 g,刘寄奴15 g,生石膏、滑石各30 g,海金砂9 g,玄参20 g,地龙15 g,槐花15 g,琥珀(冲服)3 g,三七粉(冲服)3 g,甘草 6 g。

用法:14 剂,水煎服,每日 1 剂,分 2 次服用。

二诊:服上药 14 剂,血压 136/95 mmHg,尿血已止,心悸减轻,头已不晕。心率 80 次/分,腰仍痛,脉细弦,仍守原法,照上方加制何首乌 9 g。继服。

三诊:按上方服药 14 剂,血压 120/80 mmHg,症状基本消除,仅感腰酸乏力,失眠,脉细数,舌质淡红,中有裂纹,体大,舌薄白,尿常规化验正常。守方去滑石、石膏、海金砂,加熟地黄、续断各 30 g。

四诊:按上方服药 7 剂,心电图检查已正常,尿检(-),症状俱除。

按语:此类型高血压多见于年轻人,起病急,发展快,血压显著升高。短期可产生心肾功能不全,病机主要是肝肾阴虚,肝阳暴盛,引动心火;热极生风,风热上冲形成肝热阳亢之实症,故见头痛、头晕、失眠、多梦。肝气犯胃则见恶心呕吐,热伤阴络则尿血;脉弦细数,舌质暗红,均为肝热伤阴之象。本病案属肝热阳亢热灼心肾之阴,所以在治疗上滋养肝肾清热泻火通淋之法。肝阳亢盛而泻心火滋肾阴是取中医学"实则泻其子,虚则补其母"之意,故获效甚速。药用桑寄生、牛膝、熟地黄、续断、枸杞子、制何首乌滋养肝肾;元参、麦冬滋心阴;莲子、槐花、三七粉、丹参、地龙凉血止血、活血化瘀;琥珀定神安志兼通淋;生石膏、滑石、刘寄奴、海金砂通淋泻火以起釜底抽薪之意。

病案 6

宋某,女,50 岁,郑州市小学教师。

患者 7 年前因工作劳累而头晕,头疼,失眠,四肢无力,血压高。经中西药治疗,能坚持日常工作。近 2 个月来症状逐渐加重,自觉有侧上下肢麻木,心悸,头晕,失眠,四肢无力。测血压 240/100 mmHg,于 2005 年 7 月 8 日来我处门诊就医。刻下见:舌质红,体肥,有齿印,苔薄白。查体:发育正常,营养中等,心界稍向左扩大。心尖部有 2/6 级收缩期杂音。心电图提示:心肌缺血,电轴左偏。眼底镜检查示Ⅱ级动脉硬化,血压 250/120 mmHg。脉沉细弦。

诊断:眩晕(高血压 3 级)。

治则:滋养肝肾,养心补血。

处方:桑寄生,怀牛膝、生白芍、玄参各 30 g,鸡血藤 24 g,忍冬藤 30 g,钩藤 15 g,丹参 30 g,三七粉(冲服)3 g,槐花 30 g,生石膏 24 g,珍珠母 30 g,地龙 15 g。

用法:21 剂,水煎服,每日 1 剂,分 2 次服用。

二诊:服上方 21 剂,心悸减轻,睡眠好,血压 200/100 mmHg,麻木症状减轻,脉细数,舌质淡红,苔白薄。

处方:炒酸枣仁 24 g,柏子仁 15 g,远志 10 g,北沙参、丹参各 15 g,鸡血藤 20 g,怀牛膝、制何首乌、地龙各 15 g,桑寄生、忍冬藤、枸杞子各 15 g,珍珠母 30 g,生白芍 20 g。继服。

三诊:服上药 10 余剂,诸症俱除,但面部及下肢有轻度浮肿,血压 180/95 mmHg,脉细弦,舌质红,苔薄白,治宜滋补肝肾,健脾渗湿。照上方去忍冬藤、珍珠母,加生薏苡仁 30 g,泽泻、茯苓、陈皮各 15 g。

四诊:10月14日。止药服近50剂;患者诸症全除,心电图复查,T波恢复正常心肌缺血恢复。血压150/90 mmHg。为现固疗效,拟下方继服一个冬季。治宜补养肝肾,佐以化瘀。

处方:桑寄生30 g,怀牛膝15 g,制何首乌30 g,首乌藤、丹参各15 g,当归9 g,槐花、地龙各15 g,生白芍20 g,茯苓15 g,珍珠母、生薏苡仁各30 g,三七粉(冲服)3 g,甘草6 g。继服。

追访1年半,身体健康,血压稳定在正常范围。

按语:该患者年已五旬,思虑过度,心血不足,加之年迈,肾阴亏损,肾水不足,肝失濡养,肝阳上亢,循经上冲头部,故出现头通、目眩,失眠多梦等症。心血不足,肢体失养,故出现肢体麻木。在治疗上,以补肾平肝,益气养心之法而收到良好效果。肝失所养,肝阳偏亢。虚阳上越,精血不能上奉头目,故见头晕、头痛、肢体麻木及器质性变化等症。

病案7

王某,女,62岁,郑州市民。

患者2007年2月以来经常头晕、头痛、胸闷、心悸、视物昏花。6月份以后出现手足麻木,活动失灵,耳鸣心悸,腰腿酸痛,手足不自主震颤,手不能持物,经某院检查:血压220/118 mmHg。心电图:左室高电压。诊断为高血压病。于7月份来我门诊诊治。刻下见:头晕,头痛,胸闷,心悸,视物昏花,腰腿酸痛,手不能持物。舌质暗,苔薄,脉弦细。检查:血压160/100 mmHg,眼底轻度动脉硬化。心尖部可闻及2/6级收缩期杂音。心电图:左室高电压。

诊断:眩晕(高血压病3级)。

治则:益气养血,滋补肝肾。

处方:桑寄生30 g,续断、怀牛膝、川木瓜各15 g,菟丝子24 g,沙苑子、鸡血藤各15 g,丹参24 g,珍珠母、桑枝、忍冬藤各30 g,地龙、豨莶草各15 g,甘草6 g。

用法:14剂,水煎服,每日1剂,分2次服用。

二诊:头晕,头痛,腰痛,手足麻木,肌肉跳动均减轻,手能持轻物,但胸闷,心悸,舌质红淡,苔稍黄。上方去菟丝子、沙苑子,加瓜蒌皮9 g。继服。

三诊:又服10剂,手足亦不麻木,胸闷,心悸亦好转。脉细弱,舌质淡红,苔白薄。照二诊方加当归12 g。

四诊:服7剂后,血压156/76 mmHg,手足已不麻木,活动自如,诸症俱除,已能参加工作。

按语:高血压病属中医学"眩晕""头痛""肝阳""肝风"范畴,其发病机制中医学已有较详的阐述。《黄帝内经》上说:"诸风掉眩,皆属于肝""肾虚则头重高摇,髓海不足则脑转耳鸣"。并认为眩晕与肝肾有关,《千金翼方》说:"肝厥阴头痛必多头目眩晕。"刘完素认为风火为患,他说:"风火皆阳,阳多兼化,阳主乎动,两阳相搏;则为之旋转。"从而阐明了高血压病发生的病机。夏氏中医认为高血压病发生的根本原因,是人体阴阳平衡的失调,特别是心肝肾阴阳的失调,导致阴虚于下,阳亢于上。形成上盛下虚,以阴虚为本,阳亢为标。患者年迈体衰,肝肾阴阳亏损,阴阳失去平衡,阴损及阳,阳损及阴,阴阳俱虚,脏器受累,心肾功能受损,故见肝肾虚于下,筋脉失于养,虚阳亢于上。根据夏氏中医可将高血压引起眩晕分为肝火亢盛型;新阳亢偏重型,阴虚偏重型;阴阳两虚型。临症治则分型而异,肝火亢盛型则以镇肝息风,清热泻火为主,阳亢偏重型则平肝潜阳,佐以滋阴,阳虚偏重则以育阴潜阳,滋水涵木为主,阴阳两虚型则益气养血,滋补肝肾,但忌用附桂炮姜及升发之类,临床用药要剑胆琴心,从而可获较满意效果。

病案 8

肖某,女,46 岁,新郑市人。

2016 年 11 月 27 日,患者感觉头晕较重,眩晕、呕吐,如乘舟车。心悸,失眠,惊厥,耳鸣,四肢无力,二便正常。月经提前,来郑州某医院检查确诊为"梅尼埃病"。于 2017 年 3 月 1 日来本院治疗。检查:血压 140/85 mmHg,脉搏 80 次/分,体温 36.5 ℃,外耳及鼓膜正常,听力尚可。心肺(-),肝脾未触及。脉沉细无力,舌质红,苔黄。

诊断:眩晕(梅尼埃病)。

治则:滋补肝肾,重镇安神。

处方:磁石、代赭石、泽泻、珍珠母各 30 g,姜竹茹、龙骨各 24 g,生白芍 30 g,琥珀(冲服)3 g,当归 9 g,生薏苡仁、北沙参、太子参、茯苓各 30 g,法半夏 9 g,甘草 6 g。

用法:7 剂,水煎服,每日 1 剂,分 2 次服用。服上方 6 剂自述病情好转,眩晕、呕吐均已减轻。

上方去磁石、赭石,加制何首乌 30 g,枸杞子 15 g,继服 6 剂,其病痊愈。

按语:本患者属肝、肾、脾虚,故脉沉细无力。肝肾阴虚,肝阳上亢,灼伤肾阴,水不涵木,发为眩晕、耳鸣。"精盛则眩,肾虚则晕"。脾虚运化失司而呕吐,四肢无力。肝肾阴虚导致眩晕。思虑劳伤心脾,阴精暗耗。阴虚于下,阳亢于上则发诸症。治则应滋补肝肾,重镇安神,平肝降逆止呕。用当归、枸杞子、太子参、薏苡仁等以补肝肾之虚;磁石、赭石、白芍、姜竹茹、半夏以平肝降逆止呕;琥珀、珍珠母、龙骨以镇静安神。

病案 9

吴某,男,50 岁,郑州市居民。

患者于 2018 年 3 月 28 日下午,突然昏迷,送某医院经抢救苏醒。醒后头晕,眼花,天旋地转,呕吐黄色黏液,两眼怕光,耳鸣,至我院门诊治疗。刻下见:血压 140/90 mmHg,脉搏 72 次/分,呼吸 18 次/分,体温 36.5 ℃;精神尚可,不能坐立,动则晕甚。脉弦细有力,舌无苔,质绛红。

诊断:耳源性眩晕。

治则:平肝息风,豁痰开窍,和胃降逆。

处方:磁石 30 g,法半夏 12 g,泽泻、珍珠母 30 g,琥珀(冲服)3 g,姜竹茹 30 g,茯苓、太子参各 15 g,焦栀子 12 g,菊花 9 g,甘草 6 g。

用法:3剂,水煎服,每日1剂,分2次服用。

二诊:服药3剂,头晕减轻。能引坐,仍干呕。脉沉细有力,舌质红绛无苔。服上方继续服。

三诊:服上方21剂,头晕减轻,恶心已止,能微微活动。脉沉细,舌质红,少苔。上方去太子参,加怀牛膝、沙苑子各30 g,枸杞子15 g,制何首乌9 g。

四诊:服上药10剂,头已不晕。患者为了补养,每天吃大量鸡蛋、牛奶、肉食、动物油等,易伤脾胃,聚湿生痰。上方加山楂、决明子各30 g,续服。

五诊:服上方5剂,并坚持锻炼身体,慢慢跑步,骑自行车。

随访6个月未见复发。

按语:眩晕呈突然性发作,旋转乃为内耳眩晕症的特点。《黄帝内经》云,"厥阴之盛,耳鸣头眩""诸风掉眩,皆属于肝",朱丹溪认为"无痰不作眩",张景岳认为"无虚不作眩"等。根据历代医家实践与现代医学结合,认为此病变部位在内耳,根源在肝、脾、肾三脏。病多由外感风寒,情绪波动,过度疲劳等外因诱发。临床常见有阴虚阳亢型和脾虚肝旺,痰湿阻滞型两种。风、火、痰为之标;脾虚、背虚、肝旺为病之本。肝阳上亢,阴虚生内热,灼津成痰,阳化风动,挟痰火蒙蔽清窍,则发眩晕。脉弦有力,舌质红绛,无苔仍为阴虚阳亢之象。治则常以平肝息风,豁痰开窍,和胃降逆为主。

病案10

陈某,男,48岁,郑州市人。

自述头晕6年余,每因工作紧张,坐夜或精神刺激而诱发。发作时突然晕倒,持续约6小时。目花并觉房屋旋转,呕吐为主症。并伴有耳鸣,失眠,多梦,纳少。近来发作较频,常感头晕,于2020年6月19日来我院就诊。刻下见:神志清,精神尚可,脉沉、弦细,舌苔厚白,质淡红。既往患腰椎间盘突出症,两下肢麻木,有时小便失禁,大便2~3日一行。查体:血压130/80 mmHg,脉搏80次/分,呼吸20次/分,体温36.5 ℃,心肺听诊未见异常,肝脾未触及,四肢活动自如。

诊断:眩晕(梅尼埃病)。

治则:平肝镇静,和胃降逆。

处方:北沙参、生白芍各30 g,蝉蜕12 g,姜竹茹30 g,半夏9 g,泽泻80 g,当归12 g,磁石、炒酸枣仁、柏子仁各30 g,石菖蒲、焦麦芽、焦山楂、焦神曲各9 g,琥珀(冲服)3 g,龙骨24 g,珍珠母30 g,甘草6 g。

用法:7剂,水煎服,每日1剂,分2次服用。

二诊:上方服7剂,自觉胃纳好转,恶心消失,头晕,睡眠好转。脉沉弦细,舌苔厚白,质淡。照上方加菊花9 g。

三诊:精神好,睡眠好转。脉沉、弦细,苔白。质淡红。照上方3剂。

四诊:服15剂药,症状基本消失,头已不晕,耳鸣减轻,睡眠好。有时下肢麻木,大小便失禁。脉沉弦细。苔白腻,质暗。治则改为滋阴补肾,活血化瘀为主。

处方:当归9 g,白芍24 g,三七粉(冲服)3 g,泽泻15 g,刘寄奴30 g,琥珀(冲服)3 g,

枸杞子 15 g,甘草 9 g,天冬 15 g,牡丹皮 9 g,北沙参、桑寄生、丹参各 30 g,焦麦芽、焦山楂、焦神曲各 15 g,制何首乌 6 g,陈皮 15 g,甘草 6 g。

五诊:8 月 14 日。服药 9 剂,下肢麻木消失,大小便已能控制。照上方去三七粉、甘草、北沙参,加生薏苡仁 30 g。服 7 剂痊愈,停药。

按语:患者头晕、耳鸣、失眠、多梦、脉弦细为肾水不足,肝火上炎。恶心呕吐,纳差,舌苔白厚为脾虚胃失和降,阴虚阳亢,脾虚失运,肝风内动,挟痰上壅所致。治宜平肝镇静,和胃降逆。体征有麻木,需加活血化瘀之品,最后滋阴益肾固其根本。

第四节 口 僻

一、中医病学相关知识

【概述】

口僻是因人体正气不足,络脉空虚,卫外不固,风邪乘虚入中头面阳明脉络,使颜面一侧营卫不和,气血痹阻,经筋失养导致口目歪斜而不能闭合。俗称"吊线风""面瘫""歪嘴风""口眼歪斜"等。口僻相当于西医学的特发性面神经麻痹,系指茎乳突孔内面神经的急性非化脓性炎症所引起急性周围性面瘫,或称 Bell 麻痹,可以此辨证。

【病因病机】

本病病因多以风邪为许多神经疾病主,可有风寒,风热之不同,也可见风邪与痰瘀夹杂。正气不足,风邪入中;痰湿内生,阻于经络;气虚血滞,经脉失濡。气为血之帅,血为气之母。口僻日久不愈,正气日渐亏耗,气虚不能上奉于面,阴血亦难灌注阳明;或气虚血行无力,血液瘀滞于经脉,均可导致面部肌肉失于气血濡养而枯槁萎缩,终致口僻难复。《诸病源候论·偏风口㖞候》中说:"偏风口㖞是体虚受风,风入于夹口之筋也。足阳明之筋,上夹于口,其筋偏虚,而风因虚乘之,使其经筋急而不调,故令口僻也。"本病的发生主要是正气不足,络脉空虚,外邪乘虚入中经络,导致气血痹阻,面部经脉失养,肌肉弛缓不收,以风、痰、瘀、虚为其基本病机。初期病邪在络易治,久之则内居筋肉难愈。

【辨证论治】

(一)辨证要点

本病早期治疗以祛风邪,通经络为主,后期治疗从益气,补血,活血,通络着手,往往可获较好疗效。

(二)分证论治

1.风寒袭络证 ①主要证候:突然口眼歪斜,眼睑闭合不全,或有口角流涎,眼泪外溢,伴恶风寒,头痛鼻塞,面肌发紧,肢体酸痛,舌苔薄白,脉浮紧。②证候分析:寒证属阴邪,正气偏虚,络脉空虚,风寒之邪侵袭卫表而致本证,治疗当以祛风散寒,温经通络,温阳祛邪。③治法:祛风散寒,温经通络。

2. **风热阻络证** ①主要证候:骤然起病,口眼歪斜,眼睑闭合不全,头痛面热,或发热恶风,心烦口渴,耳后疼痛,舌质红,苔薄黄,脉浮数。②证候分析:热邪属阳,正气偏虚,络脉空虚,风热之邪入侵,或风寒之邪入里化热,导致络脉阻滞,治疗以祛风清热,通络止痉为主。③治法:祛风清热,通络止痉。

3. **风痰阻络证** ①主要证候:突然口眼歪斜,面肌麻木或抽搐,颜面作胀,或口角流涎,头重如裹,胸膈满闷,呕吐痰涎,舌体胖大,苔白腻,脉弦滑。②证候分析:风痰之邪,为阳邪夹痰阻滞经络,导致本证,治疗以祛风化痰,通络止痉为主,若痰浊化热者,加黄芩,竹茹。③治法:祛风化痰,通络止痉。

4. **气虚血瘀证** ①主要证候:口眼歪斜,日久不愈,面肌时有抽搐,面白气短,神疲乏力,舌质紫暗,苔薄白,脉细涩或弦涩。②证候分析:素体气虚患者,正气不足,络脉空虚,外邪乘虚入中经络,导致气血瘀阻,面部经脉失养,肌肉弛缓不收。顽固不愈者,加三七、莪术;面肌抽搐者,加全蝎、蜈蚣;兼血虚者,加熟地黄、白芍;兼阴液不足者,加玄参、麦冬。配合针刺以阳白、地仓、翳风、颊车、合谷、太冲、风池为主穴。急性期配穴:攒竹、四白、颧髎、人中、承浆、迎香、下关等。后遗症期配穴:肾俞、脾俞、风门、足三里、风市等。根据病性虚实,酌情使用补泻手法。急性期尤需注意面部穴位宜轻刺激。耳针取穴:眼、肝、口、面颊、神门等。③治法:益气活血,和营通络。

二、西医病学相关知识

【概述】

特发性面神经麻痹简称面神经炎或贝尔麻痹,常由茎乳突孔内面神经非特异性炎症所致。以一侧面部表情肌突然瘫痪为临床特征。病因及发病机制面神经炎的病因至今尚未完全明确。一般认为,由于骨性面神经管只能容纳面神经,所以各种原因如病毒感染、自主神经功能不稳定等导致局部神经营养血管收缩缺血,毛细血管扩张,使得面神经水肿受压而引发本病。病理病理变化早期主要是面神经水肿,髓鞘或轴突有不同程度的变性,以茎乳突孔和面神经管内尤为明显;严重者可有轴索变性。

【病因和发病机制】

本病任何年龄均可发病。20～40岁最常见,男性多于女性。常为单侧。常急性起病,于数小时或1～3天达高峰。表现为口角歪斜,闭目不紧或闭目不能,流涎,鼓腮,吹口哨时漏气,漱口时漏水,部分患者在起病后有同侧耳后,耳内,乳突区或面部的疼痛。查体时可见患侧表情肌瘫痪,皱眉时额纹变浅或消失,眼裂扩大,鼻唇沟变浅,口角下垂,露齿时口角歪向健侧,闭目时患侧眼球向外上方转动,露出白色巩膜,称贝尔征。面颊肌瘫痪,进食时食物易滞留于患侧齿颊之间,并常有口水从该侧淌下,泪点随下睑外翻,使泪液不能正常吸收而外溢。还可以出现患侧舌前2/3味觉丧失与听觉过敏,耳郭与外耳道感觉减退,外耳道或鼓膜出现疱疹,称为 Hunt 综合征,系带状疱疹病毒感染所致。特发性面神经麻痹多为单侧性,偶见双侧,后者多为吉兰-巴雷综合征。

临床可根据经验和肌电图来判断预后。①不完全性面瘫者,在起病后 1～2 周开始恢复,1～2 个月可恢复并逐渐痊愈;大约 75% 的患者在几周内可基本恢复正常。年轻的患者预后较好。②面瘫 4 天后镫骨肌反射仍存在者预后良好。③发病时伴有乳突疼痛,老年患者,有糖尿病、高血压、动脉硬化、心绞痛或有心肌梗死病史者,预后均不良。④面神经传导检查对早期(起病后 5～7 天)完全面瘫者的预后判断是一种有效的方法。如受累侧诱发的肌电动作电位 M 波波幅为正常侧的 30% 或以上者,则在 2 个月内可望完全恢复;如为 10%～30% 者,则需 2～8 个月恢复,且可有一定程度的并发症;如仅为 10% 或以下者,则需 6 个月到 1 年才能恢复,且常伴有并发症(面肌痉挛及连带运动);如病后 10 天内出现失神经电位,恢复时间则将延长。

【治疗】

特发性面神经麻痹的治疗原则是积极改善局部血液循环,减轻面神经水肿,缓解神经受压,促进面神经功能恢复。西医大多采用对症处理,缺乏特殊的治疗药物,早期运用激素有较好的效果。中医辨证施治加针灸,或再配合其他外治疗法,一般可获得较显著的疗效。因此,对本病的治疗,中医一定优势,尤其是对特发性面神经麻痹恢复期的患者。

特发性面神经麻痹患者通常在发病后 1～2 周开始恢复,大约 80% 的患者在几周及 1～2 月基本恢复正常。1/3 患者为部分性麻痹,2/3 患者为完全性麻痹。在后者中,约 16% 不能恢复。面神经炎病因尚未完全明了,故预防应以增强体质,增加抵抗力为主。已罹患此病,应树立信心,可用自我按摩或热敷等物理治疗。据统计,患面神经炎痊愈后有 3% 的复发率,复发时限为 10～20 年,故在获愈后仍需劳逸结合,注意调养。

三、夏氏中西医结合相关知识

西医治疗面瘫主要是积极改善局部血液循环、营养神经、减轻神经水肿、促进神经功能的恢复。夏氏中医认为本病多因正气不足、经脉空虚,风邪侵袭面部阳明、少阳经脉,导致气血瘀阻,西药选用维生素 B_{12}、维生素 B_1 营养神经,中医以中药及针灸联合治疗疗效显著,中药初期风邪客络,治疗以祛风解毒为主;中期气滞血瘀、经脉痹阻,治疗以活血祛瘀,通络牵正为主;病久虚中夹实,重在养血通络。阳明经多气多血,针灸刺之可调补气血,通经活络,鼓舞阳气。急性期病邪表浅,正邪交争,需避免攻伐太过,损伤正气,致邪气滞留深入。后期脉络空虚亦需,调补气血。针刺治疗时避免刺激过度,致患侧面部阴血不足,脉络空虚,经筋失养,肌肉挛缩,以致倒错。人之左右,分而阴阳,阴消而阳长,阳衰则阴盛。患侧气虚血少则健侧气充血旺,两侧一虚一实,一衰一盛,阴阳失衡,不得对称,故应治以补虚泻实,平衡阴阳。

四、病 案

病案1

王某,男,48岁,郑州市居民。

患者于2005年6月9日晚因天气炎热,汗出较多,在屋檐下乘凉睡觉,第二天晨起发现口眼歪斜,言语不清,左眼不能闭合,右口角流水,被诊为"面神经麻痹"。于7月26日来我院求治。刻下见:神志清,语言不清,张口流涎,左眼不能闭合,口歪向右侧,精神尚可,饮食一般,舌质淡红,苔白腻,脉弦细。

诊断:口僻(特发性面神经麻痹)。

治则:息风化痰,通络活血。

处方:当归12 g,川芎9 g,赤芍、白芍各15 g,生地黄24 g,制白附子6 g,僵蚕9 g,钩藤12 g,地龙24 g,鸡血藤30 g,秦艽12 g,红花15 g,荆芥9 g,黄酒(为引)30 g,甘草6 g。

用法:10剂,水煎服,每日1剂,分2次服用。

二诊:上药服至9剂,症状好转,言语已清,目能闭合,上方加蜈蚣3条;7剂继服。

三诊:服上药7剂,症状消失而痊愈。

按语:本病案因天气炎热,大汗出受风,风邪乘虚入中络脉,气血瘀阻。故见口眼歪斜,口角流涎等症。风为阳邪,风性喜动,治疗以息风化痰通络,活血为主。

病案2

山某,男,36岁,郑州市人。

自2019年8月2日早晨起床后觉面部强硬不舒,照镜子发现口眼歪斜,嘴歪向左侧,于20日来我院门诊治疗。刻下见:神志清,精神可,口歪向左侧,右侧鼻沟变浅,右眼不能闭合,左口角有时流水,口鼓气漏风,言语不清,舌苔白,质红,脉沉细数。

诊断:口僻(特发性面神经麻痹)。

治则:活血化痰,通络。

处方:当归、川芎各9 g,赤芍12 g,生地黄18 g,制白附子9 g,蝉蜕12 g,僵蚕、全蝎各9 g,蜈蚣3条,乳香、没药各15 g,川牛膝15 g,牡丹皮9 g,钩藤15 g,红花15 g。

用法:3剂,水煎服,每日1剂,分2次服用。

二诊:服上药3剂,自觉面已不僵硬,右眼已能闭合,说话已清楚。但口仍有些歪。上方加地龙24 g,继服6剂。

三诊:按原方服药7剂,症状基本消失,言语流利,口眼正常而痊愈。

按语:本病案患者舌质红,脉沉细而数为血虚有热,夏氏中医认为血虚即阴血虚,虚火乘其脉络失养而流注之;风邪乘虚而入中于面部络脉而发病。根据"治风先活血,血活风自灭"的原则,进行辨证施治。风邪中络,导致口眼歪斜,在临床上多见2种情况,一为外风侵入络脉,二为肝风内动中于经络,前者多见于面神经麻痹,后者多见于脑血栓形成,故治疗原则也不同。前者治宜活血化瘀通络祛风,后者宜平肝息风,活血通经。本病案用四物汤为基础方,随症加减以活血化痰通络,配合牵正散中祛风活络之品,故服之收效较速。

病案3

钱某,男,28岁,工人。

患者为工程工人,体力劳动者,面色略黑,自述于2天前风吹后而头面麻木,口唇歪斜。于后脑勺及前额麻木,触之无感觉,眼睛无法正常合闭,口唇歪斜,平素略汗出,近2天不出。近1个月来乏力,倦怠明显,饮食二便睡觉尚可。刻下见:神志清,精神欠佳,双目闭合不全,前额麻木,口唇歪斜,易汗出,脉浮,沉取略无力,舌淡红,苔略白腻。

诊断:口僻(特发性面神经麻痹)。

治则:祛风散邪通络。

处方:麻黄12 g,制白附子12 g,细辛6 g,葛根30 g,桂枝15 g,赤芍15 g,生姜15 g,红枣15 g,炙甘草6 g。

用法:7剂,水煎服,每日1剂,分2次服用。

后未再来诊,半个月后随访,口眼歪斜基本恢复。

按语:所谓"正气存内,邪不可干。"此是内本有亏,外邪侵袭所致,结合舌脉,太阳阳明之处受邪,故后脑前额麻木,且脉浮,脉沉取不足为里虚,结合起面黑乏力,少阴亏虚也。故辨证为太阳阳明合病,少阴不足,关键在于补少阴正气。服1剂,当日中午便汗出,麻木减退,7剂药尽,疾病痊愈,且体力更佳,白日精神可。

病案4

李某,女,52岁,超市员工。

患者近10年来多次出现面瘫,平时极易感冒,头晕目眩,口唇略歪,面目麻木,多次看中医治疗疗效欠佳。遂来门诊就诊。刻下见:神志清,精神欠佳,面色萎黄,头发稀疏,平日口干心烦,睡眠很差,夜尿频频,胃纳差。右脉软而无力,左脉沉细,舌质淡而萎,苔少。

诊断:口僻(特发性面神经麻痹)。

治则:补益正气,调理脾胃。

处方:黄芪30 g,桂枝15 g,白芍15 g,生姜15 g,红枣15 g,白术15 g,党参15 g,炙甘草6 g,茯苓15 g,熟地黄18 g,砂仁6 g,当归15 g,川芎6 g,神曲6 g。

用法:7剂,水煎服,每日1剂,分2次服用。

患者服药3日后,自述夜已能寐,胃口开,面目麻木有所减轻,喝药期间感冒了1次,很快就好了,自觉抵抗力增强。以此方加减调理半个月,诸症告愈。

按语:治病之时当以辨证论治为核心,同病异治,异病同治。口唇略歪,问之面目甚麻,主要是阳明经处,即左前额眉毛、颧骨处麻木。阳明经乃多气多血之脉,诊其脉,右脉软而无力,左脉沉细,舌淡而萎,苔少,辨证为太阴阳明少阴亏虚,治疗当调理体质,补益正气,调理脾胃,再加之"血行风自灭",再不可一味祛风化痰,不然难以见效。

病案5

田某,女,50岁。

患者于2017年7月19日无明显诱因突然出现左耳后疼痛感,夜间疼痛间断发作,第2天晨起后家人发现其口角歪向右侧,左眼闭合不全,遂就诊于郑州市某医院,诊断为面神经炎,收入院,治以营养神经,改善水肿,予牛痘疫苗接种家兔炎症皮肤提取物、舒血宁注射液静脉滴注及泼尼松口服,经治病情无明显变化,症状改善不明显。为求进一步治疗,遂来诊。刻下见:神志清,精神可,语言清晰流利,双侧肢体无力,偶有头晕,口角歪向右侧,左眼闭合不全,左额纹消失,纳可,寐欠安,小便调,大便干燥。舌红,苔黄,脉滑数。检查:颅脑CT未见明显异常。

诊断:口僻(特发性面神经麻痹)。

治则:醒脑开窍,滋补肝肾。

处方:黄芪30 g,白术30 g,防风15 g,制白附子10 g,僵蚕15 g,全蝎9 g,葛根15 g,竹叶10 g,连翘15 g,赤芍15 g,炙甘草6 g。

用法:14剂,水煎服,每日1剂,分2次服用。配合针灸治疗。

治疗7天后患者不适症状好转。14天后左额纹出现。配合针灸治疗选取手足阳明经穴位,24天后患者神者清,精神可,语言清晰流利,双侧肢体无力,上肢肌力5级,下肢肌力5级,左口歪,左眼闭合不全好转,左额纹出现,纳可,寐安,二便调,舌淡红,苔黄腻,脉弦滑数。

按语: 夏氏中医认为,劳作过度,机体正气不足,脉络空虚,卫外不固,风寒或风热之邪乘虚入中面部经络,或头面部外伤,致气血痹阻,经筋功能失调,筋肉失于约束,出现歪僻。治疗以醒脑开窍,滋补肝肾,疏散风热,疏通经络,补益脑髓。本病病位在颜面,多属阳明经循行所过,配合针刺治疗,宜取手足阳明经之穴为主。《灵枢·经筋》云:"足阳明之筋……卒口僻急者,目不和……颊筋有寒则急,引颊移口,有热则筋弛纵,缓不胜收,故僻。"

第五节 痫 病

一、中医病学相关知识

【概述】

中医认为痫病的发生多因先天因素,或惊恐劳伤过度,或患他病之后,或头颅外伤等,使脏腑功能失调,偶遇诱因触动,则气机逆乱,扰乱神明所致,尤其与痰邪关系密切。

【病因病机】

1. 先天因素 痫病发于幼年者,与先天因素密切相关,所谓"病从胎气而得之"。前人多责之于"在母腹中时,其母有所大惊"所致。若母体突受惊恐,一则导致气机逆乱,二则导致精伤而肾亏,所谓"恐则精却"。母体精气之耗伤,必使胎儿发育异常,出生后易发生痫证。

2. 后天因素 后天所伤多因情志失调,《素问·举痛论》有云:"恐则气下""惊则气乱"。如突然收到惊吓、恐惧、造成气机逆乱,痰浊上逆,蒙蔽清窍;或五志过极化火,或肝郁日久化火生风,风火夹痰上犯清窍,元神失控,发为本病。小儿脏腑娇嫩,元气未充,神气怯弱,或素蕴风痰,更易因惊恐而发生痫证。其他脑部疾病,或高热、中毒、头颅损伤等,导致脑脉瘀阻或脑窍损伤,脑神失养,亦可发生痫证。

综上所述,本病病位在脑,主要为先天或后天因素造成脏腑功能失调,脏气不平,风火痰瘀蒙蔽清窍而发本病,其基本病机为气机逆乱,元神失控。病理因素涉及风、火、痰、瘀,其中尤以痰邪最为重要。病情迁延者,导致脏腑虚损,肝风异动不能平息,痰浊瘀血日益增加,脑神更不得养,而得本病。

【辨证论治】

(一)辨证要点

本病是一种反复发作性病证,其病情的轻重与病程的长短,正气的盛衰,病邪的深浅有关,故辨证时必须辨清邪之深浅,正气之盛衰。初发者,正气未衰,病邪不盛,故发作持续时间短,休止期长。反复发作者,正气渐衰,痰瘀愈结愈深,其病愈发愈频,更耗正气,互为因果,其病愈加深重。所以在治疗方面首先应辨明标本虚实。发作期以邪实为主,治疗应重在豁痰息风,开窍定痫;间歇期则多见本虚或虚实夹杂,当以调和脏腑阴阳,调畅气机为主,用健脾化痰,补益肝肾,育阴息风,活血通络等法,以标本同治,祛痰祛风。痫病临床表现复杂,中医治疗方面宜分标本虚实,轻重缓急。发作期以邪实为主,治疗应重在豁痰息风,开窍定痫;间歇期则多见本虚或虚实夹杂,当以调和脏腑阴阳,平顺气机为主。病情严重发作持续不缓解宜采用中西医结合治疗,中药有一定控制发作的作用,主要在间歇期应用。

(二)分证论治

1. 发作期

(1)阳痫 ①主要证候:突然仆倒,不省人事,面色潮红,牙关紧闭,两目上视,四肢抽搐,口吐涎沫;或喉中痰鸣或发怪叫,移时苏醒如常人,发病前常有眩晕,头昏,胸闷,乏力,舌质红,苔白腻或黄腻,脉弦数或弦滑。②证候分析:发作时急以针刺人中,十宣,合谷等醒神开窍,继以灌服汤药。若风邪偏盛,加水牛角粉(冲服)、白芍粉(冲服);痰邪偏盛,加瓜蒌。③治法:急以开窍醒神,继以泻热涤痰息风。

(2)阴痫 ①主要证候:突然昏仆,不省人事,面色暗晦萎黄,手足清冷,双眼半开半闭,僵卧拘急,或颤动,抽搐时发,口吐涎沫,一般口不啼叫,或声音小,平素常有神疲乏力,恶心泛呕,胸闷纳差,舌质淡,苔白而厚腻,脉沉细或沉迟。②证候分析:昏仆者,急以针刺人中,十宣等醒神开窍,继以灌服汤药。若恶心欲吐者,加生姜,竹茹;胸闷痰多,加瓜蒌,枳实。③治法:温阳除痰,顺气定痫。

2. 休止期

（1）肝火痰热证　①主要证候:平素性情急躁,心烦失眠,口苦咽干,时吐痰涎,大便秘结,发作则昏仆抽搐,口吐涎沫,舌红,苔黄,脉弦滑数。②证候分析:本证肝火痰热为主,属肝阳及热盛动风,若热盛动风,加天麻,钩藤,地龙,水牛角粉(冲服);痰热壅盛,加竹沥。③治法:清肝泻火,化痰息风。

（2）脾虚痰湿证　①主要证候:痫病日久,神疲乏力,眩晕时作,面色不华,胸闷痰多,或恶心欲呕,纳少便溏,舌淡胖,苔白腻,脉濡弱。②证候分析:脾阳虚弱,痰湿无以运化;痰湿重者,加竹茹、旋覆花;脾不健运,加麦芽、山楂、神曲、枳壳、大腹皮。③治法:健脾和胃,化痰息风。

（3）肝肾阴虚证　①主要证候:痫病日久,头晕目眩,两目干涩,心烦失眠,腰膝酸软,舌质红少苔,脉细数。②证候分析:本证多见于痫病后期,肝肾阴亏为主,治疗方药可加白芍、鳖甲、牡蛎、生龙骨等。肾虚明显,加杜仲、续断、桑寄生;肾精不足,加生牡蛎、柏子仁、磁石;兼痰热,加天竺黄、竹茹;心肾不交,心火亢盛,加莲子心、山栀子。③治法:补益肝肾,育阴息风。

（4）瘀阻清窍证　①主要证候:发则猝然昏仆,抽搐,或单见口角,眼角,肢体抽搐,颜面口唇青紫,舌质紫暗或有瘀斑,脉涩或沉弦。②证候分析:平素阴虚脉道失于柔和,病久成瘀,治疗以活血化瘀为主,可加天麻、全蝎、地龙、丹参等。痰瘀互结,加制半夏、竹茹;兼气虚,加黄芪、太子参。③治法:活血化瘀,通络息风。

【预防与调护】

癫痫患者应尽量避免过度劳累,情绪刺激;避免驾驶,高空、水上、火炉旁作业,以免发作时发生意外。对全面强直-阵挛发作患者应扶持患者卧倒,防止跌伤。衣领,腰带要解开,以保持呼吸道通畅,并将头部转向一侧,让分泌物流出,避免吸入气道而窒息。将手帕或毛巾塞入上下臼齿之间,以免咬伤舌部。不要强按患者抽动的肢体,以防造成骨折。对于自动症患者应注意防止其自伤或伤人毁物。

二、西医病学相关知识

【概述】

癫痫属中医病学"痫病"的范畴。癫痫是多种原因导致的脑部神经元高度同步化异常放电所致临床综合征,临床表现具有发作性、短暂性、重复性和刻板性的特点。由于脑内异常放电的部位和范围不同,导致患者发作形式不一、临床可表现为反复发作的运动、感觉、意识、精神、行为及自主神经功能障碍等。临床上每次发作或每种发作的过程称为痫性发作,一个患者可有一种或数种形式的痫性发作。在癫痫发作中,一组具有相似症状和体征特性所组成的特定癫痫现象统称为癫痫综合征。正常人因过度疲劳、饥饿、长期饮酒戒断、情绪激动、过敏反应等也可有单次发作,但不能诊断为癫痫。流行病学资料显示,癫痫的人群年发病率为 50/10 万 ~ 70/10 万,年患病率约为 5‰,是神经系统疾病中仅次于脑血管疾病的第二大疾病。

【病因和发病机制】

(一)病因

癫痫的病因非常复杂,迄今尚未完全明确。包括以下几个方面。

1. 遗传　流行病学结果显示,特发性癫痫近亲患病率明显高于一般人群的 0.5% ~ 1.0%,为 2% ~ 6%。特发性癫痫具有不同的遗传方式,如儿童期失神癫痫为常染色体显性遗传,婴儿痉挛症为常染色体隐性遗传。

2. 脑部疾病继发　包括以下几种。①颅内感染,如多种脑炎、脑膜炎、脑囊虫病、脑型钩端螺旋体病。②脑的发育畸形、脑积水与各种遗传性疾病伴随的脑发育障碍。③脑血管病,如颅内出血、脑血栓、脑栓塞等。④颅内肿瘤。⑤中毒性脑病。⑥脑外伤,包括产伤、挫伤、出血等。

(二)发病机制

癫痫的发病机制非常复杂,至今尚未能完全了解其全部机制,但发病的一些重要环节已被探知。

1. 病性放电　神经元异常放电是癫痫发病的电生理基础。在癫痫发病抗制中,关于神经元异常放电起源需区分 2 个概念。①癫痫病理灶(lesion):是癫痫发作的病理基础,指脑组织形态或结构异常直接或间接导致痫性放电或癫痫发作,脑部 CT 或 MRI 通常可显示病理灶,有的需要在显微镜下才能发现。②致痫灶(sei-zure focus):是脑电图出现一个或数个最明显的痫性放电部位,痫性放电可因病理灶挤压,局部缺血等导致局部皮质神经元减少和胶质增生所致。研究表明直接导致癫痫发作并非癫痫病理灶而是致痫灶。单个病理灶(如肿瘤、血管畸形等)的致痫灶多位于病理灶边缘,广泛癫痫病理灶(如颞叶内侧硬化及外伤性瘢痕等)的致痫灶常包含在病理灶内,有时可在远离癫痫病理灶的同侧或对侧脑区。

2. 病性放电的传播　异常高频放电反复通过突触联系和强直后易化作用诱发周边及远处的神经元同步放电,从而引起异常电位的连续传播。异常放电局限于大脑皮质的某一区域时,表现为部分发作;若异常放电在局部反馈回路中长期传导,表现为部分性发作持续状态;若异常放电通过电场效应和传导通路,向同侧其他区域甚至一侧半球扩散,表现为 Jackson 发作;若异常放电不仅波及同侧半球同时扩散到对侧大脑半球,表现为继发性全面性发作;若异常放电的起始部分在丘脑和上脑干,并表现为失神发作;若异常放电广泛投射至两侧大脑皮质并当网状脊髓束受到抑制时则表现为全身强直-阵挛性发作。

3. 病性放电的终止　目前机制尚未完全明了,可能机制为脑内各层结构的主动抑制作用,即癫痫发作时,癫痫灶内产生巨大突触后电位,后者激活负反馈机制,使细胞膜长时间处于过度去极化状态,抑制异常放电扩散,同时减少癫痫灶的传入性冲动,促使发作放电的终止。

（三）病理

癫痫的病因错综复杂，病理改变亦呈多样化，通常将癫痫病理改变分为两类，即引起癫痫发作的病理改变（即病因）和癫痫发作引起的病理改变（即癫痫发作的后果）。由于医学伦理学限制，目前关于癫痫的病理研究大部分来自难治性癫痫。

【临床表现】

（一）部分性发作

部分性发作是指源于大脑半球局部神经元的异常放电，包括单纯部分性、复杂部分性、部分性继发全面性发作 3 类，前者为局限性放电，无意识障碍，后两者放电从局部扩展到双侧脑部，出现意识障碍。

1. 单纯部分性发作　发作时程较短，持续数秒至数分钟，发作起始与结束均较突然，无意识障碍。可分为以下 4 种类型。

（1）部分性运动性发作　一侧口角、眼睑、手指或足趾，足部肌肉的发作性抽搐，由对侧运动皮质相应区神经元异常放电所引起。抽搐可局限于起始的部位，也可从初始部位很快地扩延至同侧肢体的邻接部位或肢体远端，称为杰克逊癫痫。一次严重的发作后可出现抽动肢体的暂时性瘫痪或无力，称 Todd 瘫痪。局限运动性发作连续数小时或数天，称为部分性癫痫持续状态。

（2）感觉性发作　发作时放电发生在与感觉有关的皮质区可引起对侧身体局限部位的感觉异常，多为针刺感、麻木感、触电感等，有的表现为发作性眩晕或简单视幻觉，听幻觉或嗅幻觉。

（3）自主神经性发作　如烦渴、欲排尿感、出汗、面部及全身皮肤发红、呕吐、腹痛等，很少单独出现。

（4）精神性发作　表现为各种类型遗忘症，情感异常、错觉。精神症状可单独发作，但常为复杂部分性发作或全面性强直-阵挛发作的先兆。

2. 复杂部分性发作　占成人癫痫发作的 50% 以上，以往称精神运动性发作或颞叶发作，以意识障碍与精神症状为突出表现。患者在发作时突然与外界失去接触，进行一些无意识的动作，称发作期自动症。如咂嘴、咀嚼、吞咽、舔舌、流涎、抚摸衣扣或身体某个部位，或机械地继续其发作前正在进行的活动（如行走、骑车或进餐等）；有的突然外出，无理吵闹，唱歌，脱衣裸体，爬墙跳楼等。每次发作持续达数分钟或更长时间后，神志逐渐清醒。清醒后对发作经过无记忆。部分患者发作开始时可能先出现简单部分性发作的嗅幻觉或精神症状，使患者意识到自己又将发作。脑电图（EEG）示一侧或两侧颞区慢波，杂有棘波或尖波。

3. 部分性发作继发全面性发作　部分性发作都可转为全身性发作，患者意识丧失，全身强直-阵挛，症状与原发性全身性发作相同。患者常有发作后记忆丧失而忘却先出现的部分性发作症状。若观察到发作时单侧肢体抽搐，双眼向一侧偏斜，失语或发作后的局灶体征（Todd 瘫痪）等，提示患者的发作为部分性发作开始。

(二) 全面性发作

1. 强直-阵挛发作　全面性强直-阵挛发作以往称大发作,为最常见的发作类型之一、以意识丧失和全身对称性抽搐为特征。①强直期:患者突然意识丧失,跌倒在地,全身肌肉强直性收缩;喉部痉挛,发出叫声;强直期持续 10～20 秒,在肢端出现细微的震颤。②阵挛期:震颤幅度增大并延及全身成为间歇性痉挛,即进入阵挛期;本期持续 30 秒～1 分钟;最后一次强烈阵挛后,抽搐突然终止,所有肌肉松弛。在以上两期中,均可发生舌咬伤,并可见心率加快,血压增高,汗液、唾液和支气管分泌物增多,瞳孔散大,对光反射消失等自主神经征象;呼吸暂时中断,深、浅反射消失,病理反射征阳性。③发作后期:呼吸首先恢复,心率、血压、瞳孔等恢复正常,肌张力降低,意识恢复。自发作开始到意识恢复历时 5～15 分钟;清醒后常感到头昏、头痛、全身乏力,对抽搐全无记忆;不少患者发作后进入昏睡。强直期 EEG 为逐渐增高弥漫性 10 次/秒棘波;阵挛期为逐渐变慢的弥漫性慢波,附有间歇发作的成群棘波;痉挛后期呈低平记录。

2. 强直性发作　突然发生的肢体或躯干强直收缩,其后不出现阵挛期,时间较全面强直-阵挛发作短。脑电图示低电位 10 Hz 多棘波,振幅逐渐增高。

3. 肌阵挛发作　见于任何年龄,呈突然短暂的快速的某一肌肉或肌肉群收缩,表现为身体一部分或全身肌肉突然、短暂的单次或重复跳动。

4. 失神发作

(1) 典型失神发作　通常称小发作,见于 5～14 岁的儿童。表现为意识短暂丧失,失去对周围的知觉,但无惊厥,也不会跌倒。患者突然中止原来的活动或中断谈话,面色变白,双目凝视,手中所持物件可能失握跌落,有时眼睑、口角或上肢出现不易觉察的颤动,无先兆和局部症状;一般持续 3～15 秒,事后对发作全无记忆。发作终止立即清醒。发作时脑电图呈双侧对称 3 Hz 棘-慢综合波。

(2) 不典型失神发作　意识障碍发生及休止缓慢,常伴肌张力降低,偶有肌痉挛;脑电图示较慢而不规则的棘-慢波或尖-慢波。

5. 失张力性发作　表现为部分或全身肌肉张力的突然丧失而跌倒地上,但不发生肌肉的强直性收缩,持续数秒至 1 分钟,并很快恢复正常,可有短暂意识丧失。脑电图示多棘-慢波或低电压快活动。

(三) 癫痫持续状态

癫痫持续状态或称癫痫状态,传统定义认为"癫痫连续发作之间意识尚未完全恢复又频繁再发,总时间超过 30 分钟,或癫痫发作持续 30 分钟以上未自行停止"。目前观点认为,如果患者出现强直阵挛性发作持续 5 分钟以上即有可能发生神经元损伤,患者若发生持续时间超过 5 分钟就该考虑癫痫持续状态的诊断,并须用抗癫痫药物紧急处理。癫痫持续状态是神经内科的常见急症。

患者始终处于昏迷状态,随反复发作而间歇期越来越短,体温升高,昏迷加深。如不及时采取紧急措施终止发作,患者将因衰竭而死亡。突然停用抗癫痫药物和全身感染是引起持续状态的重要原因,继发性癫痫的持续状态较原发性者为多。

【治疗】

(一)治疗思路

癫痫的治疗目前仍以药物治疗为主要手段,80%的患者通过药物治疗可以控制癫痫。其治疗应达到以下目标:控制发作或最大限度地减少发作次数;长期治疗无明显不良反应;使患者保持或恢复原有的生理,心理和社会功能状态。半年内发作2次以上者,一旦诊断成立,即用药以控制发作,主张单药治疗,长期坚持服用,至少2年不发作后可逐步停药。部分药物控制不理想者,可对癫痫进行精确定位及合理选择手术治疗。

在没有诱因情况下半年内出现2次癫痫发作的患者,必须给予正规抗痫药物治疗。单次发作的患者是否应开始长期药物治疗,要根据患者具体情况如发作类型、年龄、诱因、既往病史、家族史、有否阳性体征、脑电图检查结果、有否脑结构性改变、突然意识丧失可能招致的危险等资料进行全面考虑后作出决定。药物的选择主要取决于发作类型。GTCS首选药物为苯妥英钠、卡马西平,其次为丙戊酸钠、拉莫三嗪、奥卡西平;失神发作首选乙琥胺或丙戊酸钠,其次为氯硝西泮(氯硝西泮);单纯部分性发作者选卡马西平,其次为苯妥英钠、奥卡西平、苯巴比妥;儿童肌阵挛发作首选丙戊酸钠,其次为乙琥胺或氯硝西泮。

(二)用药原则

①根据发作类型选择有效、安全、易购和价廉的药物。②口服药量均自常量低限开始,逐渐调整至能控制发作而又不出现严重毒,副作用为宜。③单药治疗是癫痫的重要原则,单个药物治疗数周,血清药浓度已达到该药"治疗范围"浓度而无效或发生患者不能耐受的副作用,应考虑更换药物或与他药合并治疗。但需注意更换新药时不可骤停原药。④癫痫是一种需长期治疗的疾病,患者应树立信心。特发性癫痫在控制发作1~2年后,非特发性癫痫在控制发作3~5年后才减量或停药,部分患者终身服药。停药应根据癫痫类型,发作控制情况综合考虑,通常在1~2年逐渐减量,直至停用。

(三)神经外科治疗

手术治疗的适应证包括:①难治性癫痫,患病时间较长,并经正规抗痫药治疗2年以上无效或痫性发作严重而频繁。②癫痫灶不在脑的主要功能区,且手术易于到达,术后不会造成严重残废者。③脑器质性病变所致的癫痫,可经手术切除病变者。常用方法有:前颞叶切除术,选择性杏仁核,海马切除术,癫痫病灶切除术,大脑半球切除术等。脑立体定向毁损术等方法对难治性癫痫有一定的疗效。

(四)癫痫持续状态的处理

癫痫持续状态为威胁生命的紧急情况,多数是由于癫痫患者突然停用或减少原来长期服用的抗痫药物,少数患者是因颅内感染,颅脑外伤或代谢性脑病等引起。除病因治疗外,应在最短时间内终止发作,并保持连续24小时无发作。

1. **地西泮**　地西泮为首选药物,常用10 mg缓慢静脉注射,每分钟不超过2 mg,但作用持续时间短,需5~10分钟重复应用。

2. **苯妥英钠** 苯妥英钠为长作用抗痫药,在应用地西泮控制发作后,通常需要防止其复发。成人剂量 15～18 mg/kg。该药不影响对患者意识恢复的观察,不抑制呼吸,但可阻断心脏房室传导,注射速度过快可使血压急剧下降,应监测血压和 ECG。

3. **苯巴比妥钠** 肌内注射苯巴比妥钠对大部分患者有效。一般用量为 8～9 mg/kg。该药一般不静脉注射,因其对呼吸中枢抑制作用较强。该药作用慢,持续时间长,与地西泮并用效果较好。

4. **异戊巴比妥钠** 异戊巴比妥钠肌内注射 0.5 g 或溶于注射用水 10～20 mL 中缓慢静脉注射。该药比苯巴比妥钠对呼吸中枢抑制作用轻,对有明显肝肾功能不全者两药均应慎用。

发作难以控制者,必要时在脑电图监护下行全身麻醉,达到惊厥和痫性电活动都消失的程度。

反复全面强直-阵挛发作,TCS 会引起脑水肿而使发作不易控制,可快速静脉滴注甘露醇等。高热时给予物理降温,并注意及时纠正血液酸碱失衡和电解质的异常。昏迷患者注意保持呼吸道通畅,必要时行气管插管或切开。癫痫持续状态完全控制后,应定时定量维持用药。一般肌内注射苯巴比妥钠 0.1～0.2 g,根据用药情况可 6～8 小时 1 次,连续 3～4 天。患者清醒后改口服抗痫药。

对症处理保持呼吸道畅通,必要时气管切开,密切观察生命体征,预防脑水肿和继发感染、降温、维持水电解质平衡等。

【预后】

原发性癫痫得到控制机会大,无明显脑功能损伤的大发作及外伤性癫痫预后较好;有器质性脑损伤或神经系统体征的大发作预后差;发病重、病程长、发作频繁者预后差。

三、夏氏中西医结合相关知识

西医治疗痫病包括药物治疗和手术治疗。药物治疗包括抗癫痫药物治疗和精神障碍治疗;对于颅脑疾病如脑肿瘤、血管畸形、先天性脑皮质发育不良等症状性癫痫及难治性癫痫、颞叶癫痫,手术治疗可以达到不发作和缓解癫痫性精神障碍患者的临床症状,尤其是颞叶癫痫的手术。夏氏中医认为本病贵在早诊断早治疗,发作期中西医结合,西药根据临床分型选用抗癫痫药物如丙戊酸钠、左乙拉西坦;中医治疗则针药并用,同时疾病发作的间歇期也是治疗的重点。认为痰邪为本病主要的病理因素。辨证分阴痫、阳痫。阳痫痰热客于心胃,若痰热甚者,宜加用寒凉药物;阴痫本乎痰热,因用寒凉太过,损伤脾胃变而成阴,治法当以燥湿、温补、祛痰为主要。

四、病 案

病案 1

朱某,男,4 岁,郑州市人。

1998年4月某日玩耍时,突然昏倒在地。神志不清,面色苍白,两目上视,手足抽搐,口吐痰沫。不久渐渐苏醒,而如常态。从此以后,不断发作,经治不愈。于同年7月来我院求治。刻下见:面色白,癫痫时作,脉弦滑,舌苔白腻。

诊断:痫病(癫痫小发作)。

治则:平肝解痉,息风定痫。

处方:全蝎6 g,蜈蚣3条,川贝母6 g,地龙15 g,磁石、神曲各6 g,海浮石9 g,制马钱子0.9 g,化橘红9 g,钩藤15 g,半夏9 g,皂角刺10 g,炙甘草6 g。

用法:7剂,水煎服,每日1剂,分2次服用。按上方连续服药21余剂,至今已4年未见发作。

按语:痫病之症多责之于肝、脾、肾三经,影响于心而发病。此外,情志郁结、劳累过度也为发病之因。若因先天不足,则多发于儿童时期。小儿脏腑娇嫩,气血未充,乃稚阳之体,阳常有余阴常不足,又加脾虚而失健运,精微不得输布,聚湿生痰。偶尔因劳倦或情志失调,引动肝风,风动痰升,乱于胸中,神明被蒙,则神昏。风痰上涌,阻塞心窍,则四肢抽搐,两目上视。脾失健运,痰浊内生,风淡上涌而口吐痰沫。风者善行而数变,痰者湿气之邪游走不定,风挟痰浊聚散无常,故时发时愈。脉滑,苔白腻,皆风痰内蕴之象。治疗当豁痰开窍,平肝镇逆解痉,息风定痫。癫痫之症,类属脾虚痰浊,肝风内动,治用全蝎,蜈蚣,地龙之类。以制痫,解痉。用神曲、化橘红、半夏之类,以健脾除其痰浊。方用钩藤者,意在平肝息风。用川贝母、海浮石之类者,意在清其肺热以开胸中之气。方中磁石重镇滋神以助止痫。

病案2

何某,女,47岁,农民,荥阳市人。

1998年患此病,发作不定,有数月一发,数日一发,或一日数发。每遇精神刺激,或劳累发作较频。发作则口先叫如羊鸣而突然昏倒,四肢抽搐,面色苍白,牙关紧闭,口吐白沫,二便自遗。1~2分钟缓解。醒后头晕,头痛,神疲,胸闷不舒。有时仅短暂神志丧失,无抽搐,或说话中断,手中东西突然脱落。连续发作,久治不愈。曾在某医院作脑电图,确诊为"癫痫"。1998年10月份来我处服中药治疗。刻下见:神志清楚,面色不华,营养一般,间断发作短暂神志丧失,说话中段,脉象弦滑,舌苔白润,质淡红。查体:血压140/80 mmHg,脉搏80次/分。听诊肺部可闻区痰鸣音,心脏各瓣膜听诊区未闻及病理性杂音。肝脾未触及,瞳孔散大。

诊断:痫病(癫痫小发作)。

治则:涤痰息风,开窍醒神。

处方:胆南星,制白附子9 g,郁金15 g,牛黄3 g,全蝎9 g,蜈蚣3条,琥珀(冲服)9 g,磁石15 g,陈皮15 g,茯苓15 g,僵蚕、化橘红、半夏、蝉蜕各18 g,海浮石30 g,珍珠母30 g,炙甘草6 g。

用法:7剂,水煎服,每日1剂,分2次服用。

服上方14剂,随访3年未见复发。

按语:发病时间较长,肝肾已虚,虚阳上浮,脾失健运,痰湿阻滞,虚风挟痰上扰神明则发病症。本病案属阴痫,因反复发作,痰湿壅盛,郁而化热,阻塞清窍,故有昏仆抽搐之象。皆因肾中相火亢盛,肝火助之,酿为痰涎,上蒙清窍而致本病。治以息风、涤痰、开窍之法。

病案3

赵某,女,11岁,学生,郑州市人。

从2008年8月开始得病。发作时突然昏倒,手足抽搐,口吐白沫。病4年余。呈间歇性发作,每次持续2小时左右,每日3~4次。近半年连续发作。在某医院做脑电图确诊为"癫痫"。给予苯妥英钠、抗癫痫药物等未能控制,于2010年来我院治疗。刻下见:神志清楚,精神欠佳,面色㿠白,营养中等,脉弦滑,舌苔白,质淡红。查体:血压124/80 mmHg,脉搏70次/分,呼吸18次/分,体温36.5℃。心肺各瓣膜听诊区未闻及病理性杂音。肝,脾未触及,四肢活动正常。

诊断:痫病(癫痫大发作)。

治则:豁痰息风,镇心安神。

处方:胆南星30 g,全蝎9 g,天竹黄、制白附子各30 g,蜈蚣6条,琥珀(冲服)3 g,牛黄0.5 g,磁石、瓜蒌各30 g,半夏12 g,化橘红、蝉蜕各18 g,珍珠母30 g,僵蚕18 g。

用法:共研细末,炼蜜为丸,每丸重9 g。每日2次,早晚各服1粒。服上方2剂,随访2年未见发作。

按语:癫痫在临床上亦分阴阳,阳痫多发自白天,抽搐较重,面色红润,口唇干燥,大便干,舌苔黄白而腻,质红绛,脉多弦滑,阴痫夜里发作较多,面颧及眼眶多青黑,抽搐较重,持续时间较长,醒后常有头晕、心悸、失眠等症状。此病案为阳病,辨证为肝风内动,心神不宁和痰湿阻滞所引起。治疗以息风镇心,豁痰开窍之法而获痊愈。

病案4

李某,女,16岁。

患者因左颞叶脑瘤行手术治疗,术后出现痫病发作3年,加重1个月,间断服用丙戊酸钠药物治疗,疗效欠佳。发作时面部肌肉掣跳频繁,伴有吐气,咂嘴动作,无四肢抽搐,虽神志清楚,但难以自如活动,持续几秒钟至1分钟可自行缓解,一日数发。为求治疗,遂来诊;刻下见:神志清,精神欠佳,面色暗无光泽,大便日行3次,时溏;咽部痛痒,微咳,小便频,时有小便灼热涩痛感;舌红,苔白厚,脉沉缓。

诊断:痫病(癫痫)。

治则:和解少阳,化痰活血,祛风通络,重镇安神。

处方:柴胡10 g,黄芩10 g,法半夏10 g,桂枝10 g,白芍10 g,煅龙骨15 g,煅牡蛎15 g,磁石10 g,陈皮10 g,茯苓30 g,石菖蒲10 g,远志10 g,郁金10 g,土鳖虫10 g,丹参30 g,全蝎10 g,蜈蚣2条。

用法:14 剂,水煎服,每日 1 剂,分 2 次服用。患者前后经治疗 3 个月余,诸症消失。

按语:夏氏中医认为,此病由毒邪与气血痰瘀结聚而成,手术治疗难以尽除,且可能造成损伤,术后痰火复扰,成痫病。患者病后气阴两虚,病者咽痛甚于咽干,伴有咳嗽,为少阳相火上炎之象。间断出现小便灼热涩痛,为相火内郁,水道不利所致,治疗和解枢机,化痰活血,重镇安神以治癫病。心主神明,受诸邪侵犯,首当其冲;肝藏魂,胆主决断,若受干扰,则藏魂与决断失职;脾主运化,本为生痰之源,复为痰湿所困,日久生化乏源,气血亏虚,则虚实并见。柴胡加煅龙骨、煅牡蛎,患者正气虚耗,邪已入里,而复外扰三阳,故见症错杂,药亦随症施治,真神化无方者也。此方能下肝胆之惊痰,以之治癫,痫必效。

第六节　郁　证

一、中医病学相关知识

【概述】

郁证是由于情志不舒,气机郁滞所引起的一类病证。主要表现为心情抑郁,情绪不宁,胁肋胀痛,或易怒善哭,以及咽中如有异物梗阻,失眠等各种复杂症状。情志波动,失其常度,则气机郁滞,气郁日久不愈,由气及血,变生多端,可以引起多种症状,故有“六郁”之说,即气郁、血郁、痰郁、湿郁、热郁、食郁;其中以气郁为先,而后湿、痰、热、血、食等诸郁才能形成。在《景岳全书·郁证》中提到五气之郁,因病而郁;情志之郁,因郁而病,两者有所不同。

【病因病机】

郁证的发生,是由于情志所伤,肝气郁结,逐渐引起五脏气机不和所致。但主要是肝、脾、心三脏受累以及气血失调而成。兹述其病机如下。①郁怒不畅,使肝失条达,气失疏泄,而致肝气郁结。气郁日久,可以化火,气滞又可导致血瘀不行。若肝郁及脾,或思虑不解,劳倦伤脾,均能使脾失健运,蕴湿生痰,导致气滞痰郁。若湿浊停留,或食滞不消,或痰湿化热,则可发展为湿郁、食郁、热郁等证。②情志不遂,肝郁抑脾,耗伤心气,营血渐耗,心失所养,神失所藏,即所谓忧郁伤神,可以导致心神不安。郁证的发生,因郁怒,思虑,悲哀,忧愁七情之所伤,导致肝失疏泄,脾失运化,心神失常,脏腑阴阳气血失调而成。初病因气滞而挟湿痰,食积、热郁者则多属实证;久病由气及血,由实转虚。如久郁伤神,心脾俱亏,阴虚火旺等均属虚证。

【辨证论治】

(一)辨证要点

临床辨证治疗时,又应明辨虚实,实证以疏肝理气为主,依其病情分别配以行血、化痰、利湿、清热、消食之剂,虚证则以益气血,扶正为法。

（二）分证论治

1. 实证

（1）肝气郁结证 ①主要证候:精神抑郁,情绪不宁,善太息,胸胁胀痛,痛无定处,脘闷嗳气,腹胀纳呆,或呕吐,大便失常,女子月事不行,苔薄腻,脉弦。②证候分析:情志所伤,肝失条达,故精神抑郁,情绪不宁。厥阴肝经循少腹,挟胃,布于胸胁,因肝气郁滞,气机不畅,气滞血瘀,肝络失和,故见腹胀、胸闷、胁痛,以及女子月事不行等症。肝气犯胃,胃失和降,故脘闷嗳气,纳呆,呕吐,肝气乘脾,则腹胀,大便失常。苔薄腻,脉弦,为肝胃不和之象。③治法:疏肝理气解郁。

（2）气郁化火证 ①主要证候:性情急躁易怒,胸闷胁胀,嘈杂吞酸,口干而苦,大便秘结,或头痛,目赤,耳鸣,舌质红,苔黄,脉弦数。②证候分析:气郁化火,火为阳邪,火性炎上,易生热,循肝脉上行,则头痛,目赤,耳鸣。肝火犯胃,胃肠有热,故口干而苦,大便秘结。性情急躁易怒,舌红,苔黄,脉弦数,均为肝火有余之象。③治法:清肝泻火,解郁和胃。

（3）气滞痰郁证 ①主要证候:咽中不适,如有物梗阻,咯之不出,咽之不下,胸中窒闷,或兼胁痛,苔白腻,脉弦滑。②证候分析:肝郁乘脾,脾运不健,生湿聚痰,阴邪胜,痰气郁结于胸膈之上,故自觉咽中不适如有物梗阻感,咯之不出,咽之不下,亦称"梅核气"。气失舒展则胸中窒闷。胁为肝经之所过,经络瘀滞,故胁痛。苔白腻,脉弦滑,为肝郁挟痰湿之征。③治法:化痰理气解郁。

2. 虚证

（1）忧郁伤神证 ①主要证候:精神恍惚,心神不宁,悲忧善哭,时时欠伸,舌质淡,苔薄白,脉弦细。②证候分析:忧郁不解,心气耗伤,营血暗亏,不能奉养心神,故见精神恍惚,心神不宁等症。此即《金匮要略》所谓"脏躁"证,多发于女子。舌质淡,苔薄白,脉弦细,为气郁血虚之象。③治法:养心安神。

（2）心脾两虚证 ①主要证候:多思善虑,心悸胆怯,少寐健忘,面色不华,头晕神疲,食欲减退,舌质淡,脉细弱。②证候分析:劳心思虑,心脾两虚,脾阴虚为主,心失所养,故见心悸胆怯,少寐健忘等症。脾胃为生化气血之源,脾不健运,饮食减少,气血来源不足,故见面色少华,头晕,神疲,舌质淡,脉细弱等症。治疗总以补气健脾为主,取其阳生而阴长,补气以生血,即能养心之意。③治法:健脾养心,益气补血。

（3）阴虚火旺证 ①主要证候:眩晕,心悸,少寐,心烦易怒,或遗精腰酸,妇女则月经不调,舌质红,脉弦细而数。②证候分析:脏阴不足,营血暗耗,阴亏则虚阳上浮,故见眩晕易怒。阴血亏耗,心神失养以及阴虚生热,虚热扰神,则心悸少寐而烦躁。肾阴不足,腰府失养则腰酸。阴虚火旺,扰动精室,精关不固则遗精。肝肾失养,冲任不调,故月经不调。舌质红,脉弦细而数,均为阴虚有火之象。③治法:滋阴清热,镇心安神。

二、西医病学相关知识

【概述】

抑郁症属中医学中"郁证"的范畴。抑郁症是指以显著而持久的情绪低落,兴趣缺乏,思维及认知功能迟缓为主要临床特征的疾病,具有高患病率、高致残率、高自杀率、高复发率的特点,同时给社会带来了严重的经济负担。据世界卫生组织统计,预计到2030年,抑郁症将超过肿瘤和心脑血管疾病成为全球第一大疾病负担。

【病因和发病机制】

目前抑郁症的病因与发病机制尚未完全明确,临床中无可直接应用于诊断的实验室检查。当前抑郁症的规范诊断是以患者的症状学特征为依据,结合医生全面客观的病史采集和系统周密的精神检查。然而将各类精神心理评价量表的得分作为抑郁症的诊断依据,或对于抑郁症和精神分裂症,双相情感障碍等疾病缺乏辨别能力,这种方式可导致作出不恰当的临床诊断。抑郁症在临床中的漏诊率和误诊率较高,而接受系统治疗的患者比例较低。

【诊断】

确诊抑郁症,需要判断抑郁症的严重程度来指导治疗。评估抑郁症的严重程度常使用各类精神心理评估量表,常见的自评量表如患者健康问卷抑郁量表,抑郁自评量表,症状自评量表,常见的他评量表如汉密尔顿抑郁量表,蒙哥马利抑郁评定量表及抑郁症中医证候要素辨证量表,这些评价量表不仅可以辅助医生判断疾病的严重程度,也可以用来评价药物疗效。

【治疗】

抑郁症患者须经过系统的抗抑郁治疗可以避免病情进一步恶化,根据抑郁症的严重程度,临床上可分别应用心理治疗,药物治疗,物理治疗(如重复经颅脑CT刺激、电休克)等适宜方法。而通过个人的心态和行为调整、运动、心理咨询等方法便可使多数阶段性的抑郁症状得以缓解。

三、夏氏中西医结合相关知识

西医治疗郁证主要包括药物治疗、心理治疗及物理治疗。夏氏中医认为郁证是由于情志不畅,气机郁滞所引起的一类病证。日久可以耗伤心气营血以致心神不安、脏腑阴阳失调。郁证可分虚实两大类,初起多实,无不以理气为主;久病多虚,则以养血滋阴、益气扶正为主。治疗上需注意理气药多为香燥之品,病久阴血暗耗,自当慎用。而香橼、佛手等,其性和平,理气而不伤阴,无论新恙久病,均可选用。除外本病治疗除药物治疗外,精神治疗极为重要。如《临证指南医案·郁证》所说:"郁证全在病者能移情易性"。医者应聆听患者的疾苦,做好思想工作,给患者建立信心,充分调动患者的积极因素,消除思想顾虑,保持乐观主义精神,提高治疗疗效。

四、病 案

病案1

刘某,女,26岁,商丘市睢县农民。

该女平素体健,1968年结婚,1969年产第1胎,产后1周和家人大吵一架,满月后常感头晕,精神萎靡,两目视物昏花,进而健忘,恍惚不识近人,沉默寡言,表情淡漠,嗜睡,唤之则应,不唤仍入睡。此病延误1年半后,按精神病屡服西药镇静剂无效,于1972年来我院诊治。刻下见:诸症同上,脉弦细无力,舌质淡,体小,苔薄白润。

诊断:郁证(神经官能症)。

治则:舒肝补血,醒脑开窍。

处方:柴胡9 g,丹参15 g,香附、石菖蒲、醋郁金、佛手各9 g,龙骨、牡蛎、生麦芽、茯苓各30 g,僵蚕、当归各12 g,甘草6 g。

用法:7剂,水煎服,每日1剂,分2次服用。

二诊:上方服药7剂,精神好转,头晕减轻,睡眠已减少,心情感到开阔些,脉舌同前,仍服上方。

三诊:续服10剂后,诸症减半,上方基础上加蔓荆子9 g、琥珀(冲服)9 g、牛膝15 g。

四诊:经过1个月的治疗,以原方加减服用,患者诸症俱除,两目有神,视物清楚,记忆力较好,睡眠正常,为巩固疗效,嘱患者服用逍遥丸和杞菊地黄丸3个月,并戒恼怒。

追访5年,精神与神志正常,并又产第2胎,小儿健康。

按语:情志不舒,气郁不伸,恼怒抑郁,最伤肝脾。肝失条达,气机不畅,故致肝气郁滞。肝病传脾则脾虚,脾虚则清浊失其传输,精气不至,故寐而难醒,默而寡言,表情淡漠,眩晕萎靡,似癫非癫。肝血不足,精血少承于目,故视物昏花。心神失养,故恍惚不识人。此病由于大怒气逆,伤及肝脾,精血不能营养于心,心乃神明之府,心机失常则精神靡痹。治需舒肝解郁,醒脑开窍。

病案2

王某,男,27岁,农民。

1975年3月吵架后,觉全身发冷,麻木,头脑不清。曾到某医院检查诊断为"反应性精神病"。用药无效。精神苦闷,反应迟钝,眩晕,失眠,全身麻木。1975年4月就诊于我院。刻下见:四肢可随意活动,但不断震颤。脉沉细而涩,舌质红,苔薄白。查体:心肺听诊无异常,腹平坦无压痛,肝脾未触及。

治则:豁痰开窍化瘀,镇心安神。

处方:胆南星12 g,琥珀(冲服)3 g,朱砂(冲服)1.8 g,麦冬12 g,牡丹皮、甘草、远志各 9 g,炒酸枣仁 12 g,珍珠母 30 g,天竹黄、当归各 9 g,川牛膝 15 g,石菖蒲 12 g,甘草 6 g。

用法:7 剂,水煎服,每日 1 剂,分 2 次服用。

二诊:服上方 7 剂,神志清醒,言语清楚,生活可以自理。但仍感全身麻木。上方加川贝母 9 g、海浮石 21 g。

三诊:按上方服药 7 剂后,诸症消失痊愈。

按语: 此病案是郁怒伤肝,气机失调,血气不行瘀滞经络而发生四肢发凉麻木。辨证属情志内伤,肝失条达而郁结。气郁则血行不畅,全身麻木,发冷。气机逆乱,上扰神明,则见头脑不清。治以镇心安神,豁痰开窍,佐以化瘀之品。

病案 3

李某,女,50 岁,新密市人。

患者头晕,头沉,失眠,多梦 5 年余。近 1 年来情绪低落,精神有时失常,哭笑不能控制,有时神志滞呆,郁闷不乐。遇精神刺激加重。既往有气管炎病史 10 年余。平素多咳痰,血压不稳定。于 1996 年 4 月来我处诊治。刻下见:体胖,精神抑郁,脉沉细弦,苔薄白,质暗红。查体:心肺听诊无异常。超声提示肝在胁下 2.5 cm,剑突下 4 cm。心电图提示:窦性心律,左心室扩大。

诊断:郁证(癔症)。

治则:平肝镇静,化痰开郁。

处方:当归 9 g,郁金 12 g,牡丹皮、焦栀子各 9 g,炒酸枣仁、麦冬各 20 g,淮小麦 30 g,川贝母 9 g,海浮石、磁石、珍珠母各 30 g,石菖蒲 9 g,地龙 30 g,琥珀(冲服)3 g,炙甘草 6 g。

用法:7 剂,水煎服,每日 1 剂,分 2 次服用。

二诊:服上药 7 剂,头晕减轻,睡眠好转。脉沉细,苔薄白,质淡红。守上方续服。

三诊:服上药 10 剂,自述头不晕,睡眠好,心已不烦,血压恢复正常。

随访 5 个月,精神正常,基本痊愈。

按语: 本患者素体肥胖,有气管炎史,多湿多痰之体。精神失调,肝郁气滞,故见肝脏肿大。肝郁化热、痰热互结蒙闭清窍而致头晕、头沉、失眠、多梦、心烦、哭笑无常、神志呆滞。痰湿内蕴,气血郁滞,动脉硬化,则症见血压偏高。属于阴虚阳亢,痰热互结,蒙蔽清窍所致,所以用平肝镇静,化痰开郁之法而收到较满意的效果。

第七节 不 寐

一、中医病学相关知识

【概述】

不寐亦称失眠或"不得眠""不得卧""目不瞑",是以经常不能获得正常睡眠为特征的一种病证。不寐的病情轻重不一,较轻者表现为入睡困难,有入睡后而容易再醒者,有醒来不能再入睡者,亦有时睡时醒等;严重者则整夜不能入眠。

《素问·逆调论篇》中有云:"胃不和则卧不安。"《金匮要略·血痹虚劳病》中也有"虚劳虚烦不得眠"的论述。《景岳全书·不寐》进一步对形成不寐的原因做了精辟的分析:"不寐症,虽病有不一,然惟知邪正二字则尽之矣。盖寐本乎阴,神其主也。神安则寐,神不安则不寐;其所以不安者,一由邪气之扰,一由营气之不足耳。有邪者多实,无邪者皆虚。"不寐可单独出现,也可与头痛、眩晕、心悸、健忘等证同时出现。

【病因病机】

思虑劳倦太过,伤及心脾;阴阳不交,心肾不交;阴虚火旺,肝阳扰动;心胆气虚以及胃气不和等因素,均可影响心神而导致不寐。

1. 思虑劳倦太过,伤及心脾 心损伤则暗耗阴血,神不守舍;脾伤则食少纳呆,脾胃生化之源不足,营血亏虚,不能上奉于心,以致心神不安。心脾不足导致血虚。

2. 阴阳不交,心肾不交 平素体虚之人,肾脏阴液耗伤,水火不济,不能上济于心,则心阳偏亢;或心火亢盛,五志过极,不能下交于肾,心肾失交,热扰神明,神志不宁,造成不寐。

3. 阴虚火旺,肝阳扰动 情志所伤,肝失条达,肝气郁滞不舒,郁而化火,火性上炎,或阴虚阳亢扰动心神,神不安从而导致不寐。

4. 心胆气虚 心虚胆怯,心神不安、心虚胆怯,决断无权,遇事易惊,心神不安,亦能导致不寐。平素体弱,心胆气虚,善惊易恐,夜寐不宁,或暴受惊骇,情绪紧张,惶惶不安,渐渐导致心虚胆怯而不寐。心虚及惊皆可导致不寐且二者互为因果。

5. 胃气不和 素体因饮食不节,胃肠受损,宿食停滞,痰热内生,上扰清明,以致不得安寐。即《素问·逆调论篇》所说的"胃不和则卧不安"。

不寐之因众多,但总的来说与心脾肝肾及阴血不足有关,其病理变化总属阳盛阴衰,阴阳失交。气血由水谷之精微所化。血上奉于心,则心得所养;血藏于肝,则肝阴充足,柔和;统摄于脾,则生化之源;调节有度,化而为精,内藏于肾,肾精上承于心,心气下交于肾,则神志安宁。暴怒、思虑、忧郁、劳倦等伤及诸脏,精血损耗,相互影响。

【辨证论治】

(一)辨证要点

不寐临床辨证,首先要分清虚实。虚证多属阴血不足,责之于心脾肝肾。实证多属于肝郁化火,食滞痰浊,脾胃不和。在治疗上以补虚泻实,调整阴阳为原则。虚者宜补其不足,益气养血,补肝肾;实者宜泻其有余,消导和中,清火化痰。实证日久,气血耗伤,亦可转为虚证。虚实夹杂者,应补泻兼顾为治。

(二)分证论治

1. 实证

(1)肝郁化火　①主要证候:不寐,性情急躁易怒,不思饮食,口渴喜饮,目赤口苦,小便黄赤,大便秘结,舌红,苔黄,脉弦而数。②证候分析:本证多因恼怒伤肝,肝阴阳失调,肝失条达,气郁化火,上扰心神则不寐。肝气犯胃则不思饮食。肝郁化火,肝火乘胃,胃热则口渴喜饮。肝火偏旺,则急躁易怒。火热上扰,故目赤口苦,小便黄赤,大便秘结,舌红,苔黄,脉弦而数,均为热象,属阳证。③治法:疏肝泻热,佐以养阴安神。

(2)痰热内扰　①主要证候:夜间难寐,头重昏沉,痰多胸闷,恶食嗳气,吞酸恶心,心烦口苦,目眩,苔腻而黄,脉滑数。②证候分析:本证多因食积内停,积湿生痰,因痰生热,痰热上扰则心烦不寐。宿食痰湿壅遏于中,故而胸闷。清阳被蒙,故头重目眩。痰食停滞则气机不畅,胃失和降,故证见纳差,嗳气或呕恶。苔腻而黄,脉滑数,均为痰热,宿食内停之征,为阳证。③治法:化痰清热,和中安神。

2. 虚证

(1)阴虚火旺　①主要证候:心烦不寐,心不安,头晕,耳鸣,健忘,腰酸梦遗,五心烦热,口干津少,舌红,脉细数。②证候分析:肾阴不足,不能上交于心,心肝火旺,火性炎上,虚热扰神,故心烦不寐,心悸不安。肾精亏耗,髓海空虚,故头晕,耳鸣,健忘。腰府失养,则腰酸。心肾不交,精关不固,故梦遗。口干津少,五心烦热,舌红,脉细数,均为阴虚火旺之象。③治法:滋阴降火,养心安神。

(2)心脾两虚　①主要证候:多梦易醒,心悸健忘,头晕目眩,肢倦神疲,饮食无味,面色少华。舌淡,苔薄,脉细弱。②证候分析:心主血,脾为生血之源,心脾亏虚,血不养心,神不守舍,故多梦易醒,健忘心悸。气血亏虚,不能上奉于脑,清阳不升,则头晕目眩。血虚不能上荣于面,故面色少华,舌色淡。脾失健运,则饮食无味。血少气虚,故精神不振,四肢倦怠,脉细弱。③治法:补养心脾,以生气血。

(3)心胆气虚　①主要证候:不寐多梦,易于惊醒,胆怯心悸,遇事善惊,气短倦怠,小便清长,舌淡,脉弦。②证候分析:心虚则心神不安,胆虚则善惊易恐,故多梦易醒,心悸善惊。气短倦怠,小便清长均为气虚之象,舌色淡,脉弦细,均为气血不足的表现。③治法:益气镇惊,安神定志。

二、西医病学相关知识

【概述】

失眠属中医学“不寐”的范畴。临床上常使用的失眠概念包括失眠症状、失眠障碍(或失眠症)。失眠症状是指患者对睡眠时间和(或)质量不满意,包括入睡困难,睡眠维持困难或晨间早醒等。失眠障碍是指失眠症状达到了疾病的诊断标准，并引起具有临床意义的痛苦，影响患者的社交、职业、学业或引起其他重要功能的损害，且不能解释为其他睡眠障碍、精神障碍、躯体疾病及物质滥用所造成的效应。根据《疾病和有关健康问题的国际统计分类第十一次修订本》(ICD-11)，失眠障碍分为3类：慢性失眠障碍、短期失眠障碍和未分类的睡眠减少。

【病因和发病机制】

（一）病因

失眠的病因多种多样，可由精神心理和躯体疾病引起，一般可分为4类。

1. 躯体因素　如关节痛、肌痛、心悸、气短、尿频、频频咳嗽和咳痰、饮酒、吸毒、睡眠中肌阵挛、瘙痒不止或不安腿综合征等均可导致失眠，睡眠呼吸暂停综合征、睡眠-觉醒节律紊乱等都能使患者夜间易醒，影响睡眠质量，患者通常并不意识存在疾病，必须由医师确立诊断。

2. 环境因素及不良睡眠习惯　如卧室内强光、噪声、过冷、过热等都使人难以安睡，旅行时差变换、车船飞机上睡眠环境突变也易引起失眠。不良睡眠习惯如睡眠时间无规律、午睡和卧床时间过多、睡前读小说、观看情节复杂影视剧、强体力或脑力活动、饮用咖啡和饮酒等。

3. 精神心理因素　焦虑、抑郁常伴失眠，正常人可发生，但为一过性。焦虑症患者多为入睡困难和易醒，入睡潜伏期超过30分钟，夜里醒2次以上。

4. 药物因素　如中枢兴奋剂苯丙胺、咖啡碱、麻黄素、氨茶碱等可引起失眠，酒精、巴比妥及其他镇静药戒断也可引起。

（二）发病机制

1. 心理生理性失眠　持续存在难以产生睡意的环境和缺乏睡眠相关行为的联想是导致失眠的外在因素。由于失眠与睡眠环境、睡眠时间、睡眠时行为刺激的反复联系，产生与睡眠不协调的过度唤醒。卧室成为条件性唤醒的重要因素，特点是只要睡在自己卧室内可整夜睡不着，当脱离本人卧室或常规睡眠时间与环境，如在客厅沙发上、旅馆或睡眠实验室内便能够获得较好的睡眠，对此患者常感到十分困惑。这恰与睡眠正常的人在陌生环境中首夜睡眠变差的现象相反，称为颠倒的首夜效应。尽管患者常否认存在心理应激因素，但常有肌肉紧张和血管收缩等躯体表现，如出现紧张性头痛或手足冰凉等。

2. 起始失眠　表现入睡困难，常伴焦虑、恐惧或抑郁等情感障碍。早醒虽是老年人常见的现象，但持续性失眠也可表现为早醒或易醒，有时可能是抑郁症表现，不能再次入睡，快速眼动睡眠不减少，只是提早出现，即快动眼睡眠张力增加。

【诊断】

失眠的诊断要点分为主观标准和客观标准，主观标准包括主诉睡眠生理功能障碍；白日的疲乏等症状，系由睡眠障碍干扰所致；仅有睡眠减少而无白日不适（短睡者）不视为失眠。客观标准包括睡眠潜伏期延长（>30分钟）；实际睡眠时间减少（<6.5小时/夜）；觉醒时间增多（>30分钟）。目前国际上有3个标准，即国际睡眠障碍分类，《精神障碍诊断与统计手册第 5 版》(DSM-5),ICD-11 精神与行为障碍分类。我国也在《中国精神障碍分类与诊断标准第 3 版》(CCMD-3)中制定了失眠症的诊断标准。

【治疗】

慢性失眠首选认知行为治疗的主要内容包括:认知疗法、睡眠卫生、刺激控制、睡眠限制、放松训练。药物治疗最低有效剂量,间断给药(每周 3 ~ 5 次),短期用药(一般不超过 3 ~ 4 周),减药缓慢,逐渐减停(每天减掉原药的 25%)主要药物有苯二氮䓬受体激动剂:阿普唑仑、氯硝西泮、佐匹克隆等;褪黑素受体激动剂如阿戈美拉汀;具有催眠效果的抗抑郁药如曲唑酮等。

三、夏氏中西医结合相关知识

西医治疗不寐主要包括镇静安眠药物如佐匹克隆、艾司唑仑等治疗和心理疏导等非药物治疗,达到促进睡眠的目的。夏氏中医治疗失眠患者认为其总体病机属阳不入阴,有些患者体内肝气郁结,气有余便是火,气郁化火,扰乱心神,阳气被排斥于外,无法入阴,治疗应选用清热解郁的药物;有些患者体内寒湿较重,阴气偏胜,阳气进入身体后,无法推动大量的寒湿之邪,治疗就要温补阳气,促进阳气推动阴液的运行,阳气足了,则能推动气血运行;有些患者属于阳气不能入阴,阳明属胃,太阴属脾。《黄帝内经》中写道:"胃不和则卧不安。"因为阳气不能经过阳明胃,进入到太阴脾,阳不入阴,则不寐,应用半夏药物引阳入阴效佳。半夏生长于夏季之半,大自然阳气正浓之时,正所谓"阳极生阴"。半夏归于胃经,禀赋阳极生阴之性,是引阳入阴的最好药材。如果肝火需先清泻肝火;有些患者心肾阴阳不能相交而失眠,治疗当交通心肾阴阳。

四、病 案

病案 1

齐某,女,55 岁,郑州市居民。

患者入睡困难 18 年,其间自学《黄帝内经》《金匮要略》等中医经典书籍,中医专业名词脱口而出。18 年来求医无数,自行服用过"归脾丸""酸枣仁汤",效果均不佳。为求进一步治疗,遂来诊。刻下见:入睡困难 18 年,睡后易醒,多梦,白天易疲劳,情绪低落,感全身多处胀满不适,左侧偏头痛,不欲饮食,稍食寒凉即感口水上犯,无口干口苦,尿频,无尿急尿痛,大便不成形。舌红,苔薄白,脉弦细。

诊断:不寐(失眠)。

治则:疏肝解郁,益气健脾,养心安神。

处方:黄芪 20 g,柴胡 10 g,白芍 10 g,香附 10 g,枳壳 10 g,陈皮 10 g,川芎 10 g,白芷 20 g,酸枣仁 20 g,茯神 15 g,合欢皮 15 g,菟丝子 10 g,益智仁 10 g,甘草 5 g,鸡内金 10 g,砂仁 6 g,天麻 10 g,甘草 6 g。

用法:14 剂,水煎服,每日 1 剂,分 2 次服用。

二诊:2021 年 12 月 13 日患者诉服药后开始有睡意,并能入睡 5 ~ 6 小时,但睡眠浅,情绪低落,头痛,身上胀满,疲劳等症均较前改善,食欲大增,腹部偶有胀满,小便次数较前减少,大便不成形,舌红,苔薄白,脉弦细。上方去川芎、白芷、天麻,加白术 10 g、豆蔻10 g,加强健脾化湿。14 剂,水煎服,每日 1 剂,分 2 次口服。

患者经 1 个月余调理后,入睡明显好转,有时能直接睡到天亮,醒后基本能再入睡,总睡眠时长保持每日 5 ~ 6 小时。

按语:患者舌红,盗汗,耳鸣,素体阴弱阳浮,宜用香而不燥之品疏肝气,酸甘合用以柔肝体。处方治疗以疏肝解郁,益气健脾,养心安神论治。盖"肝旺太过,肝亦自伤",调肝用不忘养肝体之阴,既达到疏肝解郁之功效,又不损伤肝阴。根据夏氏中医临证以往经验,在接诊患者后,对于长期有睡眠困扰的患者,一般都可明显感知其焦虑情绪。耐心倾听患者叙述失眠导致的痛苦,一方面可提取有效的信息,另一方面患者在得到有限的倾吐后可缓解她的焦虑情绪。

病案 2

黄某,男,31 岁,新乡市职员。

患者于 2 年前出现入睡困难,伴有耳鸣,多处就诊,间断服用中药及安眠药物治疗,症状反复,疗效欠佳。为求进一步治疗,遂来诊。刻下见:神志清,精神欠佳,晚上入睡困难,双耳耳鸣,口干口苦,脱发。球结膜充血,舌稍红,苔白,双关穴位较盛。

诊断:不寐(失眠)。

治则:疏肝解郁,滋阴清热。

处方:熟地黄 15 g,山药 10 g,山茱萸 10 g,牡丹皮 10 g,茯苓 15 g,泽泻 10 g,白芍15 g,栀子 10 g,酸枣仁 15 g,当归 15 g,柴胡 9 g,甘草 6 g。

用法:21 剂,水煎服,每日 1 剂,分 2 次服用。

二诊:症状同前,球结膜充血。舌稍红,苔白,脉缓滑。给予守上方继服 14 剂。

经过月余治疗,患者入睡好转,有时能直接睡到天亮,中途醒也能很快入眠,双耳耳鸣稍减,无口干、口苦等不适症状。

按语:患者初诊症状,考虑邪热实证为主,实热久伤阴血导致脱发等阴津虚损为辅。故治疗以祛实热为主,补虚为辅。患者有耳鸣、脱发,考虑为肾阴虚表现,同时伴口干、口苦等肝郁化热的实证表现,故用上方以疏肝解郁,滋阴清热,加菊花清肝,龙骨、牡蛎、远志安神。

病案 3

董某,女,31 岁。

患者最近 3 个月来难以入睡。刻下见:平素肠胃较差,偶见胃脘发冷,数天前胃部隐痛,后缓解,大便每日 2 ~ 3 次,面部油脂较多,舌红苔白厚稍腻,脉细弱。

诊断:不寐(失眠)。

治则:温补脾阳,养心安神。

处方:黄芪15 g,白术15 g,干姜6 g,炙甘草6 g,制附子6 g,吴茱萸10 g,桂枝9 g,佛手15 g,陈皮15 g,白芍15 g,麦冬10 g,砂仁(后下)9 g。

用法:7剂,水煎服,每日1剂,分2次服用。上方服用1周后睡眠等诸症明显改善。

按语:不寐的病机总属"阳盛阴衰,阴阳失交,一为阴虚不能纳阳,一为阳盛不能入于阴"。一般常人偏向于强调阴的不足,忽视阳的不足。虚证方面教材提到了心脾虚,心胆虚,但这2个证型都在强调阴血亏。夏氏中医认为入睡即所谓阳入于阴,讲的是神的潜藏。阴血亏自然藏不住神,可是阳的亏虚,也入不了阴,阳气虚浮,心神浮越,无法潜藏。所以临床上可见到阳虚而不寐者,而其治法如温阳、祛寒、补气、镇惊、清热、祛痰,都可随证加入。本患者既往有肠胃不适,有时早上起床后欲呕吐,饱食后欲吐,吃凉物后胃脘发冷,手肘发冷,给予健脾胃化痰湿药物应用后症状改善。本次来诊主诉是失眠,考虑脾胃阳虚为主,给予应用温补脾阳为主,收效甚佳。

病案4

刘某,女,43岁,郑州市金水区职工。

患者诉失眠10余年,加重2年,伴眼睑及颜面浮肿,手足有肿胀感。多年来持续治疗,但效不明显。为求进一步治疗,遂来诊。刻下见:入睡困难,睡后易醒,夜寐多梦,每晚睡眠2～3小时,晨起疲劳,颜面浮肿,手足肿胀,精神不振,反应迟钝,情绪低落,疲乏健忘,畏寒腰酸,下肢沉重。面色少华,舌质淡红,舌苔薄白,双脉沉弱。

诊断:不寐(失眠)。

治则:调补阴阳,和血安神。

处方:桂枝10 g,知母10 g,冬瓜皮10 g,菟丝子10 g,首乌藤60 g,白芍10 g,胆南星3 g,黄柏10 g,巴戟天10 g,续断10 g,桑白皮10 g,益母草10 g,淫羊藿10 g,生龙骨30 g,生牡蛎30 g,川芎10 g,乳香9 g,当归10 g,蛇床子10 g,泽兰10 g。

用法:14剂,水煎服,每日1剂,分2次服用。

二诊:服药2周后,睡眠好转,睡眠时间延长,睡眠质量好转,晨起颜面浮肿已消失,手足已无胀感。效不更方,继服2周。患者电话回复,睡眠较佳,体力充沛,心情愉快。

按语:本案失眠属肾精亏耗,心血不足,当从调肾阴阳求治。肾精不足,心血亏虚,心神失养,则失眠健忘,畏寒腰酸,下肢沉重;精养神,则精神不振,反应迟钝,情绪低落;肾主开阖,为水之下源,肾虚水停,则颜面浮肿,手足肿胀。面色少华,舌质淡红,舌苔薄白,双脉沉弱,为阴阳两虚之征。证属阴阳两虚,心神失养;病位在心、肾。桑白皮、冬瓜皮调畅水道,针对颜面浮肿、手足肿胀之症。方中以黄柏、知母、菟丝子、巴戟天、蛇床子、淫羊藿、续断调肾之阴阳。患者失眠且伴有精神不振,反应迟钝,情绪低落,疲乏健忘,面色少华等症状,这些都为神失所养的表现,而心脑所藏之神乃不寐之核心,故方中酌加少许胆南星通于脑,以增加疗效。《类证治裁·不寐》云:"不寐者,病在阳不入阴也。"用桂枝、生龙骨、生牡蛎调摄阴阳、引阳入阴。在诸多安神药中,尤以首乌藤作用最佳,具于养血,故用于血虚所致的失眠最为适宜,因性平和,各种原因所致时失眠均可作为佐使药用之。唯用量宜大,少则不效。处方一般用30 g,重症失眠则可用到60 g。

病案 5

司某,男,53 岁,郑州市管城区职工。

患者夜间烦躁,难以入睡 2 个月。2 个月来患者无明显诱因出现夜间烦躁,难以入寐,曾服"艾司唑仑"治疗症状未见缓解。为求进一步治疗,遂来诊。刻下见:夜难入寐,夜间烦躁,口干喜饮,小便正常,大便偏干。舌红,苔薄黄,脉缓。

诊断:不寐(失眠)。

治则:滋阴清热,养心安神。

方药:麦冬15 g,天冬12 g,沙参12 g,炒酸枣仁12 g,柏子仁12 g,石决明30 g,五味子6 g,首乌藤15 g,茯神15 g,女贞子15 g,玉竹10 g,甘草3 g。

用法:7 剂,水煎服,每日 1 剂,分 2 次服用。

二诊:诸症减轻,夜寐安好,再守原方 7 剂而愈。

按语:本例患者反复失眠 2 个月余,曾服西药治疗,未见缓解。患者以阴虚内热,阴不敛阳为主。不寐多由阴虚所致,而心主神,肝藏魂,从脏腑立论则多责之心与肝。《古今名医方论》:"心者主火,而所以主者,神也。神衰则火为患,故补心者,必清其火而神始安",故治宜滋阴清热,养心安神,方选天王补心丹加减化裁。天冬、麦门冬以益心津,合女贞子、玉竹增强润肺滋阴清热之功;沙参以解心热,柏子仁所以养心神;五味子、炒酸枣仁以收心液;茯神、首乌藤能补虚安神;石决明平肝潜阳,镇心安神。"阳气尽,阴气盛,则目瞑;阴气尽而阳气盛,则寤矣。"患者年逾五十,阴气渐衰,故"昼不精,夜不瞑",故治当滋阴清热、镇心安神。

病案 6

徐某,男,40 岁,职员。

述近来因工作压力较大,用脑过度而出现失眠,彻夜难眠 10 天余,伴有焦虑烦躁,到本院就诊门诊查甲状腺功能、血糖、心电图及高血压等相关检查均未见异常,为求进一步诊治,遂来求诊。刻下见:眠差,彻夜难眠,心悸,无头晕,伴有烦躁出冷汗,头部出汗较明显,喉间有痰,口淡,大便量少,肠鸣,舌淡、胖大,苔黄厚,脉濡。患者自诉既往体质较弱,常年鼻塞多痰。

诊断:不寐(失眠)。

治则:交通心肾兼以化痰。

处方:甘草6 g,浮小麦20 g,大枣30 g,酸枣仁30 g,延胡索30 g,丹参18 g,防风18 g,橘红10 g,茯苓20 g,糯稻根30 g,生牡蛎30 g,珍珠母(先煎)30 g,茯神(先煎)20 g。

用法:7 剂,水煎服,每日 1 剂,分 2 次服用。

二诊:服药后上半夜能入睡,日间精神好转,仍有汗多症状,尤以夜间醒来出汗明显,痰较前减少,肠鸣减少,大便溏。痰湿减少,加强滋阴敛汗之力。守上方去丹参、防风、橘红、珍珠母,加法半夏12 g、麦冬15 g、生地黄18 g、生龙骨(先煎)30 g。14剂,水煎服。

三诊:睡眠较前明显好转,夜间能睡6~8小时,夜间仍有出汗,但较前减少,大便干溏不调,咽喉黏滞感。上方去生地黄、生龙骨、生牡蛎,加胆南星12 g、竹茹12 g,续服14剂。

随访睡眠良好,未再复发。

按语:不寐诊断要点主要以经常入睡困难,或睡中易醒,醒后不能入睡,或时睡时醒,或整夜不能入睡,或早醒。《景岳全书·不寐》曰:"凡思虑劳倦,惊恐忧疑,及别无所累,而常多不寐者,总属真阴精血之不足,阴阳不交,而神有不安其室耳。"患者诊断符合以上特征。夏氏中医认为本案患者因工作压力大,用脑过度,暗耗心阴,心神失养加之患者素有痰湿,内扰心神发为该病。治疗以养心安神法,方中甘草甘润缓急;浮小麦味甘微寒,补益心气;大枣益脾养血,配合酸枣仁、茯神等养心安神;生地黄、麦冬滋养阴血,神有所舍而安神;生牡蛎、珍珠母镇静安神;延胡索,丹参行气活血使心得其所养;兼以橘红、茯苓、法半夏、陈皮燥湿、理气行滞、祛除痰扰心神。全方共奏交通心肾兼以化痰之效。

病案7

孙某,女,30岁,巩义市人。

患者胎产后,失眠半个月余,而且是彻夜不眠,困得实在受不了了,闭上眼睛,顶多能处于朦胧的状态。至于说身边的声响,她都可以听见。诉总感觉胸膛发热,仿佛有火在往上撞,整个人比较烦躁,脑袋上特别爱冒汗,嘴里头十分干涩。双腿和四肢都不温热,晚上总上厕所。浑身比较怕冷。就诊当时,虽然是夏季,但是此人身上披着一层薄棉衣。多次求医,给予口服药物治疗,疗效欠佳。遂经人介绍来诊。刻下见:神志清,精神欠佳,面色苍白,饮食可,四肢冷,尿频,脉细数,舌红少津。

诊断:不寐(失眠)。

治则:交通心肾,平衡阴阳。

处方:黄连9 g,肉桂3 g,当归、炒酸枣仁、莲子肉、远志各10 g。

用法:7剂,水煎服,每日1剂,分2次服用。

患者服用上方3剂后即能入睡,睡眠可有3~4小时,服用7剂后可一觉睡到天亮。

按语:世间万物的变化发展,离不开阴阳的相互作用,相互对立和相互制约。人的睡眠,也是如此。阴阳二气的相互承接,转化,是人寐寤的直接原因。入夜时分,阴盛而阳衰,人才会睡去。而要想保证阴阳转换自如进行,前提必须是阴阳二气融为一体,你中有我,我中有你。这就是所谓对立统一。没有统一,就没有协调,更谈不上转化。本患者的阴阳二气,无法协调统一、阳热之气在上,胸中烦热,燥扰不宁,头部出汗,口燥咽干,这是"上热"。同时,患者还下寒。四肢不温,身体畏寒,晚上夜尿频繁,这显然是寒邪在下。看脉象,弦细脉。舌头红而少津。这显然是阴虚内热之象。中医对这种现象称之为心肾不交。心属火,肾属水。这就是人体内的阴阳二极。心火得不到肾水的滋养和制衡,它就往上灼,于是形成了上热。而肾水又得不到心火的制衡和温煦,所以偏寒,患者出现四肢不温,夜尿频多。因此患者上热下寒,睡眠失常的原因,就在于心肾不交,人体的阴阳不能交融配合,导致阴阳转化失常,首尾不能相顾。本证治疗当交通阴阳。其中的黄连清心火,清上热。肉桂能温肾阳,祛下寒,鼓动肾水上承于心,使心火得到制衡。同时,由于有黄连的制衡,肉桂的使用又不会加剧上焦的热势,从而使心火和肾水得到了沟通和协调,患者症状很快缓解。

病案8

周某,男,48岁。

患者近半年余难以入睡,时有睡后易醒,醒后难再眠,需服用"阿普唑仑""酒石酸唑吡坦"等镇静助眠药。遂经人介绍来诊。刻下见:入睡困难,辗转反侧,眠后易醒,多梦,心烦易怒,焦虑不安,痰黄,胸闷,口干口苦,小便黄赤,大便黏秽,舌红苔黄厚腻,脉滑数。患者经商,诉平素压力大,应酬多,嗜烟酒。

诊断:不寐(失眠)。

治则:清热化痰,宁心安神。

方药:黄连10 g,竹茹10 g,枳实10 g,半夏10 g,陈皮10 g,茯神25 g,远志10 g,甘草6 g,炒酸枣仁30 g,栀子10 g,龙骨(先煎)30 g。

用法:7剂,水煎服,每日1剂,分2次服用。嘱少应酬,减烟酒。

二诊:患者诉服药后,心情畅快,入睡较前快,睡后醒次数减少,痰白,仍有口干口苦,小便黄赤,两胁胀闷,舌红苔黄腻,脉弦数。守原方加胡黄连6 g,以除郁热。再服7剂。

三诊:患者入睡基本正常,偶有眠后半夜而醒,但感神清气爽,无口干口苦,大小便正常,舌淡红苔薄黄,脉滑。调方如下:黄连6 g,胡黄连5 g,枳实10 g,半夏10 g,陈皮15 g,茯神15 g,制远志10 g,甘草6 g,炒酸枣仁30 g,竹茹10 g,佛手10 g,10剂,水煎服。患者服完上方10剂后,诉睡眠正常。

按语:不寐病机为阳盛阴衰,阴阳失交。《黄帝内经》中对于不寐提出了治则,《灵枢·邪客》云:"补其不足,泻其有余,调其虚实,以通其道而去其邪。"所谓"通其道"就是使其营卫协调,阳入阴之道路通畅,使阴阳之气能够调和贯通,则能安卧入眠。所以不寐病证的基本治疗法则就是和调营卫,交通阴阳。《古今医统大全·不寐候》:"痰火扰心,心神不宁,思虑过伤,火炽痰郁,而致不寐者多矣……清痰抑火之法也。"患者因情绪不遂,郁而化热,气机阻滞,津不布散,聚而成痰,痰火内盛,上扰心窍。此病案是很典型的痰火扰心之证,痰火扰心的证型在临床上很常见,病机为痰火扰乱阴阳相交,使阴虚阳亢,治疗当用泻火涤痰以"通其道而去其邪",辅以疏肝解郁,痰去热清,邪去阴阳平衡,神明自然安静。《黄帝内经》云:"恬淡虚无,真气从之,精神内守,病安从来。"

病案9

原某,女,45岁。

患者以入睡困难1年余为主诉就诊。患者入睡困难,眠中易醒,醒后无法再入睡,遇事症状加重,平素性情急躁,近半年来月经量少,有血块,曾多处寻医就诊,检查结果均未见明显异常,口服苯二氮䓬类安眠药能入睡,然而次日精神欠佳,头脑昏沉。遂经人介绍来诊;刻下见:入睡困难,眠中易醒,醒后无法再入睡,情绪不佳,常有腹胀不适,大便干,舌淡紫苔白,脉弦细。

诊断:不寐(失眠)。

治则:疏肝解郁,活血化瘀。

处方:当归15 g,生地黄10 g,炙桃仁15 g,红花10 g,赤芍15 g,炒枳壳15 g,柴胡10 g,川芎10 g,川牛膝10 g,炒莱菔子30 g,瓜蒌30 g,炒山楂15 g,炒麦芽15 g,炒神曲15 g。

用法:7剂,水煎服,每日1剂,分2次服用。

二诊:服上方后,患者腹胀不适消失,入睡时间缩短,上方微作调整,嘱患者继续服用7剂。

处方:当归15 g,生地黄10 g,炒桃仁15 g,红花10 g,赤芍15 g,炒枳壳15 g,柴胡10 g,川牛膝10 g,瓜蒌30 g,首乌藤30 g,合欢花15 g,陈皮15 g,玄参15 g,麦冬10 g。继服7剂。

三诊:患者情绪明显好转,服药期间入睡容易,眠中偶见惊醒,嘱患者上方继服14剂,另嘱患者调畅心情。

按语:本案患者近1年来入睡困难,情绪不佳,肝气不疏,肝郁气滞,气为血之帅,气滞使血液运行不畅,阴血无以濡养,出现血瘀,故而见患者近半年月经量减少,血块增多,结合舌脉,辨证患者的失眠为气滞血瘀,治疗当疏肝理气,活血化瘀。正如王清任在"血府逐瘀汤"的注解中这样写道:"夜不能睡,用安神养血药治之不效,此方若神"。又曰:"夜睡梦多,是瘀血,此方一两剂痊愈,外无良方。"可见活血化瘀之品能让血瘀体质的失眠患者,酣然入睡梦香甜。本方动药、静药相互配合运用,既能行血分的瘀滞,又能解气分的郁结,活血而不耗血,祛瘀又可生新,具有活血祛瘀,行气止痛的功效。对于睡眠障碍应采取综合措施,不能单独依靠药物,还须配合心理疏导,体育疗法,足浴疗法等。应忌食辛辣刺激食物;忌饮浓茶、浓咖啡等易致兴奋的饮料;忌吸烟、饮白酒;晚餐勿过饥过饱。

病案10

吴某,男,60岁。

6年前开始,患者无明显诱因出现入睡难,乏力,心悸,偶半夜出现心中空虚感。为求治疗,遂来诊;刻下见:心悸,全身乏力,眼睑沉重难睁开,盗汗,精神差,眼花,口气重,纳差,大便溏薄,每日1次,小便正常。舌红,苔白腻,脉弦细数。

诊断:不寐(失眠)。

治则:温胆和中,滋心安神。

处方:磁石30 g,姜厚朴9 g,制半夏9 g,陈皮9 g,茯苓15 g,淡竹茹9 g,炙甘草6 g,珍珠母(先煎)30 g,生地黄15 g,麦冬12 g,炒酸枣仁15 g,广藿香9 g,佩兰9 g,柴胡6 g,

桂枝 6 g,白芍 9 g,枳实 9 g,鸡内金 9 g。

用法:7 剂,水煎服,每日 1 剂,分 2 次服用。

二诊:情绪明显好转,纳可,夜寐好转,夜尿较多。舌淡红,苔白腻,脉弦细。予守原方去珍珠母、麦冬,加制远志 9 g、石菖蒲 9 g、益智仁 9 g、乌药 9 g、怀山药 15 g。14 剂,每日 1 剂,水煎服。

三诊:入寐难,醒后难入寐,容易惊醒,大便不爽,欲便而难出,每日 2~3 次,便溏不成形,汗出较甚。舌红,苔薄腻,脉弦细。

调方如下:磁石 30 g,制厚朴 9 g,制半夏 9 g,陈皮 9 g,茯苓 15 g,淡竹茹 9 g,炙甘草 6 g,生地黄 15 g,炒酸枣仁 15 g,广藿香 9 g,佩兰 9 g,柴胡 6 g,枳实 9 g,鸡内金 9 g。上方继服 7 剂,盗汗已除,心悸明显减轻,夜寐明显好转,可入睡,有时醒来也可以再入睡,精神可。大便正常。舌淡,苔薄白,脉细。

后随访睡眠问题已解决,情绪平稳,心悸未再复发。

按语:患者纳差,乏力,眼睑沉重,眼花,皆为脾气虚弱,清阳不升之象,以四君子汤健脾益气;脾虚则湿生便溏,口气重,皆为内有湿阻,中阳不足之象,故以桂枝、白芍温中补虚,取小建中汤温中之意;湿阻生痰,痰湿扰心,心神不宁,故而不寐,故治疗以化痰祛湿,胃纳好转后,又加石菖蒲、远志等祛湿化浊;患者伴有抑郁,佐以疏肝健脾;盗汗、心悸、心跳剧烈、舌红是阴虚无以制阳,阴虚火旺之征,故以生地黄、麦冬、酸枣仁滋心阴,养肝血;老年人的失眠,多兼记忆减退、心神恍惚等证,故以重镇之品潜阳安神,如珍珠母、磁石。另外,鸡内金促进食欲,使气血生化有源。失眠伴有心悸、心虚或心烦时,当辨别虚实,随证治之。心烦尤以夜晚为甚,为心火亢盛,当以苦寒泻火;心虚尤以夜晚为甚,为心阴不足,当以甘寒滋阴,不可以酸枣仁汤。7 剂之后,患者情绪明显好转,说明失眠不寐伴有情绪抑郁者,疏肝解郁治疗有效。前后治疗 2 个月,多年顽疾治愈。患者发病 5 年多,神疲乏力,心悸,便溏,脉细而微数,虚象明显;又因苔腻,痰湿内阻,需温胆化痰,"十一脏皆取决于胆",胆壮则十一脏气血运行生机旺,阴阳调达再合其他诸药配伍取得良好效果。

第八节　痴　呆

一、中医病学相关知识

【概述】

痴呆是多由体内阴阳失衡,阴阳失调造成体内髓减脑消或痰瘀痹阻脑络,神机失用而引起在无意识障碍状态下,以呆傻愚笨、智能低下、善忘等为主要临床表现的一种脑功能减退性疾病。轻者可见神情淡漠,寡言少语,反应迟钝,善忘等;重者为终日不语,或闭门独居,或口中喃喃,言词颠倒,或举动不经,忽笑忽哭,或不欲食,数日不知饥饿等。西医学诊断的阿尔茨海默病,血管性痴呆及混合性痴呆,代谢性脑病,中毒性脑病等,可参考本篇进行辨证论治。

【病因病机】

夏氏中医认为痴呆多有老年精气亏虚或者情志失调,外伤,中毒等引起。虚者多因气血不足,肾精亏耗,导致髓减脑消,脑髓失养造成,属阴;实者常见痰浊蒙窍,瘀阻脑络,心肝火旺,终致神机失用而致痴呆,属阳,临床多见虚实夹杂证。最主要的原因还属于体内阴阳不平衡所致。痴呆辨证上分别具有阴阳属性的不同特点。

1. **脑髓空虚** 脑为元神之府,神机之源,一身之主,而肾主骨生髓通于脑。老年肝肾亏损或久病血气虚弱,肾精日亏,则脑髓空虚,心无所虑,神无所依而使灵机记忆衰退,出现迷惑愚钝,反应迟钝,发为痴呆。此类痴呆发病较晚,进展缓慢。

2. **气血亏虚** 《素问·灵兰秘典论》曰:"心者,君主之官,神明出焉。"《灵枢·天年》曰:"六十岁心气始衰,苦忧悲。"年迈久病损伤于中,或情志不遂、木郁土壅,或思虑过度、劳伤心脾,或饮食不节、损伤脾胃,皆可致脾胃运化失司,气血生化乏源。心之气血不足,不能上荣于脑,神明失养则神情涣散,呆滞善忘。

3. **痰浊蒙窍** 《石室秘录》云:"痰气最盛,呆气最深。"久食肥甘厚味,肥胖痰湿内盛;或七情所伤,肝气久郁,攻伐脾土;或癫狂久病积劳,均可使脾失健运,痰湿上扰清窍,脑髓失聪而致痴呆。

4. **瘀阻脑络** 七情久伤,肝气郁滞,气滞则血瘀;或中风,脑部外伤后瘀血内阻,均可瘀阻脑络,脑髓失养,神机失用,发为痴呆。

5. **心肝火旺** 年老精衰,髓海渐空,复因烦恼过度,情志相激,水不涵木,肝郁化火,肝火上炎;或水不济火,心肾不交,心火独亢,扰乱神明,发为痴呆。

【辨证论治】

(一)辨证要点

痴呆是一种脑功能减退性疾病,临床以呆傻愚笨、智能低下、善忘等为主要表现。本病记忆力障碍是首发症状,先表现为近记忆力减退,进而表现为远记忆力减退。痴呆起病隐匿,发展缓慢,渐进加重,病程一般较长。患者可有中风、外伤等病史。

痴呆乃本虚标实之证,临床上以虚实夹杂者多见。本虚者不外乎精髓,气血;标实者不外乎痰浊,瘀血,火邪。无论为虚为实,都能导致脏腑功能失调以及髓减脑消。因而辨证当以虚实或脏腑失调为纲领,分清虚实,辨明主次。

1. **辨虚实** 本病病因虽各有不同,但终不出虚实两大类。虚者,以神气不足,面色失荣,形体枯瘦,言行迟弱为特征,并结合舌脉,兼次症,分辨气血,肾精亏虚;实者,智能减退,反应迟钝,兼见痰浊、瘀血、风火等表现。由于病程较长,症情顽固,还需注意虚实夹杂的病机属性。

2. **辨脏腑** 本病病位主要在脑,但与心,肝,脾,肾相关。若年老体衰,头晕目眩,记忆认知能力减退,神情呆滞,齿枯发焦,腰膝酸软,步履艰难,为病在脑与肾;若兼见双目无神,筋惕,毛甲无华,为病在脑与肝肾;若兼见食少纳呆,气短懒言,口涎外溢,四肢不温,五更泻泄,为病在脑与脾肾;若兼见失眠多梦,五心烦热,为病在脑与心肾。

（二）治疗原则

夏氏中医认为保持体内阴阳平衡,虚者补之,实者泻之。阴平阳秘,精神乃安,调节阴阳,补虚益损,解郁散结是其治疗大法。脾肾不足,髓海空虚之证,宜培补先天,后天,以冀脑髓得充,化源得滋;对于气郁血瘀痰滞者,气郁应开,血瘀应散,痰滞应清,以冀气充血活,窍开神醒。

（三）分证论治

1. 髓海不足证 ①主要证候:耳鸣耳聋,记忆模糊,失认失算,精神呆滞。发枯齿脱,腰脊酸痛,骨痿无力,步履艰难,举动不灵,反应迟钝,静默寡言。舌瘦色淡或色红,少苔或无苔,多裂纹;脉沉细弱。②证候分析:肾主骨生髓,年高体衰,肾精渐亏,脑髓失充,灵机失运,故见精神呆滞,举动不灵,反应迟钝,记忆模糊,失认失算等痴呆诸症。肾开窍于耳,其华在发,肾精不足,故耳鸣耳聋,发枯易脱。腰为肾府,肾主骨,精亏髓少,骨骼失养,故见腰脊酸痛,骨痿无力,步履艰难;齿为骨之余,故齿牙动摇,甚则早脱。舌瘦色淡或色红,苔少或无苔,多裂纹,脉沉细弱为精亏之象。③治法:补肾益髓,填精养神。

2. 气血亏虚证 ①主要证候:呆滞善忘,倦怠嗜卧,神思恍惚,失认失算。少气懒言,口齿含糊,词不达意,心悸失眠,多梦易惊,神疲乏力,面唇无华,爪甲苍白,纳呆食少,大便溏薄。舌质淡胖边有齿痕;脉细弱。②证候分析:心主神明,心之气血亏虚,神明失养,故见呆滞善忘,神思恍惚,失认失算等痴呆症状。心血不足,心神失养,故心悸失眠,多梦易惊;血虚不荣肌肤爪甲,故面唇无华,爪甲苍白。气虚则少气懒言,神疲乏力,倦怠嗜卧;脾气不足,胃气亦弱,故纳呆食少;脾气亏虚,水湿不化,故大便溏薄。气血亏虚,脉道失充,故脉细弱。③治法:益气养血,安神宁志。

3. 痰浊蒙窍证 ①主要证候:终日无语,表情呆钝,智力衰退,口多涎沫。头重如裹,纳呆呕恶,脘腹胀痛,痞满不适,哭笑无常,喃喃自语,呆若木鸡。舌质淡胖有齿痕,苔白腻,脉滑。②证候分析:痰浊壅盛,上蒙清窍,脑髓失聪,神机失运,而致表情呆钝,智力衰退,呆若木鸡等症。痰浊中阻,中焦气机不畅,脾胃受纳运化失司,故脘腹胀痛,痞满不适,纳呆呕恶。痰阻气机,清阳失展,故头重如裹。口多涎沫,舌质淡胖有齿痕,苔腻,脉滑均为痰涎壅盛之象。③治法:健脾化浊,豁痰开窍。

4. 瘀血内阻证 ①主要证候:言语不利,善忘,易惊恐,或思维异常,行为古怪。表情迟钝,肌肤甲错,面色黧黑,甚者唇甲紫暗,双目暗晦,口干不欲饮。舌质暗,或有瘀点瘀斑;脉细涩。②证候分析:瘀阻脑络,脑髓失养,神机失用,故见表情迟钝,言语不利,善忘,思维异常,行为古怪等痴呆症状。瘀血内阻,气血运行不利,肌肤失养,故肌肤甲错,面色黧黑,甚者唇甲紫暗。口干不欲饮,舌质暗或有瘀点瘀斑,脉细涩均为瘀血之象。③治法:活血化瘀,通络开窍。

5. 心肝火旺证 ①主要证候:急躁易怒,善忘,判断错误,言行颠倒。眩晕头痛,面红目赤,心烦不寐,多疑善虑,心悸不安,咽干口燥,口臭口疮,尿赤便干。舌质红,苔黄;脉弦数。②证候分析:脑髓空虚,复因心肝火旺,上扰神明,故见善忘,判断错误,言行颠倒,多疑善虑等痴呆之象。心肝火旺,上犯巅顶,故头晕头痛;气血随火上冲,则面红目赤。

肝主疏泄,肝性失柔,情志失疏,故急躁易怒。心肾不交则心烦不寐,心悸不安。口臭口疮,口干舌燥,尿赤便干为火甚伤津之象,舌质红,苔黄,脉弦数均为心肝火旺之候。③治法:清热泻火,安神定志。

二、西医病学相关知识

【概述】

痴呆在西医学上是指大脑器质性病变所引起的一组综合征,从而导致大脑的退行性改变,影响大脑记忆力、计算力、学习、语言、思维、行为和情绪,有时也影响患者的日常生活和社会交往能力。痴呆的病因包括大脑变性病,如血管性痴呆,阿尔茨海默病,额颞叶痴呆,路易体痴呆,亨廷顿病、脑炎、一氧化碳中毒、甲状腺功能减退症、梅毒、艾滋病、脑肿瘤以及脑外伤等引起的继发性痴呆,其中血管性痴呆和阿尔茨海默病最常见。

【病因和发病机制】

(一)血管性痴呆

血管性痴呆(VD)的病因主要涉及脑血管病和危险因素 2 个方面,危险因素主要包括遗传因素及非遗传因素。遗传因素主要表现为遗传异质性及基因多态性,非遗传因素主要包括种族、年龄、性别、受教育水平,不良生活习惯如吸烟、酗酒等,社会及心理因素,接触与有毒化学药品的职业等。血管性痴呆的发病机制一般认为是脑血管病的病灶涉及额颞叶及边缘系统,或病灶损害了脑组织的足够容量,导致高级认知功能的损害。具体包括以下几个方面。

1. **脑血管损害**　多发性脑梗死、分水岭性梗死、腔隙性梗死或小梗死(是 VD 的最主要病因)、关键部位性脑梗死(梗死部位发生于丘脑,海马,尾状核,角回的关键组织)。

2. **白质损伤**　小血管病导致的脑白质损伤与血管性认知障碍关系最密切。小动脉增厚的纤维样变和玻璃样变导致血管迂曲等引起白质出血或缺血性损伤,从而引起脑白质受损,引发认知功能障碍。

3. **神经生化系统**　中枢胆碱能系统(乙酰胆碱合成减少和胆碱酯酶活性相对增高均可导致 VD 患者的认知障碍)、氨基酸受体的兴奋毒性(兴奋性氨基酸受体激活后引起的神经元细胞凋亡)、氧自由基的产生、单胺类神经递质释放及调节紊乱、一氧化氮大量增加(脑缺血再灌注时,一氧化氮大量增多,参与过氧化反应,并生成过硝酸盐,产生神经毒性而损伤磷脂核酸,破坏神经细胞)、炎性机制(脑缺血再灌注时,内皮细胞和神经元被激活释放大量的炎症因子如 TNF-α 和 IL-1β,促使白细胞聚集在受损脑组织处,引起脑血管的再阻塞,导致"无再流现象",同时,白细胞尚可产生蛋白水解酶和效应因子直接损害神经元,两方面作用,加重脑组织的损伤)。

(二)阿尔茨海默病

阿尔茨海默病目前原因未明,呈隐匿起病,进展缓慢,发病率女性大于男性,认知方面主要表现为记忆力下降,近事记忆下降为主,对日常生活工具应用能力下降,多数患者伴有人格障碍,缺乏局灶性神经系统体征,脑脊液中存在 tau 蛋白,典型病理特征是神经元纤维缠结,老年斑沉积及神经元数量减少,脑电图呈弥散性异常,头部 CT、MRI 显示前额、颞顶脑萎缩,SPECT 可见以双侧颞顶叶为主的双侧皮质血流量对称性减少。

(三)路易体痴呆

路易体痴呆是一种病因未明的进行性痴呆,以神经元胞浆内路易小体形成为病理特征,临床特点为合并波动性认知障碍,帕金森综合征以及反复发作的视幻觉三主征。神经病理学检查可见苏木精-伊红染色的包涵体,神经影像学检查可见脑萎缩及血管性病变。

(四)Pick 病

Pick 病是一种遗传性疾病,以胶质细胞增生、肿胀或嗜银包涵体为病理特征,多在中老年起病,缓慢出现人格改变,言语障碍以及行为异常,影像学可见额颞叶局限性萎缩。SPECT 可见额颞叶的对称性血流量减少。

(五)正常颅压脑积水

当血管性痴呆出现脑萎缩及脑室扩大,需与正常颅压脑积水相鉴别。正常颅压脑积水常表现为进行性智力衰退,共济失调步态,二便失禁三大主征。发病隐匿,部分患者发病前可有蛛网膜下腔出血病史,头颅 CT、MRI 无明确的脑梗死病灶,而仅表现为脑萎缩及脑室扩大征象。

【临床表现】

(一)血管性痴呆

血管性痴呆是脑血管病后所引发的痴呆,发病前多有卒中病史,临床特点具有突发,阶梯性进展,波动性及慢性病程的特点。其症状和体征包括认知功能障碍和脑损伤的神经功能定位。

1. 临床症状　①注意力下降:VD 患者注意力下降主要表现为回答问题时反应迟钝,不能回答或答非所问,严重者置之不理,无法进行互动及交流。②语言功能障碍:VD 患者晚期神经功能退化可导致不同程度的语言表达和理解障碍,部分患者存在严重的构音障碍。③记忆力减退:VD 患者的记忆力呈选择性斑片状减退,对某些事件记忆全无,对另一些事件的记忆却可完整无误,但以近事遗忘为主。④视觉空间障碍:因枕叶和顶叶大面积梗死的患者可出现视觉空间定向力障碍,患者可忘记回家的路,不能完成画钟表行动等。⑤执行能力障碍:因额叶,顶叶损害的患者可出现执行能力障碍,患者可出现失算,失认等执行能力障碍。

2. 特征性症状及体征　①神经病学症状和体征:VD 患者可出现典型的睡眠倒错现象,夜间难以入睡,日间嗜睡。神经系统检查可见中枢性面舌瘫、肢体偏瘫、肌张力增高、腱反射亢进以及锥体束征。②行为异常:VD 患者可出现无意义的反复询问同一问题,大声哭闹,还可出现刻板运动、攻击和暴力行为。部分患者出现贪食、异食癖等饮食障碍。③精神病性主要证候:VD 患者早期因智能的减低,记忆力,判断力等下降引起对疾病的恐惧,对未来的担忧易引起情感障碍及人格障碍,表现为淡漠、欣快、抑郁、焦虑、易激惹等症状,晚期因生物学的改变加重抑郁及焦虑,甚至引起伤人、自杀等意外事件发生。

(二)阿尔茨海默病

阿尔茨海默病的常见症状如下。

1. 生活功能改变　发病早期主要表现为近记忆力下降,对患者的一般生活功能影响不大,但是从事高智力活动的患者会出现工作能力和效率下降。随着疾病的进展,工作能力的损害更加突出,同时个人生活能力受损的表现也越发明显。在疾病晚期,患者在包括个人卫生、吃饭、穿衣和洗漱等各个方面都需要完全由他人照顾。

2. 精神和行为症状　即使在疾病早期,患者也会出现精神和行为的改变,如患者变得主动性缺乏、活动减少、孤独、自私、对周围环境兴趣减少、对周围人较为冷淡,甚至对亲人也漠不关心,情绪不稳、易激惹。认知功能的进一步损害会使精神行为症状恶化,可出现片段的幻觉、妄想(多以被偷窃和嫉妒为主);无目的漫游或外走;睡眠节律紊乱,部分患者会出现昼夜颠倒情况;捡拾收藏废品;可表现为本能活动亢进,如性脱抑制、过度进食;有时可出现激惹甚至攻击行为。

3. 认知损害　阿尔茨海默病的神经认知损害以遗忘为先导,随后会累及几乎所有的认知领域,包括计算、定向、视空间、执行功能、理解概括等,也会出现失语、失认、失用。

(三)路易体痴呆

1. 波动性认知障碍　认知功能损害常表现为执行功能和视空间功能障碍,而近事记忆功能早期受损较轻。视空间功能障碍常表现得比较突出,患者很可能在一个熟悉的环境中迷路。患者常出现突发而又短暂的认知障碍,可持续几分钟,几小时或几天,之后又戏剧化般的恢复。

2. 视幻觉　50%~80%的患者在疾病早期就有视幻觉。视幻觉的内容活灵活现,但不一定是痛苦恐怖的印象,有时甚至是愉快的幻觉,以致患者乐意接受。早期患者可以分辨出幻觉和实物,比较常见的描述包括在屋子内走动的侏儒和宠物等。视幻觉常在夜间出现。听幻觉、嗅幻觉也可存在,出现听幻觉时患者可能拿着为连线的电话畅聊,或者拿着亲友的照片窃窃私语。后期患者无法辨别幻觉,对于旁人否定会表现得很激惹。

3. 帕金森综合征　主要包括运动迟缓、肌张力增高和静止性震颤。

4. 其他症状　有睡眠障碍、自主神经功能紊乱和性格改变等。快速眼动睡眠期睡眠行为障碍被认为是本病最早出现的症状。自主神经功能紊乱常见的有直立性低血压、性功能障碍、便秘、尿潴留、多汗、少汗、晕厥、眼干口干等。性格改变常见的有攻击性增强、抑郁等。

(四)Pick 病

Pick 病最显著的临床表现是早期即显示额叶损害症状,行为幼稚、无自制力、说谎、嗜酒、懒惰、无礼貌、好恶作剧;情绪冲动、易激惹、漫游、判断理解力差,可因"偷窃"、性骚扰而被拘留。

(五)正常压力脑积水

正常压力脑积水的典型三联征表现为认知功能障碍、步态障碍和尿失禁,脑血管病相关性正常压力脑积水可不典型,早期仅出现上述三联征中的一种,甚至以癫痫、意识改变、运动感觉障碍等起病;②脑血管病发作后恢复不理想,神经功能持续处于低评分状态,或经治疗后早期临床症状改善,后又出现意识障碍加重或神经功能恶化等表现;③可采用认知量表简易智力状态检查量表 MMSE 和日本正常压力脑积水分级量表对患者进行基线状况和疗效评估。

【临床常用实验室检查】

1. 痴呆诊断量表 包括痴呆患者认知能力简易筛查量表(MMSE)、临床痴呆评定量表(CDR)、日常生活能力量表,日常生活及社会能力调查表,总体退化量表和修订的 Hachinski 缺血性量表。

2. 神经电生理检查 主要包括脑电图(EEG),视觉和听觉诱发电位(EAP、BAEP),事件相关电位(ERP)。

3. 神经心理测验 常用韦氏成人智力量表(WAIS)以及其记忆量表,但该检查较费时费力,现已由简易的物体记忆测验以及快速词汇检测所代替。

4. 脑功能及脑代谢检查 如正电子发射体层摄影(PETCT)。

5. 超声检查 经颅多普勒彩超(TCD)及颈部血管彩超。

6. 神经影像学检查 头颅 CT、头颅 MR 等。

【治疗】

目前西医治疗主要分为防止卒中的发生、改善认知功能、控制精神及行为 3 个方面。

(一)防止卒中的发生

主要包括建立积极健康的生活方式,如参加有氧运动、戒烟、戒酒等;以及控制脑血管危险因素如高血压、糖尿病、高脂血症等。

(二)改善认知功能

1. 胆碱酶抑制剂 现代研究证明胆碱酶抑制剂可通过抑制 AchE 活性,减少乙酰胆碱降解,增加与突触结合的乙酰胆碱量,从而改善 VD 患者的认知功能。

2. 兴奋性氨基酸受体拮抗剂 代表药为美金刚,其可竞争性与 N-甲基-D-天冬氨酸受体(NMDA)结合,防止 Ca^{2+} 离子内流,从而拮抗兴奋性氨基酸对神经细胞的损害,改善认知功能。

3. 钙通道阻滞剂 可拮抗 Ca^{2+} 进入细胞,起到松弛血管平滑肌,扩张脑血管,改善脑循环作用,从而改善 VD 患者的认知功能。其代表药物有尼莫地平。

4. 麦角生物碱制剂 代表药物尼麦角林为一种 α_1 受体阻滞剂,可通过扩张血管达到改善脑循环作用。此外其尚能促进脑组织对葡萄糖,磷脂的摄取及利用,并能起到抑制胆碱酯酶活性,增加纹状体内 Ach 含量,多方面作用起到改善认知的作用。

5. 自由基清除剂 此类药物能清除脑内自由基,减少脂质过氧化作用,达到保护脑血管及神经功能,改善认知的作用。

6. 脑代谢激活剂 能够增强脑细胞对磷脂及葡萄糖的利用,促乙酰胆碱的合成,改善中枢性 EAA 活性从而改善由缺氧造成的逆行性遗忘,改善记忆,认知等功能。代表药物为吡咯烷酮衍生物,如吡拉西坦等,以及胞二磷胆碱、ATP 等。

7. 神经营养药 是指可促进神经细胞再生及修复的药物。其代表药神经节苷脂能介导神经生长因子促进神经细胞再生,从而达到改善认知功效。

8. 降低同型半胱氨酸 同型半胱氨酸(Hcy)是蛋氨酸代谢中的产物,当其生成过多时可抑制 NO 活性,造成动脉粥样硬化;当其代谢异常时可产生同型胱氨酸,产生神经毒性直接损害海马神经元,造成认知的缺损。Hcy 的生成和代谢异常常与维生素 B_{12}、叶酸、维生素 B_6 相关,临床多通过补充后三者的摄入以降低 Hcy 的生成。

(三)控制精神及行为

根据症状使用抗精神病药物。目前常用的药物包括有抗精神病药,如奋乃静、奥氮平、利培酮、喹硫平等;情感稳定剂如丙戊酸钠;抗抑郁药如西酞普兰、帕罗西汀、氟西汀;抗焦虑药如阿普唑仑、艾司唑仑、劳拉西泮、氯硝西泮等。

三、夏氏中西医结合相关知识

夏氏中医认为中医所言痴呆多由体内阴阳失衡引起,病位在脑,与肾、心、肝、脾四脏功能失调相关,尤以肾虚关系密切。其基本病机为髓减脑消,痰瘀痹阻,火扰神明,神机失用。其证候特征以肾精,气血亏虚为本,以痰瘀痹阻脑络邪实为标。其病性不外乎虚、痰、瘀、火。虚,指肾精,气血亏虚,髓减脑消;痰,指痰浊中阻,蒙蔽清窍;瘀,指瘀血阻痹,脑脉不通;火,指心肝火旺,扰乱神明。痰、瘀、火之间相互影响,相互转化,如痰浊、血瘀相兼而致痰瘀互结;肝郁、痰浊、血瘀均可化热,而形成肝火,痰热,瘀热,上扰清窍;若进一步发展耗伤肝肾之阴,水不涵木,阴不制阳,则肝阳上亢,化火生风,风阳上扰清窍,使痴呆加重。虚实之间也常相互转化,如实证的痰浊,瘀血日久,损伤心脾,则气血不足,或伤及肝肾,则阴精不足,均使脑髓失养,实证由此转化为虚证;虚证病久,气血亏乏,脏腑功能受累,气血运行失畅,或积湿为痰,或留滞为瘀,又可因虚致实,虚实兼夹而成难治之候。

夏氏中医总结:"人之记忆,事物之所以不忘,在于肾精之充盈。"本病乃多因年老肾阴不足,脑髓无以充盈所致,属肾阴虚血瘀证。肾精亏虚,血失化源,脑失所养则患者神机失用,健忘痴呆;肾者水藏,主津液,肾阴亏虚则患者口干、大便秘结。血并于下,气并于上,乱而善忘。肾阴亏虚,收藏不利,则无以摄纳,故气血逆乱发为心乱躁烦。痴呆的治疗夏氏中医认为中西医结合多元化治疗疗效显著,开创了中西医结合治疗痴呆的三位一体疗法,即口服药物结合经颅磁刺激治疗通过改善脑细胞膜电位对大脑神经元和相关功能进行改善;高压氧治疗改善脑组织缺血缺氧。配合脑针治疗调理其阴阳经络,刺激骨膜及神经反射区,调节阴阳平衡,达到醒脑开窍,从而改善患者脑记忆功能,使大脑有了可塑性,打破了以往大脑痴呆梗死不可逆的认知。应用祖传夏氏中医,辨证施治,结合精进的脑针技术,无论是针对轻度、中度还是重度患者,均可有效改善其认知功能和日常生活能力,为无数患者和家庭带来新的希望。

我们建立了 ADS(Advance Dementia Science)阿尔茨海默病诊疗中心,获批河南省科技厅"河南省阿尔茨海默病诊疗国际联合实验室",成立了"河南省医养康复中心",神经病学为河南省重点(培育)学科,拥有医养康护的专业团队,不仅仅是聚力阿尔茨海默病临床中西医并重的新疗法,诊疗中心倾力搭建 ADS 广阔的学术研究平台,承担"三位一体疗法对阿尔茨海默病 Hcy、Hs-CRP 水平影响的研究""痴呆的中医辨证及临床应用研究、闭环康复疗法对阿尔茨海默病疗效的研究""经颅磁刺激联合甘露特纳用于阿尔茨海默病认知功能障碍改善的临床研究""积极应对人口老龄化背景下河南健全养老服务体系研究"等省级以上科研课题,以期透过不同思想角度、中西医结合的交流碰撞,全面提升阿尔茨海默病领域专科医康养护的临床诊治、疾病管理、健康照护能力。

四、病　案

病案1

张某,女,64 岁,河南郑州市人。

患者 2 年前出现记忆力下降,情感障碍,在多家医院诊疗,诊断为阿尔茨海默病。曾服用安理申、美金刚、奥拉西坦等药物,疗效不佳,近半年来症状逐渐加重,智力减退明显,记忆力及计算力明显减退,曾发生 2 次在居住小区内不能找到回家道路的情况,思维及反应迟钝,言语减少,不善与人交往,善悲易哭,步履不稳,食欲减退,夜眠差,便溏,大便每日 2~3 次,生活不能自理。刻下见:神情呆滞,智能下降,舌质暗淡,舌胖边有齿痕,苔白腻,脉弦细。检查:头颅 CT 示脑白质稀疏,中度脑萎缩。

诊断:痴呆(阿尔茨海默病)。

治法:补肾益髓,健脾化痰,开窍醒神。

处方:山茱萸 30 g,生地黄、熟地黄各 20 g,党参 20 g,黄精 15 g,清半夏 10 g,茯苓 15 g,炒白术 15 g,砂仁 10 g,石菖蒲 30 g,远志 5 g,郁金 10 g,陈皮 10 g,鸡内金 10 g,炙甘草 10 g。

用法:30 剂,水煎服,每日 1 剂,分 2 次服用。

二诊:眼神较前灵活,言语较多,喜欢与人交流,口角已不流涎,情绪平稳,食欲渐增,大便正常,日常生活尚需家人帮助自理。前方加葛根 30 g,以舒筋通络,继服 4 个月。

三诊:记忆力逐渐增强,家人曾实验性将患者带离距家 1 km 外的超市,家属跟踪发现患者可自行回家,思维较前敏捷,能与正常人交流,情绪稳定,日常生活基本自理,舌质淡,苔薄白,脉细。

随访 1 年,病情未见加重,记忆、认知、计算等功能逐渐有所好转,日常生活可自理。证属:脾肾两虚,髓海不足,痰浊阻窍。

按语:夏氏中医认为本患者年老体虚,阴阳失调,脾肾两虚,尤以阳虚为甚,肾精不充,髓减脑消,故记忆减退,思维迟钝。肾主骨生髓,肾虚则下肢萎软无力,而步履不稳,计算失误。脾虚健运失司,则食欲减退,时而便溏。水湿不运,聚而为痰,痰浊阻窍,神机失用,致神情呆滞,言语减少,善悲易哭。舌质暗淡,舌胖边有齿痕,苔白腻,脉弦细皆为脾虚痰阻之候。方中以山茱萸、熟地黄、生地黄、黄精补肾益精;以人参、白术、茯苓、甘草健脾和胃;以陈皮、半夏燥湿化痰、理气和中。方中石菖蒲、远志、郁金行气化痰开窍;"脾为生痰之源",故加砂仁、鸡内金以醒脾开胃、消食导滞。共奏补肾益髓,健脾化痰,开窍醒神之功。

病案 2

杨某,男,72 岁。河南登封市人。

患者于 2015 年 6 月份出现右侧肢体乏力,站立行走欠稳,伴言语含糊,饮水呛咳,至当地医院住院治疗,行颅脑 CT 检查提示:多发性脑梗死,脑白质病,脑萎缩。经治疗后好转出院,遗留右侧肢体轻乏力,言语表达欠佳。近 1 年来伴出现记忆力减退,以近期记忆力下降为主,反应迟钝,认人不准,伴生活能力下降,遂前来诊治。刻下见:神志清,精神欠佳,右侧肢体轻乏力,言语表达欠佳,记忆力减退,以近期记忆力下降为主,认人不准,计算能力差,伴生活能力下降,食少纳呆,睡眠一般,夜尿频多,舌淡体胖大有齿痕,舌边有瘀点,舌苔白,脉沉细,两尺尤甚。

诊断:痴呆(血管性痴呆)。

治则:补肾活血,化痰开窍。

方药:熟地黄 20 g,山茱萸 15 g,巴戟天 10 g,石斛 12 g,肉苁蓉 12 g,炮附子 10 g,五味子 5 g,麦冬 10 g,石菖蒲 10 g,制远志 10 g,茯苓 15 g,肉桂 5 g,薄荷(后放)5 g,生姜 8 g,大枣 10 g,黄芪 30 g,土鳖虫 5 g,甘草 6 g。

用法:7 剂,水煎服,每日 1 剂,分 2 次服用。

二诊:患者右侧肢体力量增加,记忆力无明显继续下降,药前时有言语错乱,药后言语表达稍好转,夜尿次数减少,舌脉同前。药已中病,效不更方,守上方继用 28 剂。

三诊:回答基本切题,日常生活能力有所改善,但反应仍迟钝,智力和人格仍有部分障碍,计算力尚差,夜尿减少,舌淡苔白有齿痕,舌边有瘀点,脉沉细。髓海渐充,痰瘀渐化,上方去薄荷、生姜、大枣,加菟丝子,红景天以加强补肾,活血功效。

处方:熟地黄 20 g,山茱萸 15 g,巴戟天 10 g,石斛 12 g,肉苁蓉 12 g,炮附子 6 g,麦冬 10 g,制远志 15 g,红景天 20 g,五味子 5 g,茯苓 15 g,肉桂 5 g,菟丝子 10 g,石菖蒲 10 g,鹿茸 10 g,黄芪 30 g,土鳖虫 5 g。28 剂,用法同前。

四诊:右下肢能慢步,构音较前清晰,定向基本健全,回答基本切题,反应一般,计算力差,生活可以自理,舌淡苔白,脉细。病见显效,继续服用。

按语:患者既往中风,久病不愈,体内阴阳失衡。夏氏中医认为中医用药,皆因病立方,酌其虚实温凉,阴阳内外而时加减之。痴呆之病其病位在脑,与五脏六腑有密切关系,其中尤以肾、肝、心、脾的关系最为密切,因脑为髓海,脑为元神之府,具有主宰精神、意识、思维和全身其他功能活动的作用。人至中老年,肝肾亏损,精血不足,髓海空虚,脑失所养,脑神必然失用;肾阴不足,心肾不交,神明则不敛,必致痴呆;心肾气虚,则气血运行无力,气行则血行,气滞则血瘀,脑络瘀阻,脑髓受损,元神失灵,必致痴愚;脾肾阳虚,水湿不化,停滞为痰,上行于脑,蒙蔽清窍,则致灵机窒滞发为呆病。正如《医学心悟》所云:"肾主智,肾虚则智不足"是也。本病例的首诊症候辨证为肾虚髓空,痰瘀阻窍证,是本虚标实之候,以肾精不足、髓海空虚为本,痰瘀闭阻脑络为标,痰和瘀是重要病理因素,因此,治疗上当以补肾活血,化痰开窍为法,故选用《黄帝素问宣明论方》地黄饮子加味进行治疗。该方中用熟地黄、山茱萸、巴戟天、石斛、肉苁蓉、炮附子等滋肾阴、补肾阳、开窍化痰;加用鹿茸以增强填精补髓之效;加入黄芪、土鳖虫以益气活血。

病案 3

郭某,男,79 岁,河南省某局退休干部。

患者于 2015 年 11 月因脑梗死,逐渐出现记忆力减退,2 周前突然加重,出现外出迷路,记不清自己的年龄,计算能力明显下降,用过的物品找不到,遇亲友想不起称呼,生活不能自理,无故哭笑,寐欠安,纳差,脘腹胀满,夜尿增多。舌淡红,苔白腻,脉细弱。检查:CT 示右颞叶多发性陈旧性梗死,脑萎缩。

诊断:痴呆(血管性痴呆)。

治则:补肾填精,健脾化痰。

处方:淫羊藿 10 g,女贞子 10 g,枸杞子 10 g,制何首乌 10 g,当归 10 g,菟丝子 15 g,黄芪 18 g,制黄精 12 g,丹参 6 g,山楂 10 g,制远志 6 g,石菖蒲 10 g,陈皮 6 g,半夏 6 g,薏苡仁 18 g。

用法:7 剂,水煎服,每日 1 剂,分 2 次服用。

二诊:饮食较前增加,睡眠好转,夜尿次数减少。舌红,苔薄黄,脉细。服此方后脾气健运,痰湿得化,但仍肾虚髓空,脑失充润,神明呆滞,故仍补肾填精,健脾益气,方去陈皮,半夏,薏苡仁,石菖蒲,加酸枣仁 15 g,菊花 12 g,地骨皮 6 g。服法同前。

三诊:经前期治疗,患者记忆,计算力明显好转,一般生活能自理,无故哭笑症状基本控制。

按语:患者年老体弱,阴阳平衡失调,脾肾亏虚,髓海不充,精血衰少,痰浊阻塞机窍,不能升清化浊,脑络不通,脑脉失养,神明失用则发为呆病。治疗本病既要立足于老年人肾虚精亏之全局,又要着眼于脏腑病变之局部,兼顾补肾与健脾,才能更好地发挥作用。单纯滋阴填精,不仅药之甘味,难以化成肾中精血,精血不生,反易成阴凝之邪伤伐元气。若纯使用壮阳之品,或获一时之效,但势必耗损精血,使虚损益甚。因此必须重视脾胃平衡阴阳,顾护脾胃之气,脾胃健壮,生化有源,水谷精微化生精气,充养肾中精气,则先天得到培植补益,当日渐充盈,神明得养。患者年老年久病,脏腑功能虚弱,气化不力,痰湿凝滞,属虚实夹杂之证。正虚遭邪侵,邪滞更伤正,邪结不祛则正气难复。方中淫羊藿、女贞子、枸杞子、制何首乌、当归、菟丝子补肾健脾填精;黄芪、制黄精、丹参补血活血、滋阴补阳;山楂、制远志、石菖蒲、陈皮、半夏、薏苡仁除湿祛痰。诸药合用达到补益脾肾阴阳,填精益髓,使阴阳平衡之佳效。

病案 4

万某某,男性,78 岁,河北石家庄人。

患者以"记忆力减退,反应迟钝1年余"为主诉入院。1年前无明显诱因出现记忆力减退,近远期记忆均减退,记不清家人的姓名,反应迟钝,待人处事表现淡漠,生活不能自理,不能独自穿衣、洗澡等,症状波动,伴情绪不稳,时好时坏。无意识不清,四肢抽搐,无发热等。为求治疗,遂来诊;刻下见:表情呆钝,少言寡语,智力衰退,口多涎沫,头重如裹,纳呆呕恶,脘腹胀痛,痞满不适,哭笑无常,喃喃自语,舌质淡胖有齿痕,苔白微腻,脉滑。

患者既往有高血压病7年,糖尿病史5年,脑梗死2年。体格检查:BP 145/90 mmHg,心、肺、腹无异常。神经系统检查:神志清楚,表情淡漠,时空及人物定向力差,语言理解力尚可,记忆力及计算力减退,脑神经无异常,右肢肌力4级,左肢肌力正常,右肢肌张力稍增高,四肢腱反射对称迟钝,双侧病理征阳性,脑膜刺激征阴性,小脑征阴性,深浅感觉无异常。动态脑电图:轻度异常老年动态脑电图。头颅MRI平扫:双侧额叶,基底节及脑干多发腔隙灶。脑白质变形,全脑萎缩。

诊断:痴呆(阿尔茨海默病)。

治则:燥湿化痰开窍,健脾温阳化浊。

方药:党参30 g,甘草10 g,半夏12 g,陈皮12 g,制附子10 g,炒神曲10 g,山药20 g,砂仁15 g,生地黄12 g,熟地黄15 g,石菖蒲20 g,莱菔子30 g,茯神15 g,酸枣仁30 g。

用法:7剂,水煎服,每日1剂,分2次服用。

二诊:诸症改善,饮食稍好,可听人言,智力增加,头重如裹,纳呆呕恶减轻,痞满不适,舌质淡胖有齿痕,苔白微腻,脉滑。效不更方,守方不变。

三诊:患者饮食改善,仍默默无语,可自己归家,能与人简单沟通,舌质红,苔白微腻,脉微。后患者回河北继续服用本方,家人诉效果较好。

按语:本患者体内阴阳失衡,阴阳失调造成体内阴液聚集成痰,痰浊壅盛,上蒙清窍,脑髓失聪,神机失运,而致表情呆钝,智力衰退,呆若木鸡等症。痰浊中阻,中焦气机不畅,脾胃受纳运化失司,故脘腹胀痛,痞满不适,纳呆呕恶。痰阻气机,清阳失展,故头重如裹。口多涎沫,舌质淡胖有齿痕,苔腻,脉滑均为痰涎壅盛之象。燥湿化痰开窍,健脾温阳化浊,本方中党参、甘草培补中气;半夏、陈皮健脾化痰;附子助阳化痰;茯神、枣仁宁心安神,神曲和胃。若纳呆呕恶,脘腹胀痛,痞满不适以脾虚明显者,重用党参、茯苓,可配伍黄芪、白术、山药、麦芽、砂仁等健脾益气之品;若头重如裹,哭笑无常,喃喃自语,口多涎沫以痰湿重者,重用陈皮、半夏,可配伍制南星、莱菔子、佩兰、白豆蔻、全瓜蒌、贝母等理气豁痰之品;痰浊化热,上扰清窍,舌质红,苔黄腻,脉滑数者,将制南星改用胆南星,并加瓜蒌、栀子、黄芩、天竺黄、竹沥;若伴有肝郁化火,灼伤肝血心阴,证见心烦躁动,言语颠倒,歌笑不休,甚至反喜污秽,或喜食炭灰,宜用当归、白芍柔肝养血,丹参、麦冬、天花粉滋养心胃阴液,用柴胡合白芍疏肝解郁,用柏子仁合茯苓、枣仁加强养心安神之力;属风痰瘀阻,证见眩晕或头痛,失眠或嗜睡,或肢体麻木阵作,肢体无力或肢体僵直,脉弦滑,可加用半夏、白术、天麻汤;脾肾阳虚者,用肉桂、附子、干地黄、干姜、黄芪、白豆蔻等温阳健脾。

病案5

金某,女,78 岁,南阳市退休干部,

患者于 2018 年 6 月份患脑梗死,当地医院治疗后遗留左侧肢体功能障碍,行颅脑 CT 检查提示:右侧基底节脑梗死,脑白质病,脑萎缩。经治疗后好转出院,近 1 年来伴出现记忆力减退,以近期记忆力下降为主,反应迟钝,认人不准,伴生活能力下降,急躁易怒,举止异常,常诉头晕目眩,头痛,耳鸣,舌绛,苔黄,脉弦滑数。

诊断:痴呆(混合性痴呆)。

治则:清肝养心,安神定志。

处方:天麻 12 g,钩藤 20 g,石决明 30 g,栀子 15 g,黄芩 12 g,郁金 12 g,益母草 15 g,首乌藤 15 g,茯神 15 g。

用法:7 剂,水煎服,每日 1 剂,分 2 次服用。

二诊:患者左侧肢体力量增加,记忆力无明显继续下降,药前时有言语错乱,药后言语表达稍好转,头晕耳鸣好转,舌红,苔微黄,脉弦滑。药已中病,效不更方。

三诊:回答基本切题,日常生活能力有所改善,但反应仍迟钝,智力和人格仍有部分障碍,计算力尚差,舌淡苔白,脉弦。原方加麦冬 10 g,制远志 10 g,五味子 5 g,茯苓 15 g,石菖蒲 15 g,水煎服,每日 1 剂。

按语:痴呆已经成为老年人的常见病,多发病。根据夏氏中医认为多因先天不足,或后天失养,或年老肾虚,导致髓海渐空,元神失养;或久郁,或卒中,或外伤,或外感等,导致邪留于脑,脑络不通,脑气与脏气不相连接,神明不清。临床表现以善忘,智能缺损,生活失能为核心特征。临床上采取平衡阴阳,调整体内阴阳,平肝清心,滋肾阴,补肾阳达到治疗目的。本病由于体内阴阳失衡造成体内肝阳心火旺盛,全方以平肝清心为主,加以安神定志之药,若失眠多梦,加莲子心、丹参、酸枣仁、合欢皮;若妄闻、妄见、妄思、妄行加生地黄、山茱萸、牡丹皮、珍珠粉;若苔黄黏腻,加天竺黄、郁金、胆南星;若便秘,加酒大黄、枳实、厚朴。

第九节　颤　证

一、中医病学相关知识

【概述】

中医学认为颤证是以头部或肢体摇动颤抖,不能自制为主要临床表现的一类病证。轻者仅头摇或手足微颤;重者头部震摇大动,肢体颤动不止,甚则有痉挛扭转样动作,或兼有项强,四肢拘急,失去生活自理能力。颤证亦称"振掉""颤振""震颤"。

《黄帝内经》无颤证病名,但奠定了理论基础,如《素问·至真要大论》曰:"诸风掉眩,皆属于肝。"其中的"掉"即含颤证之义。《素问·脉要精微论》指出:"骨者髓之府,不能久立,行则振掉,骨将惫矣。"阐明了肢体摇动属风象,与肝、肾、骨髓密切相关。《黄帝内经》的这一理论一直被后世所宗。明代楼英在《医学纲目》中除肯定了《黄帝内经》肝风内动的观点,还扩充了病因病机内容,阐明风寒、热邪、湿痰均可作为病因生风致颤,并指出颤证"比之瘛疭,其势为缓"。明代王肯堂《证治准绳·杂病》做了进一步阐发,曰:"颤,摇也;振,动也。筋脉约束不住而莫能任持,风之象也……亦有头动而手足不动者……足动而头不动也。皆木气太过而兼火之化也。"并指出本病的发病特点以中老年居多。明代孙一奎《赤水玄珠》又提出气虚、血虚均可引起颤证。至清代张璐《张氏医通·颤振》明确指出颤证与瘛疭的鉴别:"颤振瘛疭相类,瘛疭则手足牵引,而或伸或屈,颤振则但振动而不屈也,亦有头摇手不动者。盖木盛则生风生火,上冲于头,故头为颤证。若散于四末,则手足动而头不动也。"张氏认为本病多因风、火、痰、虚所致,并载列相应的治疗方药10余首,对颤证的脉象也做了详细描述,从而使本病的辨证论治,理法方药日趋完善。

【病因病机】

《素问·生气通天论》有云:"阴平阳秘,精神乃治。"颤证分为阴阳虚实,实证为风阳内动,痰热动风或瘀血夹风;虚证为髓海不足和气血亏虚。人,常肝肾不足,水不涵木,风阳内动,故瘀血夹风而发病。髓海不足久病或年迈或禀赋不足肾亏精少,或七情内伤,或房事太过,暗耗肾精,肾虚髓减,髓海失充,神机失养,筋脉肢体失主而成。气血亏虚多由劳倦过度,或饮食不节,或思虑内伤,心脾俱损。心气衰少,无力行血以荣四肢百骸;脾气受损,气血生化乏源,气血不足,不濡肢体经脉,筋脉失养,而成本病。综上所述,颤证常因年老体虚,禀赋不足,情志过极,久病脏腑受损或劳逸失当,致使体内阴阳失衡,造成体内肝肾亏虚,气血不足,髓海失充,肢体失主,并与肝阳、痰热、瘀血等互阻络道;其病虽在筋脉,但为脑髓与肝、肾、脾、肺等脏器受损有关。本病病性为本虚标实,阴虚阳亢。

本病标本之间相互影响,风、火、痰、瘀之邪因虚而生,如风因阴虚、血虚而生,痰因脾虚不运化水湿而成;诸邪又进一步耗伤阴津气血,如火邪伤津,风、火、痰、瘀之间也可互相影响及转化,如阳亢动风或痰热化风;或热邪煎熬津液成痰,痰又常与肝风,热邪兼夹为患;久病多瘀,瘀血常与痰浊并病。故单一或复合因素导致了颤证的发生。

【辨证论治】

(一)辨证要点

首辨阴阳平衡,次知标本虚实,本病为本虚标实。肝肾阴虚、气血不足等脏腑气血功能失调为病之本,属虚,多表现为颤抖无力、腰膝酸软、眩晕耳鸣、形体消瘦、缠绵难愈等,属阴;常遇烦劳而加重;风、火、痰、瘀等引起风动之象为病之标,属实,多表现为颤震较剧、肢体僵硬、烦躁不宁、胸闷体胖等,常遇郁怒而发,属阳;临床多虚实夹杂证,但应注意其主次偏重。

（二）治疗原则

本病的治疗,应遵循急则治标,缓则治本,标本兼治,阴阳平衡。若患者颤证明显,其风火、痰热、瘀血等邪实为盛时,应先平肝息风、清化热痰,或活血化瘀;若标证不明显,主要表现为肾精亏虚或脾气不足者,则重在填精补脑或补益气血,所谓缓则治本;若本虚标实者,又当补虚泻实,攻补兼施。

（三）分证论治

1. 风阳内动证 ①主要证候:肢颤,头摇不能自主。眩晕或头胀,面红,口干口苦,急躁易怒,心情紧张时颤动加重,或项强不舒。舌质红,苔黄,脉弦或弦数。②证候分析:肝属厥阴风木之脏,藏血主筋,体阴而用阳,肝郁化火生风,上扰于头,则头部摇动,眩晕头胀,面红,口苦;风阳侵扰筋脉,则肢体颤抖;肝郁化火伤阴,肝阴亏虚,阴津不足,口舌失其濡养,则口苦而干;筋脉失养,则项强不舒;肝主条达情志,郁怒伤肝,阴不潜阳,肝阳上亢,故急躁易怒,心情紧张时颤动加重;舌质红,苔黄,脉弦或数皆风阳内动之征。③治法:滋阴潜阳,息风止颤。

2. 痰热风动证 ①主要证候:肢体颤震,头摇不止,或咳吐黄稠痰;或形体肥胖,肢体麻木,头晕目眩,燥扰不宁,口黏口苦;或胸闷泛恶,肢体困重,呕吐痰涎。舌体胖大,有齿痕,舌质红,苔厚腻或白,或黄;脉弦滑或弦滑数。②证候分析:痰热内蕴,阳盛化风,筋脉失于约束或筋脉失养,以致肢体颤震,肢体麻木;痰热夹风上扰,则头晕目眩,燥扰不宁;痰湿内盛则形体肥胖,口黏口苦,胸闷泛恶,咯吐黄稠痰等症以及舌质红,苔黄腻,脉弦滑或弦滑数皆为痰热之象,实则体内阴阳失衡之症。③治法:平肝息风,清热化痰。

3. 血瘀风动证 ①主要证候:手足震颤,肌肉强直。动作减少,迟缓,肢体屈伸不利,或头部摇动,或肢体疼痛不已。舌质暗红,或有瘀点瘀斑,苔薄;脉涩,或细涩,或弦涩。②证候分析:体内阴阳失衡,阳失温煦,瘀血内生,阻于脉络,血行不畅,经脉肌肤失其濡养,生风而见肢体震颤,肌肉强直,屈伸不利等症;肢体之运行赖气血以养,气血不足,故动作减少,迟缓;瘀阻经络则肢体疼痛不已,舌暗或有瘀点瘀斑,苔薄,脉细弦涩等均为血瘀之象。③治法:活血化瘀,息风定颤。

4. 髓海不足证 ①主要证候:头摇肢颤,善忘,甚或神呆。头晕目眩,耳鸣,或溲便不利,寤寐颠倒,甚则啼笑反常,言语失序。舌质淡红,苔薄白;脉多沉弱或弦细。②证候分析:脑者髓之海,元神之府,神机之源,但髓之生养有赖于肾精阴阳;阴阳失衡,肾精虚,髓海不足,脑失所养,则头晕目眩,耳鸣,善忘,神呆,寤寐颠倒,甚则啼笑反常,言语失序等;肾精虚,肝阴亦虚,肝肾之阴不足则风阳升动,故见头摇,肢颤;肾失蒸化水液,则溲便不利;舌质淡红,苔薄白,脉弱或弦细皆肝肾亏虚之象。③治法:填精益髓,育阴息风。

5. 气血亏虚证 ①主要证候:头摇肢颤,乏力。头晕眼花,面色无华,心悸而烦,动则短气懒言,纳呆,自汗出,甚则畏寒肢冷,溲便失常。质淡,苔薄;脉沉细无力。②证候分析:气血两虚,筋脉失于濡养,故见头摇颤震;气虚则乏力,短气懒言,纳呆,自汗,气虚导致阳虚,则畏寒肢冷,溲便失常;血虚不能上荣清窍,则头晕眼花;血不养心,则心悸而烦;舌质淡,苔薄,脉沉细无力,均为气血亏虚之象。③治则:补益气血,濡养筋脉。

二、西医病学相关知识

【概述】

帕金森病属于中医"颤证"范畴。帕金森病又名震颤麻痹,是一种中老年人常见的运动障碍疾病,以黑质多巴胺能神经元变性丢失和路易小体形成为主要病理特征,临床表现以静止性震颤、运动迟缓、肌强直和姿势步态障碍等运动症状和感觉障碍、睡眠障碍、神经精神障碍和自主神经功能障碍等非运动症状为主要特征的疾病。

【病因和发病机制】

帕金森病的主要病理变化是黑质致密区中含黑色素的神经元严重缺失,在临床症状出现时往往已达到70%~80%。残余的细胞也常发生变性,细胞质中出现玻璃样同心形包涵体,称为路易小体,是本病重要的病理特点。Break等根据路易小体主要组成成分α-突触核蛋白沉积部位不同以及帕金森病病理发生的时间和顺序将其病理改变分为6期。

Ⅰ期:嗅球,延髓舌咽,迷走运动神经背核受累。

Ⅱ期:延髓中缝核,巨细胞网状核,蓝斑受累。

Ⅲ期:中脑黑质致密部受累。

Ⅳ期:基底前脑,颞叶内侧受累。

Ⅴ期:新皮质受累。

Ⅵ期:边缘系统,新皮质受累。

【临床表现】

1. **运动迟缓** 运动迟缓是帕金森病一种特殊的运动障碍。表现随意运动减少,包括始动困难和运动迟缓,因肌张力增高,姿势反射障碍出现一系列特征性运动障碍症状,如起床、翻身、步行和变换方向时运动迟缓,面部表情肌活动减少,常双眼凝视,瞬目减少,呈"面具脸",手指精细动作如扣纽扣,系鞋带等困难。书写时字愈写愈小,为"写字过小征"等。

2. **静止性震颤** 常为帕金森病首发症状,多由一侧上肢远端(手指)开始,逐渐扩展到同侧下肢及对侧肢体,上肢震颤幅度较下肢明显,下颌,口唇,舌及头部常最后受累。典型表现静止性震颤,拇指与屈曲示指呈搓丸样动作,节律4~6 Hz,静止时出现,精神紧张时加重,随意动作时减轻,睡眠时消失,少数患者尤其70岁以上发病者可不出现震颤,部分患者可合并姿势性震颤。

3. **肌强直** 见于所有帕金森病的患者,多表现为锥体外系齿轮样肌张力增高,肩胛带和骨盆带肌肉的强直更为明显。

4. **姿势步态异常** 患者四肢,躯干和颈部肌肉强直,常呈现一种特殊的姿势,患者表现头部前倾,躯干俯屈,肘关节屈曲,腕关节伸直,前臂内收,指间关节伸直,拇指对掌,髋和膝关节略弯曲,称为"屈曲体姿"。早期下肢拖曳,逐渐变为小步态,起步困难,起步后前冲,愈走愈快,不能及时停步或转弯,称"慌张步态",行走时上肢摆动减少或消失;转弯时因躯干和颈部肌肉强直,必须采取连续原地小步行走,使躯干和头部一起转动,与姿势平衡障碍导致重心不稳有关。随疾病进展姿势障碍加重,晚期自坐位、卧位起立困难。

5. **其他症状**　①精神:抑郁,焦虑,认知障碍,幻觉,淡漠,睡眠紊乱(夜间睡眠质量差,白天思睡)。②自主神经:便秘,血压偏低,多汗,性功能障碍,排尿障碍,流涎。③感觉障碍:麻木,疼痛,痉挛,不安腿综合征,嗅觉障碍。

【治疗】

(一)药物治疗原则

药物治疗是帕金森病最主要的治疗方法。其治疗方案应个体化,即根据患者的年龄、症状类型和严重程度,功能受损状况,所给药物的预期效果和不良反应等选择药物,同时要考虑相关疾病的进展情况及药物价格和供应等,制订治疗方案。多数抗帕金森病药物均需从小剂量开始,缓慢增量,进行"剂量滴定",达到用最小有效剂量,取得满意疗效。不应盲目加用药物,不宜突然停药,需终身服用。帕金森病的药物治疗是个复杂的问题,各个类型的抗帕金森病药物往往各有利弊,因此治疗时需权衡利弊,选用适当药物,联合用药。

(二)具体用药方案

1. **复方左旋多巴**　初始用量为 $62.5 \sim 125.0$ mg,每日 $2 \sim 3$ 次,根据病情而逐渐增加剂量至疗效满意和不出现不良反应的适宜剂量维持,餐前 1 小时或餐后 1.5 小时服药。早期应用小剂量($\leqslant 400$ mg/天)并不增加异动症的发生风险。

2. **多巴胺受体激动剂**　目前大多推崇非麦角类多巴胺受体(DR)激动剂为首选药物,尤其适用于早发型帕金森病患者的病程初期,可预防或减少运动并发症的发生。激动剂均应从小剂量开始,逐渐增加剂量至获得满意疗效而不出现不良反应为止。目前国内上市多年的非麦角类 DR 激动剂有:①吡贝地尔缓释片,初始剂量 50 mg,每日 1 次,易产生不良反应患者可改为 25 mg,每日 2 次,第 2 周增至 50 mg,每日 2 次,有效剂量为 150 mg/天,分 3 次口服,最大剂量不超过 250 mg/天;②普拉克索速缓释片,初始剂量 0.125 mg,每日 3 次,一般有效剂量 $0.50 \sim 0.75$ mg,每日 3 次,最大剂量不超过 4.5 mg/天。③普拉克索缓释片,初始剂量 0.375 mg,每日 1 次,个体剂量在每日 $0.375 \sim 4.500$ mg。

3. **单胺氧化酶 B 抑制剂**　与复方左旋多巴合用有协同作用,可减少约 1/4 的左旋多巴的用量,能延缓"开关"现象的出现。常用药为司来吉兰,$5 \sim 10$ mg,每日 2 次。

4. **儿茶酚-氧位-甲基转移酶抑制剂**　恩托卡朋用量每次 $100 \sim 200$ mg,服用次数与复方左旋多巴相同,若每日服用复方左旋多巴次数较多,也可少于复方左旋多巴次数,需与复方左旋多巴同服,单用无效。

5. **抗胆碱能药**　主要适用于伴有震颤的患者,而对无震颤的患者不推荐应用。目前国内主要应用苯海索,每次 $1 \sim 2$ mg,每日 3 次。对<60 岁的患者要告知长期应用本类药物会导致其认知功能下降,所以要定期复查认知功能,一旦发现患者的认知功能下降则应立即停用;对≥60 岁的患者最好不应用抗胆碱能药。

6. 金刚烷胺 对少动、强直、震颤均有改善作用,并且对改善异动症有帮助。每次 50 ~ 100 mg,每日 2 ~ 3 次。

(三)手术治疗

早期药物治疗显效明显,而长期治疗的疗效明显减退,或出现严重的运动波动及异动症者可考虑手术治疗。手术可以明显改善运动症状,但不能根治疾病,术后仍需应用药物治疗,但可相应减少剂量。手术需严格掌握其适应证,非原发性帕金森病和帕金森叠加综合征患者是手术的禁忌证。手术对肢体震颤和(或)肌强直有较好的疗效,但对躯体性中轴症状如姿势平衡障碍则无明显疗效。手术方法主要包括脑深部电刺激(DBS)和神经核损毁术,DBS 因其相对无创,安全和可调控性而作为主要选择,神经核损毁术因副作用难以控制已不常用。

(四)康复与运动疗法

康复与运动疗法对帕金森病症状的改善乃至对延缓病程的进展可能都有一定的帮助。帕金森病患者多存在步态障碍,姿势平衡障碍,语言和(或)吞咽障碍等,可以根据不同的行动障碍进行相应的康复或运动训练。如健身操,太极拳,慢跑等运动;进行语言障碍训练,步态训练,姿势平衡训练等。若能每日坚持,则有助于提高患者的生活自理能力,改善运动功能,并能延长药物的有效期。

三、夏氏中西医结合相关知识

西医治疗颤证以药物治疗为主,主要为抗帕金森病药物如左旋多巴、雷沙吉兰、普拉克索控制病情进展。夏氏中医辨证治疗本病首先分虚实。颤证源于内风,归属于肝,肝主身之筋脉,若机体阳气亏虚或津血不足,致筋脉失养,引起震颤之象,即肝风内动。偏于阴血亏虚致肝风内动者,应滋养阴血以息风,偏于火热亢盛致肝风内动者,应泻火平肝以息风。夏氏中医治疗本病首先温阳息风为主;其次祛邪通络,扶正为先,健脾益气,恢复水液运化,痰生无源,亦助血液运行;最后来调养防变,顾护脾胃。肾中之阳为一身阴阳之根本,脏腑阳气均依赖肾阳的温养,其功能活动得以正常进行,肾阳亏虚,脏腑失温,机体阳虚。肾阳的激勉可使脑髓阳(清阳)生阴(脑髓)长,从而使脑主神志、意识、认知功能正常。常使用淫羊藿、菟丝子、巴戟天等平补肾阳之品,甘温助少火,并在补肾阳药中增添制何首乌、枸杞子等,滋肾益精,兼能助阳。脾胃化生水谷精微,在慢性疾病的调养防变中,既扶助机体正气,又可滋养肾中阴阳,所以脾胃的顾护调理至关重要。

夏氏中医注重辨证四诊合参,需先别阴阳,从阴阳盛衰,虚旺方面调理阴阳平衡。阴阳平衡的这种状态,是指导中医治病的核心,故本流派运用阴阳平衡理念在治疗脑科疾病方面首创脑病从阴阳论治,认为脑髓相关疾病分阴阳,脑髓阴阳平衡则内体可安,阴阳失衡则病生,脑之阴阳与肾之阴阳密不可分。故脑病辨证四诊合参,需先别阴阳,或根据其肾之阴阳分之,或从其病理因素分阴阳。

四、病 案

病案1

刘某,患者,男,50岁。河南开封杞县人。

自诉头摇动,手足颤抖7年。患者诉自7年前起出现手、足不自主颤抖,以双手为甚,持物及情绪紧张时有加重,偶可见头部动摇,其间曾在多家医院就诊,查颅脑MRI未见明显异常,西医诊断为"特发性震颤",患者症状逐渐进展,平素影响日常生活,故特来寻求中医治疗。刻下见:发作性头摇动,手足颤抖,不能自我控制,伴眩晕,口干,少寐,舌淡红,苔薄黄,脉细。

诊断:颤证(特发性震颤)。

治则:养血息风止颤。

处方:黄芪30 g,炒白术10 g,防风10 g,当归10 g,白芍20 g,熟地黄10 g,生地黄10 g,川芎6 g,天麻20 g,僵蚕30 g,全蝎5 g,地龙10 g,酸枣仁30 g,炙甘草8 g。

用法:7剂,水煎服,每日1剂,分2次服用。

二诊:诸症显减,舌脉同前,效不更方,再进5剂。

三诊:诉头摇动,手足颤抖大减,眩晕,口干,少寐已愈,但又见上肢厥冷,颈胀,肩背痛。诊见舌淡红,苔薄白,脉细。上方基础上加葛根20 g,桂枝10 g,羌活9 g,甘草6 g。7剂,水煎服。

四诊:诉肢厥,颈胀,肩背痛已愈,仅于劳累后出现轻微头摇及手足颤抖。诊见舌淡红,苔薄白,脉细。仍予原方10剂,水煎服。

按语:久病失养,阴阳失调,阴血不足滋养风木,而致头部摇动,眩晕,手足颤抖,少寐,口干;肝郁化火伤阴,肝阴亏虚,阴津不足,口舌失其濡养,则口苦而干;筋脉失养,则项强不舒;舌淡红,苔薄黄,脉细,都属于阴血不足之症。发作性头摇动,手足颤抖,不能自我控制,伴眩晕,口干,少寐,舌淡红,苔薄黄,脉细,肝属厥阴风木之脏,藏血主筋,体阴而用阳,阴血不足,不足以滋养风木,则头部摇动,眩晕,手足颤抖,少寐,口干;肝郁化火伤阴,肝阴亏虚,阴津不足,口舌失其濡养,则口苦而干;筋脉失养,则项强不舒;舌淡红,苔薄黄,脉细,都属于阴血不足之症,治疗上采用夏氏阴阳平衡疗法。调节阴阳平衡,滋补阴血,血行风自灭,则诸症自安。黄芪、炒白术、当归、白芍、熟地黄、川芎滋阴养血;防风、黄芪息风;天麻、全蝎、地龙通络止痉。

病案2

王某,女,55岁,河南郑州市人。

患者以左侧肢体震颤3年为主诉就诊。患者于3年前无明显诱因出现左侧肢体震颤,上肢较重,诉用手持物后无震颤,精神紧张,生气时症状加重。外院就诊,诊断为"帕金森病"。服用"美多巴"治疗,症状有所缓解,后需加大药物剂量,近2年呈逐渐加重趋势。为求进一步治疗,遂来诊。刻下见:左侧肢体震颤,伸舌有舌颤,舌质偏暗,脉沉细,测血压时左上肢震颤加重,血压 99/80 mmHg,脉搏 70 次/分。患者自发病以来无头痛、头晕,无恶心、呕吐,神志清楚,无高血压、糖尿病史。

诊断:颤证(帕金森病)。

治则:镇肝柔筋,育阴息风。

方药:生鳖甲(先煎)20 g,龟板(先煎)20 g,煅龙骨30 g,煅牡蛎30 g,生地黄15 g,白芍20 g,炙甘草15 g,阿胶(烊化)10 g,麦冬10 g,川楝子9 g,甘草6 g。

用法:7 剂,水煎服,每日 1 剂,分 2 次服用。

二诊:患者服药两周后,震颤明显减轻。近因家务劳累,颤动小有加重,然较前减轻。效不更方,守原法徐徐调之,病情平稳,渐轻。

三诊:服药 3 周后,震颤减轻,舌淡红,苔白,脉细。守原方不变。

按语:《素问·至真要大论》曰:"诸风掉眩,皆属于肝。"王肯堂《证治准绳·颤振》指出:"此病壮年鲜有,中年以后乃有之。老年尤多。年老阴血不足,少水不能制盛火,极为难治。"中年以后,脾胃渐损,肝肾亏虚,精气暗衰,筋脉失养。"肝主身之筋膜",为风木之脏,肝风内动,筋脉不能任持自主,随风而动,牵动肢体及头颈颤抖摇动。震颤的病理因素为风、火、痰、瘀。此患者为阴虚生风,加之肾虚髓减,脑髓不充,故而出现震颤。

方中龟板、鳖甲、煅龙骨、煅牡蛎、阿胶可育阴潜阳、平肝息风;生地黄、白芍、麦冬补益肝肾、滋阴养血润燥;甘草调和诸药。同时芍药、甘草合用为芍药甘草汤,有舒筋缓急之效,帕金森病为临床难治之病,此患者辨为肝肾阴亏,筋脉失养,药证相符,故取得良好效果。

病案 3

张某,男,20 岁,河南郑州某校大学生。

患者以双手不自主颤抖 3 年余,加重半年为主诉就诊。我院行头部及颈椎 MRI 未见明显异常;神经肌电图亦未见明显改变。症见:抖动以左手为甚,情绪激动时尤为明显,兼有失眠多梦,形体胖,口苦。纳食一般。舌淡红,苔黄腻,脉弦滑。

诊断:颤证(特发性震颤)。

治则:清热化痰,开窍除湿。

处方:黄芩12 g,陈皮10 g,法半夏15 g,枳实15 g,竹茹15 g,甘草10 g,茯神20 g,白芍30 g,煅龙骨15 g,煅牡蛎15 g,酸枣仁30 g,麦芽15 g。

用法:5 剂,水煎服,每日 1 剂,分 2 次服用。

二诊:患者诉自行服上剂 30 剂余,双手抖动明显减少,平素基本不发,偶有情绪激动紧张时有轻微抖动,睡眠明显好转。口干不苦,舌苔转薄黄腻,脉滑。痰热大减,原方加减继服 14 剂。

处方:黄芩10 g,陈皮10 g,法半夏15 g,枳实15 g,竹茹10 g,甘草10 g,茯苓20 g,白芍25 g,煅龙骨15 g,煅牡蛎15 g,甘草6 g。

药后诸症基本痊愈。

按语：患者素食辛辣之物，体内阳盛而郁，体胖遇湿化痰，痰热内蕴，阳盛化风，筋脉失于约束或筋脉失养，以致肢体震颤、肢体麻木；肝气郁结不舒，燥扰不宁情绪激动则加重；痰湿内盛则形体肥胖，口黏口苦，胸闷泛恶，咯吐黄稠痰等症以及舌质红，苔黄腻，脉弦滑或弦滑数皆为痰热之象，实则体内阴阳失衡之症。痰热内阻筋脉而动风，故见颤抖。古人云："诸风掉眩，皆属于肝。"体内阴阳失衡为因，痰热不化为标，平衡阴阳，阴平阳秘，精神乃安，痰热是病因，肝经筋脉是病位，黄芩温胆汤豁痰清热，佐以芍药甘草及龙骨牡蛎平肝缓急，麦芽疏肝和胃，竹沥清热豁痰之功尤为显著，故以鲜竹沥口服液取而代之。方药对证，取效故捷。然冰冻三尺，非一日之寒，痰热很难速却。故清淡饮食、调理情志乃治本之道，否则他日故疾仍可再作矣。陈皮、半夏燥湿化痰，枳实理气导痰下行。

病案 4

刘某，男，64 岁，河南焦作市人。

患者以口唇肌肉不自主抽动伴双手抖动 2 个月为主诉就诊。患者于 2 个月前无明显诱因出现口唇肌肉不自主抽动，双手抖动，就诊于本地医院神经内科，考虑帕金森氏综合征，西药口服治疗无效。为求进一步治疗，遂来诊；刻下见：神志清，精神尚可，口唇肌肉不自主抽动伴双手抖动，手足凉多年，但无明显怕冷。纳食可，夜眠尚安。大便略溏，每日 1～2 次。舌淡红，苔薄白，脉弦。察其形体适中，眼睑轻度浮肿。询其高血压病史 3 年，口服药物治疗，血压控制可。检查：实验室检查，均来见异常。

诊断：颤证（特发性震颤）。

治则：健脾疏肝，养血息风。

处方：当归 15 g，白芍 10 g，柴胡 15 g，白术 15 g，茯苓 15 g，炙甘草 6 g，法半夏 10 g，枳壳 12 g，生姜 1 片，桑寄生 15 g，僵蚕 10 g，川芎 10 g。

用法：7 剂，水煎服，每日 1 剂，分 2 次服用。

二诊：上方服用 7 剂后，口唇肌肉不自主抽动略有减轻，每日发作约 15 次，诉头晕不适，察其面色㿠白，神疲体倦。大便溏薄而频，每日 3～4 次，诊其舌淡红，苔薄白，脉弦虚。

调整方药：炮附片（先煎）10 g，茯苓 15 g，白芍 10 g，白术 10 g，生姜 1 片，桂枝 9 g，桃仁 9 g，牡丹皮 9 g，党参 15 g，桑寄生 15 g，泽泻 10 g，荷叶 9 g，生龙骨 20 g，生牡蛎 20 g。7 剂，水煎服。

三诊：药后口唇不自主肌肉抽动消失，双手抖动明显减轻，每日发作 1～3 次，每次发作仅持续 10 余秒左右，大便略溏，每日 1～2 次，头晕减轻，眼睑浮肿消失。舌淡红，苔薄白，脉弦虚。守原方，再进 10 剂，巩固疗效。

药后随访，口唇抽动及双手抖动消失。

按语：该患者口唇肌肉抽动及双手抖动，难以自制，首先易考虑的是"风证"，如《素问·至真要大论》云："诸风掉眩，皆属于肝"；《证治准绳·杂病论》云："颤，摇也；振，动也。经脉约束不住而莫能任持，风之象也"。来认识病机并确立治则，认为病机属肝郁脾虚，血虚生风，法当健脾疏肝，养血息风，方拟逍遥散加味。二诊效果不明显，综合脉证，考虑为脾肾阳虚,气不化水,水饮内停,气血不畅,经脉失养,其本应责于脾肾两虚,温运失职为主。治以温阳化饮,通阳化湿,调和气血。《伤寒论》第82条指出"太阳病发汗,汗出不解,其人仍发热,心下悸,头眩,身瞤动,振振欲擗地者,真武汤主之";第316条指出"少阴病,二三日不已,至四五日,腹痛,小便不利,四肢沉重疼痛,自下利者,此为有水气。其人或小便利,或下利,或呕者,真武汤主之"。真武汤是仲景针对少阴肾阳亏虚而水气为患而设,症虽多种,病机一也。故治病求本,用真武汤加味温肾阳以散水气,合桂枝茯苓丸通阳化湿,调和气血,谨守病机,脾肾双调,而收效捷,三诊偶有双手抖动,真武汤合当归芍药散温阳化气,健脾利湿,消补兼施,巩固疗效。

病案5

杜某,65岁,河南许昌市人。

患者诉3年前出现头晕,手、足不自主颤抖,以双手为甚,西医诊断为"特发性震颤",患者症状逐渐进展,平素影响日常生活。为求进一步治疗,遂来诊;刻下见:发作性头摇动,手足颤抖,下肢肢体颤动粗大,程度较重,不能自制,伴随有头晕耳鸣,面赤烦躁,易激动,口苦而干,语言迟缓不清,尿赤,大便干;舌质红,苔黄,脉弦滑数。

诊断:颤证(特发性震颤)。

治则:镇肝息风,舒筋止颤。

处方:天麻20 g,钩藤15 g,生石决明30 g,益母草15 g,黄芩10 g,栀子10 g,怀牛膝20 g,生赭石20 g,生龙骨20 g,玄参15 g,天冬15 g,川楝子15 g,生甘草10 g。

用法:10剂,水煎服,每日1剂,分2次服用。

二诊:诸症显减,舌脉同前,效不更方,再进10剂。

三诊:诉头摇动,手足颤抖大减,眩晕,口干,少麻已愈,心烦减轻,诊见舌淡红,苔薄白,脉细。原方加夏枯草12 g,牡丹皮12 g,丹参12 g,每日1剂,分2次温服。

四诊:诉诸症均减轻,仅于劳累后出现轻微头摇及手足颤抖。诊见舌淡红,苔薄白,脉细。仍予原方不变。

按语:当代治疗颤证的临床经验推崇气血学说及补肾法。在古人"血虚生风"的理论基础上创立"血瘀生风"的观点,遵循"疏其血气,令其条达而致和平"的。夏氏中医认为,多因人至老年肾精渐亏,五脏六腑日衰,阴阳气血不足,使肾无所藏,进而导致气血津液的输布失常。在治疗颤证谨遵"当以温药和之"的治疗大法,以及补肾活血化痰的临证施治原则。全方方以平肝息风,清热安神为主;加以镇肝息风之药,达到育阴潜阳、舒筋止颤。若肝火偏盛、焦虑心烦,加龙胆草、夏枯草;痰多者,加竹沥、天竺黄;眩晕耳鸣者,加知母、黄柏、牡丹皮;心烦失眠,加炒酸枣仁、柏子仁、丹参。

第二章　妇科疾病

第一节　痛　经

一、中医病学相关知识

【概述】

痛经是指妇女正值经期或经行前后,出现周期性小腹疼痛,或伴腰骶酸痛,甚至剧痛晕厥,影响正常工作及生活的疾病。按照严重程度可分为 3 度。①重度:行经期或其前后,小腹疼痛难忍,坐卧不安,不能坚持工作和学习。多伴有腰骶疼痛,或兼有呕吐、泄泻、肛门坠胀、面色苍白、冷汗淋漓、四肢厥冷和低血压等,甚者昏厥。②中度:行经期或月经前后,小腹疼痛难忍,或伴腰部疼痛。恶心呕吐,四肢不温,采用止痛措施疼痛可缓解。③轻度:行经期或其前后小腹疼痛明显,或伴腰部酸疼,但尚可坚持工作或学习,有时需服止痛药。痛经在临床上较为常见,亦称"经行腹痛"。

中医有关痛经的记载,最早见于《金匮要略·妇人杂病脉证并治》:"带下,经水不利,少腹满痛,经一月再见者,土瓜根散主之。"指出瘀血内阻而致经行不畅,少腹胀痛,1 个月后周期性再出现的痛经特点,并用活血化瘀的土瓜根散治疗。《诸病源候论·妇人杂病诸候》首立"月水来腹痛候",认为"妇人月水来腹痛者,由劳伤气血,以致体虚,受风冷之气,客于胞络,损冲任之脉……其经血虚,受风冷,故月水将来之际,血气动于风冷,风冷与血气相击,故令痛也",为研究本病的病因病机奠定了理论基础。《妇人大全良方》认为痛经有因于寒者,有气郁者,有血结者。病因不同,诊断各异。所创良方温经汤治疗实寒有瘀之痛经至今常用。《景岳全书·妇人规》有云:"经行腹痛,证有虚实。实者或因寒滞,或因血滞,或因气滞,或因热滞;虚者有因血虚,有因气虚。然实痛者,多痛于未行之前,经通而痛自减;虚痛者,于既行之后,血去而痛未止,或血去而痛益甚。大都可按可揉者为虚,拒按拒揉者为实。"详细归纳了本病的常见病因,且提出了根据疼痛时间、性质、程度辨虚实的见解,对后世临证颇有启迪。其后《傅青主女科》《医宗金鉴·妇科心法要诀》进一步补充了肝郁化火、寒湿、肝肾亏损为患的病因病机,以及宣郁通经汤、温脐化湿汤、调肝汤、当归建中汤等治疗处方。

西医学原发性痛经、子宫内膜异位症、子宫腺肌病、盆腔炎性疾病或宫颈狭窄等引起的继发性痛经可参照本病辨证治疗。

【病因病机】

痛经病因有生活所伤,情志不和,六淫为害,痛经的病位在冲任与胞宫,其发生与冲任,胞宫的周期性生理变化密切相关。病因病机可概括为"不荣则痛"或"不通则痛",其证重在明辨虚实寒热。夏氏中医认为其病因病机可分为阴阳两部分,寒凝、血瘀为阴邪;气滞、湿热为阳邪;气血虚弱属阳偏虚,肝肾亏损属阴偏虚。若素体肝肾亏损,气血虚弱,经期前后,血海满而溢泄,气血骤虚,冲任、胞宫失养,故"不荣则痛";若由于肝郁气滞,寒邪凝滞,湿热郁结等因素导致的瘀血阻络,客于胞宫,损伤冲任,气血运行不畅,故"不通而痛"。

1. **寒凝血瘀** 寒为阴邪,经期产后,感受寒邪,或过食生冷,或迁居寒冷之地,寒邪客于胞宫,血得寒则凝,譬如天寒地冻,水凝成冰,以致瘀阻冲任,血行失畅。经前,经期气血下注冲任,加重胞脉气血壅滞,"不通则痛",发为痛经。

2. **气滞血瘀** 肝属木,木中有火,气有余便是火;若素性抑郁,忧思郁怒,肝郁气滞则气火不扬,久而成瘀,滞于冲任,胞宫而作痛;若血不循经,滞于胞宫,日久成瘀,阻碍气机流畅。气滞与血瘀相互为病,最终导致"经水不利"而腹痛发作。《张氏医通·妇人门》云:"经行之际……若郁怒则气逆,气逆则血滞于腰腿心腹背胁之间,遇经行时则痛而加重。"

3. **湿热蕴结** 湿热多为阳邪偏胜,若素体湿热内蕴,或经期,产后调养不慎,感受湿热邪气,与血相搏,流注下焦,蕴结胞中,气血凝滞,"不通则痛",发为痛经。

4. **气血虚弱** 脾胃阳虚,气血生化乏源,或大病久病或失血过多,气血不足,胞脉空虚,经期或行经后气血亏虚益甚,故冲任,胞宫失于濡养而发病;兼脾气亏虚或肾气亏虚推动无力,血行迟缓,冲任经脉不利,亦可发病。正如《景岳全书·妇人规》云:"凡人之气血犹源泉也,盛则流畅,少则壅滞,故气血不虚则不滞。"

5. **肝肾亏损** 素禀虚弱,或房劳多产,或久病耗损,导致肝肾阴精亏虚,精亏血少,水不涵木;经后血海空虚,冲任,胞宫失去濡养,"不荣则痛"发为痛经。如《傅青主女科》中所述:"妇人有少腹疼于行经之后者,人以为气血之虚也,谁知是肾气之涸乎。"或者肾阳虚衰,虚寒内生,阳虚温运无力,血行不畅,冲任失调,导致经血凝滞,瘀阻胞脉,"不通则痛"发为痛经。

在长期临床实践中,夏氏中医发现痛经发病因素较为复杂,常常相互交错或重复出现,并非单一因素所致。如肾气亏虚,精血亏少,血为气之母,精血不足,则气血虚弱;又如素禀虚弱,肝肾阴虚,水不涵木,肝气郁滞,气血不行而发病。

【辨证论治】

(一)辨证要点

痛经辨证首先要根据疼痛发生的时间,部位,性质及疼痛程度,明察病位,首先分清阴阳,再进一步辨清寒热,虚实,气血之阴阳。一般而言,痛在小腹正中,多为胞宫瘀滞;痛在少腹一侧或两侧,病多在肝;痛连腰骶,病多在肾。经前或经行之初疼痛者多属实,月经将净或经后疼痛者多属虚。详查疼痛的性质、程度是本病辨证的重要内容,掣痛、绞痛、灼痛、刺痛、疼痛拒按多属实;隐痛、空痛、按之痛减多属虚;坠痛虚实兼有;绞痛、冷痛、得热痛减多属寒;灼痛、得热痛剧多属热。胀甚于痛,时痛时止多属气滞;痛甚于胀,持续作痛多属血瘀。一般而言,本病实证居多,虚证较少,亦有证情复杂,实中有虚,虚中有实,虚实夹杂者,需知常达变。临证需结合月经的期、量、色、质,伴随症状,舌,脉等综合分析。

(二)治疗原则

痛经的治疗,应根据阴阳辨证,寒热、虚实、气血的不同,以止痛为核心,以调理胞宫,冲任气血为主,或补气,或活血,或散寒,或清热,或补虚,或泻实。具体诊断分两步:经期重在调血止痛以治标,及时缓解,控制疼痛;平素辨证求因以治本。标本缓急,主次有序,分阶段治疗。痛经在辨证治疗中,应适当选加相应的止痛药以加强止痛之功。如寒者选加艾叶、小茴香、肉桂、吴茱萸、桂枝;气滞者选加香附、枳壳、川楝子;血瘀者选加三七粉、血竭、莪术、失笑散;热者选加牡丹皮、黄芩等。

(三)分证论治

1.寒凝血瘀证 ①主要证候:经前或经期,小腹冷痛拒按,得热痛减,或周期后延,经血量少,色暗有块;畏寒肢冷,面色青白;舌暗,苔白,脉沉紧。②证候分析:寒为阴邪,阴偏盛,则寒客胞宫,血为寒凝,瘀滞冲任,血行不畅,故经前或经期小腹冷痛;寒得热化,瘀滞暂通,故得热痛减;寒凝血瘀,冲任失畅,可见周期后延,经色暗而有块;寒邪内盛,阻遏阳气,故畏寒肢冷,面色青白。舌暗,苔白,脉沉紧,均为寒凝血瘀之候。③治法:为损其有余,用温热药以制其阴,治寒以热,即"寒者热之",故治以温经散寒,化瘀止痛。

2.气滞血瘀证 ①主要证候:经前或经期,小腹胀痛拒按,月经量少,经行不畅,色紫暗有块,块下痛减,胸胁、乳房胀痛;舌紫暗,或有瘀点,脉弦涩。②证候分析:气有余便是火,肝失条达,冲任气血郁滞,经血不利,"不通则痛",故经前或经期小腹胀痛拒按;冲任气滞血瘀,故经量少,经行不畅,色暗有块;块下气血暂通,则疼痛减轻;气实则胀,肝郁气滞,经血不利,故胸胁、乳房胀痛。舌紫暗或有瘀点,脉弦涩,均是气滞血瘀之候。③治法:行气活血,化瘀止痛。

3.湿热蕴结证 ①主要证候:经前或经期,小腹疼痛或胀痛不适,有灼热感,或痛连腰骶,或平时小腹痛,经前加剧,月经量多或经期长,色暗红,质稠或有血块;平素带下量多,色黄稠臭秽,或伴低热,小便黄赤;舌红,苔黄腻,脉滑数或濡数。②证候分析:湿热之邪多为阳邪,湿热蕴结冲任,阻滞气血运行,经前或经期气血下注冲任,加重气血壅滞,故见小腹疼痛或胀痛,有灼热感,痛连腰骶,或平时小腹痛,经前加剧;湿热损伤冲任,迫血妄行,故见经量多,或经期长;血为热灼,故色暗红,质稠或有血块;湿热下注,伤于带脉,带脉失约,故带下量多,黄稠臭秽;湿热熏蒸,故低热,小便黄赤。舌红,苔黄腻,脉滑数或濡数,均为湿热蕴结之候。③治法:清热除湿,化瘀止痛。

4.气血虚弱证 ①主要证候:经期或经后,小腹隐痛喜按,月经量少,色淡质稀;神疲乏力,头晕心悸,面色苍白,失眠多梦;舌质淡,苔薄,脉细弱。②证候分析:气虚属阳偏虚,血虚属阴偏虚;气血不足,冲任亦虚,经行之后,血海更虚,胞宫,冲任失于濡养,故经期或经后小腹隐隐作痛,喜按;气血两虚,血海未满而溢,故经量少,色淡质稀;气虚中阳不振,故神疲乏力;血虚则阴精不足无以养心神,荣头面,故见头晕心悸、失眠多梦、面色苍白。舌淡,苔薄,脉细弱,均是气血两虚之候。③治法:益气养血,调经止痛。

5.肝肾亏损证　①主要证候:经期或经后,小腹绵绵作痛,喜按,伴腰骶酸痛,月经量少,色淡暗,质稀;头晕耳鸣,面色晦暗,失眠健忘,或伴潮热;舌质淡红,苔薄白,脉沉细。②证候分析:肾气虚损,阴精血水本已不足,经期或经后,血海更虚,胞宫,冲任失养,故小腹隐隐作痛,喜按,腰骶酸痛;肾虚冲任不足,血海满溢不多,故月经量少,色淡质稀;肾精亏虚,不能上荣头窍,故头晕耳鸣,面色晦暗,失眠健忘;肾水亏于下,肝木失养,则肝阳上亢,故可伴潮热。舌淡红,脉薄白,脉沉细,均为肝肾亏损之象。③治法:补养肝肾,调经止痛。

【其他疗法】

1.中成药治疗

(1)元胡止痛片每次3片,每日3次,口服。适用于气滞血瘀证。

(2)少腹逐瘀胶囊每次3粒,每日3次,口服。适用于寒凝血瘀证。

(3)八珍益母丸每次6 g,每日2次,口服。适用于气血虚弱兼有瘀滞证。

(4)散结镇痛胶囊每次3粒,每日3次,口服。适用于血瘀证。

2.针灸治疗

(1)实证毫针泻法　寒邪甚者可用艾灸。主穴:三阴交,中极。配穴:寒凝者加归来,地机;气滞者加太冲;腹胀者加天枢,气海穴;胁痛者加阳陵泉,光明;胸闷者加内关。

(2)虚证毫针补法　可加用灸法。主穴:三阴交,足三里,气海。配穴:气血亏虚加脾俞,胃俞;肝肾不足加太溪,肝俞,肾俞;头晕耳鸣加悬钟。

二、西医病学相关知识

【概述】

痛经为月经期出现的子宫痉挛性疼痛,可伴腰酸、下腹坠痛或其他不适,严重者可影响生活和工作。痛经分为原发性与继发性2种:原发性痛经是无盆腔器质性病变的痛经,发生率占痛经总人数的36.06%,痛经始于初潮或其后1~2年;继发性痛经通常是器质性盆腔疾病的后果。

【病因和发病机制】

目前已有的研究资料显示,原发性痛经是因子宫痉挛性收缩引起的子宫缺血所致,其原因与子宫内膜前列腺素类物质分泌量增多或失平衡有关。分子生物学研究发现分泌期子宫内膜前列腺素类含量高于增生期内膜。分泌晚期因孕激素水平的下降,子宫内膜启动溶解性酶促反应激活环氧酶通路及释放前列腺素类物质。前列腺素类中前列腺素,为导致痛经的主要介质,可引起子宫平滑肌高基础张力,节律异常的痉挛性收缩,造成子宫缺血、疼痛。同时前列腺素进入血液循环可引起胃肠道、泌尿道和血管等处的平滑肌收缩,从而引发相应的全身症状。垂体后叶加压素,内源性缩宫素等也可能导致子宫肌层的高敏感性,减少子宫血流,引起痛经。另外原发性痛经还受精神、神经因素的影响,与个体痛阈及遗传因素也有关。

【临床表现】

痛经临床表现为于月经来潮前数小时即感疼痛,经时疼痛逐步或迅速加剧,历时数小时至 2~3 天。疼痛常呈阵发性或痉挛性,通常位于下腹部,放射至腰骶部或大腿内侧。50% 患者有后背部痛、恶心、呕吐、腹泻、头痛及乏力,严重病例可发生晕厥而急诊就医。一般妇科检查无异常发现。有时可见子宫发育不良,子宫过度前屈、后屈以及子宫内膜呈管状脱落的膜样月经等情况。

【治疗】

治疗主要目的是缓解疼痛及其伴随症状,包括一般治疗和药物治疗。

1. **一般治疗**　重视精神心理治疗,阐明月经期轻度不适是生理反应。必要时可给予镇痛,镇静,解痉治疗。

2. **药物治疗**　①抑制排卵药物:通过抑制下丘脑-垂体-卵巢轴,抑制排卵,抑制子宫内膜生长,降低前列腺素和加压素水平,从而缓解痛经程度。口服避孕药疗效可达 90% 以上,主要适用于要求避孕的患者。②前列腺素合成酶抑制剂:通过抑制前列腺素合成酶的活性,减少前列腺素的产生,防止过强子宫收缩和痉挛,降低子宫压力,从而达到治疗的目的,有效率为 60%~90%,适用于不要求避孕或对口服避孕药效果不好的原发性痛经患者。月经来潮或痛经出现后连续服药 2~3 天。如吲哚美辛、布洛芬、酮洛芬等。主要不良反应为胃肠道症状及过敏反应,消化道溃疡者禁用。

三、夏氏中西医结合相关知识

西医治疗痛经多为镇痛等对症治疗。夏氏中医认为本病多为虚实夹杂证,疾病初期以实证为主,多为寒凝、气滞、血瘀,若痛甚者可服用镇痛类药物,如布洛芬缓释胶囊等以对症处理,同时服用中药治疗。随着病情演变,疾病则以虚证为主,多为阳虚、血虚,故以中药治疗为主,治法标本兼顾,以温阳为本,兼以活血、散寒、理气。

四、病　案

病案 1

张某,女,30 岁,已婚。

患者 5 年前因经期淋雨之后出现痛经症状,且婚后 3 年未孕。行妇科检查未见异常。症见:行经时小腹痛剧,疼痛难忍,痛时欲滚,拒按,得热稍缓,经量少,色紫暗,有血块,血块下后痛减,舌暗,苔薄白,脉细涩。

诊断:痛经。

治则:温经散寒,祛瘀止痛。

处方:桂枝、当归、桃仁、红花、香附、延胡索、白芍、五灵脂各 10 g,益母草 30 g,肉桂 3 g。

用法:7 剂,水煎服,每日 1 剂,分 2 次服用。

经前、经期服上方,当月腹痛减轻,下次经前及经期依据舌质脉象及痛经症状在原方基础上进行加减。治疗 3 个月后,腹痛痊愈,半年后随访痛经未再出现,且已妊娠 3 个月。

按语:痛经病因复杂,但总的病机不外"不通则痛""不荣则痛"两种。临床上以不通之证较多见,平素喜食生冷或经期受凉等,均可导致寒邪凝滞而经脉不通。《素问·举痛论》曰:"寒气人经而稽迟,泣而不行,客于脉外则血少,客于脉中则气不通,故猝然而痛。"再如《妇人规》言,"经水临行,误食冷物,而寒滞于经……以致凝注不行,则留聚为痛。"故治疗时应详细询问病史,正确辨证施治。患者因经期淋雨受凉,身中寒邪后出现痛经,寒邪为阴邪,寒凝胞宫则气滞血瘀,为"不通则痛",故治疗应损其有余,寒者热之,经前及经期以温经散寒,活血化瘀为治则,驱邪为主;经后则以温肾调气血,扶正为主。方中桂枝、肉桂温通血脉、补火助阳;当归补血活血、调经止痛;桃仁、红花、五灵脂、益母草活血、祛瘀、调经;延胡索、香附理气调经止痛;白芍缓急止痛,同时补血养阴,以防活血之药伤阴血;全方共奏温经散寒,祛瘀止痛之功。

病案 2

赵某,女,14 岁,学生。

患者 12 岁月经初潮,经期期间因饮冷饮导致小腹剧痛,痛下血块,色紫暗,伴腰酸,四肢不温,之后每次经前及经期均出现小腹疼痛,同时伴月经周期后错,甚则并月而行。来诊时经期第 2 日,腹痛较剧,疼痛难忍,伴小腹冷感,血块色紫且较多,经量中等,面白少华,形寒怕冷,纳谷欠佳,恶心欲吐,舌质淡暗,苔薄白,脉细弦。

诊断:痛经。

治则:温阳散寒,调补气血。

处方:熟地黄、白芥子各 10 g,鹿角胶(烊化)10 g,肉桂、炮姜各 6 g,麻黄 3 g,红花、川芎各 6 g,当归、延胡索各 10 g,陈皮 10 g,白术 15 g,甘草 6 g,连翘 10 g。

用法:3 剂,水煎服,每日 1 剂,分 2 次服用。

二诊:诉服药后疼痛明显减轻,血块减少,守方继服;下次月经时来诊诉诸症减轻,依据当前病情再原方进行加减,继服 7 剂,连服 6 个疗程,痛经未再复发。

按语:中医学文献中有关痛经的记载较多,《诸病源候论·妇人杂病诸候》:"妇人月水来腹痛者,由劳伤气血,以致体虚,受风冷之气,客于胞络,损冲任之脉……其经血虚,受风冷,故月水将来之际,血气动于风冷,风冷与血气相击,故令痛也。"原发性痛经是妇科的常见病,多见于未婚女子,其发病多由经期饮冷或感受寒冷之气,致寒湿凝滞胞络,气滞血瘀,不通则痛。患者素体气血亏虚,肾阳虚衰,故腰酸,四肢不温,其后经期饮冷,寒冷之邪客于胞宫,损伤冲任,故出现经期痛经。治疗以温阳散寒,调补气血,兼以活血祛瘀,通滞止痛为原则;方中熟地黄温补营血;鹿角胶填补精髓,温阳和血;肉桂、炮姜温经散寒;麻黄发越阳气;白芥子祛痰除湿,通络散结;当归、红花、川芎、延胡索活血化瘀,理气通滞;陈皮、白术、甘草理气健脾,同时配合炮姜温补脾阳。诸药相伍,温阳补血,散寒通滞,疗效佳。

病案3

梁某,女,16岁,学生。

患者反复行经腹痛4年,月经前3日常有腹胀、腰酸、腹痛症状,经行1~2日后腹痛加剧,伴恶心呕吐,头晕乏力,乳房胀痛等,得温疼痛稍减,经期过后疼痛逐渐缓解。平时经量少,色暗,多血块。来诊时面色苍白,脉沉弦迟,舌质淡,苔薄白。行妇科超声检查示子宫偏小。

诊断:痛经。

治则:温肾助阳,养血逐瘀。

处方:桂枝8 g,紫石英(先煎)30 g,鹿角胶(烊化)10 g,枸杞子10 g,菟丝子10 g,生白芍12 g,炙甘草10 g,生姜5 g,当归12 g,川芎10 g,红花9 g,柴胡10 g,香附15 g。

用法:10剂,水煎服,每日1剂,分2次口服。

二诊:经前5日开始服用,服药5日后诸症基本明显减轻,嘱继续服药;其后每次在行经前5日开始服药,10日为1个疗程,连服5个疗程。诸症消失,复查妇科超声提示子宫较原发育增大。停药观察至今无复发。

按语:本病病机以肾阳气不足、肝郁血瘀为主,导致冲任失调、子宫瘀阻,少女天癸初至,肾阳气常不足,肾阳不足则影响胞宫的温养,使胞宫发育迟缓;阳虚则温运无力,血行不畅,冲任失调,导致经血凝滞,瘀阻胞脉,不通则痛。又月经初潮常致少女忧思惊惧,肾阳虚不能宣泄肝气,肝气不舒则肝郁气滞,郁滞日久成瘀。患者月经初潮,肾阳亏虚,阳虚则寒,发为痛经,故治以补肾助阳;又因肾气不足,肝郁气滞,导致血液运行不畅而瘀滞胞宫,发为痛经,故治疗兼以养血逐瘀;方中以桂枝、紫石英、菟丝子、鹿角胶温肾助阳,鹿角胶原为血肉有情之物可促进胞宫发育;生白芍、炙甘草、生姜缓急止痛;柴胡、香附行气;当归、红花、川芎养血逐瘀。现代药理研究表明鹿角所含卵泡激素"雌酮",蛋白质对人体有强壮作用;紫石英具有兴奋性腺作用,可促成发育不良性卵巢成熟排卵,促使子宫发育作用;桂枝所含桂皮油,桂皮醛可解痉、镇痛;柴胡中柴胡皂苷,川芎中的阿魏酸可镇静、镇痛;香附中香附烯能提高人体痛阈;白芍中芍药苷有减低中枢性疼痛作用;配甘草止痛可起协调作用;菟丝子中的树脂苷,红花中的红花素可提高子宫平滑肌兴奋性和收缩力;而当归对子宫平滑肌原有"双相性调节"作用,由于子宫收缩的改变,促进了经血排出,减少了盆腔充血。

病案4

王某,女,22岁,未婚。

患者5年前在月经初潮9个月后出现周期性行经腹痛,伴有怕冷、恶心、腹泻等症状,痛经随小指大块状物排出而缓解。曾自行在经期口服止痛药以缓解疼痛,效果不佳。来诊时症见:经行腹痛,面色淡白,舌偏淡边尖红有瘀斑,苔腻,脉弦。月经史:16 岁月经初潮,周期 32 天,经期 5 天左右。检查:妇检(肛检)外阴未婚式,发育正常;子宫中位,大小正常;双侧附件正常。

诊断:痛经。

治则:疏肝解郁,清肝泻火,活血调经。

处方:柴胡、炒白术、白芍、栀子各 15 g,当归、丹参、炒蒲黄、五灵脂各 10 g,茯苓、陈皮各 12 g,生姜 2 g,薄荷(后下)2 g,甘草 6 g。

用法:7 剂,水煎服,每日 1 剂,分 2 次服用。

连续服用 3 个月,腹痛及伴随症状消失。

按语:《傅青主女科》云:"经欲行而肝不应,则抑拂其气而疼生。然经满则不能内藏,而肝中之郁火焚烧,内逼经出……其成块者,火煎成形之状也。"肝属木,为阴中之阳,木中有火,肝气疏泄则气火通畅,若肝气郁结则气火不扬发为阳邪;治疗当实则泄之,兼以补虚,标本兼治,疏肝解郁,清泻肝火,同时补血活血,调理冲任;方中柴胡可疏肝解郁,理气止痛,使肝气条达,血脉流畅;当归补血调经、活血止痛,丹参、炒蒲黄、五灵脂活血祛瘀,其中"丹参有功类四物"之称,其性味平和,有行血活血、养血补血之功,诸药合之而用,化瘀滞而不伤正,瘀血去,络脉通,营卫和,而新血自生;栀子泻火除烦,清泻肝火;白芍专入肝经血分,能平抑肝阳,柔肝止痛,药理学中指出此药对子宫平滑肌及中枢神经系统有抑制作用;白术、茯苓、陈皮扶脾厚土、宁心安神;生姜温中止呕;薄荷归肝经,配伍柴胡、白芍有疏肝解郁之效。诸药合用,使阴阳平衡,共奏疏肝解郁、清肝泻火、活血调经与调理冲任之功。

病案 5

田某,女,17 岁,学生。

患者诉经前、经期腹痛 2 年,经前 1~2 天开始出现小腹胀痛,至月经第 1~2 天疼痛加重,甚则恶心、呕吐、冷汗多,经前 1 周出现乳房胀痛。刻下见:正值月经第 1 天,小腹痛甚,面色苍白,恶心,经量少,色紫暗,有血块,舌质稍紫暗,苔薄白,脉弦细。月经史:13 岁月经初潮,经期 4~5 天,周期 28~30 天,血量中等,色暗,有血块。查体:子宫大小正常,后位,活动,双附件无明显异常。妇科超声示:双卵巢可见,正常大小,盆腔未见明显异常。

诊断:痛经。

治则:疏肝解郁,调经止痛。

处方:当归 10 g,赤芍、白芍各 12 g,川芎 10 g,桃仁 9 g,红花 9 g,香附 12 g,延胡索 15 g,益母草 20 g,泽兰 15 g,蒲黄 10 g,五灵脂 15 g,甘草 6 g。

用法:4 剂,水煎服,每日 1 剂,分 2 次服用。

嘱下次月经前 4 天就诊。于经前 4 天开始服药,连续服 7 天至月经来潮第 3 天为 1 个治疗周期,连续 3 个月为 1 个疗程。

二诊:治疗2个月经周期后腹痛明显减轻,经前伴随症状亦减轻。

三诊:治疗3个月经周期后,腹痛基本消失。

随访3个月,未复发。

按语:临床中痛经病因以"不通则痛"较为多见,大多由情志不舒或邪气内伏,肝郁气滞,血行受阻,冲任二脉气血不利,导致经血滞于胞中或久滞成瘀而作痛;《景岳全书·妇人规》云:"经行腹痛,证有虚实。实者或因寒滞,或因血滞,或因气滞,或因热滞……然实痛者,多痛于未行之前,经通而痛自减。"本病病机为血滞,气滞导致血流不畅,瘀阻脉络,客于胞宫,发为痛经,故通调气血是治疗本病的关键。方中当归养血调经;川芎、赤芍、桃仁、红花、益母草、泽兰活血化瘀;延胡索、五灵脂、蒲黄辛而走散,能畅血脉、消瘀血、散滞气、通经络、调冲任止疼痛;白芍、甘草缓急止痛;香附为"气病之总司,妇科之主帅",善走并能守,善行气分亦入血分,能和气血,化凝血,去旧血和生新血,能调经止痛,气顺血调则疼痛自止。

病案6

蒋某,女,16岁,学生。

患者以月经来潮时少腹反复胀痛2年余,再次发作1天为主诉就诊。本次月经后,自觉少腹隐痛不适,伴腰膝酸软,疼痛时连及腰骶部;畏寒乏力,经量少,色暗红,面色苍白,痛苦病容,舌质暗淡,苔薄白,脉弦滑细。

诊断:痛经。

治则:益气温肾,调经止痛。

处方:黄芪30 g,白术15 g,巴戟天15 g,山药15 g,杜仲15 g,熟地黄15 g,柴胡10 g,香附10 g,当归12 g,郁金12 g,甘草6 g。

用法:4剂,水煎服,每日1剂,分2次服用。

嘱患者在服药及月经周期忌食生冷食物,避免受凉,保持心情舒畅。

二诊:服用3剂后症状明显缓解,并诉经血中有少量碎屑瘀块排出,腹痛基本痊愈。嘱咐患者在每次月经周期前5天开始服此方4剂,3个月经周期为1个疗程。连续服此方1个疗程。

随访停药后3个月痛经未复发。

按语:此证属中医"室女痛经证"范畴,其病机由于肾气不足,虚寒内生;脾气素弱,化源不足,治以益气温肾,调经止痛。本病为不荣则痛,多由于室女先天肾阳虚弱,气血不足,兼以后天脾胃素弱,气血化生无源,导致血海空虚;而肾阳不足,则虚寒内生,以致经血失畅,故不荣则痛;治疗当以温补肾阳,健脾理气以治其本,理气止痛以治其标。方中的山药、巴戟天、杜仲、熟地黄补益肾气,温经散寒,促使天癸的成熟,及冲任的通盛;白术、黄芪益气健脾,增强化源而致血海充足;当归、柴胡、香附、郁金疏肝理气,通经止痛;全方共奏益气温肾,调经止痛之功效而使气血调和,阴阳平衡。

病案7

梁某,女,25岁,已婚。

患者以经前腹痛3年为主诉就诊。经前数日小腹绞痛难忍,经水来潮痛即减轻;经色紫黑,血块多,经行不畅。经前1周开始出现烦躁易怒,口苦咽干,胸胁满闷,纳差泛恶,眠差多梦。近期经期将至,面红郁热,舌质红,苔黄腻,脉弦滑有力。

诊断:痛经。

治则:舒肝清火,解郁止痛。

处方:白芍15 g,当归15 g,川芎12 g,柴胡15 g,醋香附15 g,醋郁金15 g,酒黄芩10 g,栀子10 g,延胡索15 g,红花10 g,牡丹皮15 g,甘草6 g。

用法:3剂,水煎服,每日1剂,分2次服用。

二诊:服药后腹痛减轻,烦躁,口苦等症均有好转。月经昨日来潮,血块减少,经行较畅,察舌质尚红,苔白而薄,仍有肝郁之症,经行之际,不宜过用寒凉药物,在上方基础去黄芩,加茯苓15 g、白术15 g、丹参12 g;3剂,水煎服。

三诊:药后经期5日,经后腰部酸困,黄带量多,体倦乏力,纳呆,脉象沉弦细,四诊合参属肝郁困脾,冲任亏虚,带脉失约,脾湿下注。方用茯苓15 g,白术15 g,炒山药30 g,炒芡实30 g,黄柏10 g,车前子15 g,柴胡15 g,白果仁12 g,生龙骨、生牡蛎各12 g,水煎服5剂。

四诊:服药后上述症状基本消失。次月经前烦躁腹痛之症未再出现。

按语:本病为经前腹痛,病因病机为肝郁化火,气血阻滞不通;经前腹痛一般属阳胜证,以实则泻之为主要治则。经前烦躁多怒、口苦咽干、舌红脉弦为辨证要点,治以舒肝清火,疏通经脉以解郁止痛;肝气顺而郁火清,气血调畅故腹痛好转。经期继续疏肝清热,调理气血。经后腰困黄带量多,则疏肝健脾,祛湿止带。治疗以疏肝解郁,调理冲任为主;清热化湿,理气止痛为辅;经前、经期、经后分证论治,使肝气疏泄有致而无化热之虞,则经前腹痛方可治愈。痛经治疗需在发作前寻找致病因素,若在痛经的时候治疗,则很难根治。

病案8

阮某,女,35岁,已婚已育。

患者以经后小腹疼痛为主诉前来就诊。患者经后小腹拘急疼痛,伴见腰部酸困,带下量多,头晕,纳差,神倦乏力。经多处就诊症状改善不明显。为求进一步治疗,遂来诊;刻下见:神志清,精神差,面色萎黄,神疲倦怠,小腹拘急作痛,喜温喜按,痛时心烦易怒,舌质红,苔薄白,脉弦细。

诊断:痛经。

治则:补肾健脾,舒肝化湿。

处方:炒山药20 g,山萸肉20 g,当归15 g,白芍30 g,阿胶10 g,盐巴戟天12 g,桂枝15 g,鸡内金15 g,甘草6 g。

用法:5剂,水煎服,每日1剂,分2次服用。

二诊:服药后腹痛好转,精神好转,纳食改善。现腰部酸困,带下量多,头晕,畏寒,脉细舌红,继续滋肾舒肝,辅以健脾止带。上方基础上加豆蔻12 g,炒芡实20 g,柴胡15 g,桂枝12 g,白术15 g,黄柏12 g;5剂,水煎服。

三诊:服药后腹痛缓解,精神佳,腰部酸困,带下,疲倦乏力均有好转,心情舒畅。随访3个月,经后腹痛未再发作。

按语:经血过后,血海空虚,诸经俱有不足之象,故经后痛经以虚为主,多为肾阴血亏虚之证;然虚中多有实症,经后痛经,痛时喜按属虚,但烦急易怒,是虚中挟实之象。肾阴虚,气化失常,再加肝气郁滞,脾失健运,清阳、浊阴升降失常,导致了经后体虚之腹痛,腰困,带下之综合症状。《傅青主女科·行经后少腹疼痛》:"何以虚能作疼哉?盖肾水一虚,则水不能生木,而肝木必克脾土,木土相争,则气必逆,故尔作疼。"治法必须以舒肝气为主,而益之以补肾之味,则水足而肝气益安,肝气安而逆气自顺,又何疼痛之有哉?故治以滋补肾阴,养血柔肝,疏肝理气,药后腹痛明显好转。腰部酸困,带下量多则补肾健脾,疏肝化湿。达脾肾健而湿气消,肝气舒而气机调之功,故服药后气机得调,脾肾始健,带下腰困、头晕诸症得以痊愈。

病案9

王某,女,25岁,未婚。

患者月经来潮前2~3日开始出现下腹疼痛症状,疼痛放射至双侧大腿,伴腰部酸困,面色苍白,二便正常。舌淡红嫩,苔白少,脉弦细。内科,妇科检查未发现器质性病变。

诊断:痛经。

治则:温中止痛,益气养血。

处方:桂枝15 g,芍药15 g,炙甘草6 g,炮姜9 g,党参10 g,当归15 g,熟地黄10 g,乌药10 g。

用法:14剂,水煎服,每日1剂,分2次服用。

二诊:服中药后本次月经来潮前及经期腹痛程度较前减轻,疼痛时间缩短,伴四肢不温,形寒怕冷,大便不成形,舌淡,苔薄白,脉细。上方基础上加当归12 g、白术15 g,14剂水煎服。连续服用2个月,痛经消失。

随访半年痛经未再出现。

按语:此患者属下焦虚寒证,肾阳不足,气血两虚,虚寒内生,是虚寒性痛经的主要病理机制。多由于禀赋不足、肝肾两虚,导致气血双亏、虚寒内生以致精血不足,冲任失养。气虚阳气不振则形寒怕冷,四肢不温;血虚失养,则面色苍白。阳气温运无力,则血行不畅,冲任失调,导致经血凝滞,瘀阻胞脉,不通则痛,故治以温肾散寒止痛;肾阳充沛,温运气血,经脉通调,通则不痛。方中以熟地黄补肾;桂枝、乌药、炮姜温宫止痛;党参、当归、白芍、甘草益气养血。全方共奏温中止痛,益气养血之效。

病案 10

杨某,女,20 岁,学生。

患者因月经初潮 1 年后出现痛经前来就诊。14 岁初潮,无痛经,1 年后无明显诱因出现痛经,经治疗后痛经消失。近半年来无明显诱因每于月经来潮后第 1 天出现痛经,疼痛难忍,伴畏寒、恶心,经色鲜红,经量多,偶有血块,食纳可,二便正常。舌淡红,苔薄白,脉细。

诊断:痛经。

治则:温经活血止痛。

处方:桂枝 15 g,制附子 9 g,炙甘草 6 g,生姜 6 片,茯苓 15 g,白术 15 g,延胡索 10 g,蒲黄 10 g,五灵脂 10 g,益母草 20 g,防风 10 g。

用法:7 剂,水煎服,每日 1 剂,分 2 次服用。

二诊:月经于就诊前 2 日来潮,经量偏多,经色鲜红,有血块,下腹疼痛时间缩短,恶心,畏寒症状消失。上方基础上加香附 10 g,7 剂,水煎服。

三诊:间隔 1 个月就诊,本次月经来潮痛经症状消失,经色、经量基本正常,守上方 7 剂。其后随诊痛经未再发作。

按语:本患者选用经方桂枝去芍药加附子汤进行治疗。《伤寒论》原文:"太阳病,下之后,脉促,胸满"而"微寒",桂枝去芍药加附子汤主之。在此用此方旨在发挥其温里散寒,止痛和中之功效。患者辨证属阳偏虚,阳虚则寒,故用桂枝、制附子、生姜温中散寒,防风解附子毒性;茯苓、白术健脾和胃;延胡索、蒲黄、五灵脂、益母草活血痛经止痛;炙甘草调和诸药。全方温阳散寒药与活血化瘀药物配伍,共奏温经活血止痛之功,使阴阳平衡,诸症皆消。

第二节　闭　经

一、中医病学相关知识

【概述】

原发性闭经是指女性年逾 16 岁,虽有第二性征发育但无月经来潮,或年逾 14 岁,尚无第二性征发育及月经。继发性闭经是指月经来潮后停止 3 个周期或 6 个月以上。闭经古称"经闭""不月""月事不来""经水不通"等。

本病首见于《黄帝内经》。《素问·阴阳别论》曰:"二阳之病发心脾,有不得隐曲,女子不月。"《素问·评热病论》曰:"月事不来者,胞脉闭也,胞脉者属心而络于胞中,今气上迫肺,心气不得下通,故月事不来也。"《素问·腹中论》载有治疗血枯经闭第一首方剂"四乌鲗骨一藘茹丸"。历代医家对本病的病因病机和证治多有论述。本病以持续性月经停闭为特征,临床常见,属于疑难性月经病,病程较长,病机复杂,治愈难度较大。

【病因病机】

闭经的病因病机首分阴阳虚实,辨别阴虚,阳虚,阴盛,阳胜。阴阳虚者多因精血匮乏,冲任不充,血海空虚,无血可下;阴阳偏盛者多为气滞,寒凝,痰湿等邪气阻隔,冲任瘀滞,脉道不通,经不得下。

1.**肾虚** 素禀肾虚,或早婚多产,房事不节;或久病,惊恐伤肾,可致肾阴精亏损而血少,肾阳气虚弱而气衰,冲任不充,血海不能满盈,则月经停闭。

2.**脾虚** 脾胃素虚,或饮食劳倦;或忧思过度,损伤脾运,脾阳虚衰,则气血生化乏源,冲任空虚,血海不能满盈,致使月经停闭。

3.**精血亏虚** 素体精血亏虚,或数伤于血,阴精不足,精不化气;或大病久病,营阴耗损,冲任血少,胞脉空虚,血海不能满盈,致使月经停闭。

4.**气滞血瘀** 素性抑郁,或七情所伤,肝气郁结,气有余便是火,久则气滞血瘀,冲任瘀阻,胞脉不通,经血不得下行,遂致月经停闭。

5.**寒凝血瘀** 经期产后,感受寒邪;或过食生冷;或淋雨涉水,寒湿之邪客于冲任,凝涩胞脉,经血不得下行,遂致月经停闭。

6.**痰湿阻滞** 素体肥胖,湿邪偏盛,或饮食劳倦,脾阳虚衰,脾失健运,内生痰湿下注冲任,壅遏闭塞胞脉,经血不得下行,遂致月经停闭。

【辨证论治】

(一)辨证要点

本病应根据病因病机,诊断要点,结合鉴别诊断与四诊信息辨别证候阴阳虚实。一般而论,年逾16岁尚未行经,或已行经而又月经稀发,量少,渐至停闭,并伴腰膝酸软,头晕眼花,面色萎黄,五心烦热,或畏寒肢冷、舌淡脉弱等者,多属阴虚或阳虚证;若既往月经基本正常,而骤然停闭,伴胸胁胀满、小腹疼痛或脘闷痰多、形体肥胖、脉象有力等者,多属气滞等阳邪偏盛或寒邪、湿邪等阴邪偏盛证。

(二)治疗原则

闭经的治疗原则,补其不足,损其有余;虚者补之,或补肾滋肾,或补脾益气,温补脾阳或填精益阴,大补气血,以滋养精血之源;实者泻之,或理气活血,或温经通脉,或祛痰行滞,以疏通冲任经脉;虚实夹杂者当补中有通,攻中有养;皆以恢复阴阳平衡,调理月经周期为要。切不可一味滥用攻破或峻补之法,以犯虚虚实实之戒。若因其他疾病而致经闭者,又当先治他病,或他病、调经并治。

(三)分证论治

1.肾虚证

(1)肾气虚证 ①主要证候:月经初潮来迟,或月经后期量少,渐至闭经;头晕耳鸣,腰膝酸软,小便频数,性欲降低;舌淡红,苔薄白,脉沉细。②证候分析:肾气不足,精血衰少,冲任气血不充,血海空虚,不能按时满盈,故月经初潮来迟,或后期量少,渐至停闭;肾虚不能化生精血,髓海,腰府失养,故头晕耳鸣,腰膝酸软;肾气虚则阳气不足,故性欲降低;肾气虚而膀胱失于温化,故小便频数。舌淡红,苔薄白,脉沉细,均为肾气虚之征。③治法:补肾益气,养血调经。

(2)肾阴虚证　①主要证候:月经初潮来迟,或月经后期量少,渐至闭经;头晕耳鸣,腰膝酸软,或足跟痛,手足心热,甚则潮热盗汗,心烦少寐,颧红唇赤;舌红,苔少或无苔,脉细数。②证候分析:肾阴不足,精血亏虚,冲任气血不充,血海不能满溢,故月经初潮来迟,或后期量少,渐至停闭;精亏血少,不能濡养空窍,外府,故头晕耳鸣,腰膝酸软,或足跟痛;阴虚内热,故手足心热;虚热迫津外泄,故潮热盗汗;虚热内扰心神,则心烦少寐;虚热上浮,则颧红唇赤。舌红,苔少或无苔,脉细数,均为肾阴虚之征。③治法:滋肾益阴,养血调经。

(3)肾阳虚证　①主要证候:月经初潮来迟,或月经后期量少,渐至闭经;头晕耳鸣,腰痛如折,畏寒肢冷,小便清长,夜尿多,大便溏薄,面色晦暗,或目眶暗黑;舌淡,苔白,脉沉弱。②证候分析:肾阳虚衰,脏腑失于温养,精血化生乏源,冲任气血不充,血海不能满溢,故月经初潮来迟,或后期量少,渐至停闭;肾阳虚衰,阳气不布,故畏寒肢冷;肾阳虚不足以温养髓海,外府,故头晕耳鸣,腰痛如折;肾阳虚膀胱气化失常,故小便清长,夜尿多;肾阳虚不能温运脾阳,运化失司,故大便溏薄;肾阳虚其脏色外现,故面色晦暗,目眶暗黑。舌淡,苔白,脉沉弱,均为肾阳虚之征。③治法:温肾助阳,养血调经。

2. **脾虚证**　①主要证候:月经停闭数月;神疲肢倦,食少纳呆,脘腹胀满,大便溏薄,面色淡黄;舌淡胖有齿痕,苔白腻,脉缓弱。②证候分析:脾阳虚衰,气血生化无力而乏源,冲任气血不足,血海不能满溢,故月经停闭数月,面色淡黄;脾阳虚衰则脾脏运化失司,湿浊内生而渐盛,故食少纳呆,脘腹胀满,大便溏薄;脾主四肢,脾虚中阳不振,故神疲肢倦。舌淡胖有齿痕,苔白腻,脉缓弱,均为脾虚之征。③治法:健脾益气,养血调经。

3. **精血亏虚证**　①主要证候:月经停闭数月;头晕目花,心悸少寐,面色萎黄,阴道干涩,皮肤干枯,毛发脱落,生殖器官萎缩;舌淡,苔少,脉沉细弱。②证候分析:精血亏虚属阴虚证,阴精亏虚,血虚而水竭,则冲任气血衰少,血海不能满溢,故月经停闭;精血乏源,上不能濡养脑髓清窍而头晕目花,下不能荣养胞宫而生殖器官萎缩;精不化气,气不生津,气血亏虚,故阴道干涩;血虚内不养心神,故心悸少寐;外不荣肌肤,故皮肤干枯,毛发脱落,面色萎黄。舌淡,苔少,脉沉细弱,均为精血亏虚之征。③治法:填精益气,养血调经。

4. **气滞血瘀证**　①主要证候:月经停闭数月,小腹胀痛拒按;精神抑郁,烦躁易怒,胸胁胀满,嗳气叹息;舌紫暗或有瘀点,脉沉弦或涩而有力。②证候分析:气滞血瘀属阳盛证;气机郁滞,气滞血瘀,冲任瘀阻,血海不能满溢,故停闭不行;气实则胀,气滞瘀阻胞脉,故小腹胀痛拒按,胸胁胀满;气有余便是火,气机不畅,肝气不舒,故精神抑郁,烦躁易怒,嗳气叹息。舌紫暗或有瘀点,脉沉弦或涩而有力,也为气滞血瘀之征。③治法:行气活血,祛瘀通经。

5. **寒凝血瘀证**　①主要证候:月经停闭数月,小腹冷痛拒按,得热则痛缓;形寒肢冷,面色青白;舌紫暗,苔白,脉沉紧。②证候分析:寒凝血瘀属阴邪偏盛证;寒邪客于冲任,与血相搏,血为寒凝而瘀塞,冲任瘀阻,血海不能满溢,故经闭不行;寒客胞中,血脉不畅,"不通则痛",故小腹冷痛拒按,得热后血脉暂通,故腹痛得以缓解;阴盛则寒,寒邪伤阳,阳气不达,故形寒肢冷,面色青白。舌紫暗,苔白,脉沉紧,也为寒凝血瘀之征。③治法:温经散寒,活血通经。

6. 痰湿阻滞证 ①主要证候:月经停闭数月,带下量多,色白质稠;形体肥胖,胸脘满闷,神疲肢倦,头晕目眩;舌淡胖,苔白腻,脉滑。②证候分析:痰湿为阴邪,属阴盛证;痰湿阻于冲任,壅遏血海,经血不能满溢,故经闭不行;痰湿下注,损伤带脉,故带下量多,色白质稠;阴盛则阳病,痰湿之邪易于损伤脾阳,脾阳不升,故头晕目眩,形体肥胖;痰湿困阻脾阳,运化失司,故胸脘满闷,神疲肢倦。舌淡胖,苔白腻,脉滑,也为痰湿阻滞之征。③治法:豁痰除湿,活血通经。

【其他疗法】

1. 中成药治疗

(1)八珍益母丸每次6g,每日2次,口服。适用于气血两虚证。

(2)坤泰胶囊每次2g,每日3次,口服。适用于阴虚火旺证。

(3)桂枝茯苓丸每次6g,每日1~2次,口服。适用于气滞血瘀证。

(4)少腹逐瘀胶囊每次3粒,每日3次,口服。适用于寒凝血瘀证。

2. 耳穴治疗

可行耳穴贴敷辅助治疗。每次双耳各选取2~3穴,以王不留行籽贴敷耳穴。嘱患者每日用拇指,示指按压耳穴3~4次,至耳郭潮红,3天换贴1次,一般3~5次为1个疗程。

二、西医病学相关知识

【概述】

闭经是多种疾病导致的女性体内病理生理变化的外在表现,是一种临床症状而并非某一疾病。按生殖轴病变和功能失调的部位分为下丘脑性闭经,垂体性闭经,卵巢性闭经,子宫性闭经以及下生殖道发育异常性闭经。另外多囊卵巢综合征,先天性肾上腺皮质增生症,分泌雄激素的肿瘤,卵泡膜细胞增殖症,桥本病及毒性弥漫性甲状腺肿等也可导致闭经。

【病因和发病机制】

WHO将闭经归纳为3种类型。Ⅰ型:无内源性雌激素产生,卵泡刺激素水平正常或低下,催乳素水平正常,无下丘脑,垂体器质性病变的证据。Ⅱ型:有内源性雌激素产生,卵泡刺激素及催乳素水平正常。Ⅲ型:为卵泡刺激素水平升高,提示卵巢功能衰竭。闭经还可分为原发性和继发性,生理性和病理性。原发性闭经指年龄>14岁,第二性征未发育;或者年龄>16岁,第二性征已发育,月经还未来潮。继发性闭经指正常月经周期建立后,月经停止6个月以上,或按自身原有月经周期停止3个周期以上。生理性闭经是指妊娠期,哺乳期和绝经期后的无月经。病理性闭经是直接或间接由中枢神经-下丘脑-

垂体-卵巢轴以及靶器官子宫的各个环节的功能性或器质性病变引起的闭经。

【治疗】

闭经的治疗包括以下几个方面。

1.病因治疗 部分患者去除病因后可恢复月经。如神经、精神应激起因的患者,应进行有效的心理疏导;低体质量或因过度节食,消瘦所致闭经者应调整饮食,加强营养;运动性闭经者应适当减少运动量及训练强度;对于下丘脑(颅咽管肿瘤),垂体肿瘤(不包括分泌卵泡刺激素的肿瘤)及卵巢肿瘤引起的闭经,应手术去除肿瘤;含 Y 染色体的高促性腺激素性闭经,其性腺具恶性潜能,应尽快行性腺切除术;因生殖道畸形经血引流障碍而引起的闭经,应手术矫正使经血流出畅通。

2.雌激素和(或)孕激素治疗 对青春期性幼稚及成人低雌激素血症所致的闭经,应采用雌激素治疗。用药原则如下。

(1)促进骨骼生长 对青春期性幼稚患者,在身高尚未达到预期高度时,治疗起始应从小剂量开始,如 17β-雌二醇或戊酸雌二醇,或结合雌激素;在身高达到预期高度后,可增加剂量。

(2)促进性征进一步发育 成人低雌激素血症闭经者则先采用 17β-雌二醇或戊酸雌二醇,或结合雌激素,以促进和维持全身健康和性征发育,待子宫发育后,需根据子宫内膜增殖程度定期加用孕激素或采用雌、孕激素序贯周期疗法。青春期女性的周期疗法建议选用天然或接近天然的孕激素,如地屈孕酮和微粒化孕酮,有利于生殖轴功能的恢复;有雄激素过多体征的患者,可采用含抗雄激素作用的孕激素配方制剂;对有一定水平的内源性雌激素的闭经患者,则应定期采用孕激素治疗,使子宫内膜定期脱落。

3.针对疾病病理,生理紊乱的内分泌治疗 根据闭经的病因及其病理,生理机制,采用有针对性的内分泌药物治疗,以纠正体内紊乱的激素水平,从而达到治疗目的。

4.诱发排卵 对于低促性腺激素性闭经者,在采用雌激素治疗促进生殖器官发育,子宫内膜已获得对雌,孕激素的反应后,可采用尿促性素联合人绒毛膜促性腺激素治疗,促进卵泡发育及诱发排卵,由于可能导致卵巢过度刺激综合征,故使用促性腺激素诱发排卵时必须由有经验的医师在有 B 超和激素水平监测的条件下用药;对于卵泡刺激素和催乳素水平正常的闭经患者,由于患者体内有一定水平的内源性雌激素,可首选枸橼酸氯米芬作为促排卵药物;对于卵泡刺激素水平升高的闭经患者,由于其卵巢功能衰竭,不建议采用促排卵药物治疗。

5.辅助生育治疗 对于有生育要求,诱发排卵后未成功妊娠,或合并输卵管问题的闭经患者,或男方因素不孕者可采用辅助生殖技术治疗。

三、夏氏中西医结合相关知识

西医治疗闭经多为雌激素、孕激素治疗或诱发排卵等。夏氏中医认为对于存在明确原发病者,可采用药物或手术治疗去除原发病,同时服用中药调理,中西医结合治疗。夏氏中医治疗本病在临床中以虚证多见,主要为肾阴阳虚衰、脾阳虚、精血亏虚,同时仍存在夹实证,故治疗时当注意补中有通,攻中有养,切不可一味滥用峻补之法,亦不可单用攻下破瘀法。用药时当以调补阴阳平衡为主,同时注重后天之本,强调先天与后天整体论治。

四、病　案

病案 1

患者,女,18 岁,学生。

月经初潮 14 岁,自月经来潮后每 35~50 天行经 1 次,经期 3~4 天,量少,色淡。近 2 年来,月经周期延长,每 3~5 个月行经 1 次,经期 3 天,量少,色淡,经后腰部酸沉,懒动,纳差。现月经 3 个月未至。刻下见:精神不佳,面色萎黄,乳房发育欠佳,舌淡,舌体胖大,边有齿痕,脉虚细。

诊断:闭经。

治则:补气血,益肝肾。

处方:黄芪 30 g,当归 15 g,川芎 12 g,熟地黄 15 g,续断 15 g,杜仲 15 g,菟丝子 30 g,淫羊藿 15 g,益母草 15 g,甘草 6 g,大枣 5 枚,桑寄生 15 g,何首乌 12 g。

用法:14 剂,水煎服,每日 1 剂,分 2 次服用。

二诊:服药后月经来潮,量少,色淡;原方基础上加牛膝 12 g,7 剂,水煎服;嘱患者下次月经未来再诊。

三诊:月经已来,量仍少,身感乏力懒言,守上方,继服 7 剂。经连续治疗 4 个月经周期,月经正常,29~32 天行经 1 次,月经量较前增多。

按语:月经的主要成分是血,而血的生成有赖于气的生化与调节,同时气又要依靠血的营养,气为血之帅,血为气之母,气属阳,血属阴,一旦出现气血不足,则阴阳两虚,冲任亏损,血海空虚,导致闭经。另外,肾中阴精的盛衰主宰着人体的生长、发育及生殖功能的变化;精血同源,精血之间相互转化,若肾阴精亏虚,则血液生成减少,进一步导致精血亏虚。闭经实证者少,虚证者多;气血不足,肾精亏虚是闭经虚证的主要原因,故治疗以补气血,益肝肾为主要原则。全方主要补气血、益肝肾,使阴阳平衡、气血和畅。

病案 2

祁某,女,20 岁,学生。

患者以闭经半年为主诉前来就诊。患者半年前因受精神刺激月经未至,经系统治疗后一般症状及体征好转,但月经仍一直未潮。后运用理气活血调理之品及西药孕酮等药治疗,效果不佳。为求进一步治疗,遂来诊。刻下见:患者性情忧郁,心烦,急躁易怒,胁肋胀满,善叹息,暖气则舒,夜寐不宁,小腹胀满隐痛,大便秘结,小便黄赤,舌质淡红,苔薄黄,脉弦细。

诊断:闭经。

治则:疏肝解郁,润燥宁心,活血调经。

处方:甘草 10 g,浮小麦 30 g,大枣 5 枚,丹参 15 g,桃仁 10 g,红花 10 g,合欢皮 20 g,柴胡 15 g,郁金 15 g,牛膝 15 g,香附 15 g,栀子 15 g,牡丹皮 10 g。

用法:7 剂,水煎服,每日 1 剂,分 2 次服用。

二诊:心情好转,小腹胀痛加重,且感两乳胀痛,此乃月经将至之兆,原方有效,效不更方,此方继进 7 剂。

三诊:服上药后 5 剂月经来潮,量尚不多,色紫红,有血块,6 天干净;嘱停药观察,随访 4 个月,月经正常。

按语:闭经一证,有虚实之异,其不外乎血亏与血滞两大类。此证内伤七情,郁怒伤肝,肝气郁滞,欠而成瘀,而致闭经。"女子以肝为先天",肝阳偏盛,则心烦,急躁易怒,胁肋胀满,善叹息,此类闭经有明显的精神因素,故应用甘草、浮小麦、大枣三甘合用,心肝并治以解妇人脏躁。此即《黄帝内经》所谓"肝苦急,急食甘以缓之"之意;丹参、桃仁、红花、牡丹皮活血通经,凉血除烦;郁金、柴胡具行气解郁,凉血破淤之功,又系治疗神志之要药;栀子清热除烦;牛膝引血下行;合欢皮之功解郁除烦,畅气破瘀;香附疏肝理气,调经活血,为血中气药。全方共奏疏肝解郁,润燥宁心,活血调经之功。法中病机,药达病所,使肝气舒畅,冲任通畅,经血下行,诸症自消,故能获效。但在辨证施治的同时,更要重视精神疗法,使患者戒躁怒、去忧郁、性格开朗,力求能做到"移情,易性"以消除气滞血瘀的病因,也极为重要。

病案 3

蒋某,女,19 岁,学生。

患者以闭经 2 年为主诉前来就诊。2 年前患者因高考精神紧张导致月事全闭,口服孕酮方能来潮,停药则经闭。为求进一步治疗,遂来诊。平素精神欠佳,纳少,眠差,多梦,舌淡暗,苔薄白,脉细缓。月经初潮 12 岁,一般 40 ~ 90 天行经 1 次,2 ~ 3 天经净,量少,色暗红。

诊断:闭经。

治则:养心健脾,生血通经。

处方:党参、焦麦芽、焦山楂、焦神曲各 15 g,白术、柏子仁、牛膝、泽兰、香附各 10 g,续断、当归、茯苓各 12 g,山药 20 g,甘草 6 g。

用法:7 剂,水煎服,每日 1 剂,分 2 次服用。

二诊:服药后精神,睡眠较前好转,月经尚未至。舌淡红,苔薄白,脉细缓。上方基础上加熟地黄 15 g,白芍 15 g;7 剂,水煎服。

三诊:服药后月经来潮,3 天经净,量中,色鲜红,无特殊不适。舌淡红,苔薄白,脉细。继续服用上方调理 2 个月,月经已自潮。

随访半年,月事正常。

按语:依据患者症状及舌脉,四诊合参,辨证属心脾阳虚证,脾阳不振,气血生化无源;心阳不振,则血运无力,故而血枯经闭,治以养心健脾,生血通经;气血生肾精,肾精化肾阳,如有根之木,有源之水,自能强肾固本,水旺舟行,经血自来。方中柏子仁甘平质润,归心、肾经,能养心通经,交通心肾。方中以四君子汤合山药健脾益气,使运化复常,气血有源,同时联合焦三仙醒脾开胃;泽兰、当归活血调经;牛膝味苦降泄,性善下行,有活血通经,引血下行之功;香附疏肝理气,活血调经;熟地黄、续断益血补肾。诸药同用,共奏补脾养心通经之效。治疗中不可过用辛温香燥之品,以防劫津伤阴之弊。即或应用也需配以养血和阴之品,使气顺血和。阴阳平衡,则病自愈。即或欲补,亦当补中有行,以利气血化生。

病案 4

金某,女性,25 岁,未婚。

患者以经闭 4 个月为主诉就诊。患者有精神失常史 2 年,经用抗精神病药物治疗后症状好转。近 4 个月来月经量少渐闭,伴少食懒言,精神倦怠,舌淡,苔薄白,脉细弱。

诊断:闭经(继发性闭经)。

治则:益气健脾,补肾调经。

处方:党参 30 g,茯苓 20 g,白术 15 g,当归 15 g,黄芪 20 g,菟丝子 20 g,阿胶 15 g,枸杞子 15 g,酸枣仁 20 g,远志 20 g,郁金 15 g,合欢皮 30 g,甘草 6 g。

用法:14 剂,水煎服,每日 1 剂,分 2 次服用。

二诊:服 14 剂后自觉乳房发胀,在原方基础上加桃仁 10 g,红花 10 g,益母草 30 g,牛膝 15 g,5 剂而经至。继付首诊方 1 个疗程巩固治疗而愈。

随访半年未复发。

按语:女子以血为主,肾为先天之本,主藏精,精化血;脾为后天之本,为生血之源。《妇科经纶》曰:"妇人经血属心脾所统。"心统诸经之血,心、脾、肾三脏与月经的产生有密切关系,心阳、脾阳,肾精亏虚,则血无以生成、运化,故治疗以调补心,脾,肾三脏气血为主;方中党参、茯苓、白术补气健脾;当归、黄芪补气生血;阿胶、菟丝子、枸杞子为补精血之品;酸枣仁、远志、合欢皮、郁金开郁养心安神;甘草调和诸药;待气血旺盛,再加桃仁、红花、益母草、牛膝活血,引血下行。全方共奏益气健脾,补肾调经之效,月经正常则情绪随之改善。

病案 5

祁某,女,29 岁,已婚。

患者以闭经 5 年为主诉前来就诊。患者闭经 5 年,无其他不适,经服多种中西药物,疗效不佳。为求进一步治疗,遂来诊;刻下见:小腹部触诊有压痛,舌质暗紫,舌中心有裂纹,脉沉弦。

诊断:闭经。

治则:滋补肝血,化瘀通经。

处方:当归 30 g,川芎 12 g,桃仁 12 g,炮姜 9 g,木通 12 g,桂枝 15 g,鸡内金 20 g,辛

夷 5 g,瞿麦 15 g,远志 15 g,石菖蒲 15 g,白芷 15 g。

用法:7 剂,水煎服,每日 1 剂,分 2 次服用。

二诊:服至第 5 剂月经来潮,嘱其于每次行经前服此方 7 剂,连服 3 个月。

随访半年,月经已恢复正常。

按语:闭经原因颇多,该患者是以肝血虚为本,兼风、寒、湿、瘀、痰等病邪为标的病证,为本虚标实之证。以肝阴不足为主,故不可一味攻下逐瘀或滥用补肾之品。治疗以滋补肝血为主,兼除其他病邪,辅之以小量芳香开窍之品,其中当归补肝血,温通经脉,化瘀生新,为调经之圣药,其补而不腻,温而不燥,通而不破,能生新血化瘀血,然小量不足以去痼疾,大量方能奏效,辅之以川芎、桃仁、炮姜、鸡内金增强其化瘀通经之效,兼之以木通、桂枝、瞿麦、远志、辛夷、石菖蒲、白芷等辛温芳香之品,散寒,温经,燥湿,开窍。再随其证而变换药方,故能左右逢源,面面俱到,使肝血生而瘀滞去,冲任通畅而经血行。

病案 6

黄某,女,32 岁,已婚已育。

患者患有精神分裂症偏执型,口服舒必利片 0.6 g/天,3 个月后出现停经,来诊时已停经 6 个月,乳汁自溢,两乳作胀,胸胁苦满,口苦咽干,少腹隐痛,面色无泽,口唇色紫。舌有瘀斑,脉细涩。

诊断:闭经(继发性闭经)。

治则:疏肝理气,活血调经。

处方:柴胡 15 g,当归 15 g,炒白芍 20 g,川牛膝、桃仁、乌药、香附、川芎各 10 g,三棱、莪术各 6 g,鸡血藤 30 g。

用法:10 剂,水煎服,每日 1 剂,分 2 次服用。

二诊:泌乳量减少,其他症状改善不明显,原方基础上加益母草 15 g,泽兰 10 g;14 剂,水煎服。

三诊:月经已行,泌乳停止,胁胀大减。续服理气养血调理之剂 1 个月,月经正常。

随访半年,仍服原剂量舒必利,月经正常而行。

按语:中医学认为本病病机为冲任失调,瘀阻胞宫。任脉与冲脉均起于胞中,任脉能调节全身阴经,谓"阴脉之海";冲脉能调节十二经气血,有"冲为血海"之称,与妇女的月经有密切关系。本病并非血海空虚,无血可下,致月经停闭,而是久服抗精神病药物,导致脾阳困阻,脾失运化,痰浊内生,阻滞冲任;或湿从热化,侵扰肝经,肝阳偏盛,疏泄失常,影响肾之藏泻;或肝失条达,肝阳偏盛,气滞血瘀,影响冲任之畅行。冲任不调,经血不能下趋而上溢为乳。故治疗时重在通达。气滞、血瘀、痰浊、湿热之阴邪、阳邪,治疗时要着眼于整体,在活血化瘀调经的前提下,再依据辨证分型,给予清化湿热、豁痰化浊、理气畅达等治疗,做到标本同治。该患者四诊合参属气滞血瘀证,肝失条达,导致肝阳偏亢,故出现乳汁自溢,两乳作胀,胸胁苦满,口苦咽干。《王旭高临证医案·杂病门》:"乳房属胃,乳汁血之所化。无孩子而乳房膨胀,亦下乳汁,非血之有余,乃不循其道为月水,反随肝气上入乳房变为乳汁,非细故矣。夫血犹水也,气犹风也,血随气行,如水得风而作波澜也。然则顺其气而使下行,如风回波转,不必参堵截之法……治疗以疏肝理气,活血调经。"

病案7

夏某,女,20岁,未婚。

患者以停经8个月,伴胸胁满闷,神疲1个月为主诉就诊。患者闭经半年时到当地医院就诊,注射孕酮,效果差。为求进一步治疗,遂来诊。刻下见:月经停闭8个月,形体肥胖,体重日增,伴神疲倦怠,纳少,胸胁满闷,带下色白,舌淡胖嫩,苔白腻,脉滑。平素月经量少,色暗红,已闭经。

诊断:闭经(继发性闭经)。

治则:燥湿化痰,理气和中。

处方:法半夏15 g,陈皮15 g,茯苓15 g,白术15 g,姜厚朴15 g,麸炒枳壳10 g,当归15 g,川芎15 g,车前子10 g,牛膝12 g,甘草6 g。

用法:7剂,水煎服,每日1剂,分2次服用。

二诊:连服21剂月经来潮,色淡,量少,夹血块,下腹闷痛,上方基础上加蒲黄10 g,五灵脂10 g,益母草15 g,继服3剂,经量正常,5~6天月经干净。经后1周以健脾益肾调治冲任为主,按照上法连续治疗3个月经周期,月经按期而潮,量正常。且体重减少5 kg。

按语:闭经的发病机制可分为虚实两类。虚者血海空虚,无血可下,实者经隧阻隔,经水不行。而实证又以痰湿阻滞为多见。湿痰乃由于脾弱不能制湿,湿困脾阳运化失职,水湿凝聚而成。"脾无留湿不生痰,脾为气血生化之源。"其病因病机:素体痰湿之证,或脾阳不运,湿盛成痰,或身体肥胖,痰湿阻滞冲任,壅塞经隧,月事不行。方中法半夏燥湿化痰,降逆止呕,消痞散结;气机不畅则痰凝,痰凝则气机更为阻遏,以陈皮、姜厚朴理气调中,燥湿化痰,气顺则痰降,气化则痰消;痰由湿生,脾主健运水湿;肾为水脏,脾肾二经主水湿,故佐以茯苓健脾利湿;加白术、麸炒枳壳以理气;当归、川芎活血通经;牛膝引药下行。全方共奏燥湿化痰,理气和中之功效,从而使湿去痰消,气机通畅,脾得健运,诸证随之而解。

病案8

尹某,女,35岁,已婚已育。

患者以闭经半年为主诉就诊。患者自诉月经停闭半年,口服甲羟孕酮片治疗无效。为求进一步治疗,遂来诊;刻下见:经闭,伴头重身困,胸胁不适,少腹作胀,腰骶部酸痛;平素带下量多,形体肥胖,面色苍白;舌质淡,舌体偏胖,苔白腻,脉沉细滑。B超提示两卵巢小囊偏多,子宫直肠窝少量积液。

诊断:闭经。

治则:化痰散结,祛湿消脂。

处方:法半夏、陈皮、苍术、香附、茯苓、麸炒枳壳各15 g,制天南星9 g,生山楂、荷叶各

30 g,莱菔子 15 g,杜仲、菟丝子各 20 g。

用法:7 剂,水煎服,每日 1 剂,分 2 次服用。

二诊:服药后自觉上述症状均有减轻,但月经仍未来潮,上方基础上加泽兰、牛膝各 10 g,连服 14 剂,月经来潮,但经量少,色紫暗,夹有血块。嘱患者月经干净后再服 2 个疗程,以巩固疗效。

其后随访,患者月经按时来潮。

按语:本病为虚实兼杂之证,以脾气虚,脾阳虚为本,痰湿阻滞之阴邪为标。方中以法半夏、陈皮、苍术理气健脾燥湿,以香附疏肝理气,以制天南星之苦温辛烈,助二陈祛痰除湿,且天南星散而不守,专走经络,血脉为痰湿所壅阻者,用之最当;枳壳破气散积,开胸化痰;莱菔子、荷叶、生山楂顺气化积消脂;杜仲、菟丝子补肾气,强腰膝;泽兰、怀牛膝活血调经。全方共奏化痰散结,祛湿消脂之功。纵观全方多用助脾健运之品,其意旨在脾运健则痰湿脂满祛除,气机通畅则血脉调和,适用于痰湿俱盛,脂膜壅塞之闭经。

病案 9

王某,女,29 岁,已婚未孕。

患者结婚 4 年未孕,无明显诱因出现月经停闭 6 个月。多次妇科就诊,诊断为继发性闭经。B 超检查示:幼小子宫。子宫内膜病检:晚期分泌期改变。在当地医院用人工周期疗法 3 个疗程,用药时月经来潮,但量少色暗淡,少腹胀痛,停药后又闭经。为求进一步治疗,遂来诊;刻下见:胸胁胀满,烦躁易怒,失眠,腰部困痛,带下色白量少,舌质淡红,胎薄白,脉细弦。

诊断:闭经。

治则:舒肝解郁,兼补肾。

处方:柴胡、香附、川芎、赤芍、苏木各 10 g,菟丝子、生地黄、仙茅、淫羊藿各 15 g,合欢皮、紫石英各 30 g,栀子 10 g。

用法:7 剂,水煎服,每日 1 剂,分 2 次服用。

二诊:连服 14 剂,胸胁胀满,烦躁易怒,失眠,腰部困痛症状消失,月经仍未来潮。原方基础上去仙茅,淫羊藿,加川牛膝 10 g,红花 10 g,7 剂,水煎服,停药 3 天后月经来潮。后服原方加减 2 个疗程,月经周期如常。

按语:本病属虚实夹杂之证,实证以肝阳偏盛,肝郁气滞为主,虚证以肾阴精亏虚为主。肾阴亏虚,则水不涵木,肝木必旺;治法以疏肝解郁为主,益之以补肾之味,水足而肝气益安。方中用柴胡、香附、合欢皮为主药,以疏肝解郁;辅以菟丝子、淫羊藿、紫石英补肾之阴阳,调补督脉;佐以生地黄、川芎、赤芍、苏木养血化瘀、活血通窍。全方具有疏肝解郁,补肾养血,调经通窍之功。

病案 10

陈某,女,29 岁,已婚,孕 1 产 0。

患者以月经未至4个月为主诉就诊。患者半年前行人工流产术,近4个月来月经未至,人流后20余天曾腹痛1次,疼痛难忍,并伴肛门坠胀,现腰膝酸软,四肢乏力,头晕失眠,耳鸣出汗,心悸,舌淡胖,有瘀点,苔白腻,脉细。

诊断:闭经(继发性闭经)。

治则:益肾健脾,调气通络。

处方:当归20 g,丹参、牛膝、淫羊藿、杜仲、菟丝子、枸杞子各15 g,酸枣仁、益母草、桃仁、红花、赤芍各12 g,柴胡10 g,枳壳、甘草各9 g,党参15 g,黄芪20 g。

用法:7剂,水煎服,每日1剂,分2次服用。服药期间,忌气恼,节房事,禁辛辣,忌绿豆、白萝卜等食物。

二诊:21剂后,月经来潮,腰痛甚,量少,色黑红,1天即止。经后间隔10天,行第2个疗程:上方加鸡血藤20 g,连服20剂,经至,量多,色红。再调理1个疗程,经至,色量正常,诸证悉平。

随访1年,月经周期正常。

按语:中医学认为,冲为血海,任主胞胎,肝肾为冲任之本,补肾在于固本。脾胃为气血生化之源,肝乃藏血之脏。故月经正常与否,和肝,脾,肾三脏关系最为密切。患者素体脾虚,而人工流产术后又伤及气血,阳气虚衰则血运无力,瘀阻脉络,由此引发之闭经,故治疗多用益肾健脾,逐瘀启宫之法。方中丹参、桃仁、红花、益母草、赤芍活血逐瘀,通经脉,调冲任;淫羊藿、杜仲、菟丝子温养肾气,填充精血以固冲任,启胞宫;枸杞子、当归益肝肾,养气血;柴胡、枳壳疏肝,调气机,健脾胃,助冲任;酸枣仁、甘草安神益脾;牛膝引药下行,有通利作用。诸药相伍,相得益彰,共奏益肾气,健脾胃,调气机,通经络,调冲任,启胞宫之效,使气血调和,阴阳平衡。

第三节　月经先期

一、中医病学相关知识

【概述】

月经周期提前7天以上,甚至10天余一行,连续3个周期以上者,称为"月经先期",亦称"经期超前""经行先期""经早""经水不及期"等。月经先期属于以周期异常为主的月经病,常与月经过多并见,严重者可发展为崩漏,应及时进行治疗。

《妇人大全良方·调经门》指出本病病机是由于"过于阳则前期而来",《普济本事方·妇人诸疾》进一步提出:"阳气乘阴则血流散溢……故令乍多而在月前。"后世医家多宗"先期属热"之说,如朱丹溪有"经水不及期而来者,血热也"的见解。《万氏妇人科·调经章》分别将"不及期而经先行""经过期后行""一月而经再行""数月而经一行"等逐一辨证论治,为月经先期作为一个病证开创了先例。《景岳全书·妇人规》对本病的病因、辨证论治做了较全面的阐述,提出气虚不摄也是导致月经先期的重要发病机制,指出"若脉证无火而经早不及期者,乃其心脾气虚,不能固摄而然"。《傅青主女科·调经》也提出:"先期而来多者,火热而水有余也,"并根据经血量的多少以辨血热证之虚实,有临证参考价值。

【病因病机】

本病的病因病机主要是气虚和血热。气虚则统摄无权,冲任不固;血热则热扰冲任,伤及胞宫,血海不宁,均可使月经先期而至。

1.**气虚** 可分为脾气虚和肾气虚。

(1)脾气虚 体质素弱,或饮食失节,或劳倦思虑过度,损伤脾阳,脾伤则中气虚弱,冲任不固,经血失统,以致月经先期来潮。脾为心之子,脾气既虚,则赖心气以自救,久则心气亦伤,致使心脾两虚,统摄无权,月经提前。

(2)肾气虚 年少肾气未充,或绝经前肾阳渐虚,或多产房劳,或久病伤肾,肾阳虚弱,冲任不固,不能约制经血,遂致月经提前而至。

2.**血热** 常分为阳盛血热,阴虚血热,肝郁血热。

(1)阳盛血热 素体阳盛,或过食辛燥助阳之品,或感受热邪,热扰冲任,胞宫,迫血下行,以致月经提前。

(2)阴虚血热 素体阴虚,或失血伤阴,或久病阴亏,或多产房劳耗伤精血,以致阴液亏损,虚热内生,热伏冲任,血海不宁,则月经先期而下。

(3)肝郁血热 素性抑郁,或情志内伤,肝气郁结,郁久化热,热扰冲任,迫血下行,遂致月经提前。

【辨证论治】

(一)辨证要点

月经先期的辨证重在观察月经量、色、质的变化,并结合全身证候及舌脉,辨其阴阳盛衰、虚实寒热。

(二)治疗原则

本病的治疗原则重在益气固冲,清热调经。

(三)分证论治

1.气虚证

(1)脾气虚 ①主要证候:月经周期提前,或经量多,色淡红,质清稀;神疲肢倦,气短懒言,小腹空坠,纳少便溏;舌淡红,苔薄白,脉细弱。②证候分析:脾主中气而统血,脾气虚弱,统血无权,冲任不固,故月经提前而量多;气虚火衰,血失温煦,则经色淡,质清稀;脾虚中气不足,故神疲肢倦,气短懒言,小腹空坠;运化失职,则纳少便溏。舌淡红,苔薄白,脉细弱,均为脾虚之征。③治法:补脾益气,摄血调经。

(2)肾气虚 ①主要证候:周期提前,经量或多或少,色淡暗,质清稀;腰膝酸软,头晕耳鸣,面色晦暗或有暗斑;舌淡暗,苔白润,脉沉细。②证候分析:冲任之本在肾,肾气不足,封藏失司,冲任不固,故月经提前,经量增多;肾虚精血不足,故经量少,头晕耳鸣;肾气不足,肾阳虚弱,血失温煦,则经色淡暗,质清稀,面色晦暗;腰府失荣,筋骨不坚,故腰膝酸软。舌淡暗,脉沉细,均为肾虚之征。③治法:补益肾气,固冲调经。

2.血热证

(1)阳盛血热 ①主要证候:经来先期,量多,色深红或紫红,质黏稠;或伴心烦,面红口干,小便短黄,大便燥结;舌质红,苔黄,脉数或滑数。②证候分析:阳盛则热,热扰冲任,胞宫,冲任不固,经血妄行,故月经提前来潮,经量增多;血为热灼,故经色深红或紫红,质黏稠;热邪扰心,则心烦,面红;热甚伤津,则口干,小便短黄,大便燥结。舌红,苔黄,脉数,均为热盛于里之象。③治法:清热凉血调经。

(2)阴虚血热 ①主要证候:经来先期,量少或量多,色红,质稠;或伴两颧潮红,手足心热,咽干口燥;舌质红,苔少,脉细数。②证候分析:阴虚内热,热扰冲任,冲任不固,经血妄行,故月经提前;阴虚血少,冲任不足,故经血量少;若虚热伤络,血受热迫,经量可增多;血为热灼,故经色红而质稠;虚热上浮,则两颧潮红;虚热伤阴,则手足心热,咽干口燥。舌红,苔少,脉细数,均为阴虚内热之征。③治法:养阴清热调经。

(3)肝郁血热 ①主要证候:月经提前,量或多或少,经色深红或紫红,质稠,经行不畅,或有块;或少腹胀痛,或胸闷胁胀,或乳房胀痛,或烦躁易怒,口苦咽干;舌红,苔薄黄,脉弦数。②证候分析:肝郁化热,热扰冲任,经血妄行,故月经提前;肝失疏泄,血海失调,故经量或多或少;热灼于血,故经色深红或紫红,质稠;气滞血瘀,则经行不畅,或有血块;肝郁气滞,则烦躁易怒,胸胁,乳房,少腹胀痛;肝郁化火,则口苦咽干。舌红,苔薄黄,脉弦数,均为肝郁化热之象。③治法:疏肝清热,凉血调经。

二、西医病学相关知识

【概述】

中医学"月经先期"属于西医学月经频发的范畴。正常的月经周期频率为 21 ~ 35 天,如果月经周期<21 天,即为月经频发。月经周期频率为评价月经的临床指标之一、月经频发说明月经周期频率异常,临床上称为异常子宫出血。月经频发好发于青春期和围绝经期,频繁子宫出血可导致贫血、生殖道感染、不孕等问题。

【病因和发病机制】

月经频发的病因复杂多样,有时可能合并多种因素,难以辨别。月经频发是异常子宫出血的一种,国际妇产科联盟将异常子宫出血的病因分为 9 种,可以根据该分类来探究月经频发的原因。

1.子宫内膜息肉 子宫内膜息肉是子宫局部内膜过度生长所致,其病因和体内雌激素水平过高有关,另外和炎症因素也有关,如子宫内膜炎、宫腔异物、宫腔手术等。70% ~ 90%子宫内膜息肉会出现经间期出血、不规则出血等,会被误以为月经频发。

2.子宫腺肌病 子宫腺肌病是指子宫内膜腺体及间质侵入子宫肌层,多发生于 30 ~

50岁经产妇,其主要症状为经量增多,经期延长和痛经。部分患者有经间期出血,如合并子宫内膜异位症常出现月经频发。

3.子宫平滑肌瘤 子宫肌瘤为最常见的女性生殖器肿瘤,根据肌瘤生长的位置可分为肌壁间肌瘤、黏膜下肌瘤和浆膜下肌瘤,其中黏膜下肌瘤常引起不规则阴道流血。患者常因经量增多、月经频发就诊。

4.子宫内膜恶变和不典型增生 子宫内膜不典型增生为子宫内膜癌前病变,当子宫内膜发生病变时,常出现不规则子宫流血,患者常误认为月经频发就诊。

5.全身凝血相关疾病 白血病、再生障碍性贫血、血小板减少性疾病等可引起全身凝血机制异常,导致月经量增多、月经频发等症状。

6.排卵障碍 正常的月经受下丘脑-垂体-卵巢轴调节,当其发生异常时可引起异常子宫出血,其中也包括月经频发。青春期女性该轴发育不完善;生育期女性常因多囊卵巢综合征、高催乳素血症、甲状腺疾病等影响该轴的正常功能。另外,过度节食、剧烈运动、环境及情绪的突然变化,也可引起下丘脑-垂体-卵巢轴异常,导致月经频发。

7.子宫内膜局部异常 主要包括子宫内膜局部炎症、感染等导致的分子机制异常。

8.医源性因素 如放置节育器、不正确的口服避孕药、盆腔手术等。

9.其他 其他罕见因素。

【治疗】

如合并器质性病变,如子宫内膜息肉、子宫肌瘤、子宫内膜病变等,且药物控制不佳时,需及时手术治疗,可选择子宫内膜诊刮术、宫腔镜手术、腹腔镜及开腹手术解决器质性疾病。药物治疗常用于排卵障碍性疾病导致的月经频发,主要目的是调整月经周期、促进排卵、预防子宫内膜癌变。常用的方式为性激素疗法,如周期性孕激素(地屈孕酮、醋酸甲羟孕酮等)撤退法、口服避孕药(优思明、优思悦、达英等)、雌孕激素联合疗法。有避孕需求的女性还可选择具有药物缓释功能的宫内节育器,如左炔诺孕酮宫内缓释系统。

三、夏氏中西医结合相关知识

西医学认为月经先期多有器质性病变引起,治疗当首先采用手术或性激素去除原发病。对于无器质性病变者,以性激素疗法调整月经周期为主。夏氏中医提倡中西医结合治疗本病,适宜手术或激素治疗者,可采用西医治疗手段,同时配合中医治疗。夏氏中医将本病归属为"月经病"范畴,病机为肾中阴阳失调,导致冲任不固。夏氏中医认为"经水皆出诸于肾",肾中阴阳平衡,则经行有度,故无论月经先期、后期或不定期,均应以平衡调阳、摄血调经、固摄冲任为首则,用药当滋补肾阴、温补肾阳、养血调经。

四、病　案

病案 1

王某,女,24 岁,已婚。

患者以经期提前 7~8 日,且经量多半年余为主诉就诊。患者月经提前 7~8 日,伴经前烦渴,经来血下如注,经色紫黑,面红体壮,嗜食辛辣,舌质红,苔薄黄,脉滑数有力。

诊断:月经先期。

治则:补血养血,滋阴清热。

处方:生地黄、熟地黄各 15 g,牡丹皮 15 g,地骨皮 12 g,玄参 15 g,知母 12 g,黄柏 10 g,茯苓 15 g,青蒿 10 g,白芍 15 g。

用法:14 剂,水煎服,每日 1 剂,分 2 次服用。

二诊:服药后经前烦渴明显减轻,月经来潮,经量减少,经色红紫,舌质红,脉象弦滑;予当归 15 g,白芍 15 g,柴胡 15 g,茯苓 15 g,白术 15 g,牡丹皮 12 g,栀子 15 g,甘草 6 g,5 剂水煎服。上方服后,经行 5 日而净,于经后半月又服初诊方 5 剂,经血来潮服二诊方 3 剂,如此调理经期 3 个月经周期,月经按月来潮,经量适度而愈。

按语:月经先期量多,首应辨其阴阳、虚实、寒热,此例属阳证热盛而实,经色紫黑黏稠,为热所煎熬之象;经前烦渴明显,乃热扰心肝二经;脉象滑数,舌质红,经量过多,皆肾中水火太旺之证。《傅青主女科·调经》:"妇人有先期经来者,其经甚多,人以为血热之极也,谁知是肾中水火太旺乎!夫火太旺则血热,水太旺则血多,此有余之病,非不足之症也。"故经前滋阴清热,方中牡丹皮、青蒿、知母、黄柏、玄参、生地黄清热泻火凉血滋阴;地骨皮、熟地黄清血热而滋肾水;白芍养血敛阴;茯苓行水泄热。全方清热泻火,凉血养阴,使热去而阴不伤,血安则经自调。二诊于经血来潮之际,以养血清热为主,方中当归、白芍养血活血;茯苓、白术、甘草健脾补中;牡丹皮、栀子、柴胡清热凉血泻火;全方共奏补血养血、滋阴清热之功效。如此调治,肾中火热始平,经期调而经量适可而止。

病案 2

张某,女,23 岁,已婚。

患者月经每月提前 10 余日,月经量多,色紫黏稠;经前头晕烦热较甚,舌红,苔黄,脉滑数;经后诸症消失。经后 1 周出现腰困,带下黄稠,身倦口苦,舌质红,苔薄黄,脉象滑而有力。

诊断:月经先期。

治则:清热滋阴,养血补血。

处方:牡丹皮 15 g,炒白芍 15 g,熟地黄 15 g,青蒿 10 g,黄柏 10 g,桑叶 12 g,菊花 12 g,地骨皮 15 g。

用法:7 剂,水煎服,每日 1 剂,分 2 次服用。

二诊:服药后头晕烦热症状明显减轻,月经第 25 天来潮,经量基本正常,经色鲜红,在上方基础上加当归 15 g,阿胶 10 g,白术 15 g,茯苓 15 g。经后以调理任脉之湿热为主。嘱患者下次月经前服初诊方,治疗 3 个月经周期,经期恢复正常,经量正常,经前、经后症状消失。

按语: 妇人之怪症,常由经不调而起,此例属阳盛血热证,经前头晕烦热,多由于血热上犯清窍,经过热退而头晕自愈,故治疗以滋阴清热调经为主,方中牡丹皮、青蒿、黄柏清热凉血泻火;地骨皮、熟地黄清血热而滋肾水;白芍养血敛阴;桑叶、菊花清上焦之热,故疗效显著。经期以养血清热为主要治则,当归、阿胶滋阴补血;白术、茯苓健脾以补气血生化之源,全方在清热滋阴的基础上加用养血补血药物。经后出现带下湿热证,调理任脉之湿热,带下遂减。

病案 3

田某,女,33 岁,已婚已育。

患者以每月月经提前 2 年余为主诉就诊。患者 2 年前因患崩漏出血后出现月经偏早症状,每次提前 7～10 天,周期一般在 20～23 天一潮,月经量较少,经期 2～3 天。为求治疗,遂来诊。刻下见:口舌干燥,手足灼热,面黄颧红,舌红无苔,脉细数而沉。

诊断:月经先期。

治则:补益肝肾,滋水清热。

处方:玄参 30 g,生地黄、熟地黄各 30 g,白芍 20 g,麦冬 15 g,阿胶 10 g,地骨皮 10 g,当归 15 g。

用法:5 剂,水煎服,每日 1 剂,分 2 次服用。

二诊:上方于经前 1 周服完,药后口干,手足灼热明显好转。上方续服 5 剂,月经于第 28 天来潮,经量较前增加。经后以滋补肝肾,补益冲任之熟地黄、当归、白芍、阿胶、麦冬、五味子、山萸肉、山药、牡丹皮、乌梅等治疗。治疗 3 个月经周期,水足而火清,经期调而经量适度,口干、灼热等症痊愈。

按语:《傅青主女科·调经》:"先期经来只一、二点者,人以为血热之极也,谁知肾中火旺而阴水亏乎……先期者火气之冲,多寡者水气之验,故先期而来多者,火热而水有余也已;先期而来少者,火热而水不足也。倘一见先期之来,俱以为有余之热,但泄火而不补水,或水火两泄之,有不更增其病者乎! 治之法不必泄火,只专补水,水既足而火自消矣。"此例患者月经先期而量少,口舌咽干,手足灼热,两颧发红,舌红无苔,脉象细数。证属肝肾阴虚,虚火上泛,火热而水不足也。方中生地黄、玄参、麦冬养阴滋液,壮水以制火;地骨皮清虚热,泻肾火;阿胶滋阴补血;白芍养血敛阴;当归、熟地黄养血益肝肾之阴,滋水清热。全方重在滋阴壮水,水足则火自平,阴复而阳自秘,则经行如期。月经后养肝肾之精血,益血海之蓄溢,经前益阴清热,经 3 个月长期治疗,阴精始渐复,火热自退,故月经周期始准,经量渐增,口舌咽干,手足灼热等症也获痊愈。此类阴虚火旺证,治忌急躁,要守法守方,坚持长期治疗,才能得到滋阴的效果。

病案 4

葛某,女,34 岁,已婚。

患者 5 个月余前因长期腹泻出现月经不调,每月经期提前 10 日余,经量较少,经期 1~2 天。为求治疗,今来诊;刻下见:五心烦热,口干舌燥,头晕心悸,腰膝酸软无力,纳差,舌质红苔少,脉象细数无力,二便尚调。

诊断:月经先期。

治则:滋补肾阴,养血调血。

处方:炒白芍 15 g,生地黄、熟地黄各 30 g,玄参 30 g,阿胶 10 g,麦冬 10 g,地骨皮 10 g,元肉 10 g,五味子 6 g,炒山药 30 g,鸡内金 15 g,牡丹皮 10 g。

用法:7 剂,水煎服,每日 1 剂,分 2 次服用。

二诊:服药后心悸、烦热、口干等症均明显好转。上方基础上加当归 15 g,继服 7 剂,经期 28 天来潮,经量增多,经后滋补肾阴调理。

按语:泄泻日久,损伤阴液而致阴虚,阴伤则虚火内燔,故月经先期而至,经源不充则经量少。五心灼热,心悸,舌红无苔,脉象细数,均呈阴虚火旺之症。治疗应以养阴为主,阴复则火自平。方中生地黄、玄参、麦冬养阴滋液,壮水以制火;地骨皮清虚热,泻肾火;阿胶滋阴补血;白芍养血敛阴;山药、熟地黄、五味子益脾肾之阴;元肉养血安神;鸡内金健脾助化,使补阴而无滞腻之痹。全方功专补水,为养阴专剂,药后阴水得滋,诸症减轻。二诊于经前加当归养血调经,连服 7 剂,虚火渐平而经期始准,虚火平时乃阴水复也,故经量必增,后以滋补肾阴调理,经水先期量少痊愈。肝肾尚未衰者,虽阴虚火旺,运用补水专方以壮水制火,再加补益肝肾之品,并稍佐以鸡内金以化滞,药证合拍,阴阳平衡,短期内即可建功奏效,但仍需经后调理以善后,则虚火断无旋踵之虑。

病案 5

吴某,女,32 岁,未婚。

患者以月经提前伴经期腹痛 6 年为主诉前来就诊。患者 6 年前因长跑后月经提前,20 天一行,经量中等,伴痛经。时有 1 个月经行 2 次,口服中药有所转好,停药后反复。为求进一步治疗,遂来诊;刻下见:平素乏力,经前乳胀,皮肤痤疮频发,心烦,眠差,大便干。舌边尖红,苔薄黄腻,脉弦数。13 岁月经初潮,既往月经规律,5 天/(26~30)天,经量中等,有血块,有痛经。

诊断:月经先期。

治则:疏肝解郁,健脾益肾。

处方:生地黄 15 g,黄芩 12 g,知母 12 g,地骨皮 12 g,黄芪 15 g,续断 12 g,杜仲 12 g,桑寄生 12 g,桑螵蛸 12 g,薏苡仁 15 g,白术 15 g,茯苓 15 g,火麻仁 6 g,郁李仁 6 g,炙甘草 6 g。

用法:7 剂,水煎服,每日 1 剂,分 2 次服用。

二诊:服上方 12 剂,经期将近,但无行经预感,时感心烦易怒,面有痤疮,大便干结,小便频数。脉细弦,舌偏红,苔黄腻。在上方基础上加郁金 12 g,柴胡 15 g,延胡索 15 g。5 剂,水煎服。

三诊:服上方 10 剂后,月经于第 29 天来潮,经期 6 天,量、色同前,痛经缓解,血块不多,烦躁、眠差等症状明显好转。继服 5 剂,巩固疗效。

按语:女子月经与肝,脾,肾三脏密切相关。脾主统血,脾阳虚弱,冲任不固,经血失统,则月经先期来潮;肾主封藏,肾阳虚弱,冲任不固,不能约制经血,遂致月经提前而至;肝藏血,肝气郁结,郁久化热,热扰冲任,迫血下行,遂致月经提前。本例辨证为肝旺肾虚,冲任固摄乏力。肝主疏泄,肝阳旺盛,气机不畅,则经前乳胀;肝郁气滞,郁而化热,则心烦,皮肤痤疮频发,睡眠差;热扰冲任,经血妄行,则月经先期;冲任之本在肾,肾气不足,封藏失司,冲任不固,故月经提前;舌边尖红,苔薄黄腻,脉弦数,为肝旺肾虚之征。治疗清肝益肾,调理冲任。方中生地黄、知母、地骨皮养阴生津清热;黄芪、白术、茯苓、炙甘草、薏苡仁健脾益气,补后天养先天以固命门;黄芩清肝泻火热;续断、杜仲、桑寄生、桑螵蛸补肾助阳益精气,固摄冲任;火麻仁、郁李仁润肠通便。二诊加郁金、柴胡、延胡索疏肝理气,气顺则火清。故服药后经期正常,诸症痊愈。

第四节 月经后期

一、中医病学相关知识

【概述】

月经周期延长 7 天以上,甚至 3 ~ 5 个月一行,连续出现 3 个周期以上,称为"月经后期",亦称"经行后期""月经延后""经迟"等。月经后期如伴经量过少,常可发展为闭经。

本病首见于《金匮要略·妇人杂病脉证并治》温经汤条下谓"至期不来"。《妇人大全良方·调经门》引王子亨所言:"过于阴则后时而至。"认为月经后期为阴盛血寒所致。《丹溪心法·妇人》中提出"血虚""血热""痰多"均可导致月经后期的发生,并指出相应的处方,进一步丰富了月经后期的内容。薛己、万全、张景岳等更提出了"脾经血虚""肝经血少""气血虚弱""气逆血少""脾胃虚损""痰湿壅滞""水亏血少,燥涩而然""阳虚内寒,生化失期"等月经后期的发病机制,并提出补脾养血,滋水涵木,气血双补,疏肝理气,导痰行气,清热滋阴,温经活血,温养气血等诊断和相应的处方,使本病在病因、病机、诊断、处方等方面渐臻完备。

【病因病机】

本病主要发病机制是精血不足,或邪气阻滞,致冲任不充,血海不能按时满溢,遂致月经后期。

1.**肾虚** 先天肾气不足,或房劳多产,损伤肾气,肾阳虚衰,精亏血少,冲任不充,血海不能按时满溢,遂致月经后期而至。

2. **血虚**　体质素弱,营阴血不足,或久病失血,或产育过多,耗伤阴血,或脾阳虚弱,化源不足,均可致营血亏虚,冲任不充,血海不能按时满溢,遂使月经周期延后。

3. **血寒**

(1)虚寒　素体阳虚,或久病伤阳,阳虚则虚寒内生,脏腑失于温养,气血化生不足,血海充盈延迟,遂致经行后期。

(2)实寒　经期产后,外感寒邪,或过食寒凉,寒搏于血,阴寒凝滞,冲任受阻,血海不能如期满溢,遂使月经后期而来。

4. **气滞**　素性忧郁,气机不宣,血为气滞,运行不畅,冲任阻滞,血海不能如期满溢,因而月经延后。

5. **痰湿**　素体肥胖,痰湿之邪偏盛,或劳逸过度,饮食不节,损伤脾阳,脾失健运,痰湿内生,痰湿下注冲任,壅滞胞脉,气血运行缓慢,血海不能按时满溢,遂致经行错后。

【辨证论治】

(一)辨证要点

月经后期的辨证重在观察月经量、色、质的变化,并结合全身证候及舌脉,辨其阴阳、虚实、寒热。

(二)治疗原则

本病的治疗原则重在调理冲任,疏通胞脉以调经,虚者补之,实者泻之,寒者温之,滞者行之,痰者化之。

(三)分证论治

1. **肾虚证**　①主要证候:周期延后,量少,色暗淡,质清稀;腰膝酸软,头晕耳鸣,面色晦暗,或面部暗斑;舌淡,苔薄白,脉沉细。②证候分析:肾虚精血亏少,冲任亏虚,血海不能按时满溢,故经行后期,量少;肾阳虚,火不足,血失温煦,故色暗淡,质清稀;肾主骨生髓,脑为髓海,腰为肾之外府,肾虚则腰膝酸软,头晕耳鸣;肾主黑,肾虚则肾色上泛,故面色晦暗,面部暗斑。舌淡,苔薄白,脉沉细,均为肾阳虚之征。③治法:补肾助阳,养血调经。

2. **血虚证**　①主要证候:周期延长,量少,色淡红,质清稀,或小腹绵绵作痛;或头晕眼花,心悸少寐,面色苍白或萎黄;舌质淡红,苔薄,脉细弱。②证候分析:阴血亏虚,冲任不充,血海不能如期满溢,故月经周期延后;营血不足,血海虽满而所溢不多,故经量少;血虚赤色不足,精微不充,故经色淡红,经质清稀;血虚胞脉失养,故小腹绵绵作痛;血虚不能上荣头面,故头晕眼花,面色苍白或萎黄;血虚不能养心,故心悸少寐。舌淡、苔薄、脉细弱,为阴血亏虚之征。③治法:补血填精,益气调经。

3. **血寒证**

(1)虚寒证　①主要证候:月经延后,量少色淡红,质清稀,小腹隐痛,喜暖喜按;腰酸无力,小便清长,大便稀溏;舌淡,苔白,脉沉迟或细弱。②证候分析:阳气不足,阴寒内盛,不能温养脏腑,气血化生不足,冲任不充,血海满溢延迟,故月经推迟而至,量少;阳虚血失温煦,故经色淡红,质稀;阳虚不能温煦子宫,故小腹隐痛,喜暖喜按;阳虚肾气不足,外府失养,故腰酸无力;阳虚内寒,膀胱失于温煦,则小便清长,大便稀溏。舌淡、苔白、脉沉迟或细弱,为阳不足而虚寒内生之征。③治法:温阳散寒,养血调经。

（2）实寒证　①主要证候:月经周期延后,量少,色暗有块,小腹冷痛拒按,得热痛减;畏寒肢冷,或面色青白;舌质淡暗,苔白,脉沉紧。②证候分析:寒为阴邪,外感寒邪,或过食寒凉,血为寒凝,冲任滞涩,血海不能按时满溢,故周期延后,量少;寒凝冲任,故经色暗有块;寒邪客于胞中,气血运行不畅,故小腹冷痛;得热后气血稍通,故小腹得热痛减;寒邪阻滞于内,阳不外达,则畏寒肢冷、面色青白。舌淡暗,苔白,脉沉紧,均为实寒之征。③治法:温经散寒,活血调经。

4.气滞证　①主要证候:月经周期延后,量少,色暗红或有血块,小腹胀痛;精神抑郁,经前胸胁,乳房胀痛;舌质正常或红,苔薄白或微黄,脉弦或弦数。②证候分析:气有余便是火,情志内伤,肝阳偏亢,肝失疏泄,气机郁结,血为气滞,冲任不畅,胞宫、血海不能按时满溢,故经行后期,经量减少,或有血块;肝郁气滞,经脉壅阻,故小腹,胸胁,乳房胀痛。脉弦为气滞之征;若肝郁化热,则舌红,苔微黄,脉弦数。③治法:理气行滞,和血调经。

5.痰湿证　①主要证候:月经后期,量少,经血夹杂黏液;形体肥胖,脘闷呕恶,腹满便溏,带下量多;舌淡胖,苔白腻,脉滑。②证候分析:痰湿为阴邪,湿邪黏腻,痰湿内盛,滞于冲任,则气血运行不畅,血海不能如期满溢,故经期错后,量少;痰湿下注胞宫,则经血夹杂黏液;痰湿阻于中焦,气机升降失常,则脘闷呕恶;痰湿壅阻中阳,脾失健运,则形体肥胖,腹满便溏;痰湿流注下焦,损伤任带二脉,带脉失约,故带下量多。舌淡胖,苔白腻,脉滑,均为痰湿之征。③治法:燥湿化痰,理气调经。

二、西医病学相关知识

【概述】

中医学中的月经后期属西医学月经稀发的范畴。月经稀发是指月经周期后延,凡月经周期错后 7 天以上,甚至 40 ~ 50 天一行,并连续出现两个月经周期以上者,可诊断为月经稀发。该病可发生于有排卵性月经周期,也可发生于无排卵性月经周期中。发于前者,多因甲状腺功能不足,新陈代谢过低,卵泡发育成熟时间延长,而致卵巢不能按时排卵;发于后者,则因下丘脑-垂体-卵巢轴的功能失调,排卵功能受到抑制,卵泡发育不良,而出现周期延后的无排卵性月经。

【治疗】

（1）甲状腺素片,0.03 g/天,适用于甲状腺功能减退者。

（2）枸橼酸氯米芬或三苯氧胺,以促排卵。

（3）人工周期:月经第 5 天开始服用己烯雌酚,0.5 mg/天,连用 20 天,于第 18 天加用孕酮,肌内注射,20 mg/d,连用 3 天。一般连用 3 个周期。或用倍美力,0.300 ~

0.625 mg/天,代替己烯雌酚。

三、夏氏中西医结合相关知识

西医治疗月经后期以对症处理为主。夏氏中医治疗月经后期强调首先明确病因,如因甲状腺功能减退引起月经后期则予甲状腺素钠片对因治疗;若无明显诱因出现月经后期则以中医调理为主。夏氏中医将月经后期归属为"月经病"范畴;临床以肾阴、阳亏虚、寒凝、气滞、痰湿导致冲任不充,血海不能按时满溢。治疗当四诊合参,辨证论治,重在调理冲任,疏通胞脉以调经,虚则补之,实则泻之,寒者温之,滞者行之,痰者化之。夏氏中医多年临床经验总结,月经后期与脾肾二脏密切相关,脾胃虚损则痰湿壅滞,而气血生化乏源则水亏血少;肾阴精亏虚则燥涩而然,肾阳亏虚则阳虚内寒,生化失期;故治疗时注重先天与后天调补,善用熟地黄、菟丝子、茯苓、白术等补肾健脾药物。

四、病　案

病案1

张某,女,30 岁,已婚已育。

患者以经水后期 1 年余为主诉就诊。患者 1 年余前无明显诱因出现月经周期延迟,42~50 天 1 潮,经来量多,经期 8~10 日,伴头晕目眩,经期尤甚,心悸气短,腰困膝软,面色黑暗,形瘦神疲,脉细迟而弦,察舌质淡,苔薄白。

诊断:月经后期。

治则:温经摄血,补益肝肾。

处方:熟地黄 30 g,白芍 30,白术 15 g,川芎 15 g,肉桂 6 g,柴胡 15 g,续断 10 g,山萸肉 12 g,盐巴戟天 12 g,党参 12 g。

用法:5 剂,水煎服,每日 1 剂,分 2 次服用。嘱其月经前 1 周开始服药。

二诊:药后 3 天月经来潮,经量较前减少,头晕明显减轻,上方基础上去巴戟天,加砂仁 6 g,阿胶 10 g,3 剂水煎服。经行 5 日而净。下月仍以上法经前开始服药,连治 3 个月经周期,经期获准而经量适度,头晕之症也随之痊愈。

按语:《傅青主女科·调经》:"妇人有经水后期而来多者,人以为血虚之病也,谁知非血虚乎! 盖后期之多少,实有不同,不可执一而论。盖后期而来少,血寒而不足;后期而来多,血寒而有余。夫经本于肾,而其流五脏六腑之血皆归之,故经来而诸经之血尽来附益,以经水行而门启不遑迅阖,诸经之血乘其隙而皆出也,但血既出矣,则成不足。治法宜于补中温散之,不得曰后期者俱不足也。"此例患者经水后期而经量多,为阳气不足而虚寒内生,阳不固摄而血失统摄所致,故治以温经摄血。患者脉细迟弦,形瘦神疲,面色暗黑,为素体阳虚,精亏血损,血失固摄。经前益气温经以固摄,方中熟地黄、肉桂、山萸肉、巴戟天、续断温补肾阳;党参、白术健脾益气,使五脏六腑之血各安其宅,则经行必无量多之忧矣。经来量减,头晕之症也减轻。经期肝、脾、肾精气尤虚,故治以大补肝、脾、肾之精血,温经解郁摄血,以固其本。方中去盐巴戟天之温阳,使血无热助妄动之癖,加砂仁化熟地黄之腻,阿胶养血固经。下月仍按上述治疗用药,经期遂调而量适中,头晕目眩等因血固摄而痊愈。

病案 2

马某,女,32 岁,已婚未孕育。

患者月经 40～50 天一行,经色黑紫而暗,经期曾因出血过度而发生晕厥。刻下见:面色萎黄,精神萎靡伴头晕、心悸,腰困膝软,白带清稀量多,舌淡苔白,脉象:左沉弦细,右迟缓。

诊断:月经后期。

治则:健脾补肾,固经止带。

处方:党参 15 g,山萸肉 15 g,枸杞子 12 g,菟丝子 12 g,续断 9 g,炒山药 20 g,炒白术 20 g,炒白芍 15 g,柴胡 15 g,陈皮 15 g,车前子 12 g,甘草 10 g。

用法:7 剂,水煎服,每日 1 剂,分 2 次服用。

二诊:上方服 7 剂,腰困带下大有改善。头晕、心悸改善不明显。上方基础上加五味子 10 g,熟地黄 15 g,龙眼肉 10 g;5 剂,水煎服。

三诊:月经来潮前夕,精神渐感倦怠,治以补脾益肾疏肝,调经摄血。给予熟地黄 30 g,白芍 30 g,白术 15 g,川芎 15 g,续断 10 g,五味子 10 g,肉桂 10 g,柴胡 15 g,菟丝子 15 g,党参 12 g,山萸肉 15 g,阿胶 10 g;5 剂,水煎服。

药后数日月经来潮,经量明显减少,头晕、心悸诸症减轻,经行 5 天而净。经后以养血健脾补肾疏肝治疗。下个月行经前仍服上方以温经摄血、大补脾肾、月经遂调而血摄。

按语:血寒则经期偏迟,经量过多则冲任亏损,经血是以血寒而后期难愈,故治以温经摄血,大补亏损之精血。盖肝虚则易郁,脾虚则湿生,肾虚则不固,经后所以腰困带下者,此三脏虚损及于带脉也。故经、带之症,常相互影响。经期尚远,治带亦调经之事也,故以白术、山药、党参、白芍、山萸肉、枸杞子、菟丝子类以健脾补肾,固经止带。经水之前数日,以熟地黄、肉桂、山萸肉、阿胶、党参、菟丝子等固经摄血。得经前调治带脉之功,故药后月经之量得以固摄。连续调治 3 个月经周期而痊愈。经调则精血渐复,冲任调和,寒散郁解,气顺血通。

病案 3

陈某,女,27 岁,已婚未孕。

患者以月经错后 13 年为主诉就诊。患者 14 岁月经初潮后月经即出现错后 4～10 天,最长可达 2 个月余。结婚 2 年至今未孕。至当地医院运用孕酮、氯米芬、人工周期疗法治疗 3 个月,停药后仍月经稀发。为求进一步治疗,遂来诊。刻下见:平素月经量较少,色淡红,有血块,无痛经;舌暗红,苔少,脉细弦。

诊断:月经后期,原发性不孕。

治则:补肾养血,填精助孕。

处方:当归 10 g,生地黄 15 g,熟地黄 15 g,赤芍 10 g,白芍 10 g,川芎 10 g,续断 15 g,菟丝子 30 g,巴戟天 10 g,紫河车 10 g,紫石英 15 g,山药 15 g,制何首乌 15 g,茯苓 15 g,白术 15 g,甘草 6 g。

用法:7 剂,水煎服,每日 1 剂,分 2 次服用。

二诊:其后依据患者症状及舌脉变化在上方基础上加减化裁,共服药 3 个月,月经周期正常。

半年后随访,患者已怀孕 3 个月。

按语:此例患者属肾虚、血虚证。先天肾气不足,阴血亏虚,冲任不充,血海不能如期满溢,故月经错后;营血不足,血海虽满而所溢不多,故经量少;血虚赤色不足,精微不充,故经色淡红,经质清稀;肾虚精亏,难以摄精成孕,故结婚 2 年不孕;方中熟地黄、续断、菟丝子、巴戟天、紫河车、紫石英、制何首乌滋肝肾,益精血,乃补血贵在滋水之意;当归、白芍、生地黄、赤芍补血活血;山药、茯苓、白术健脾益气,气血生化得源,补后天以充先天。全方共奏补肾养血,填精助孕治功。

病案 4

王某,女,36 岁,已婚已育。

患者月经初潮后经水一向偏迟为 40~50 天。2 年前生育二胎后,月经常二月或三月始潮,且经量渐少。伴见头晕腰困,纳少便溏,全身无力。为求治疗,遂来诊;刻下见:月经已 45 天未至,面色萎黄,舌质淡,苔薄白,脉象:左尺沉细无力,右关虚滑。

诊断:月经后期。

治则:健脾益肾,解郁清痰。

处方:炒白术 15 g,炒山药 20 g,茯苓 15 g,陈皮 10 g,白扁豆 10 g,鸡内金 15 g,菟丝子 15 g,炒白芍 12 g,当归 12 g,杜仲 12 g,甘草 6 g。

用法:7 剂,水煎服,每日 1 剂,分 2 次服用。

二诊:服药后精神好转,头晕腰困减轻,纳增便调,但月经仍未至。继服上方 7 剂,以候经血来潮。

三诊:经血 2 个月来潮,经量较前增多,舌质淡苔白,脉象沉细,治以养血益精。方用当归 15 g,川芎 12 g,炒白芍 15 g,熟地黄 30 g,枸杞子 12 g,阿胶 10 g,炒山药 12 g,白术 15 g,5 剂水煎服。经行 5 日而净,经后仍服初诊方加味调治,服药 20 余剂,经血 40 天余来潮,后继用补脾益肾之方药,经血终一月一行。

按语:此例经水数月一行,属脾肾两虚证。月经因脾肾两虚,气血生化不足,而导致月经数月一行,治宜健脾补肾之法缓图,脾健则生血,肾壮则精生,精血充溢于血海,则经血溢泻有时。故治疗时勿滥投行气破血以通经,否则经血将因性受损而闭也。故初诊用白术、山药、甘草平补脾土以资化源;菟丝子、白芍、杜仲益肾而无滋腻之痹;茯苓、陈皮理气化痰以顺气血之路;扁豆、鸡内金、当归养血健脾。服药后脾健便溏转调,纳增,继服

7剂而经血近2个月来潮,经量的增加,说明前期健脾益肾功效可。经期白芍、熟地黄、川芎、当归养血补血;阿胶、枸杞子补血生精;山药、白术健脾益肾,以调冲任蓄溢之机。经后仍服初诊方固守健脾益肾之法,因劳损之症非旦夕所能臻效,故久服于气血元损,补脾肾则经自渐调矣。健脾益肾而不滞,解郁清痰而不泄,不损天然之气血,便是调经之大法,掌握调经之大法而经自调。

病案5

袁某,女,34岁,已婚。

患者因1年前患崩漏3个月余,注射止血针后,出现月经不调,或二月一潮,或三月、半年始潮。伴见头晕健忘,失眠,纳差,腰背酸困等症。为求治疗,遂来诊。刻下见:精神倦怠,面黄色淡,舌质淡,苔薄白,脉象沉弦。

诊断:月经后期。

治则:补益精血,疏通冲任。

处方:酒白芍30 g,酒菟丝子20 g,白术15 g,炒山药20 g,陈皮10 g,茯苓15 g,香附12 g,龟板15 g,杜仲15 g,枸杞子15 g,鸡内金15 g,甘草6 g。

用法:7剂,水煎服,每日1剂,分2次服用。

二诊:服药后头晕失眠,纳差均有好转。月经仍未潮,守上方续服10剂余而经血来潮。经期补血理气为主。经后仍以初诊方加减,月经30天余来潮,所伴诸症也相继好转获痊。

随访半年后,月经周期恢复正常。

按语:崩漏损伤冲任二脉,阴精血亏,过用止血剂,则气血瘀滞不通。其月经数月一行者,即为精血亏损,冲任瘀滞不通所致。且头晕、失眠等症也由其导致。治法宜补益精血之中加疏通冲任之品,慎勿行气破血以催经,此所谓"欲速则不达"也。夏氏中医认为不损天然之气血,为调经之大法,堪为临证之准则。此例初诊以白术、山药、甘草健脾以资化源;杜仲益肾;茯苓、陈皮理气化痰顺气;龟板益阴通任脉;香附理气解郁;白芍、菟丝子酒炒以行血中之气;鸡内金化滞。全方补益脾肾之中秉调经之妙,连服10余剂而精血渐充,血海得通。经水来潮又以养血理气调治。经后仍补精养血,化滞通经治疗。月经终于按月来潮。

病案6

梁某,女,33岁,已婚。

患者2年前因人工流产术后出现月经后期,经量时多时少,伴有血块、痛经。且白带量多,色黄稠,有臭味,小腹时痛,腰骶部坠痛。近2年未孕。曾输注青霉素、甲硝唑等效果不明显。为求进一步治疗,遂来诊;刻下见:月经后期,经量时多时少,伴有血块、痛经,白带量多,色黄稠,有臭味,小腹时痛,腰骶部坠痛;舌质暗,苔厚腻微黄,脉滑数。妇科检查见:阴道有大量黄稠分泌物;宫颈活动受限,有压痛。B超示:子宫大小正常,左卵巢可见3.2 cm×2.1 cm大小的无声暗区,包膜完整,边界清楚,提示:诊为慢性盆腔炎并卵巢囊肿。尿检有大量脓细胞。

　　诊断:月经后期。

　　治则:清热利湿,活血化瘀,调理冲任。

　　处方:延胡索10 g,血竭9 g,三七3 g,香附、连翘、蒲公英、土茯苓、红藤各15 g。

　　用法:将上药混合均匀后装于纱布袋内,每袋200 g。热敷于小腹正中或脐部,每天2次,每次40分钟左右,2周为1个疗程。

　　按语:湿邪多为阴邪,然湿邪困阻,日久化热,则转变为阳邪,湿热之邪内侵胞宫,则气血瘀滞或素体阳气虚弱,卫气无法抵御外邪,湿邪乘虚侵袭,湿瘀胶结,壅塞胞宫,迁延失治而成。故治以清热利湿,活血化瘀,调理冲任。本法敷于脐中或小腹,是以中医经络学说和脏腑学说为基础的治疗手段,因脐在胚胎发育过程中为最后闭合处,表皮角质层薄,药物易于通过,可直接激发经脉之气,促进气血运行。采用药物外敷,其中延胡索辛散温通,既能行气,又能散瘀止痛,行气中血滞;香附辛散理气,行气止痛;血竭、三七活血理血,生肌,可促进炎症消散;蒲公英、红藤、土茯苓清热解毒,祛湿除浊,直除外邪,药物相伍,药效增强。而且脐部系任脉之要地,与胞宫之尤通,药物可直达病所,故效果良好。

第五节　月经先后无定期

一、中医病学相关知识

【概述】

　　月经周期时或提前,时或延后7天以上,交替不定且连续3个周期以上者,称为"月经先后无定期",又称"经水先后无定期""月经愆期""经乱"等。月经先后无定期若伴有经量增多及经期延长,常可因经乱之甚发展为崩漏。

　　本病首见于《备急千金要方·月经不调》:"妇人月经一月再来或隔月不来。"《圣济总录·杂疗门》则称为"经水不定"。《万氏妇人科·调经章》始提出"月经或前或后"的病名,并指出应"悉从虚治,加减八物汤主之"。《景岳全书·妇人规》则将本病称为"经乱",分为"血虚经乱"和"肾虚经乱",较详细地论述了病因病机、诊断、处方、预后和调养方法,为后世医家所推崇。《医宗金鉴·妇科心法要诀》称本病为"愆期",认为提前为热,延后为滞,淡少不胀者为虚,紫多胀痛者为实。《傅青主女科·调经》依据"经水出诸肾"及肝肾"子母相关"等理论,认为经水先后无定期为肝肾之郁所致,重在肝郁,由肝郁而致肾郁,诊断主张"疏肝之郁即开肾之郁",方用定经汤。

【病因病机】

　　本病的发病机制主要是肝肾功能失常,冲任失调,血海蓄溢无常。

　　1.**肝郁**　肝藏血,司血海,主疏泄。肝气条达,疏泄正常,血海按时满盈,则月经周期正常。若情志抑郁,或愤怒伤肝,则致肝气逆乱,疏泄失司,冲任失调,血海蓄溢失常;若肝阴不足,肝阳偏盛,肝气亢逆,疏泄太过,则月经先期而至,若肝阳不足而肝阴偏盛,肝气虚弱,疏泄不及,则月经后期而来。

2. **肾虚** 肾为先天之本,主封藏,若素体肾气不足或多产房劳,大病久病,损伤肾气,肾气不充,开阖不利,冲任失调,血海蓄溢失常,遂致月经先后无定期。

【辨证论治】

（一）辨证要点

月经先后无定期的辨证需着重观察月经量、色、质的变化,并结合全身证候及舌脉,辨其阴阳,虚实及脏腑。

（二）治疗原则

本病的治疗原则重在疏肝补肾,调和冲任。

（三）分证论治

1. **肝郁证** ①主要证候:经行或先或后,经量或多或少,色暗红,有血块;或经行不畅,胸胁,乳房,少腹胀痛,精神郁闷,时欲太息,嗳气食少;舌苔薄白或薄黄,脉弦。②证候分析:肝喜条达而恶抑郁,肝阴或肝阳偏盛偏衰,肝失疏泄,肝郁气结,气机逆乱,冲任失司,血海蓄溢失常,故月经或先或后,经血或多或少;肝气郁滞,气机不畅,经脉不利,故经行不畅,色暗有块;肝郁气滞,经脉涩滞,故胸胁,乳房,少腹胀痛;气机不利,故精神郁闷,时欲太息;肝强侮脾,脾气不舒,失于健运,故嗳气食少。苔薄黄,脉弦,为肝郁之征。③治法:疏肝解郁,和血调经。

2. **肾虚证** ①主要证候:经行或先或后,量少,色淡暗,质稀;头晕耳鸣,腰酸腿软,小便频数;舌淡,苔薄,脉沉细。②证候分析:肾气虚弱,封藏失职,开阖不利,冲任失调,血海蓄溢失常,故经行先后无定期;肾为水火之脏,藏精主髓,肾气虚弱,水火两亏,精血虚少,则髓海不足,故经少,色淡暗,头晕耳鸣;腰为肾之外府,肾虚失养,则腰酸腿软;肾虚则气化失司,故小便频数。舌淡,苔薄,脉沉细,为肾虚之征。③治法:补肾益气,养血调经。

二、西医病学相关知识

【概述】

月经先后无定期是指月经周期出现紊乱,时提前或时延后7天以上,交替不定且连续3个周期以上。月经先后无定期是月经紊乱的一种,多种原因均能导致月经先后无定期。

【病因和发病机制】

1. **内分泌功能紊乱** 各种因素影响下丘脑-垂体-卵巢轴的神经内分泌调节,排卵障碍可导致月经异常表现,其他内分泌功能失调如肾上腺皮质功能异常,糖尿病等以及使用内分泌药物也可能发生月经紊乱。

2. **生殖器官的器质性病变** 主要是子宫、卵巢、阴道等部位的炎症、肿瘤等引起。

3. **医源性因素** 如放置节育器,不正确的口服避孕药,盆腔手术等可引起月经周期紊乱。

4. **精神因素** 突然或长期精神压抑、紧张、忧虑、情感变化或心理创伤等,都可能会影响下丘脑、垂体等部位功能出现异常,导致月经周期紊乱。

5. **其他因素** 寒冷刺激、不规律饮食、体重下降、过度劳累、吸烟饮酒等均可能导致月经周期紊乱。

【治疗】

月经先后无定期主要是针对病因进行治疗。若因生活习惯、情绪、精神等因素引起的,首先需要改善不良的生活方式,调整情绪;若因疾病因素导致的月经周期紊乱,则需要药物治疗或手术治疗。其中药物治疗主要适用于排除子宫与生殖器官器质性病变的月经周期紊乱患者。药物治疗主要措施为调整周期:口服避孕药,雌孕激素序贯疗法等,常用药物有孕激素(地屈孕酮、甲羟孕酮),雌激素(戊酸雌二醇、苯甲酸雌二醇)。对于主要由于器质性病变引发的月经失调,通常根据患者的原发病情况选择合适的手术方法进行治疗。

三、夏氏中西医结合相关知识

西医治疗月经先后无定期以针对病因进行治疗。而夏氏中医将本病归为"月经病"范畴;若存在器质性病变,则首先通过西医手术及药物治疗,同时采用中医调理。夏氏中医认为本病于肝、肾密切相关,肝藏血,主疏泄;肾为先天之本,主封藏;肝肾失调则冲任失约。故治疗时重在疏肝补肾,调和冲任。临床治疗中实证多采用疏肝理气呕血类药物,如青皮、香附、三棱、川芎等;虚证常用补肾类药物,如菟丝子、熟地黄等,在治疗过程中无论虚实均应注重调护脾胃,常用药物如山药、茯苓、白术、甘草等。

四、病 案

病案1

陈某,女,42岁。

患者以月经不定期1年为主诉就诊。患者1年前逐渐出现月经或提前或推后情况,月经量多,伴腹痛、腰痛。至当地医院就诊,口服调经类药物,效果一般。今为求进一步治疗,前来就诊;刻下见:神疲乏力,面色暗,纳一般,舌质暗红,边有瘀斑,苔薄白,脉弦细。B超发现子宫后壁有一1.8 cm×2.0 cm大小的低回声团块,提示子宫肌瘤。

诊断:月经先后无定期(子宫肌瘤)。

治则:行气活血,化瘀通络。

处方:红藤、路路通各20 g,土鳖虫、香附、三棱、乌药各10 g,青皮、王不留行各9 g,黄芪30 g,桃仁、红花各10 g,蜈蚣2条,炒白术15 g,山药20 g。

用法:14剂,水煎服,每日1剂,分2次服用。

二诊:其后依据病情变化,在上方基础上进行加减,治疗3个月,子宫肌瘤消失,临床症状消失。

按语:本例为气滞血瘀证,一方面要行气通络,取青皮、香附、乌药行气以助血行,促使结块消散;另一方面祛瘀通络,方中取红藤、三棱、路路通活血逐瘀通络,且三棱为血中之气药,又能助青皮、香附、乌药增强行气之力;红花、桃仁活血祛瘀;土鳖虫、蜈蚣等虫类药搜剔经络,增强活血祛瘀力量;方中重用黄芪意在补益气血;白术、山药健脾益气,气行则血行,使气血流通有助于瘤体消散,还寓有攻邪不伤正之意;路路通还能通行十二经,有引药直达病所作用。纵观全方,体现了通络消瘤平衡阴阳的特点。据现代药理试验证实,三棱、土鳖虫、红藤等具有改善微循环,抑制炎症和组织异常增生、镇痛等作用。

病案2

张某,女,42岁。

患者月经先后不定5个月余,伴经量多,经色暗,时夹血块,经前及经中小腹疼痛尤甚,痛如针刺,经期较长,B超发现子宫底部有一4.7 cm×11.0 cm×5.0 cm大小的低回声占位区,确诊为子宫肌瘤。为求治疗,遂来诊。刻下见:形体壮实,面色晦暗,下腹积块坚硬,疼痛拒按,情绪易激动,纳眠差,舌边尖瘀点密集,舌下络脉瘀紫,苔黄微腻,脉紧而涩。

诊断:月经先后无定期。

治则:逐瘀止痛,软坚散结。

处方:小茴香、干姜、赤芍、五灵脂、肉桂各10 g,川芎、制没药、生蒲黄各12 g,当归、醋鳖甲、延胡索各15 g,牡蛎30 g,茯苓15 g,白术15 g,甘草6 g。

用法:10剂,水煎服,每日1剂,分2次服用。

二诊:服药5剂后腹痛减轻,精神好转,心情顺畅。续服5剂后觉腹痛消失,纳眠改善。效不更方,共服30剂,诸症消失,B超复查未发现子宫肌瘤。

按语:此例患者病症主要为少腹瘀血所致,为阳邪偏盛证,治以实则泻之。《医林改错》中提到"少腹积块疼痛,或有积块不疼痛,或疼痛而无积块,或少腹胀满,或经血见时,先腰酸少腹胀,或经血1个月见三五次,接连不断,断而又来,其色或紫或黑,或块,或崩漏,兼少腹疼痛……皆能逐瘀通经以治之,效不可述。"此例病位在少腹,其病因在于"瘀"。瘀血阻滞,经脉不通,不通则痛,故其以痛为主,治以逐瘀止痛,软坚散结,使瘀血去,积滞消,同时兼以顾护脾胃,故诸症自然能痊愈。

病案3

田某,女,33岁,已婚。

月经或前或后无一定之期10年余。月经先期时多为15～20天一潮,月经后期时常为40～50天。婚后4年未孕育,平素常感头晕头闷,急躁易怒,腰膝酸软。经水来潮时,经行不畅,头晕腰困较甚。刻下见:精神倦怠,面黄消瘦,舌红苔薄白,脉象弦细。

诊断:月经先后无定期。

治则:补益肝肾,疏肝理气。

处方:白芍30 g,菟丝子30 g,当归30 g,熟地黄15 g,炒山药15 g,茯苓15 g,柴胡15 g,牡丹皮10 g,焦栀子10 g。

用法:7剂,水煎服,每日1剂,分2次服用。

二诊:服药后头晕腰困,急躁较前减轻。续服上方7剂,月经于经期第33天来潮,经后半个月复以初诊方3剂。月经过月不潮则初诊方基础上加沉香、乌药等理气之品,如此加减治疗半年,经水彻底调准,按月来潮。经水调准后,头晕腰困等症也痊愈。

按语:《傅青主女科·调经》曰:"夫经水出诸肾,而肝为肾之子,肝郁则肾亦郁矣;肾郁而气必不宣,前后之或断或续,正肾之或通或闭耳;或曰肝气郁而肾气不应,未必至于如此……诊断宜疏肝之郁,即开肾之郁也,肝肾之郁既开,而经水自有一定之期矣。经水先后无定期,初起多以肝郁为主,日久延及于肾,冲任遂不调而难于孕育。"此例经水先后无定期10余年,肝肾亏损故头晕腰困,且以经期为甚。盖头为精明之府,腰为肾之府,肝肾为精血之脏,肾精血不足,故而头晕,腰亦困,烦急易怒者,肝肾气郁之症也。月经提前来潮,补益肝肾,疏肝理气之中加牡丹皮、栀子清其郁热,先期者肝郁化热而经溢于先也;后期者肾亏肝郁而气不通也,故加沉香、乌药通气调经。调治半年,月经始按月来潮,可见病久之治,应守法守方持久治疗。经调则气顺血和,阴阳平衡,冲任有孕育之机,精血充足,故头晕腰困随之而愈。

病案4

王某,女,29岁,已婚已育。

患者因最近2年人流2次后出现月经失调,或半月一潮,或四五十天来潮1次,经色紫黑而暗,经行不畅,经量偏多。为求治疗,遂来诊;刻下见:月经40天未行,头晕眼花,腰膝酸软,纳差,善太息,倦怠乏力,白带连绵不止,面色萎黄,舌淡苔薄白,脉象沉细无力。

诊断:月经先后无定期。

治则:补肝肾阴血,疏肝解郁,调理冲任。

处方:酒菟丝子30 g,酒白芍30 g,当归30 g,柴胡15 g,茯苓15 g,炒山药15 g,熟地黄20 g,沉香3 g,乌药9 g。

用法:7剂,水煎服,每日1剂,分2次服用。

二诊:服药后经血来潮,经量较前减少,经行尚通畅;续服上方5剂。

三诊:药后月经干净,头晕明显减轻。在上方基础上加生龙骨、生牡蛎各12 g,牡丹皮10 g,去沉香、乌药,连服5剂,月经按月来潮,带下诸症也减轻。

按语:此例经水先后无定期,实因二次人流,肾阴精血损伤,而情志抑郁所致,故冲任不调而经失其期也。故治以大补肝肾阴之精血,疏肝解郁,调理冲任。此例就诊时为经水后期,故加沉香、乌药以通经,药后经行较畅,经行畅快则气顺郁解也。经后又加生龙骨、生牡蛎以摄精固带;牡丹皮清利肝经郁热;去沉香、乌药之通经。连服数剂而经血按月来潮。方中用大量当归活血通经,经水先期者,以生龙骨、生牡蛎收摄之性,可防当归活血过甚。然经行不畅者,又非大量当归不收功,故此方配伍寓意甚密,补无壅滞之瘀,活利无奔决之虞,观其疏肝解郁于通经益肾之中,先后无定期赖此以建功矣。

病案5

赵某,女,35岁,已婚。

患者以月经周期紊乱3个月为主诉就诊。患者近3个月来,月经周期紊乱,先后无定,因3次流产体虚已绝育。为求治疗,遂来诊。刻下见:月经延迟10天余来潮,量少,伴胸闷、腹胀、纳差,周身骨节酸楚,面色少华,舌淡,苔薄白,脉虚细而弦。

诊断:月经先后无定期。

治则:理气解郁,扶正养血。

处方:当归15 g,川芎12 g,白芍15 g,制香附15 g,醋郁金12 g,枳壳15 g,合欢皮10 g,丹参15 g,巴戟天12 g,炒白术15 g,茯苓15 g,柴胡15 g,甘草6 g。

用法:14剂,水煎服,每日1剂,分2次服用。

二诊:服药14剂后胸闷、腹胀、骨节酸楚均有减轻,脉象虚细而数,苔薄黄,在上方基础上加山茱萸9 g,女贞子10 g,玄参15 g,陈皮6 g,青蒿9 g。

三诊:服用上方10剂,下次月经来潮周期渐准,来潮量中色红,小腹微胀,舌红,苔薄,脉细。

继续服用2个月,月经按时来潮,经量中等,其余诸症亦消失。

按语:本例来诊时属肝郁脾虚,气虚不调。肝喜条达而恶抑郁,肝阴或肝阳偏盛偏衰,肝失疏泄,肝郁气结,气机逆乱,冲任失司,血海蓄溢失常,故月经或先或后,经血或多或少;患者体虚又加情怀不畅,肝气疏泄失常而月经周期紊乱,量少;肝气犯脾而致胸闷、腹胀、纳差。二诊时四诊合参患者属肾虚肝郁化火,多次流产伤及肾阴,肾水不足以涵木,肝郁化火,阴虚血热,治疗采用固肾疏肝,养血清热法。治疗过程中追求整体论治,使机体气、血、阴、阳调和而诸症皆消。

第六节 月经过多

一、中医病学相关知识

【概述】

月经量较正常明显增多,或每次经行总量超过80 mL,而周期、经期基本正常者,称为

"月经过多",亦称为"经水过多"或"月水过多"。

最早在《金匮要略·妇人杂病脉证并治》温经汤方下即有"月水来过多"的记载。汉以后至金元以前的医籍,多将经量的乍多乍少,周期的或先或后,统称为"月水不调"。刘河间在《素问病机气宜保命集·妇人胎产论》中首先提出"经水过多"的病名,并对本病病机以阳盛实热立论,诊断重在清热凉血,并辅以养血调经,其曰:"治妇人经水过多,别无余证,四物内加黄芩,白术各一两。"《丹溪心法·妇人》将本病的病机分为血热、痰多、血虚,并列有相应的治疗药物,还有治妇人气弱不足摄血,月经来时多的验案。《女科证治准绳》认为"经水过多,为虚热,为气虚不能摄血"。《医宗金鉴·妇科心法要诀》依据经血的色、质、气、味以及带下的特点,以辨虚实寒热:"经水过多,清稀浅红,乃气虚不能摄血也。若稠黏深红,则为热盛有余。或经之前后兼赤白带,而时下臭秽,乃湿热腐化也。若形清腥秽,乃湿瘀寒虚所化也。"清代《傅青主女科·调经》认为本病是血虚而不归经所致。《妇科玉尺·月经》提出"热血凝结"及"离经蓄血"可致经量过多,其特征是经血有块而腹痛,并认为体质不同,经水过多的病机不同。肥人多虚寒;而瘦人多火旺。诊断一是温经固涩,一为滋阴清热。

【病因病机】

月经过多的主要病机是冲任不固,经血失于制约。

1. 气虚　素体虚弱,或饮食失节,或过劳久思,或大病久病,脾阳受损,使中气不足,冲任不固,脾失统血,以致经行量多。久之可使气血俱虚,又可导致心脾两虚,或脾损及肾,致脾肾阳虚。

2. 血热　素体阳盛,或肝郁化火,或过食辛燥动血之品,或外感热邪,阳邪偏盛,扰乱冲任,迫血妄行,因而经量增多。

3. 血瘀　素性抑郁,肝阳不足而肝阴偏盛,肝气疏泄失职,导致气机不畅而致血瘀;或经期产后余血未尽,感受外邪或不禁房事,瘀血内停,瘀阻冲任,血不归经,以致经行量多。

【辨证论治】

(一)辨证要点

月经过多的辨证重在月经色、质的变化,并结合全身证候及舌脉,辨其阴、阳、虚、热、瘀。

(二)治疗原则

本病的治疗原则经期重在固冲调经,平时重在调理气血,气虚者宜益气摄血,血热者宜清热凉血,血瘀者宜化瘀止血。

(三)分证论治

1. 气虚证　①主要证候:行经量多,色淡红,质清稀;神疲体倦,气短懒言,小腹空坠,面色白;舌淡,苔薄,脉细弱。②证候分析:脾主统血,脾虚则冲任不固,经血失于制约,故经行量多;肾阳虚衰不能化血为赤,故经色淡红,质清稀;气虚中阳不振,故神疲体倦,气短懒言;气虚失于升提,故小腹空坠;面色白,舌淡,脉细弱,均为气虚之象。③治法:补气摄血固冲。

2. 血热证　①主要证候：经行量多，色鲜红或深红，质黏稠，或有小血块；伴口渴心烦，尿黄便结；舌红，苔黄，脉滑数。②证候分析：阳热内盛，扰动冲任，血海乘经行之际，迫血下行，故经行量多；血为热灼，则经色鲜红或深红而质稠；血热瘀滞，经行不畅，故有小血块；热邪扰心，则心烦；热邪伤津，则口渴，尿黄便结。舌红，苔黄，脉滑数，为阳邪热盛于里之征。③治法：清热凉血，固冲止血。

3. 血瘀证　①主要证候：经行量多，色紫暗，有血块；经行腹痛，或平时小腹胀痛；舌紫暗或有瘀点，脉涩。②证候分析：瘀阻冲任，新血不能归经而妄行，故经量增多；瘀血凝结，故色暗有块；瘀阻冲任，"不通则痛"，故经行腹痛，或平时小腹胀痛。舌紫暗，或有瘀点，脉涩，亦为瘀血阻滞之证。③治法：活血化瘀止血。

二、西医病学相关知识

【概述】

月经过多是指连续数个月经周期中经期出血量超过 80 mL 的一类症状。

【病因和发病机制】

月经过多的原因主要包括器质性病变、非器质性病变及药物因素。

1. 器质性病变　①妇科疾病：宫颈息肉，子宫内膜增生，子宫肌腺症，子宫肌瘤，子宫颈癌，子宫内膜癌等。②内分泌疾病：甲状腺功能减退，肾上腺皮质功能异常等。③血液疾病：白血病，再生障碍性贫血，血小板减少，恶性贫血，血管性血友病等。④肝脏疾病。

2. 非器质性病变　如子宫内膜不完全脱落，子宫内膜局部异常，下丘脑-垂体-性腺轴功能调节紊乱等。

3. 药物因素　如华法林或肝素等抗凝药，雌激素或孕激素等外源性甾体激素。

【治疗】

针对不同病因引起的月经过多采取不同的治疗方法。由器质性病变和医源性因素引起的，需要对病因进行治疗，如进行手术、抗肿瘤治疗和更换药物等；对非器质性病变引起的月经不调，根据其是否为排卵性分别对症治疗。

三、夏氏中西医结合相关知识

西医治疗月经过多以对因治疗为主。夏氏中医认为月经过多常见病因一方面为脾虚，脾主统血，脾虚冲任不固，血溢脉外；另一方面则为血热，阳盛内热，扰动冲任，迫血妄行。而夏氏中医认为血瘀亦会导致月经过多，瘀血阻滞，新血不能归经而血行脉外。故在治疗时夏氏中医认为应四诊合参，辨证用药，若为血瘀证则活血化瘀以止血，但应把握活血药用量，避免出现用量过多而月经量进一步增多；若为脾虚则益气健脾固经；若为血热则清热凉血固冲止血；若出血量过多可结合西药对症处理。

四、病 案

病案1

李某,女,28岁,已婚未育。

患者以月经量多如注未主诉前来就诊。患者近2年因多次流产后出现月经量多,每次经来,量多如注,伴头晕、心悸、神倦乏力。刻下见:经过半月,面色萎黄,精神萎靡不振,唇淡甲不华,纳差,眠差,腰困膝软,舌淡,苔薄白,脉细沉。

诊断:月经过多。

治则:益气养血固经。

处方:当归15 g,党参20 g,熟地黄30 g,续断15 g,山萸肉20 g,枸杞子10 g,鸡内金15 g,白术15 g,茯苓15 g,龙眼肉10 g,五味子10 g,甘草6 g,阿胶10 g,川芎12 g。

用法:10剂,水煎服,每日1剂,分2次服用。

二诊:药服后精神好转,纳眠好转。此次月经来潮,经量明显减少,其面色、脉象均有好转之象。在上方基础上加陈皮15 g,熟地黄15 g,大枣8枚,7剂,水煎服。

三诊:月经已净,药后精神佳,面色红润有光华,纳增寐安,腰困肢软改善不明显,在上方基础上龙眼肉加至15 g,五味子加至12 g,加菟丝子10 g,白芍15 g,去川芎之行气,10剂,水煎服。经量正常,其后继续服药巩固疗效。

按语:此例证属脾肾亏损,冲任不固。短时间内多次流产而损伤脾肾,导致气血亏虚,冲任遂不固而经血失于统藏。治之法,不外虚则补之。血不归经,乃肝、脾、肾三经之责,欲引血归经,非大补肝、脾、肾而不为功。故治以益气养血固经。初诊益气固经摄血,二诊健脾益气以资化源;三诊仍遵初诊之意以固经而摄血,故药后月经过多可痊愈。

病案2

徐某,女,33岁,已婚。

患者以月经过多20年为主诉就诊。患者13岁初潮开始,经量即过多,多则顺腿流,有大血块,7～8天净,经前腰腹剧痛,经期烦躁不安,面色苍白,头晕乏力,浮肿,尿频。平时腰背酸痛,阴天尤甚,舌苔薄白中剥,脉沉弦迟弱。

诊断:月经过多。

治则:益气健脾,强肝肾,固冲任。

处方:当归15 g,白芍15 g,地黄15 g,山药15 g,白术15 g,枸杞子10 g,桑寄生12 g,龟甲胶12 g,鹿角胶12 g,远志10 g,首乌藤15 g,酸枣仁15 g,白扁豆衣10 g。

用法:7剂,水煎服,每日1剂,分2次服用。

二诊:浮肿消退,仍尿频,舌苔薄白中剥,脉左细软,右细弦。处方:上方基础上加黄芪15 g,党参10 g,阿胶12 g,连翘15 g。7剂,水煎服。

三诊:月经将至,腰酸腿软,寐差,尿频,舌苔中黄腻且剥,脉左沉细,右细弦。在上基础上加五味子 12 g,金樱子 12 g,狗脊 12 g,升麻 6 g,生牡蛎 15 g,桑螵蛸 12 g,7 剂水煎服。

四诊:月经来潮,经量较前减少,色红,血块减少,续服上方 7 剂,经净,其后依据病情变化继续在上方基础上加减,直至月量正常。

按语:此例证属脾气亏虚,肝肾不足,冲任不固。脾主统血,脾气亏虚则冲任不固,经血失于制约,故经行量多;脾阳亏虚不能升清,故头晕乏力;阴血不足,头面失于濡养,故面色苍白,头晕乏力;肝肾不足则背脊酸痛。治以益气健脾,强肝肾,固冲任。全方平衡脾、肝、肾之阴阳,使机体脾健、肝疏、精血充沛、阴阳平衡。

病案 3

王某,女,38 岁,已生育 1 子。

患者近 1 年来月经量明显增多,每次经行 7 日方净,量多杂有紫色血块,下腹坠痛;平素烦躁易怒,口苦,舌质暗,有瘀斑,脉弦涩。经 B 超检查:宫体有 5.2 cm×3.1 cm 大小的肌瘤。

诊断:月经过多。

治则:活血行瘀,散结止痛。

处方:五灵脂 15 g,蒲黄 10 g,黄药子 15 g,贯众 30 g,侧柏叶 20 g,仙鹤草 20 g,柴胡 15 g,郁金 15 g,陈皮 15 g,白术 15 g,茯苓 15 g,甘草 6 g。

用法:14 剂,水煎服,每日 1 剂,分 2 次服用。

二诊:正值经期,月经经量较前明显减少,腹痛减轻。服药 3 个月后,月经量减少,5 日即干净。经 B 超检查肌瘤缩小为 3.3 cm×1.2 cm。

继续服药,半年后复查 B 超肌瘤已消失,月经正常。

按语:此例月经过多属血瘀证。寒凝,气滞,痰湿,气虚,血热等均可导致血脉瘀阻。治疗当实则泻之,虚则补之。依据症状舌脉等此例属气滞血瘀实证。肝阴不足,肝阳偏盛,肝失疏泄,则情绪不佳,烦躁易怒;肝火亢盛,灼伤脉络,迫血妄行,经量增多;肝气不舒,气滞则血凝,瘀阻冲任,新血不能归经而妄行,故经量增多;瘀血凝结,故色暗有块;瘀阻冲任,"不通则痛",故经行腹痛,或平时小腹胀痛。舌紫暗,或有瘀点,脉涩,亦为瘀血阻滞之证。治以活血行瘀,散结止痛。方中五灵脂性味辛、苦、咸、温,有活血止痛、化瘀止血之功。蒲黄性味甘,平,有化瘀止血之功。临床用于治疗内外伤出血及瘀血阻滞的病证。黄药子性味苦、凉,功效清热解毒,化痰散结,凉血止血。贯众、侧柏叶、仙鹤草收敛止血;柴胡、郁金疏肝理气,气顺则火清;陈皮、白术、茯苓、甘草健脾益气,增强脾之统血功能,固摄冲任。

第七节 月经过少

一、中医病学相关知识

【概述】

月经周期正常,经量明显少于平时正常经量的1/2,或少于20 mL,或行经时间不足2天,甚或点滴即净者,称为"月经过少",又称"经水涩少""经水少""经量过少"。

王叔和《脉经·平妊娠胎动血分水分吐下腹痛证》中有"经水少"记载,认为其病机为"亡其津液"。《素问病机气宜保命集·妇人胎产论》以"四物四两加熟地黄,当归各一两",治疗"妇人经水少血色和者"。《万氏妇人科·调经章》根据体质虚实,提出"瘦人经水来少者,责其血虚少也,四物人参汤主之",以及"肥人经水来少者,责其痰碍经隧也,用二陈加芎归汤主之"。《医学入门·妇人门》认为因寒因热均可导致月经过少,处理也有差别,如"来少色和者,四物汤。点滴欲闭,潮烦脉数者,四物汤去芎,地,加泽兰叶三倍,甘草少许……内寒血涩来少……四物汤加桃仁,红花,牡丹皮,葵花"。《女科证治准绳·调经门》指出:"经水涩少,为虚为涩,虚则补之,涩则濡之。"

【病因病机】

本病病因病机有实有虚,虚者脾肾精亏血少,冲任气血不足,经血乏源;实者寒凝痰瘀阻滞,冲任气血不畅。

1. **肾虚** 禀赋不足,或房劳过度,或产多乳众,肾阴或肾阳亏损,精血不充,冲任血海亏虚,经行量少;或脾阳虚衰,经血化源不足,以致经行量少。

2. **血虚** 素体血虚,或久病伤血,阴血亏虚,或饮食劳倦,思虑过度伤脾,脾阳虚化源不足,冲任血海不充,遂致月经量少。

3. **血瘀** 感受邪气,邪与血结成瘀;或素性忧郁,肝失疏泄,气滞血瘀,瘀阻冲任,血行不畅,致经行量少。

4. **痰湿** 素多痰湿,或湿困脾阳聚而生痰,冲任受阻,血不畅行而经行量少。

【辨证论治】

(一)辨证要点

月经过少的辨证重在月经色、质的变化,并结合全身证候及舌脉,辨其阴、阳、虚、实、瘀。

(二)治疗原则

本病的治疗原则重在补肾养血,活血调经,虚者补之,实者泻之。

(三)分证论治

1. **肾虚证** ①主要证候:经量素少或渐少,色暗淡,质稀;腰膝酸软,头晕耳鸣,足跟痛,或小腹冷,或夜尿多;舌淡,脉沉弱或沉迟。②证候分析:肾藏精,精化血;肾阳或肾阴亏虚,精血不足,冲任血海亏虚以致经量素少或渐少,且经色暗淡,质稀;肾阳亏虚,腰膝失养,则腰膝酸软,足跟痛;精亏血少脑髓不充,故头晕耳鸣;胞系于肾,肾阳不足,胞失温煦,故小腹冷;肾虚膀胱之气不固,故夜尿多。舌淡,脉沉弱或沉迟,亦系肾气不足之象。③治法:补肾益精,养血调经。

2. 血虚证　①主要证候:经来血量渐少,或点滴即净,色淡,质稀;或伴小腹隐痛、头晕眼花、心悸怔忡、面色萎黄;舌淡红,脉细。②证候分析:脾为后天之本,气血生化之源,脾阳虚衰则生化乏源,气血亏虚;肾为先天之本,肾藏精,精化血,肾精充足则血液生化有源,肾精不足则血亏。气虚血少,冲任血海不盈,故月经量少,甚或点滴即净;血虚赤色不足,精微不充,故色淡,质稀;血虚胞宫失养,则小腹隐痛;血虚不能上荣,则面色萎黄;血虚不能养心,则心悸怔忡。舌淡、脉细亦属血虚之象。③治法:养血益气调经。

3. 血瘀证　①主要证候:经行涩少,色紫暗,有血块;小腹胀痛,血块排出后胀痛减轻;舌紫暗,或有瘀斑、瘀点,脉沉弦或沉涩。②证候分析:气血得温则行,得寒则凝,阴盛则脉道涩滞不利,血行迟滞,瘀血内停,冲任阻滞,故经行涩少,有血块,小腹胀痛;血块排出则瘀滞稍通,故胀痛减轻。舌紫暗,或有瘀斑、瘀点,脉涩,为瘀血内停之征。③治法:活血化瘀调经。

4. 痰湿证　①主要证候:经行量少,色淡红,质黏腻如痰;形体肥胖,胸闷呕恶,或带多黏腻;舌淡,苔白腻,脉滑。②证候分析:脾阳虚衰,无以运化水湿,痰湿内停,阻滞经络,气血运行不畅,故经量渐少,色淡质黏;痰湿内阻,脾阳不振,则形体肥胖,胸闷呕恶;痰湿下注,伤及任、带二脉,故带下量多而黏腻。舌淡,苔腻,脉滑,为痰湿内停之象。③治法:化痰燥湿调经。

二、西医病学相关知识

【概述】

正常月经总量为 20 ~ 80 mL,低于 20 mL 为月经量偏少,月经量低于 5 mL 则定义为月经过少。

【病因】

月经过少的原因较复杂,多由于以下几个方面。

1. 医源性因素　包括人工流产术、引产术、诊断刮宫术、宫腔电灼术、宫腔镜、输卵管通液和造影等均有可能造成月经过少,是生育年龄女性最常出现的月经过少的原因。另外避孕药、抗精神疾病药物、某些化学治疗药物及雷公藤等免疫抑制剂,可影响下丘脑-垂体-卵巢轴,导致月经紊乱、闭经等。

2. 内分泌原因　内分泌原因指各种因素所导致的卵巢分泌的性激素出现问题,导致月经过少。主要包括卵巢功能减退或早衰、多囊卵巢综合征、高催乳素血症、希恩综合征、精神因素、运动因素、减肥、甲状腺功能亢进症或减退症、肾上腺功能减退症等。

3. **器质性原因** 子宫发育不良、盆腔结核、子宫内膜炎以及卵巢肿瘤,可影响子宫内膜,使子宫内膜受到破坏,内膜分泌反应不良或影响到卵巢的内分泌功能,可造成月经过少。

4. **其他原因** 主要指失血病史,合并有心血管、肝、肾、造血系统等原发疾病者。子宫内膜、卵巢血流灌注减少可能是导致月经过少的原因。还可能是由于作息不规律、经常性熬夜、精神压力大等原因所致。

【治疗】

月经过少患者的治疗方法包括针对主要病因的特异性治疗(药物或手术)和促进、维持第二性征发育并减缓症状的激素疗法,根据患者的自身情况治疗周期有所不同。

三、夏氏中西医结合相关知识

西医治疗月经过少多采取针对病因的特异性治疗方法。夏氏中医认为本病多虚证或虚实夹杂证,其中脾肾虚较为为见,故治疗时注重先天后天整体调摄以补肾益精,健脾益气,养血调经。常用药物如淫羊藿、肉苁蓉、菟丝子、白术、茯苓、甘草等。夏氏中医治病寻求中西结合整合疗法,对于因甲状腺功能亢进症或甲状腺功能减退症引起月经过少或因服用避孕药、抗精神病药引起月经过少,可在中药治疗基础上运用西药结合治疗。

四、病 案

胡某,女,30岁,已婚。

患者以经量偏少3年余为主诉就诊。月经周期28~30天,经期2~7天,量少,甚则点滴即止,色紫暗。平素易周身困倦,体胖嗜睡,腰酸,舌淡,苔白腻,脉滑。

诊断:月经过少。

治则:益肾醒脑化痰。

处方:黄芪15 g,当归15 g,川芎12 g,姜半夏12 g,石菖蒲12 g,胆南星9 g,化橘红12 g,淫羊藿15 g,肉苁蓉15 g,巴戟天12 g,菟丝子15 g,苍术15 g,制何首乌15 g,山楂30 g,泽泻10 g,茯苓15 g,白术15 g,山药15 g,甘草6 g。

用法:14剂,水煎服,每日1剂,分2次服用。

二诊:正值经期,月经量较前稍增加,精神较前改善。继续服上方30剂,经量增多,经色鲜红,其余诸症亦消失。

按语: 此例属痰阻肾亏证。患者素体多痰湿,湿浊内阻,中阳不振,则周身困倦,体胖嗜睡;痰湿内阻冲任,气血运行不畅,故经量渐少,色紫暗;脾为后天之本,气血生化之源,痰湿困脾,脾阳虚衰则生化乏源,气血亏虚,冲任血海不盈,故月经量少。肾为先天之本,肾藏精,精化血,肾精充足则血液生化有源,肾精不足则血亏,气虚血少,冲任血海不盈,亦使月经量少,甚或点滴即净。故治以益肾醒脑化痰。方中杜仲补益肾气;熟地黄、山茱萸、枸杞子滋肾养肝;当归补血调经。方中白术、山药、黄芪、茯苓、山楂益气健脾化痰和中;姜半夏、化橘红、苍术、泽泻燥湿化痰;共用使脾阳健运,痰湿得化,同时以资气血生化之源,使气生血长。当归、川芎、制何首乌补营养血调经。石菖蒲、胆南星化痰醒脑开窍;淫羊藿、肉苁蓉、巴戟天、菟丝子滋补肾精以充血。全方使阴阳调和,气血得化,血运畅通,经水自来。

第八节 经期延长

一、中医病学相关知识

【概述】

月经周期基本正常,经期超过 7 天以上,甚或淋漓半个月方净者,称为"经期延长",亦称"月水不断""经事延长"等。

《诸病源候论·妇人杂病诸候》即有"月水不断"的记载,指出其病是由劳伤经脉,冲任之气虚损,不能约制经血所致。《校注妇人良方·调经门》认为:"或因劳损气血而伤冲任,或因经行而合阴阳,以致外邪客于胞内,滞于血海故也。"指出本病有虚、实之异,诊断主张"调养元气而病邪自去,攻其邪则元气反伤"。《叶氏女科证治·调经》谓:"经来十日半月不止乃血热妄行也,当审其妇曾吃椒姜热物过度。"提出用清热补肾,养血调经之金狗汤治疗。《女科证治约旨·约候门》认为本病乃因"气虚血热妄行不摄"所致。《沈氏女科辑要笺正·淋漓不断》提出本病的转归"须知淋漓之延久,即是崩漏之先机"。

【病因病机】

本病的病因病机多由气虚冲任不固;或热扰冲任,血海不宁;或湿热蕴结冲任,扰动血海;或瘀阻冲任,血不循经所致。

1.**气虚** 素体虚弱,或饮食劳倦,思虑过度伤脾,中阳不足,冲任不固,不能制约经血,以致经期延长。

2.**阴虚内热** 素体阴虚,或久病伤阴,或多产房劳致阴血亏耗,阴虚内热,热扰冲任,血海不宁,经血妄行,致经期延长。或因阳盛血热,经量多且持续时间长,热随血泄,阴随血伤而渐致虚热者。

3.**湿热蕴结** 经期产后,血室正开,失于调摄,或不禁房事,或湿热之阳邪乘虚而入,湿热蕴结冲任,扰动血海,致经行时间延长。

4.**血瘀** 素性抑郁,或愤怒伤肝,肝阴或肝阳偏盛,气郁血滞;或外邪客于子宫,邪与血相搏成瘀,瘀阻冲任胞宫,血不循经,致经期延长。

【辨证论治】

(一)辨证要点

经期延长的辨证重在月经期量、色、质的变化,并结合全身证候及舌脉,辨其阴,阳,虚,热,瘀。

(二)治疗原则

本病的治疗原则重在调经止血,缩短经期。

(三)分证论治

1. **气虚证** ①主要证候:经血过期不净,量多,色淡,质稀;倦怠乏力,气短懒言,小腹空坠,面色白;舌淡,苔薄,脉缓弱。②证候分析:气虚冲任不固,经血失于制约,故经行过期不净,量多;阳虚火衰不能化血为赤,故经色淡,质稀;中气不足,阳气不布,故倦怠乏力,气短懒言,小腹空坠,面色白。舌淡,苔薄,脉缓弱,均为气虚之征。③治法:补气摄血,固冲调经。

2. **阴虚内热证** ①主要证候:经期时间延长,量少,色鲜红,质稠;咽干口燥,或见潮热颧红,或手足心热;舌红,苔少,脉细数。②证候分析:阴虚内热,热扰冲任,冲任不固,经血失约,故经行时间延长;血为热灼,故经量少,经色鲜红,质稠;虚火灼津,津液不能上乘则咽干口燥。潮热颧红,手足心热,舌红,苔少,脉细数均为阴虚内热之象。③治法:养阴清热,凉血调经。

3. **湿热蕴结证** ①主要证候:经行时间延长,量不多,或色暗,质黏稠,或带下量多,色赤白或黄;或下腹热痛;舌红,苔黄腻,脉滑数。②证候分析:湿热之邪为阳邪,湿热蕴结冲任,扰动血海,血海不宁,故经行延长;蕴结日久,酿为瘀热,则经色暗,质黏稠;湿热下注,伤及带脉,则带下量多,色赤白或黄;湿热搏结,瘀滞不通,则下腹热痛。舌红,苔黄腻,脉滑数,为湿热蕴结冲任之征。③治法:清热祛湿,止血调经。

4. **血瘀证** ①主要证候:经行时间延长,量或多或少,经色紫暗,有块;经行下腹疼痛,拒按;舌质紫暗或有瘀点,脉弦涩。②证候分析:阴盛则脉道涩滞不利,血行迟滞,瘀血内停,阻于冲任,新血难安,故经行时间延长,量或多或少;瘀阻冲任,气血运行不畅,"不通则痛",故经行小腹疼痛,拒按,经色紫暗,有块。舌暗或有瘀点,脉涩,亦为血瘀之征。③治法:活血祛瘀,理冲止血。

二、西医病学相关知识

【概述】

经期延长是临床症状而非某种疾病,是指月经周期正常,经期超过 7 天以上者,其出血量可多可少。

【病因】

引起经期延长的病因繁多。①黄体功能不全、盆腔炎症、子宫内膜炎等均可引起经期延长。②慢性子宫肥大症(子宫肌炎):因盆腔淤血,卵巢雌激素持续增高,使子宫肌层肥厚,引起经期过长。③血液病:如血小板减少性紫癜,再生障碍性贫血等,或慢性贫血,慢性肝炎,肝硬化,肾炎等,可使血管壁脆弱,通透性增加造成出血。④宫内节育器放置不当或时间过长,输卵管结扎也有可能引起月经延长。

【治疗】

经期延长可通过止血,调理月经,促排卵,针对病因等,以及改变生活及饮食习惯,心理减压等方法来治疗。

三、夏氏中西医结合相关知识

西医治疗经期延长主要针对原发病及调理月经周期为主。夏氏中医认为本病为虚实夹杂证,以本虚为主兼有标实。本虚以气虚,阴虚多见;气虚则不能固摄冲任,阴虚则内热,热扰冲任,血海不宁则迫血妄行,均会导致经期延长。标实则以血瘀多见,瘀阻胞宫则新血不能归经而经期延长。故在治疗时以补气,滋阴,固经为主;调理脾肾兼以活血,但应注意滋补不宜过于滋腻,应在滋补之中加疏化之品。若患者因妇科炎症严重引起经期延长可中药配合西医抗炎药物口服或局部治疗。

四、病 案

病案1

张某,女,37岁,已婚已育。

患者经期拖延10余日不止1年有余,但周期尚准,经色淡红,少腹隐痛喜按,经后倦怠卧床不起,头晕,心悸,腰困膝软,面色㿠白,言语低微,手足肿胀,舌淡苔白,脉象细微。

诊断:经期延长。

治则:滋补气血,固摄冲任,引血归经。

处方:当归20 g,酒白芍20 g,川芎12 g,熟地黄30 g,山萸肉30 g,炒白术20 g,党参30 g,菟丝子20 g,续断15 g,阿胶10 g,龙眼肉10 g,五味子10 g,甘草6 g。

用法:10剂,水煎服,每日1剂,分2次服用。

二诊:服药后经行7日而净,精神也较前好转,头晕、心悸均减。经后脉象虚细而沉,舌淡苔白。在原方基础上加炒山药20 g,砂仁6 g,柴胡15 g,茯苓15 g,陈皮10 g,10剂,水煎服。

三诊:月经过后半个月余,经服药治疗,面色红润有光华,近来精神转佳,纳谷量增寐安神怡,皆现气血始旺之征。继续服药数十剂,次月月经5日净,量中等,无其他不适。自云:病已痊愈,想服丸药善后。余遂嘱长服归脾丸。戒辛辣、劳累及房事,则病可不复发。

按语:经行日长,迁延不净,日久则脾肾亏损,失于统摄,冲任不固。此例经水过多,时日既久,而血亏于内而形于外,其面色㿠白,心悸、头晕,则知其精血亏乏不足也。阳虚火衰不能化血为赤,故经色淡;中气不足,阳气不布,故倦怠乏力;脾肾阳虚,水液运化输布失常,故手足肿胀。治之法,以固经养血为主,盖经固而无流失过多之癖,则精血自复也。初诊以养血固经为主,连服 10 剂而经来臻效。二诊继续强壮气血,固摄冲任,原方基础上加山药滋养脾肾,脾肾足则冲任固,同时于滋补之中加疏化之品,如柴胡、云苓、陈皮等。三诊于经隙补脾益气滋气血之源,此法堪紧,于平淡中求之,实具举足轻重之意。纵观全过程,守法守方,意健脾补肾,滋补气血,固摄冲任,引血归经是也。

病案 2

郑某,女,33 岁,已婚已育。

患者此次月经来潮已半月,现月经仍未净,经量少,色鲜红,质稠,伴倦怠嗜睡,咽干口燥,手足心热;舌红,苔少,脉细数。平素月经经期基本正常。

诊断:经期延长。

治则:滋阴清热,止血调经。

处方:生地黄 15 g,地骨皮 15 g,玄参 15 g,麦冬 15 g,阿胶 10 g,白芍 15 g,女贞子 15 g,旱莲草 15 g,栀子 15 g,淡豆豉 15 g,石膏 15 g,知母 10 g,甘草 6 g。

用法:7 剂,水煎服,每日 1 剂,分 2 次服用。

二诊:服药 5 剂后阴道出血即净,舌脉如上。继服 7 剂巩固疗效。

按语:此例属阴虚内热证。阴虚内热,热扰冲任,冲任不固,经血失约,故经行时间延长;血为热灼,故经量少,经色鲜红,质稠;虚火灼津,津液不能上乘则咽干口燥。手足心热,舌红,苔少,脉细数均为阴虚内热之象,治以养阴清热,凉血调经。方中生地黄、玄参、麦冬养阴滋液,壮水以制火;地骨皮清虚热,泻肾火;阿胶滋阴补血;白芍养血敛阴,滋阴壮水以平抑虚火;女贞子、旱莲草滋养肝肾而止血;栀子泻火止血;淡豆豉止血,《本草纲目》淡豆豉条,有用它治疗血痢,小便出血,舌上出血,堕胎血下;石膏、知母清热泻火滋阴止血。全方共奏滋阴清热,止血调经之效。

病案 3

徐某,女,36 岁,已婚。

患者既往月经规律,自放置宫内节育器后,月经量明显增多,经期延长达 10~14 天,曾用氟芬那酸治疗,经量减少,但经期仍长,曾多次检查节育器,位置正常。其间服用过抗生素,止血药,效果不显。来诊时此次经期 14 天,仍淋漓不尽,量不多,色淡红,小腹下坠,头晕乏力,大便偏稀,每日 1 次。舌质淡红,苔薄,脉细无力。

诊断:经期延长。

治则:补气摄血,化瘀调经。

处方:黄芪 30 g,白术 30 g,茯苓 15 g,陈皮 15 g,升麻 9 g,当归 15 g,甘草 6 g,三七粉(冲服)3 g,仙鹤草 50 g。

用法:5 剂,水煎服,每日 1 剂,分 2 次服用。

二诊:服药 3 剂后,经血已净。嘱其每于经期第 4 天开始服药 5~7 天,连服 3 个月经周期。

3 个月后随访,经期已恢复正常。

按语:此例属气虚血瘀证。宫内节育器损伤冲任二脉,冲任虚损,经血失于制约,故经行过期不净,量多;气为血之帅,血为气之母,气随血脱,气虚下陷,中气不足,阳气不布,故倦怠乏力,小腹下坠,头晕乏力;脾阳虚衰,脾失健运,故大便稀。气行则血行,气虚血运无力,故而阻滞胞宫。治以补气摄血,化瘀调经。

病案 4

周某,女,46 岁。

患者经期延长半年余。平素月经量多如崩,夹有血块,无腹痛,腰膝酸软,面部黄褐斑,时有潮热、耳鸣、寐差。舌体淡、胖,边有齿印,夹有瘀点,苔薄,脉细涩。B 超检查提示为子宫肌瘤,大小为 1.2 cm×0.7 cm×0.6 cm。

诊断:经期延长。

治则:活血通络,化痰散结。

处方:生牡蛎、山慈菇、夏枯草、王不留行各 20 g,莪术、贯众炭、玄参、半夏各 15 g,浙贝母、青皮、三棱、醋鳖甲各 10 g,水蛭、橘核、炙甘草各 6 g。

用法:7 剂,水煎服,每日 1 剂,分 2 次服用。服药期间忌食辛辣刺激食物,月经期避免负重劳累。

二诊:治疗 2 个月为 1 个疗程。以上方为主适当调整药味,服药 4 个月后,临床症状消失,B 超复查肌瘤已缩小一半。

按语:妇女多气多血,此例患者素体肝郁气滞,胞宫脉络痹阻,痰瘀交结,留积成瘕,兼见肾阴不足。治以活血通络,化痰散结为主,辅以补肾养阴。全方使瘀血得化,痰湿得祛,阴阳得以平衡。

第九节　崩　漏

一、中医病学相关知识

【概述】

崩漏是指经血非时暴下不止或淋漓不尽,前者称为崩中,后者称为漏下,由于崩与漏二者常相互转化,故概称为崩漏,是月经周期、经期、经量严重紊乱的月经病。

"崩"首见于《素问·阴阳别论》:"阴虚阳搏谓之崩。""漏下"首见于《金匮要略·妇人妊娠病脉证并治》:"妇人有漏下者,有半产后因续下血都不绝者,有妊娠下血者。"《诸病源候论·崩中候》云"忽然暴下,谓之崩中",《诸病源候论·妇人杂病诸候》云"非时而下,淋漓不断,谓之漏下",首次简要概括了崩中、漏下的病名含义。有关崩漏的范围,前人多认为凡阴道下血证,其血势如崩似漏的皆属崩漏范围,至明代始有不同看法,如《景岳全书·妇人规》云:"崩漏不止,经乱之甚者也。"故本节将崩漏限定在月经病范围。至于因明显器质性病变,或妊娠期、产褥期表现为如崩似漏的出血证,在诊断崩漏时应进行鉴别。西医病学中的功能失调性子宫出血、女性生殖道炎症、肿瘤等导致的阴道出血药可参照本病辨证治疗。

【病因病机】

崩漏的病因较为复杂,但可概括可为热、虚、瘀3个方面。其主要发病机制是劳伤血气,脏腑损伤,血海蓄溢失常,冲任二脉不能约制经血,以致经血非时而下。

1.**血热** 素体阳盛,肝火易动;或素性抑郁,郁久化火;或感受实热之阳邪,或过服辛温香燥助阳之品,热伏冲任,扰动血海,迫血妄行而成崩漏。素体阴虚,或久病失血伤阴,阴虚内热,虚火内炽,扰动血海,加之阴虚失守,冲任失约,故经血非时妄行;血崩失血则阴愈亏,冲任更伤,以致崩漏反复难愈。《傅青主女科·血崩》云:"冲脉太热而血即沸,血崩之为病,正冲脉之太热也。"

2.**肾虚** 禀赋不足,天癸初至,肾气稚弱,冲任未盛;育龄期因房劳多产伤肾精,损伤冲任胞脉;绝经期天癸渐竭,肾气渐虚,封藏失司,冲任不固,不能调摄和制约经血,因而发生崩漏。若肾阴亏损,则阴虚失守,虚火内生,扰动冲脉血海,迫血妄行而成崩漏。《兰室秘藏·妇人门》云:"妇人血崩,是肾水阴虚不能镇守胞络相火,故血走而崩也。"

3.**脾虚** 忧思过度,或饮食劳倦损伤脾阳,脾阳亏虚,统摄无权,冲任失固,不能制约经血而成崩漏。《妇科玉尺·崩漏》云:"思虑伤脾,不能摄血,致令妄行。"

4.**血瘀** 内伤七情,肝气郁结,气滞血瘀;或经期,产后余血未尽,又感受寒热等阴阳之邪气,寒凝血脉,或热灼津血而致血瘀,瘀阻冲任,旧血不去,新血难安,发为崩漏。

5.**气虚** 元气虚弱,无力行血,血运迟缓,因虚而瘀或久漏成瘀者。崩漏为经乱之甚,其发病常非单一原因所致。如肝郁化火之实热,既有火热扰血,迫经妄行的病机,又有肝失疏泄,血海蓄溢失常的病机,如肝气乘脾,或肝肾亏虚,可有脾失统摄,肾失封藏而致冲任不固的病机夹杂其中。又如阴虚阳搏,病起于肾,而肾阴亏虚不能济心涵木,以致心火亢盛,肝肾之相火夹心火之势亦从而相扇,而成为心、脾、肝、肾同病的崩漏证。

【出血期治疗】

治疗总则:塞流为主,结合澄源。

(一)应急处理

崩漏属于急症,崩漏发作之时,出血量多势急,急当"塞流"止崩,以防厥脱,视病情和患者体质选择下列方法紧急止血。

1.**补气摄血,固摄冲任以止崩** 前人有"留得一分血,便是留得一分气"之言,补气摄血止崩之法常用西洋参10 g,或独参汤水煎服。

2.**温阳止崩** 崩证发作,暴下如注,血压下降,胸闷泛恶,四肢湿冷,脉芤或脉微欲绝,病情危象,需中西医结合抢救。

3.**滋阴固气止崩** 急用生脉注射液或参麦注射液20 mL加入5%葡萄糖液250 mL静脉滴注。

4.**祛瘀止崩** 瘀祛则血止,用于下血如注,夹有瘀血者。

（二）辨证要点

崩漏辨证首先要根据出血的量、色、质辨明血证的属性，分清阴、阳、寒、热、虚、实。一般而言，崩漏虚证多而实证少，热证多而寒证少。即便是热亦是阴虚内热为多，但发病初期可为实热，失血伤阴即转为虚热。

（三）治疗原则

临证治疗崩漏，应根据其病情缓急和出血时间长短的不同，本着"急则治其标，缓则治其本"的原则，灵活掌握塞流、澄源、复旧三法。

1. 塞流　即止血。暴崩之际，急当止血防脱，首选补气摄血法。如用生脉散（《内外伤辨惑论》：人参，麦冬，五味子），以人参大补元气，摄血固脱，麦冬养阴清心，五味子益气生津，补肾养心，收敛固涩。若见四肢厥逆，脉微欲绝等阳微欲脱之证，则于生脉散中加附子去麦冬，或用参附汤（《校注妇人良方》：人参，附子）加炮姜炭以回阳救逆，固脱止血。同时针刺人中，合谷，断红穴，艾灸百会，神阙，隐白穴。血势不减者，宜输血救急。血势渐缓应按不同证型塞流与澄源并进，采用健脾益气止血，或养阴清热止血，或养血化瘀止血治之。出血暂停或已止，则谨守病机，行澄源结合复旧之法。

2. 澄源　即正本清源，根据不同证型辨证论治。切忌不问缘由，概投寒凉或温补之剂，一味固涩，致犯"虚虚实实"之戒。

3. 复旧　即固本善后，调理恢复。但复旧并非全在补血，而应及时调补肝肾，补益心脾，以资血之源，安血之室，调周固本。视其病势，于善后方中寓治本之法。调经治本，其本在肾，故总宜填补肾精，补益肾气，固冲调经，使本固血充，则周期可望恢复正常。

（四）分证论治

1. **血热证**

（1）实热证　①主要证候：经血非时暴下，或淋漓不尽又时而增多，血色深红或鲜红，质稠，或有血块；唇红目赤，烦热口渴，或大便干结，小便黄；舌红苔黄，脉滑数。②证候分析：阳盛血热，实热内蕴，热扰冲任，血海不宁，迫血妄行，故血崩暴下或淋漓不尽；血热则色鲜红或深红；热灼阴津，则质稠或有血块。舌脉均为实热之象。③治法：清热凉血，止血调经。

（2）虚热证　①主要证候：经血非时而下，量少淋漓，血色鲜红而质稠；心烦潮热，小便黄少，或大便干燥；舌质红，苔薄黄，脉细数。②证候分析：阴虚失守，冲任不固，故经血非时而下；阴虚生热，虚热扰血，热迫血行，阴虚血少，则量少淋漓，质地黏稠；心烦潮热，尿黄便结，舌红，苔薄黄，脉细数，均为虚热之象。③治法：养阴清热，止血调经。

2. **肾虚证**

（1）肾阴虚证　①主要证候：月经紊乱无期，出血淋漓不尽或量多，色鲜红，质稠；头晕耳鸣，腰膝酸软，或心烦；舌质偏红，苔少，脉细数。②证候分析：肾阴亏虚，阴虚失守，封藏失司，冲任不固，故月经紊乱，经量多或淋漓不尽；阴虚生内热，热灼阴血，则血色鲜红，质稠；阴血不足，不能上荣于脑，故头晕耳鸣；阴精亏虚，外府不荣，作强无力，则腰膝酸软；水不济火，故心烦。舌红，苔少，脉细数，亦为肾阴亏虚之象。③治法：滋肾益阴，止血调经。

(2)肾阳虚证 ①主要证候:月经紊乱无期,出血量多或淋漓不尽,色淡质清;畏寒肢冷,面色晦暗,腰腿酸软,小便清长;舌质淡,苔薄白,脉沉细。②证候分析:肾阳虚弱,肾气不足,封藏失司,冲任不固,故月经紊乱,量多或淋漓;阳虚火衰,胞宫失煦,故经血色淡质清。余证均为阳虚失煦之象。③治法:温肾固冲,止血调经。

3.脾虚证 ①主要证候:经血非时而至,崩中暴下继而淋漓,血色淡而质薄;气短神疲,面色白,或面浮肢肿,四肢不温;舌质淡,苔薄白,脉弱或沉细。②证候分析:脾虚气陷,统摄无权,故忽然暴下,或日久不止而成漏下;气虚火不足,故经血色淡而质薄;中气不足,清阳不升,故气短神疲;脾阳不振,则四肢不温,面色白;脾虚水湿不运,泛溢肌肤,则面浮肢肿。舌淡,脉弱,均为脾虚阳气不足之象。③治法:补气升阳,止血调经。

4.血瘀证 ①主要证候:经血非时而下,时下时止,或淋漓不尽,色紫黑有块;或有小腹不适;舌质紫暗,苔薄白,脉涩或细弦。②证候分析:胞脉瘀滞,旧血不去,新血难安,故月经紊乱,离经之血时停时流,经血时来时止;冲任瘀阻,新血不生,旧血蓄极而满,故经血非时暴下;瘀阻则气血不畅,故小腹不适。血色紫黑有块,舌紫暗,脉涩,均为有瘀之征。③治法:活血化瘀,止血调经。

【血止后治疗】

治疗总则:复旧为主,结合澄源。

1.辨证求因,循因论治 在崩漏发病过程中常因病机转化而气血同病,多脏受累,甚而反果为因,故在治疗过程中除要辨证求因、循因论治外,更要抓住本病肾虚为主的基本病机,始终不忘补肾治本调经。一般说来,可在血止后根据患者不同的年龄阶段应用调整月经周期疗法。如青春期应以其在肾气初盛,天癸刚至,冲任未实,胞宫发育尚欠,多以调补肝肾,佐以理气和血之法,方用大补元煎合二至丸等方加减治疗;如周期测量基础体温,未见双相体温时,酌加巴戟天、肉苁蓉。补骨脂等温补肾阳,或用加减苁蓉菟丝子丸(《中医妇科治疗学》)化裁。育龄期则常见肝肾不足、心脾两虚、脾肾虚弱、心肾不交等证,治疗宜对应各种证候施行。若绝经前后期患者,则多肾衰,阴阳俱虚,兼夹阴虚火旺、阴虚阳亢、阴虚风动,以及夹瘀血、痰湿等证,治疗则根据其具体辨证施治。

2.调整月经周期法 调整月经周期法简称"调周法",各阶段用药的原则为:行经期着重活血调经,有利于经血排出;经后期着重补益肝肾,固护阴血,促进卵泡发育成熟和子宫内膜修复;经间期着重重阴转阳,促进排卵;经前期着重补肾助阳,维持黄体功能。一般连续治疗3~6个周期,可逐渐建立规律的月经周期,恢复排卵功能。临床运用"调周法"时,应根据患者的证候与体质特点,辨病与辨证结合,因人,因证,因时制宜,以补肾、养肝、扶脾和宁心安神为治疗大法,调周以治本。

3.确定复旧的目标治疗 崩漏还应结合患者的年龄与生育情况来确定治疗所要达到的最终目标。如治疗青春期崩漏的目标是使肾气充盛,冲任气血充沛,逐渐建立规律的月经周期;治疗育龄期崩漏的目标是使肾气平均,肝肾精血旺盛,阴阳平衡,恢复卵巢排卵功能与月经的周期,保持生殖功能正常;治疗围绝经期崩漏的目标则重在控制出血,补益脾气,固摄经血,以后天养先天,促使肝肾、脾肾、心肾功能协调,恢复阴阳平衡,延缓衰老进程。

【其他疗法】

1. 中成药治疗

（1）三七片每次 2 ~ 6 片，每日 3 次，口服。适用于血瘀证。

（2）云南白药每次 0.25 ~ 0.50 g，每日 4 次，温开水送服。适用于血瘀证。

（3）宫血宁胶囊每次 2 粒，每日 3 次，温开水送服。适用于血热证。

2. 针灸治疗

（1）体针取关元、三阴交、隐白、三阴交、肾俞、足三里穴，根据不同病情采用补法或泻法，每天 1 ~ 2 次，每次留针 20 ~ 30 分钟，10 次为 1 个疗程。

（2）艾灸取百会，大敦（双），隐白（双）等穴，每次取 2 ~ 3 穴，每穴灸 5 ~ 7 壮，7 次为 1 个疗程。

（3）耳针取内分泌、卵巢、子宫、皮质下等穴，可用耳穴埋针、埋豆，每次选用 4 ~ 5 穴，每周 2 ~ 3 次。

二、西医病学相关知识

【概述】

崩漏是指妇女非周期性子宫出血，其发病急骤，暴下如注，大量出血者为"崩"；病势缓，出血量少，淋漓不绝者为"漏"。崩与漏虽出血情况不同，但在发病过程中两者常互相转化，如崩血量渐少，可能转化为漏，漏势发展又可能变为崩，故临床多以崩漏并称。青春期和更年期妇女多见。月经过多、经期延长、月经先后无定期进一步均可发展为崩漏。

【病因和发病机制】

本病病因和发病机制可参照月经过多、经期延长、月经先后无定期。

【治疗】

1. **一般治疗** 注意身体保健，要增加营养，多吃含蛋白质丰富的食物以及蔬菜和水果。劳逸结合，避免劳累和剧烈运动，作息规律，心情愉悦，对功能失调性子宫出血崩漏的防治有效。

2. **药物治疗** 应用药物进行止血，药物止血的方法有两种：一种是使子宫内膜脱落干净，可注射孕酮；一种是使子宫内膜生长，可注射苯甲酸雌二醇。再有些止血药物，如云南白药、维生素 K、氨甲苯酸和酚磺乙胺等，一般都可以达到治疗功血崩漏的目的。

3. **恢复卵巢功能，调节月经周期** 一般连续服用己烯雌酚等药物，每天 0.5 ~ 1.0 g，连用 20 天，用药最后 5 天增加注射孕酮每天 20 mg。一般青春期功能性子宫出血，随着年龄的增长和合理治疗，可以很快痊愈。对于有排卵性功能性子宫出血，在排卵前期注射绒毛膜促性腺激素，可望调节月经周期。

三、夏氏中西医结合相关知识

西医治疗崩漏以止血为主要目的,加之恢复卵巢功能,调节月经周期。夏氏中医认为本病以虚证为主,其中以气虚、脾阳虚、肾阴亏虚多见,治疗以益气健脾,养阴清热,固经止血为则。夏氏中医治疗时常以生脉散加减治疗出血量较多的虚证患者。在本病发展后期则根据不同年龄阶段给予不同调理之法,如青春期以调补肝肾,佐以理气和血;育龄期以补益心脾,交通心肾,滋补肝肾为主;绝经前后则以补肾之阴阳,达到阴阳平衡为主。临床中应牢记补肾治本调经应贯穿疾病治疗始终。夏氏中医主张在崩漏较为严重时可采取中西医结合治疗方法,在中医治疗基础上使用西医止血药物,如云南白药胶囊、氨甲苯酸等对症处理。

四、病　案

病案 1

王某,女,25 岁,已婚。

患者因 3 年内多次流产经常出现出血不止,时轻时重,已无法辨别月经的周期。经人介绍来诊。刻下见:面黄神疲,眼睑浮肿,畏寒喜温,兼心慌惊悸,头晕腰困;舌质淡,苔薄白,脉象沉细无力。

诊断:崩漏。

治则:健脾补肾,固摄气血。

处方:党参 30 g,白术 15 g,熟地黄 15 g,当归 15 g,茯苓 15 g,杜仲 15 g,山萸肉 30 g,黑芥穗 10 g,远志 10 g,五味子 10 g,菟丝子 15 g,甘草 6 g。

用法:7 剂,水煎服,每日 1 剂,分 2 次服用。

二诊:服药后出血停止,头晕、心悸好转。腰骶酸困较甚,上方基础上加续断、鹿角霜、阿胶、鸡内金,以固经化滞,续服 7 剂。

三诊:精神佳,纳眠明显好转,腰骶酸困亦减轻,夜间烦热。上方基础上加龟板 10 g,续服 7 剂而证自消。

四诊:月经来潮第 2 天,经量多,伴腰骶酸困。继服上方 14 剂,服药后第 7 日而经净。上方续服 1 个月,精血渐复,而经血也按月来潮,血崩遂愈。

按语:青主曰:"凡气虚而崩漏者,大补气血通治。"此例崩漏日久不愈,气血虚损,脾肾阳气不固,故面黄神疲,两目浮肿,畏寒喜温,心慌惊悸,头晕腰困,故非峻补不为功。以党参、白术、熟地黄、当归、茯苓大补气血摄血归经;杜仲、山萸肉、菟丝子温补肾阳;黑芥穗引血归经。后加鹿角霜、阿胶血肉有情之品以滋补督脉之衰;龟板聚阴最厚,加以大补任脉之虚。鹿角霜纯阳通于督。崩漏日久,任督二脉虚衰则难以统摄全身气血,故对任督的补益是必要的,经血调则血始固也。

病案 2

牛某,女,32 岁,已婚已育。

患者月经淋漓不尽 1 年余。近 1 年来患者稍有劳累则经血来潮,有时一月二三度,色淡量多。为求治疗,遂来诊。刻下见:面色㿠白无华,精神疲倦,心悸气短,语声低微,纳少,眠不佳,腰困膝软,舌质淡苔薄白,脉细弱。

诊断:崩漏。

治则:大补气血,健脾益肾,固摄冲任。

处方:党参 30 g,熟地黄 30 g,当归 15 g,五味子 10 g,龙眼肉 10 g,远志 10 g,阿胶 10 g,山萸肉 30 g,白术 15 g,茯苓 15 g,杜仲炭 10 g,黑芥穗 10 g,菟丝子 15 g,甘草 6 g。

用法:7 剂,水煎服,每日 1 剂,分 2 次服用。

二诊:服药后出血停止,嘱卧床休息。精神渐增,心悸好转。在上方基础上加鸡内金 15 g,续服 7 剂。后上方基础上加炒白芍 15 g,枸杞子 10 g,治疗半个月余。气血始渐固,月经来潮较正常。

半年后追访,未再崩漏。

按语:脾主统血,肾主藏精,脾肾虚衰则统摄无力,冲任不固而崩漏出血。崩漏日久则气随血脱,导致气血亏虚,肾精损耗,最终阴阳俱虚。此例经血不固,一月二三度,患病年余。脉证属气血衰竭。故治以大补气血,健脾益肾,固摄冲任。党参、白术、茯苓、甘草健脾益气;熟地黄、当归、阿胶养血补精;龙眼肉、山萸肉、枸杞子、菟丝子、五味子均为补肾阴阳以固摄气血;杜仲炭止血;黑芥穗引血归经。再则,治疗崩漏,卧床休息是非常重要的,人卧则气血不向下坠,治疗易事半功倍。

病案 3

刘某,女,32 岁,已婚。

患者经后 10 天余,因怒伤肝气,遂下血不止,经服止血收涩,而腹痛胸闷,月余淋漓不止,为求治疗,遂来诊。刻下见:平素郁郁寡欢,烦躁易怒,脘闷胁痛,口苦纳呆,面色暗,舌质红,苔薄黄,脉象沉弦。月经或前或后不调,经行不畅有血块。

诊断:崩漏。

治则:疏肝解郁,固涩止血。

处方:白芍 30 g,白术 30 g,当归 20 g,柴胡 15 g,生地黄 15 g,牡丹皮 10 g,焦栀子 10 g,黑芥穗 10 g,三七粉(冲服)9 g,甘草 6 g。

用法:5 剂,水煎服,每日 1 剂,分 2 次服用。

二诊:服药后出血基本停止,口苦烦躁,胸胁胀痛均减轻。前方臻效,在上方基础上加香附 15 g,山药 15 g,茯苓 15 g;5 剂,水煎服。

三诊:药后出血彻底停止,情绪佳,烦热,胁痛均消失。嘱服逍遥丸以善后。

按语:崩漏由于郁结者多。女子以血为主,肝为藏血之脏,喜条达而恶抑郁,性悍而烈,郁结化火,肝阳偏亢,灼伤脉络而迫血妄行,使血失所藏,故崩漏而下。此例崩漏,郁结既久,复怒动肝火,肝阳偏亢而崩漏不止,以疏肝解郁,固涩止血治之。肝郁气滞而见胸闷,腹痛;肝阳偏亢而见烦躁易怒,口苦纳呆。治以平肝开郁止血,气顺肝平而归藏。初诊因肝火较盛,故于平肝开郁,清泄肝火而止血。二诊加山药,茯苓健脾益肾;香附解肝之郁,养血平肝而诸症消退。临证郁结宜疏利,不可骤补,气血疏利则寓补养之意也。故善后仍以逍遥丸养血疏肝。

病案4

夏某,女,28岁,已婚。

其人体壮性烈,经期偏早,经前烦躁易怒。此届经前烦躁不已,复与人争执而肝火大动,血遂大下不止,初以为经血来潮而未引起注意,血下半个月余方净,后每生气动怒,血即淋漓不已。经人介绍来诊;刻下见:面红而印堂尤甚,闻其声亢而粗,胸胁憋闷,遇有不快非吐而不能爽。舌质红,苔薄黄,脉弦劲有力。

诊断:崩漏

治则:平肝之亢盛,开郁清热止血。

处方:醋白芍30 g,生白术30 g,酒当归15 g,柴胡15 g,牡丹皮9 g,焦栀子12 g,三七粉(冲服)9 g,生龙骨、生牡蛎各15 g,黑芥穗9 g,生地黄20 g,甘草9 g。

用法:3剂,水煎服,每日1剂,分2次服用。

二诊:药后出血停止,烦躁,胸憋减轻。仍头晕、口苦,上方基础上加钩藤15 g,菊花10 g,淡竹叶10 g,水煎3剂而头晕遂愈。后以逍遥散加减而崩漏未再复发。

按语:肝气郁结而盛实,肝阳偏亢则易于动怒。此例崩漏即肝气郁结盛实也,故治以平肝之亢盛,开郁清热止血而奏功。初诊加栀子清热;生龙骨、生牡蛎配芍药平肝之实尤妙,生龙骨、生牡蛎滋阴潜镇,肝实脉弦大,非此镇肝不能平,故二诊生龙骨、生牡蛎配伍钩藤、菊花、竹叶,治疗肝盛动风之头晕遂瘥。肝盛则风易动,尤以崩漏之后,阴虚火炽,上窜清窍而头晕目眩,临证当积极养血清火平肝息风,万勿姑息以酿大症。善后以逍遥散养血疏肝,随症加减,调其气血,使归平正,则崩漏得以彻底痊愈也。

病案5

李某,女,14岁。

患者以每次行经平均20天余,月经周期紊乱为主诉就诊。患者平素月经时来时止,行经时间短者10天余,长者月余,间隔1~3个月。近半年来饮食欠佳,体质渐瘦。此次月经来潮,经漏10天余,血量逐渐增多,有血崩之势,曾服止血药无效。为求进一步治疗,遂来诊;刻下见:身体倦怠,神疲乏力,面色萎黄,四肢不温,纳差,小便量少,大便稀溏,舌质淡,苔薄白,脉沉细弱。

诊断:崩漏。

治则:温阳健脾,养血止血。

处方:制附子9 g,炒白术15 g,生地黄15 g,黄芪15 g,阿胶(烊化)10 g,灶心土30 g,

杜仲炭 12 g,党参 15 g,干姜炭 12 g,赤石脂 30 g,炙甘草 9 g,防风 12 g。

用法:7 剂,水煎服,每日 1 剂,分 2 次服用。先煎灶心土取汤,再煎余药,饭前温服。

二诊:3 剂后出血量明显减少,饮食增加。续服 4 剂而愈。后在上方基础上随证加减,调理月经周期至正常。

随诊 1 年无复发。

按语:此例属脾阳虚寒型崩漏,脾气不足,统摄无权,故忽然暴下,或日久不止而成漏下;中气不足,清阳不升,故神疲乏力;脾阳不振,则四肢不温;脾阳不足无以运化水湿,纳差,大便稀溏。故治以温阳健脾,养血止血。方中以灶心土温中止血为君药,配以辛温之白术、附子、炙甘草、党参、黄芪大补元气;佐以滋阴养血之生地黄、阿胶温阳而不伤阴,滋阴而不碍阳;杜仲炭、干姜炭止血;防风制附子毒性。全方共奏温阳健脾,养血止血之功。

病案 6

孙某,女,37 岁,已婚已育。

患者素体阴虚,月经偏早,手足灼热,夜间尤甚。近半年来,每行房事即血下淋漓、血色鲜红。为求治疗,遂来诊;刻下见:面色㿠白,两颧泛红,兼头晕耳鸣,咽干心悸,腰膝酸软,多梦,纳食尚可,舌质红瘦,舌面无苔,脉沉而数,脉形细弱。

诊断:崩漏。

治则:滋阴清热,故冲调经。

处方:熟地黄 30 g,山萸肉 20 g,生山药 20 g,牡丹皮 10 g,生白术 15 g,麦冬 10 g,五味子 10 g,地骨皮 10 g,龟板 9 g,生龙骨 15 g,玄参 20 g,炒白芍 15 g,南沙参 20 g,石斛 15 g,黑芥穗 10 g,三七粉(冲服)6 g,炒鸡内金 15 g。

用法:7 剂,水煎服,每日 1 剂,分 2 次服用。

二诊:服药后出血即止,虚热明显减退,精神好转,嘱其戒房事 3 个月,在上方基础上去三七,芥穗炭,续服 7 剂。

三诊:诸症基本消失,后续服上方 10 剂,服后阴虚得复,虚热尽退,月经不再提前,出血未再复发。

按语:血海之热,多由阴虚所致,盖阴虚则阳盛,阳盛则火热有余,故治疗以滋阴为主,稍加清热固阴之品。此例素体阴虚,肾阴亏虚,阴虚失守,封藏失司,冲任不固,故经期偏早,淋漓不尽,冲任不固而崩漏也;阴虚生内热,热灼阴血,则血色鲜红;阴血不足,不能上荣于脑,故头晕耳鸣;阴精亏虚,外府不荣,作强无力,则腰膝酸软;水不济火,故心悸,多梦。治以滋肾益阴降火,止血调经,方中熟地黄滋肾填精,大补真阴,为君药;山药、白术补脾益阴,滋肾固精;山萸肉养肝滋肾,涩精敛汗;麦冬、石斛滋阴生津;白芍滋阴养血;玄参、南沙参、牡丹皮、地骨皮益气滋阴凉血;生龙骨补肝肾,强腰膝;三七、黑穗炭、五味子收涩止血;龟板固阴潜镇君相之火;炒鸡内金化滞去滋腻。一诊服药后阴固热退血止,去三七,芥穗炭之收涩续服 7 剂,火降阴复而血安;续服上方巩固疗效使阴终复而热清,崩漏遂得彻底治疗。

病案7

孙某,女,32岁,已婚已育。

患者以阴道出血2个月为主诉就诊。患者2个月前无明显诱因出现阴道出血,量时多时少,伴腰痛,大便干结,头晕,时有心烦,曾口服中药及静推氨甲苯酸(止血芳酸)而无效,为求进一步治疗,遂来诊。刻下见:面白少华,舌淡红,苔薄,脉弦缓尺弱。B超提示:子宫内膜增厚。

诊断:崩漏。

治则:补肾养阴,固冲止血。

处方:黄芪、党参、杜仲炭、续断各30 g,炙升麻、地榆炭、柴胡、麦冬各15 g,香附15 g,当归、五味子各10 g。

用法:4剂,水煎服,每日1剂,分2次服用。嘱其忌食辛辣,勿过劳。

二诊:阴道血止,腰痛减轻,续服上方10剂以巩固疗效。

其后随诊阴道未再出血,其余诸症亦消失。

按语:崩漏一证,临床上虽分为血热、血瘀、脾虚、肾虚、气虚等证型,但总以气阴两虚居多,其发病机制为肾主发育生殖,肾气不足,气虚下陷,血失统摄;阴虚生内热,热伏冲任,迫血妄行,均能导致阴道下血淋漓。本方属气阴两虚,治疗以塞流,澄源,标本兼顾。方中黄芪、党参、续断补肾气固冲任;杜仲炭、地榆炭止血;柴胡、香附、麦冬、五味子、当归理气养阴血,共奏补肾气、养阴、固冲止血之功效,以补肾气、养血、平衡阴阳之法复旧而愈。

病案8

王某,女,48岁。

患者以阴道不规则出血3个月为主诉就诊。患者3个月前出现阴道不规则出血,经多次中西医诊治,效果不佳,出血量时多时少,曾服炒高丽参150 g,出血略减少,但3天后出血量再次增多。经妇产科检查及B超检查,未见器质性疾患,诊为更年期子宫功能性出血。经人介绍来诊,刻下见:面色无华,气短神疲,肢体无力,纳差,小便短少,大便正常,舌淡少苔,脉沉细而无力。

诊断:崩漏。

治则:益气固摄,养血止血。

处方:当归15 g,地榆15 g,川芎15 g,定经草9 g,栀子10 g,阿胶(烊化)10 g,黄芩10 g,熟地黄20 g,炒白芍15 g,党参15 g,白术15 g,茯苓15 g,炙甘草6 g。

用法:5剂,水煎服,每日1剂,分2次服用。

二诊:连服5剂后下血止。继以益气健脾调理,5日后临床症状基本消失,次月行经4天即净。

按语:此例属气血两虚证,治宜益气固摄,养血止血。功能性子宫出血是妇科难治病,以血热型和气血两虚型为多。《血证论》曰:"崩中虽是血病,而实则因气离经之血必然瘀集于胞宫,阻其生化,新血不得归经",而久漏不愈。本方抓住血热型与气血两虚型之病机,采用以"黑性入室而归经则久漏塞"的方法治疗。实践证明本方疗效甚佳,具有止血迅速不留瘀的特点,可培补元气。临床上崩漏病机虽较复杂,但概括为虚实二型,则治疗得以简捷。对于出血量多、时间长者,应用本方可收速效,因该组配伍中药性平和,以黑入肾和脾,功在急塞其流,既能活血养血,又可止血不留瘀,为暴漏能止,补而不滞,通则能固的治崩妙方。

病案 9

李某,女,40 岁,已婚已育。

患者本次月经来潮,时崩时漏,淋漓不绝已 40 天余。每遇生气,情绪激动时出血量明显增多。妇科检查未见异常。伴心烦,口干,饮水不解,情绪易急躁,小腹胀痛,大便干结。为求治疗,遂来诊。刻下见:面红,口唇干,舌红,脉弦滑而数。平素月经来潮量多,色红质稠,需 10 天左右经净。

诊断:崩漏。

治则:柔肝敛阴,凉血止血。

处方:党参 20 g,黄芪 20 g,阿胶(烊化)15 g,女贞子、墨旱莲各 15 g,白芍 15 g,大蓟、小蓟、仙鹤草、续断、藕节、桑寄生、地榆、大枣各 10 g,海螵蛸、香附炭各 20 g,茜草炭 10 g,炒蒲黄 10 g。

用法:5 剂,水煎服,每日 1 剂,分 2 次服用。

二诊:服药 3 剂后,出血止,但仍时有点滴淡红血水。党参加至 30 g,继服 5 剂后,诸症痊愈。

按语:此例属肝气不舒,气郁血结证,肝阴不足则肝阳偏亢,灼伤脉络,迫血妄行,故经行时崩时漏,淋漓不绝。情志不舒,肝火上炎,故见心烦,口干,情绪急躁等。治以柔肝敛阴,凉血止血之法。本方既能清、补、攻,又能凉血、散血、引血归经,达到了遏流、塞流、畅流的目的。方中党参、黄芪补气摄血;阿胶养血止血;海螵蛸收敛止血;女贞子、墨旱莲益肾滋阴清热,凉血、止血;大小蓟、仙鹤草、地榆止血固冲;续断、桑寄生既益肾固摄又可行血脉,引血归原;茜草炭、藕节、炒蒲黄凉血止血化瘀;香附炭疏肝理气调经,取"气以通为补"之意;白芍敛肝调经;佐以大枣补脾养肝,调和诸药。综合全方,共达阴阳平衡,气血和畅以治崩漏之效。

病案 10

李某,女,40 岁,已婚已育。

患者自述停经 42 天后,阴道出血,时多时少,至今已 50 天余未净。刻下见:面色萎黄,语声无力,头晕、心悸,腰酸无力,食欲差,时有腹痛,痛如针刺,出血量少,色暗,有少量血块,舌质暗暗,脉弦涩。

诊断:崩漏。

治则:益气活血化瘀。

处方:黄芪30 g,党参20 g,桃仁10 g,红花10 g,当归20 g,川芎10 g,赤芍、熟地黄各10 g,茜草炭10 g,砂仁10 g,白术15 g,茯苓15 g,甘草6 g。

用法:10 剂,水煎服,每日分2 次口服。

二诊:患者自下午2 时许服一半,未出现晕厥,血亦渐止,继服3 天出血停止,又服10 剂以资巩固,病告痊愈。

1 年后随访,病未复发。

按语:此例属气虚血瘀证;脾主统血,脾虚气陷则统摄无权,故月经淋漓不止而成漏下;中气不足,清阳不升,故语声无力,头晕心悸;肾气不足,肾阳亏虚则腰酸无力;脾肾气虚,血液运化无力,血脉瘀滞,则腹痛如针刺。治以益气活血化瘀。方中熟地黄甘温味厚而质柔润,长于滋阴养血;当归补血养肝,和血调经;白芍养血柔肝和营;川芎活血行气,调畅气血。其中熟地黄、白芍阴柔之品与辛温之当归,川芎相配伍,则补血而不滞血,和血而不伤血;桃仁、红花活血祛瘀,使旧血得去,新血得生;同时白术、茯苓、甘草健脾益气;诸药合用,功能养血和血,可使营血调和。血虚者用之可补血,血瘀者用之可行血。

病案11

谷某,女性,33 岁,已婚未育。

患者以阴道不规则出血半年为主诉就诊。患者近半年出现阴道不规则出血,此次月经近1 个月仍未净;量多色暗红有块,块下痛减,小腹下坠,气短乏力,精神倦怠,纳眠一般,二便调,舌质紫暗,苔薄白,脉细无力;妇科B 超未见异常。平素月经周期15 天~2 个月,行经9 ~12 天。色紫,块多而大,经前腹痛,小腹下坠,白带量多。

诊断:崩漏。

治则:养心健脾,益气补血,化瘀止血。

处方:生黄芪30 g,党参15 g,益母草20 g,阿胶9 g,蒲黄15 g,生地黄12 g,当归15 g,艾叶15 g,三七粉(冲服)10 g,地榆10 g,棕榈炭10 g。

用法:7 剂,水煎服,每日1 剂,分2 次服用。

二诊:服药后,阴道出血停止,现神疲乏力,活动过后心悸气短,纳少梦多,面色少华,头晕耳鸣,舌质淡,薄白,脉沉细。在上方基础上加白术15 g,炙甘草6 g,远志10 g,炒酸枣仁15 g,龙眼肉10 g,7 剂水煎服。

三诊:服药后精神明显好转,诸多不适尽消。

随访至今未复发。

按语:此例属心脾气血亏虚,瘀阻胞宫。脾虚下陷则小腹下坠;中气不足,清阳不升,故气短乏力,精神倦怠;心阳不足则心悸气短,梦多,心阴血亏虚不能上荣于头面则面色少华,头晕耳鸣。治以养心健脾,益气补血,化瘀止血。方中黄芪补气,气能摄血,补气而止血为君;血肉有情之品阿胶养血止血,使瘀血去而血归经。配合生地黄、当归补血,又配艾叶、三七止血。益母草化瘀止血,使瘀血去而血归经;现代药理研究证明,其能兴奋子宫,促进子宫收缩,促进子宫内膜脱落,从而有利于止血。生地黄有提高雌激素水平,促排黄体作用,能恢复正常月经周期。地榆,棕榈炭可缩短出凝血时间,增强止血效果。蒲黄现代研究证实能收缩毛细血管,兴奋子宫平滑肌,促进子宫内膜脱落,改善微循环,减轻炎症反应。二诊心脾气血亏虚,在初诊益气补血,活血化瘀基础上加白术健脾益气;炙甘草益气宁心;远志、酸枣仁安神定志;龙眼肉补益心脾、养血安神。全方共奏养心健脾,益气补血,化瘀止血平衡阴阳之功。

病案 12

靳某,女,36 岁,已婚。

患者以崩漏不止半年余为主诉就诊。患者半年前出现阴道不规则出血,时轻时重不得愈。伴见头晕眼黑,心悸气短,纳差麻劣,浑身无力,卧床不起。近日症状呈进行性加重,遂来诊。刻下见:面色㿠白,两颧泛红,手足灼热,口干不欲饮,血下色红无块,舌质红,苔薄白,诊脉左手沉细无力,右手虚芤中空。

诊断:崩漏。

治则:养阴补气,止血固本。

处方:熟地黄 30 g,当归 15 g,生白术 20 g,黄芪 20 g,党参 20 g,黑芥穗 10 g,三七粉(冲服)3 g,山萸肉 30 g,炒白芍 15 g,甘草 6 g。

用法:7 剂,水煎服,每日 1 剂,分 2 次服用。

二诊:服药后出血停止,精神好转,能下床轻微活动,头晕眼黑减轻。在上方基础上加山药 20 g,枸杞子 15 g,菟丝子 12 g,阿胶 10 g,砂仁 6 g,麦冬 10 g,五味子 10 g。5 剂,水煎服。

三诊:药服 5 剂后头晕眼黑大为减轻,崩漏彻底停止,纳眠可,心悸也好转。上方续服 14 剂,诸症痊愈。

按语:此例属气阴两虚,阴虚则虚火内生,虚火动血,冲任不固;治宜养阴补气,止血固本。崩漏日久,精血亏损,虚火内炽而血崩益甚,头晕,眼黑,心悸,倦怠皆由此而起;熟地黄、当归滋阴补血;山萸肉、白芍养阴固摄;加重白术、党参、黄芪之量补气摄血;加三七粉、黑芥穗止血归经以代姜炭之温燥。药证吻合,故获效快。初诊药后崩止,但头晕眼黑未见显效,盖崩漏日久,气血大亏,非气血大复昏暗难以平。故二诊、三诊以固本止崩为基础,加入大量益肾填精,滋阴养血之品以充精明之府。方中加砂仁者,化腻通滞也,盖大补之中要防补壅不通之流瘀。故药到而昏暗随精血渐充而愈。

病案 13

叶某,女,48 岁。

患者诉此次月经来潮经水量多,延期不止,曾用孕酮治疗效果不佳。为求进一步治疗,遂来诊;刻下见:面色苍白,神疲乏力,心悸气短,头晕,舌淡少苔,脉细数无力。

诊断:崩漏(功能性子宫出血)。

治则:补气养血,祛瘀生新,固经止血。

处方:黄芪60 g,当归15 g,川芎15 g,红花10 g,党参15 g,熟地黄15 g,鹿角霜30 g,杜仲炭15 g,炒白芍15 g,白术15 g,山药15 g,龙眼肉10 g,炙甘草9 g。

用法:5剂,水煎服,每日1剂,分2次服用。

二诊:服3剂后,血止大半,5剂药尽,出血全止,诸症大减,在上方基础上加陈皮10 g,炒麦芽30 g,7剂水煎服,巩固疗效。

按语:崩漏是妇科常见的病症,以更年期妇女多见,其主要是由于脾阳不足,脾主统血功能失约,冲任损伤,不能约制经血,非时而下,或延期不止。故《血证论》云:"血崩谓血乃中州脾土所统摄,气虚者多也"。且崩漏日久必耗气血,气虚血运不畅,瘀血内停胞宫,新血不生,血不归经,久致阴血耗伤,本方依据止血三条法则辨证立法,"塞流,澄源,复旧",重用黄芪益气摄血;当归、熟地黄、红花、川芎、白芍养血生新而不留瘀;炒山药、党参、白术健脾益气,以滋气血之本源;配以杜仲炭、鹿角霜固冲止血;龙眼肉补益心脾,养血安神;炙甘草益气宁心。全方共奏补气养血,平衡阴阳,祛瘀生新,固经止血之功。

病案14

陈某,女,14岁,学生。

患者以月经提前伴经量过多或淋漓不尽,反复发作1年余为主诉就诊。现正值经期第2天,量多如泉涌,色鲜红或深红,质稠,口渴唇红,舌质淡红,苔薄白,脉细数。月经史:初潮12岁,月经周期(7~12)天/(20~28)天。B超查:子宫发育正常,子宫直肠窝有少量积液。

诊断:崩漏。

治则:滋肾清热,固冲止血。

处方:生地黄20 g,白芍20 g,地骨皮15 g,牡丹皮10 g,女贞子15 g,墨旱莲15 g,茜草10 g,黄柏10 g,青蒿10 g,桑叶10 g,益母草30 g,仙鹤草30 g,地榆30 g,海螵蛸20 g,玄参10 g,知母10 g。

用法:5剂,水煎服,每日1剂,分2次服用。

二诊:经量明显减少,诸症均减轻,在上方基础上加阿胶(烊化)15 g,5剂,水煎服。

三诊:服药后经血已净,嘱服知柏地黄丸和六味地黄丸,早晚各12粒吞服。下次行经时仍服初诊方7剂,连续治疗3个月经周期,痊愈。

随访半年未复发。

按语:此例属肾(阴)虚血热型崩漏;治以滋肾清热,固冲止血法。方中生地黄、牡丹皮、地骨皮清热凉血止血;青蒿、黄柏泻肝肾虚火;重用白芍以滋阴柔肝,固敛经血;配桑叶滋肾清肝,凉血止血,二药皆入厥阴,同用妙在疏中有补,散中有收也;加女贞子、墨旱莲滋阴补肾,清热止血固冲任;益母草活血化瘀,用量大,药力专,正如徐荣斋所云:"治崩漏药量宜重,轻剂不能见效。"仙鹤草凉血止血,二者相伍祛瘀生新,血虚能养、血瘀能破,可增强子宫收缩;茜草行中有止,止血不留瘀;海螵蛸入肾经,可调节肾之闭藏功能,是一对治崩漏要药,二者配伍,一通一涩,通收并用,达去瘀生新,止血之效。全方配合,塞流而不留瘀,祛瘀而不伤正,寒凉而不太过,滋肾清热,止血固冲,阴阳平衡,达到热自清,血自归之目的。

第十节　月经前后诸证

一、中医脑病学相关知识

【概述】

凡于行经期前后或正值经期,周期性反复出现乳房胀痛、泄泻、肢体浮肿、头痛、身痛、吐衄、口舌糜烂、疹块瘙痒、情志异常或发热等一系列症状者,称为"月经前后诸证"。上述症状可单独出现,也可二三症同见,多在月经前1~2周出现,月经来潮后症状即减轻或消失。西医学经前期综合征可参照本病辨证治疗。

【病因病机】

本病的发生与经期的生理变化,患者情志因素和体质因素有密切关系。与肝、脾、肾三脏紧密相关。女子以血为用,肝藏血,肾藏精,精化血,脾生血、统血,肝、脾、肾功能失调及气血失和是月经前后诸证的主要病机。

1. **经行乳房胀痛**　因肝经循胁肋,过乳头,乳头乃足厥阴肝经支络所属,乳房为足阳明胃经经络循行之所,足少阴肾经入乳内,故有乳头属肝,乳房属胃亦属肾所主之说。肝藏血,主疏泄,本病发生多在经前或经期,而此时气血下注冲任血海,易使肝血不足,气偏有余。因此,本病主要由肝失条达或肝肾失养所致。七情内伤,肝气郁结,气血运行不畅,脉络欠通,"不通则痛";或肝肾亏虚,乳络失于濡养而痛。

2. **经行头痛**　属于内伤性头痛范畴。头为诸阳之会,五脏六腑之气皆上荣于头,足厥阴肝经会于颠,肝为藏血之脏,经行时气血下注冲任而为月经,阴血相对不足,故凡外感、内伤均可在此时引起脏腑气血失调而为患。常见的病因有情志内伤,肝郁化火,上扰清窍;或瘀血内阻,络脉不通;或素体血虚,经行时阴血益感不足、脑失所养,均可在经行前后引起头痛。

3. **经行眩晕**　主要发病机制是精血衰少或痰浊上扰。精血衰少,经行之后精血更虚,头脑清窍失养;或痰浊之邪,上扰清窍。常见病因有气血虚弱,阴虚阳亢,痰浊上扰。

4. **经行口糜**　其病变部位主要表现在口,舌。而舌为心之苗,口为胃之户,故其病机多由心、胃之火上炎所致。其热有阴虚火旺,热乘于心者;有胃热炽盛而致者,每遇经行阴血下注,其热益盛,随冲气上逆而发。

5. **经行吐衄**　常由肝经郁火和肺肾阴虚所致,主要病机为肝阳偏盛,郁二而化火,血热而冲气上逆,迫血妄行所致。出于口者为吐,出于鼻者为衄。

6. **经行浮肿**　本病多因素体脾肾阳虚,正值经期,气血下注胞宫,脾肾益虚,水湿不运;或肝郁气滞,血行不畅,滞而作胀。

7. 经行泄泻　本病的发生主要责之于脾肾阳虚。脾主运化,肾主温煦,为胃之关,主司二便。经行时脾肾更虚,遂致泄泻。

【辨证论治】

（一）治疗原则

本病主要病机为肝气郁滞,脾肾阳虚,血虚肝旺,血瘀痰浊等,故治疗重在补肾,健脾,疏肝,调理气血。治疗分两步,经前,经期重在辨证基础上控制症状,平时辨证论治以治本。

（二）分证论治

1. 经行乳房胀痛　治疗以疏肝,养肝,通络止痛为原则;实者宜疏肝理气,宜于经前开始治疗;虚者宜滋养肝肾,重在平时调治。

（1）肝气郁结证　①主要证候:经前或经期乳房胀满疼痛,或乳头痒痛,疼痛拒按,甚则痛不可触衣;经行不畅,经色暗红,经前或经期小腹胀痛;胸胁胀满,精神抑郁,时叹息;舌红,苔薄白,脉弦。②证候分析:平素肝郁气滞,气血运行不畅,经前冲气偏盛,循肝脉上逆,肝经气血郁滞,乳络不畅,故乳房胀痛,或乳头痒痛;肝郁气滞,冲任阻滞,故经前或经期小腹胀痛,经行不畅,色暗红;肝气不舒,气机不畅,故胸胁胀满;肝失条达,则精神抑郁,时叹息。苔薄白,脉弦,均为肝气郁结之象。③治法:疏肝理气,通络止痛。

（2）肝肾亏虚证　①主要证候:经行或经后两乳作胀作痛,乳房按之柔软无块;月经量少,色淡,两目干涩,咽干口燥,五心烦热;舌淡或舌红少苔,脉细数。②证候分析:素体肝肾不足,阴血亏虚,乳头属肝,肾经入乳内,经行时阴血下注冲任,肝肾愈虚,乳络失于滋养,故经行或经后两乳房作胀作痛,乳房按之柔软无块;阴血虚,冲任血少,故月经量少,色淡;肝开窍于目,肝血不足,不能上荣于目及咽喉,则两目干涩,咽干口燥。舌淡或舌红少苔,脉细数,为肝肾阴虚之象。③治法:滋肾养肝,通络止痛。

2. 经行头痛　以调理气血,通经活络为主;实证者,或清热平肝,或行气活血以止痛;虚证者,宜养血益气以止痛;使气顺血和,清窍得养,则头痛自止。

（1）肝火证　①主要证候:经行头痛,甚或颠顶掣痛;头晕目眩,月经量稍多,色鲜红;烦躁易怒,口苦咽干;舌质红,苔薄黄,脉弦细数。②证候分析:素体肝阳偏亢,足厥阴肝经与督脉上会于颠,而冲脉附于肝,经行冲气偏旺,故肝火易随冲气上逆,风阳上扰清窍,而致经行颠顶掣痛;肝火内扰冲任,故月经量稍多,色鲜红;肝火内炽,则头晕目眩,烦躁易怒,口苦咽干。舌质红,苔薄黄,脉弦细数,为肝热炽盛之象。③治法:清热平肝,息风止痛。

（2）血瘀证　①主要证候:每逢经前或经期头痛剧烈,痛如锥刺;经色紫暗有块,小腹疼痛拒按,胸闷不舒;舌紫暗,边尖有瘀点,脉细涩或弦涩。②证候分析:经行以气血通畅为顺,气顺血和,自无疼痛之疾。头为诸阳之会,因瘀血内停,络脉不通,阻塞清窍,则每逢经行瘀随血动,欲行不得,头痛剧烈,痛有定处。血行不畅,瘀阻于胞宫,则经色紫暗有块,小腹疼痛拒按;瘀血阻滞,气机不利,故胸闷不舒。舌暗,边尖有瘀点,脉细涩或弦涩,均为气血运行不畅之象。③治法:活血化瘀,通窍止痛。

（3）血虚证 ①主要证候：经期或经后，头痛头晕，绵绵作痛；月经量少，色淡质稀，心悸少寐，神疲乏力，面色苍白；舌淡，苔薄，脉细弱。②证候分析：素体血虚，经期或经后血更虚，血不上荣，清窍失养，故令头痛头晕，绵绵作痛；血虚冲任不足，则经量少，色淡质稀；血虚心神失养，故心悸少寐，神疲乏力。面色苍白。舌淡，苔薄，脉细弱，乃为血虚之候。③治法：养血益气，活络止痛。

3. 经行眩晕 治疗以调理肝脾为原则，或健脾以养气血，或滋养肝肾以潜阳，或燥湿化痰以清利空窍。

（1）气血虚弱证 ①主要证候：经期或经后，头晕目眩；月经量少，色淡质稀，少腹绵绵作痛；神疲肢倦，怔忡心悸；舌质淡，苔薄白，脉细弱。②证候分析：素体虚弱，气血不足，经血泄后，气血更虚，脑髓失于充养，故头晕目眩；气虚血少，冲任不足，故月经量少，色淡质稀；血虚胞脉失养，故经行少腹绵绵作痛；气虚则神疲肢倦；血不养心，则怔忡心悸。舌淡，苔薄，脉细弱，为气血虚弱之征。③治法：益气养血，调经止晕。

（2）阴虚阳亢证 ①主要证候：经前或经期，头晕目眩；月经量少，色鲜红；心烦易怒，腰酸腿软，口燥咽干，颧赤唇红，大便干结；舌红，苔少，脉弦细数。②证候分析：肾阴虚于下，肝阳浮于上，经行气血下注，冲气偏旺，冲气夹风阳上逆，上扰清窍，故头晕目眩；阴亏血少，故经血量少；血被热灼，故经色鲜红；阳亢肝郁，气机不利，故心烦易怒；阴虚精损及肾，故腰酸腿软；阴虚内热，故口燥咽干；虚热上浮，故颧赤唇红；阴虚肠燥，故大便干结。舌红，苔少，脉弦细数，均为阴虚阳亢之征。③治法：滋阴潜阳，息风止晕。

（3）痰浊上扰证 ①主要证候：经前或经期，头重眩晕；平日带下量多，色白质黏，月经量少，色淡；胸闷泛恶，纳呆腹胀，大便不爽；舌淡胖，苔厚腻，脉濡滑。②证候分析：痰浊内蕴，阻碍气机，经前冲气偏旺，冲气夹痰浊上逆，蒙蔽清窍，故头重眩晕；痰浊阻于冲任，气血运行不畅，故月经量少，色淡；痰浊下注，损伤带脉，带脉失约，故带下量多，色白质黏；痰滞中焦，脾阳受困，运化不良，故胸闷泛恶，纳呆腹胀，大便不爽。舌淡胖，苔厚腻，脉濡滑，也为痰浊之征。③治法：燥湿化痰，息风止晕。

4. 经行口糜 以清热为主，虚者养阴清热；实者清热泻火。药宜用甘寒之品，使热除而无伤阴之弊。

（1）阴虚火旺证 ①主要证候：经期口舌糜烂，口燥咽干，月经量少，色红；五心烦热，尿少色黄；舌红苔少，脉细数。②证候分析：阴虚火旺，火热乘心，经期阴血下注，则虚火益盛，故经期口舌糜烂；阴血不足，则月经量少，色红；阴津虚少，不能上乘，则口燥咽干；阴虚不能敛阳，则五心烦热；内热灼津伤液，则尿少色黄。舌红苔少，脉细数，均为阴虚内热之征。③治法：滋阴降火。

（2）胃热熏蒸证 ①主要证候：经行口舌生疮，口臭，月经量多，色深红；口干喜饮，尿黄便结；舌苔黄厚，脉滑数。②证候分析：口为胃之门户，胃热炽盛，经行冲气夹胃热逆上，熏蒸于上，则口舌生疮，口臭，热盛迫血妄行，故月经量多，色深红；热盛灼伤津液，则口干喜饮，尿黄便结。舌苔黄厚，脉滑数，均为胃热炽盛之象。③治法：清胃泄热。

5. 经行吐衄 本病因血热气逆而发，与经前经期冲气偏盛有关，治疗应本着"热者清之""逆者平之"的原则，以清热降逆，引血下行为主，或清肝泻火，或滋阴降火；不可过用苦寒攻伐之剂,以免耗伤气血。

(1)肝经郁火证 ①主要证候:经前或经期吐血,衄血,量多,色鲜红;月经提前,量少甚或不行;心烦易怒,两胁胀痛,口苦咽干,头昏耳鸣,尿黄便结;舌红苔黄,脉弦数。②证候分析:素性抑郁,或恚怒伤肝,肝火炽盛;肝司血海,冲脉隶于肝,经行血海气盛,血海之血随冲气夹肝气上逆而致经行吐衄;火盛则血色鲜红;肝郁化火,则心烦易怒,口苦咽干;肝气郁结,则两胁胀痛;肝火上扰清窍,则头晕耳鸣;热盛伤津,则尿黄便结。舌红苔黄,脉弦数,皆为肝热内盛之象。③治法:清肝泻火,调经止衄。

(2)肺肾阴虚证 ①主要证候:经前或经期吐血,衄血,量少,色鲜红;月经每先期,量少;平素可有头晕耳鸣,手足心热,两颧潮红,潮热咳嗽,咽干口渴;舌红或绛,苔花剥或无苔,脉细数。②证候分析:素体肺肾阴虚,虚火上炎,经行后阴虚更甚,虚火内炽,损伤肺络,故血上溢而为吐衄;阴血虚则血量少,色鲜红;虚火内盛,热伤胞络,故月经先期,量少;阴虚内热,故头晕耳鸣,手足心热,潮热,两颧潮红;灼肺伤津,则咽干口渴,咳嗽。舌红或绛,苔花剥或无苔,脉细数,为阴虚内热之象。③治法:滋阴养肺。

6.经行浮肿 脾肾阳虚证者,治以温肾健脾,利水消肿;气滞血瘀证者,治以活血化瘀,利水消肿。

(1)脾肾阳虚证 ①主要证候:经行面浮肢肿,按之没指;经行量多,色淡质薄;腹胀纳减,腰膝酸软,大便溏薄;舌淡,苔白腻,脉沉缓或濡细。②证候分析:脾肾阳虚,水湿泛溢,则见面浮肢肿,按之没指;脾虚失运,则腹胀纳减,大便溏薄;脾肾虚损,经血失固,则经行量多,色淡质薄。舌淡,苔白腻,脉沉缓或濡细,为阳虚不足之候。③治法:温肾化气,健脾利水。

(2)气滞血瘀证 ①主要证候:经行肢体浮肿,按之随手而起;经血运行不畅,色暗有块;脘闷胁胀,善叹息;舌暗,苔薄白,脉弦细。②证候分析:平素气滞不行,经前、经期气血下注,冲任气血壅滞,气滞益甚,水湿运化不利,泛溢肌肤,则肢体浮肿;气滞血瘀,则经血运行不畅,色暗有块;肝郁气滞,故脘闷胁胀,善叹息。舌暗,苔薄白,脉弦细,均为气滞血瘀之征。③治法:理气行滞,养血调经。

7.经行泄泻 本病的治疗以健脾,温肾为主,调经为辅;脾健湿除,肾气得固,则泄泻自止。

(1)脾虚证 ①主要证候:月经前后或正值经期,大便溏泄,脘腹胀满,神疲肢软;或面浮肢肿,经行量多,色淡质薄;舌淡红,苔白,脉濡缓。②证候分析:脾虚失运,不能运化水湿,湿渗大肠,则大便溏泄,脘腹胀满;水湿泛溢肌肤,则面浮肢肿;气虚不能摄血,则经行量多;脾阳虚气血化源不足,则月经色淡质薄。舌淡红,苔白,脉濡缓,均系脾虚之候。③治法:健脾渗湿,理气调经。

(2)肾虚证 ①主要证候:经行或经后,大便泄泻,或五更泄泻;腰膝酸软,头晕耳鸣,畏寒肢冷;经色淡,质清稀;舌淡,苔白,脉沉迟。②证候分析:肾阳虚衰,命火不足,不能上温脾阳,水湿下注,是以泄泻;五更之时,阴寒较盛,故天亮前作泻;肾阳虚衰,不能温养脏腑,则畏寒肢冷;腰为肾之府,肾主骨、生髓,脑为髓海,肾虚则头晕耳鸣,腰膝酸软;肾阳虚衰,不能温养脏腑,影响血的生化,故经色淡,质清稀。舌淡,苔白,脉沉迟,均为肾虚之候。③治法:温肾扶阳,暖土固肠。

二、西医病学相关知识

【概述】

经前期综合征是指月经前周期性发生的影响妇女日常生活和工作,涉及躯体精神及行为的综合征,月经来潮后可自然消失。伴有严重情绪不稳定者称为经前焦虑障碍。

【病因】

经前期综合征的病因尚无定论,基于卵巢激素、脑神经递质、前列腺素、B 族维生素或精神社会因素的研究结果而形成的各种学说,均未能阐明其为经前期综合征的直接病因。目前认为,经前期综合征的病理生理存在多种因素的相互影响,卵巢激素是经前期综合征的必要因素,例如,卵巢排卵启动了经前期综合征系列的病理生理变化,中枢神经对卵巢激素和化学递质异常反应及心理敏感性过度与经前期综合征的病理生理变化有关。

【临床表现】

本病多见于 25 ~ 45 岁妇女,主要症状归纳为 3 个方面。

1. **躯体症状** 表现为头痛,乳房胀痛,服部胀满,肢体水肿,体重增加,运动协调功能减退。

2. **精神症状** 易怒,焦虑,抑都,情绪不稳定,疲乏以及饮食,睡眠,性欲改变。

3. **行为改变** 思想不集中,工作效率低,意外事故倾向,易有犯罪行为或自杀意图。

【治疗】

治疗上先采用心理疏导及饮食治疗,若无效可给予药物治疗。

1. **心理疏导** 首先进行心理疏导帮助患者调整心理状态,认识疾病和建立勇气及自信心。

2. **饮食治疗** ①高碳水化合物低蛋白饮食;②限制盐;③限制咖啡;④补充 B 族维生素。

3. **药物治疗**

(1)抗抑郁药 ①选择性 5-羟色胺再摄入抑制剂是治疗经前期综合征的一线药物,如氟西汀 20 mg/天,整个月经周期服用。②三环类抗抑郁药:氯米帕明 25 ~ 75 mg/天。

(2)抗焦虑药 适用于明显焦虑及易怒的患者,阿普唑仑经前用药起始剂量为 0.4 mg,每天 2 ~ 3 次,酌情递增,最大剂量为 4 mg/天,一直用至月经来潮的第 2 ~ 3 天。

(3)前列腺素抑制剂 吲哚美辛 25 mg,每天 3 次。

(4)促性腺激素释放激素类似剂 造成低促性腺激素、低雌激素状态、缓解症状有一定不良反应,不宜长期应用。达那唑:200 mg/天。因有肝功能损害等不良反应,只用于其他治疗无效时。若症状严重时,溴隐亭:1.25 ~ 2.50 mg/次,每日 2 次,经前 14 天起服用,月经来潮时停药。

(5)醛固酮受体拮抗剂　螺内酯20 mg/次,每天2~3次。

(6)B族维生素　口服100 mg/天可改善症状。

三、夏氏中西医结合相关知识

西医治疗月经前后诸证多为对症处理,如抗抑郁、抗焦虑等神经调节类药物,B族维生素,醛固酮受体拮抗剂等。夏氏中医治疗本病经验丰富,认为本病与肝、脾、肾三脏密切相关;虽临床症状繁多,但应掌握其基本病机,治疗分两步,经前、经期重在治标,平素重在治本,以补肾、健脾、疏肝、调理气血为主。诊治时首辨阴阳,在阴阳辨证基础上辨别肝郁气滞、脾肾阳虚、血虚、血瘀等,依据辨证对症治疗。夏氏中医认为若患者存在明显精神障碍,如焦虑、烦躁、失眠等,可短期给予小剂量抗精神类药物,如阿普唑仑、艾司唑仑、西酞普兰、舍曲林、B族维生素、谷维素等调节情绪。

四、病　案

病案1

曹某,女,35岁,已婚。

患者经行吐衄3个月余。患者3个月前开始出现经来吐衄,吐衄时血不能止,量多,伴晕厥肢冷,经血量少。为求治疗,遂来诊。刻下见:神疲乏力,严重时卧床不起,面色㿠白,两颧泛赤,闻其干咳少痰,伴头晕心悸,胸胁不适,腰膝酸软,舌光剥,少苔,脉象为左沉细弦有力。平素情志不舒,心烦易怒,经期偏早,嗜食辛辣之品。

诊断:经行吐衄。

治则:滋阴清热,舒肝降逆。

处方:当归15 g,熟地黄20 g,炒白芍30 g,南沙参15 g,知母10 g,白茅根30 g,黑芥穗10 g,川牛膝10 g,牡丹皮10 g,茯苓15 g,生地黄15 g,柴胡15 g,郁金15 g。

用法:5剂,水煎服,每日1剂,分2次服用。

二诊:药后经来未再吐衄,经量较少,色淡红,脉象沉细,舌红光剥,阴复而肝平,但仍有阴虚之症,在上方基础上加山药15 g,山萸肉15 g,枸杞子10 g,龟板10 g,阿胶(烊化)10 g,生龙骨、生牡蛎各15 g,五味子10 g;5剂,水煎服。

三诊:服药后精血渐充,舌质转嫩红,有少许白苔,嘱续服上方半个月。

后随访未再犯吐衄之症。

按语:本症虽称倒经,但并非经水由口鼻而出,乃因肝阴虚火旺,肝热气逆,迫血而妄行。鼻道黏膜较薄,血络密布,火邪冲于上,所以容易破裂而血出。《灵枢经·百病始生篇》说:"阳络伤则血外溢,血外溢则衄血。"由于口鼻流血较多,而经水相对减少或不潮,这也是正常之理。本例倒经,临证时经期在即,所以辨证用药以滋阴清热,疏肝降逆为主,投以当归、熟地黄、炒白芍、南沙参滋阴清热;柴胡、郁金疏肝理气,气顺则火清;知母、生地黄、白茅根凉血止血;黑芥穗引血归经;川牛膝引血下行,药后吐衄即止,可见虚火易清,肝逆易平。白茅根对于鼻衄可称专药,故用其止血堪宜,因其益阴之属也。二诊时经来量少色红,脉沉细,阴虚水亏,如不及时滋水调经,恐不易根治也。故在初诊方养阴疏肝基础上加山茱肉、龟板、五味子滋润肝肾;生龙骨、生牡蛎潜镇,使火不妄动而安宅;枸杞子、阿胶补血。连服多剂而收全功。

病案2

程某,女,30岁,已婚已育。

患者以经前吐衄伴腹痛半年为主诉前来就诊。平素月经偏早,量少色紫,常于经前胸憋烦躁,夜间盗汗,五心烦热,大便干,3~5天排便1次,经后则便干自调。刻下见:面红舌赤,苔黄腻,切脉弦大有力。

诊断:经行吐衄。

治则:填精补血,清热利湿。

处方:当归20 g,炒白芍30 g,生地黄、熟地黄各15 g,麦冬15 g,茯苓15 g,牡丹皮10 g,黑芥穗10 g,川牛膝12 g,麸炒枳壳12 g,黄芩10 g,瓜蒌10 g,白茅根30 g,甘草6 g。

用法:10剂,水煎服,每日1剂,分2次服用。

二诊:服药5剂后经血来潮,吐衄停止。续服5剂,便干自调,烦躁、盗汗夜热等诸症亦消。

按语:此例属肾阴精血亏损,湿热蕴结证。治宜填精补血,清热利湿。此例吐衄,阴虚火旺,肝气上逆,故盗汗、烦热胸憋。然阳明湿热参于其间,见面红苔黄,大便干,脉弦大。此例治疗时容易顾此失彼,注重湿热而容易忽略本虚,治本虚而又恐湿腻,故用药不敢放胆。经云:有故无殒,也无殒也。诊时正值经期,可养血调肝清热平逆。然兼湿热蕴结,故增麸炒枳壳、黄芩、瓜蒌补攻兼施。故临证胆愈大而心愈细,全在辨证经验也。

病案3

黄某,女,18岁,学生。

患者以经期鼻衄6年为主诉就诊。患者于12岁月经初潮,每次月经周期提前10天左右,量少色黑,行经2天,经期鼻衄,每遇情志影响则衄血量多,有血块。刻下见:经期烦躁易怒,头晕。平素白带量多,腰痛,腹痛。舌边尖红,脉弦滑。

诊断:经行鼻衄。

治则:清肝泻火,调经止衄。

处方:白茅根30 g,牡丹皮12 g,龙胆草10 g,牛膝12 g,黄芩10 g,麸炒枳壳12 g,麦冬、栀子各10 g,白术15 g,山药15 g。

用法:7剂,水煎服,每日1剂,分2次服用。

二诊:服药后白带明显减少,腰痛,腹痛减轻,续服上方7剂。

三诊:服上方第3剂月经来潮,未见鼻衄,月经正常,情绪可,未见腹痛。随访半年余,未再发生倒经现象。

按语: 此例属肝旺血热,逆经倒行之经行鼻衄。患者素性抑郁,或愤怒伤肝,肝阳偏盛;肝司血海,冲脉隶于肝,经行血海气盛,血海之血随冲气夹肝气上逆而致经行鼻衄;肝郁化火,则心烦易怒;肝火上扰清窍,则头晕;治以清肝泻火,调经止衄。方中牡丹皮、白茅根清热凉血之功;栀子、黄芩清热降火;龙胆草清热燥湿,泻肝胆火;白术、山药燥湿止带;牛膝引血下行;麸炒枳壳疏肝降气。全方平肝潜阳使阴阳平衡,气血和畅,药到证消。

病案 4

田某,女,16 岁,学生。

患者以经行鼻衄 2 年为主诉就诊。患者自 14 岁初潮以来,每于经行前 2~3 天鼻衄,其势汹涌,颜色鲜红,量 300 mL 左右。其后月经方至,量少。曾经多次治疗效果不佳。为求进一步治疗,遂来诊。刻下见:面色潮红,口干欲饮,舌质红,苔薄黄,脉象滑数。平素嗜食辛辣。

诊断:经行鼻衄。

治则:清热凉血,顺气降逆。

处方:生石膏(先煎)30 g,知母 10 g,代赭石 30 g,炙甘草 6 g,怀牛膝 10 g,生地黄 15 g,赤芍 10 g,牡丹皮 10 g,麦冬 10 g,大黄 10 g,茜草 15 g,白茅根 10 g,大枣 5 枚。

用法:3 剂,水煎服,每日 1 剂,分 2 次服用。嘱经前 1 周煎服 3 剂服用。

二诊:次月复诊,鼻衄明显减少,经量增多,守方再服 3 剂。下月再诊,鼻衄已无,月事按时下,上方继服 3 剂。

随访 1 年未发。

按语: 女子行经,冲气旺盛,血海充盈,方可以时下;冲脉既属肝肾又为阳明,阳明多气多血,经脉行鼻之交频。患者嗜食辛辣,阳明胃热,内蕴冲任,血热气逆,从鼻道而出,发为经行鼻衄。方中石膏配代赭石,为张锡纯清热而镇冲气之义;知母,生地黄,牡丹皮,赤芍,茜草,白茅根,大黄等凉血降火以止血,怀牛膝引血下行,共奏清热凉血,顺气降逆,平衡阴阳之效。

病案 5

袁某,女,23 岁,已婚未育。

患者以经期腹泻如水 3 年为主诉就诊。患者婚后 2 年不孕,每于经期腹泻如水,经后有所缓解。刻下见:面黄体瘦,倦怠无力,纳差食少,肠鸣辘辘,舌淡苔白,脉细迟无力。平素不敢食生冷瓜果,易便溏如水。

诊断:经行泄泻。

治则:健脾补气,益肾温阳,兼化水湿。

处方:党参 20 g,炒白术 30 g,茯苓 15 g,陈皮 10 g,薏苡仁 15 g,炮姜 10 g,盐巴戟天 10 g,补骨脂 10 g,肉豆蔻 10 g,甘草 10 g,生姜 3 片,大枣 6 枚。

用法:10 剂,水煎服,每日 1 剂,分 2 次服用。

二诊:药后食欲增加,精神好转,近 1 周大便调。经期将至,嘱再服上方 5 剂,以观经来水泄情况。

三诊:药服第 3 剂月经来潮,腹泻明显减轻。续服上方 10 剂,次月月经来潮经行泄水获愈。

随访 3 个月,大便正常。

按语:经行泄水多因脾肾虚损所致。素体脾阳虚衰,经行时气血下注血海,脾气更虚,脾虚失运,化湿无权,湿浊下渗于大肠而为泄泻;或素体肾阳虚衰,命门火衰,经行时经水下泄,肾气更虚,不能上温脾阳,脾失温煦,运化失司,而致经行泄泻。故此证平常腰困带下较甚。经血来潮之际,胞宫因经血充盈而膨大,直肠不胜其迫而数泄水湿。经净后宫体空虚,压迫力弱而泄水自止。治以健脾补气,益肾温阳,兼化水湿。方中党参、炒白术、茯苓、陈皮、甘草益气健脾;肉豆蔻、炮姜、盐巴戟天、补骨脂补肾助阳,温中止泻;薏苡仁利水渗湿,健脾止泻。连服数十剂而经脉健固,脾健则升散,肾壮则固摄,胞宫无后迫之忧,水湿化而泄水愈。

病案 6

任某,女,34 岁,已婚已育。

患者以经前水泄样便半年为主诉前来就诊。患者产后形体肥胖,每于经前水泄样便,经期更甚。平素神疲倦怠嗜卧,腰部酸困,带下量多而有异味,晨起常有手足及眼睑浮肿。今来诊,刻下见:体丰而面白,眼睑浮肿,舌胖苔白腻,脉诊沉细。

诊断:经行泄泻。

治则:健脾益气,升散水湿。

处方:黄芪 30 g,党参 15 g,炒白术 20 g,茯苓 20 g,升麻 6 g,柴胡 15 g,陈皮 10 g,盐巴戟天 10 g,炒白芍 12 g,薏苡仁 10 g,生龙骨、生牡蛎各 20 g,甘草 6 g。

用法:5 剂,水煎服,每日 1 剂,分 2 次服用。

二诊:药后精神好转,带下明显减少,浮肿逐渐消退。其经期将至,遂在上方基础上党参加至 20 g,补骨脂 10 g;3 剂,水煎服。

三诊:药后经来之前泄水减轻,今经净两日,腰部酸困,带下量多,在初诊方基础上加肉桂 10 g,制附子 3 g,山萸肉 10 g,续断 10 g,菟丝子 10 g,防风 6 g;5 剂,水煎服;嘱其戒生冷油腻之品。

四诊:服初诊方 5 剂,于经前 1 周服二诊方 3 剂;治疗 2 个月经周期,经前泄水与经后带下浮肿痊愈。

按语:初诊时属脾阳虚弱,水湿不化,肥人多痰湿,故初诊于两经之间健脾益气,升散水湿。方中黄芪、党参、炒白术、茯苓、升麻、柴胡、陈皮健补脾气,调理脾胃升降之机;薏苡仁健脾利水化湿,此理湿之法。二诊于经前补脾气,化寒湿,补骨脂温肾化气固经;三诊于经后,腰部酸困,带下量多,须健脾益肾,固摄带脉,佐生龙骨、生牡蛎、续断、菟丝子补肾健脾,温阳化湿,固摄奇经。经此连续治疗,病情大有好转,经过 2 个月治疗而泄水与带下,浮肿获得痊愈。泄水、带下、浮肿,均为脾阳虚,肾阳亏所致的水湿不化引起,故治疗之中,应于各个不同时期调整脾肾之机,方能殊途同归,俱臻痊愈。若专事经前之治水,则病旷持久,难以尽快痊愈的。

病案7

陈某,女,30岁,已婚未育。

患者以经前乳胀半年余为主诉就诊。患者经前乳房胀痛,有时且有结块,伴胸闷胁痛,食欲不佳,苔薄黄,脉细弦。一般于行经1~2日后,以上诸症均消失,而于下次行经前3~4日又发作,月月如此,已成规律。

诊断:经行乳房胀痛。

治则:疏肝和胃。

处方:炒白术15 g,陈皮15 g,茯苓15 g,白芍15 g,醋香附15 g,郁金15 g,合欢皮15 g,橘叶12 g,橘核12 g,路路通15 g,麸炒枳壳15 g。

用法:5剂,水煎服,每日1剂,分2次服用。嘱患者于经前始感乳胀时服用,直服至行经第1天止,服药后乳胀已好。

按语:经行乳房胀痛的发生,与肝、肾、胃关系密切。因肝经循胁肋,过乳头、乳头乃足厥阴肝经支络所属,乳房为足阳明胃经经络循行之所,足少阴肾经入乳内,故有乳头属肝,乳房属胃亦属肾所主之说。肝藏血,主疏泄。本病发生多在经前或经期,而此时气血下注冲任血海,易使肝血不足,气偏有余。因此,本病主要由肝失条达或肝肾失养所致。七情内伤,肝气郁结,气血运行不畅,脉络欠通,"不通则痛";此例病机主要为肝郁,盖肝为将军之官,性喜条达,受情志刺激,肝气郁滞,难于疏泄,横逆犯胃则食欲不佳,邪犯胸胁则胸闷胁痛。治疗以疏肝和胃为主要治则。方中醋香附、郁金、合欢皮、麸炒枳壳疏肝理气,调理情绪;橘叶、橘核、路路通消癖散结;炒白术、陈皮、茯苓健脾和胃;白芍柔肝理气。

病案8

李某,女,28岁,已婚未育。

患者以经前头痛2年为主诉前来就诊。患者2年来每于经前数天开始头痛,逐日加重,至经期第1天往往痛如霹雳,苦不可耐,常需注射镇痛药,并口服镇痛、镇静药,以求缓解痛苦。经行第2天后痛势递减,经净渐止。发作时伴失眠,恶心干呕,烦躁易怒,目不欲睁,腰酸肢楚,口干咽燥,乳房作胀,纳差。平素月经周期或提前或错后,经量中等,色红有血块。就诊时经期将至,头痛发作,舌边尖红,苔薄黄少津,脉细弦而数。

诊断:经行头痛。

治则:滋肾平肝,调理脾胃。

处方:钩藤、白蒺藜各12 g,菊花(后下)12 g,石决明20 g,白芍、玄参、生地黄各15 g,女贞子15 g,白芷9 g,细辛5 g,蔓荆子、紫苏梗、藁本、川芎各12 g。

用法:5剂,水煎服,每日1剂,分2次服用。

二诊:药后头痛、头晕、烦躁均有减轻,大便通畅,仍乳胀、腰酸、小腹下坠感,脉弦细略数,苔薄润,为月经来潮的证候,在上方基础上处方加当归12 g,丹参15 g,怀牛膝10 g,柴胡15 g。3剂水煎服。

三诊:上方服后第3日月经来潮,量多,6天经净,仅经期第1天有轻微头痛。经后腰酸乏力,睡眠差,纳欠佳,舌苔薄白,脉细弦;在初诊方基础上去石决明、细辛、蔓荆子、紫苏梗、藁本、川芎,加山茱萸10 g,桑寄生10 g,续断10 g,炒白术15 g,茯苓15 g,佛手15 g,焦麦芽、焦山楂、焦神曲各15 g。5剂,水煎服。嘱下次经前10天服二诊方,至经潮后停服。经后再服三诊方5~10剂。如此调理2个周期,头痛未发作,月经恢复正常,停药后观察半年,亦无反复。

按语:头为诸阳之会,五脏六腑之气皆上荣于头,足厥阴肝经会于颠,肝为藏血之脏,经行时气血下注冲任而为月经,阴血相对不足,故凡外感,内伤均可在此时引起脏腑气血失调而为患。常见的病因有情志内伤,肝郁化火,上扰清窍;或瘀血内阻,络脉不通;或素体血虚,经行时阴血亦感不足,脑失所养,均可在经行前后引起头痛。此例属肝肾阴虚,水不涵木,而肝阳上亢。经行冲气偏旺,肝火易随冲气上逆,风阳上扰清窍,而致经行头痛;肝火内扰冲任,故月经量稍多,色鲜红;肝火内炽,则头晕目眩,烦躁易怒,口干咽燥,乳房作胀,失眠。初诊以清热平肝,滋水涵木,疏风定痛;二诊平肝潜阳,佐以养血通经之法;三诊治以滋肾平肝,调理脾胃。头为诸阳之会,用药宜以轻清上行之品,不可过用重镇潜阳之剂,以免重伤阳气。亦可采用阶段性的治疗方法,即以疏肝、健脾、固肾为法,随症加减用药。

病案9

杜某,女,39岁,已婚已育。

患者以经前口舌生疮伴头痛1年余为主诉就诊。患者近1年经前口舌生疮伴头痛,经期口燥咽干,月经量少,色红,纳差,大便2~3天1次。平素月经周期常提前4~5天,量少,易疲倦。今来诊,刻下见:经水适净,面色萎黄,五心烦热,尿少色黄;舌红苔少,脉细数。

诊断:经行口糜。

治则:滋肾养肝为主,佐以健脾益气。

处方:熟地黄15 g,生地黄15 g,知母10 g,黄柏10 g,女贞子15 g,山药20 g,茯苓15 g,山茱萸10 g,牡丹皮10 g,甘草6 g,生龙骨30 g,白芷10 g。

用法:5剂,水煎服,每日1剂,分2次服用。

二诊:本次月经刚净2天,口舌生疮较前减轻,仍头痛,至今未止,舌红,脉弦细。在上方基础上加黄精30 g,枸杞子15 g,白芍12 g,菊花10 g,钩藤15 g。5剂,水煎服。药后头痛症状消失。

三诊:次月月经即将来潮,烦躁,口微苦,唇舌各有一溃疡面,颠顶痛稍减,舌苔微黄,脉弦细。在上方基础上加郁金12 g,桑寄生20 g,制何首乌15 g。5剂,水煎服。

四诊:近2个月来,服药后口舌生疮已除,经前后头顶痛显著减轻,仍守上方;5剂,水煎服。

追踪 5 年无复发。

按语:此例患者初诊时阴虚肝旺,虚火上炎,兼有脾虚之征。阴虚火旺,火热乘心,经期阴血下注,则虚火亦盛,故经期口舌糜烂;阴血不足,则月经量少,色红;阴津虚少,不能上乘,则口燥咽干;阴不能敛阳,则五心烦热;内热灼津伤液,则尿少色黄。肾阴不足,水不涵木,肝火上扰,则头痛。初诊治以滋肾养肝为主,佐以健脾益气。方中熟地黄、山茱萸、山药补肝肾之阴;知母、生地黄、黄柏、牡丹皮清肾中之伏火;女贞子、生龙骨补肝肾;白芷缓解头痛;茯苓、山药、甘草健脾益气。二诊头痛明显,故加黄精、枸杞子滋肾益阴;白芍、菊花、钩藤平肝潜阳。三诊时月经将潮,血虚肝旺,故在前方滋肾益阴基础上加郁金疏肝理气,气顺则火清;桑寄生、制何首乌补肝肾,益精血。肾阴得以滋补,肝阳得以抑制,脾气得以健运,阴阳平衡,故诸症痊愈。

病案 10

杨某,女,32 岁,已婚。

患者以经期颜面、四肢浮肿 1 年为主诉就诊。患者平素月经不调,经期错后,经量过少,色红有块,经期日短,行经腹痛,腰困无力,体倦神疲,颜面四肢浮肿,手指木胀,难以握固,经后肿势逐渐消退。大便不实,小便短少,曾做尿常规及尿培养,均无异常发现。来诊时正值经期,舌质淡红,边有瘀紫,苔白而滑,脉弦细。

诊断:经行浮肿。

治则:温肾健脾,养血化瘀,行气利水。

处方:当归 15 g,丹参 15 g,白扁豆 12 g,牛膝 15 g,黄芪 15 g,女贞子 15 g,旱莲草 15 g,茯苓 15 g,冬瓜皮 15 g,泽泻 12 g,炒白术 15 g,陈皮 15 g,砂仁 10 g。

用法:3 剂,水煎服,每日 1 剂,分 2 次服用。

二诊:前方续服 3 剂,经量增多,行经 4 天而止,腰酸腹痛症状消失,肿势渐消,小便短少,舌边瘀紫明显减轻,脉弦略数。在上方基础上加赤芍 12 g,鸡血藤 15 g,木瓜 12 g,车前子 10 g。4 剂,水煎服。

三诊:肿势尽退,大便得实,小便畅利,纳食改善,舌淡,苔薄白,脉弦滑。继服上方 5 剂,次月经潮,色量均可,浮肿未发。

按语:此例属脾肾两虚,运化失健,血滞经脉,气不行水。脾肾阳虚,水湿泛溢,则见面浮肢肿,手指木胀;脾虚失运,则腹胀纳减,大便不实,小便短少;脾肾气虚,气血生化乏源,则经行量少。患者平素情志内伤,肝失条达,疏泄无权,气滞而血瘀,经时冲任气血壅滞,则经量过少,色红有块,经期日短,行经腹痛;经时气滞更甚而血行不畅,气机升降失常,气不行水,水湿运化不利,泛溢肌肤,滞而为肿。此例虚实夹杂,实证病在血分,不可单作水治,需养血调经,崇土制水。初诊方中黄芪、女贞子、旱莲草、茯苓、炒白术、陈皮、砂仁补肾健脾,温阳利水;当归、丹参、牛膝化瘀行气以利水;白扁豆、冬瓜皮、泽泻利水渗湿。二诊增加化瘀消肿之效,加赤芍、鸡血藤养血散瘀;木瓜、车前子利水化湿。全方温肾健脾、养血化瘀、行气利水、阴阳平衡,故诸症痊愈。

第十一节 带下病

一、中医病学相关知识

【概述】

带下病是指带下量明显增多或减少,色、质、气味发生异常,或伴全身或局部症状者。带下明显增多者称为带下过多;带下明显减少者称为带下过少。带下一词,有广义、狭义之分。广义带下是泛指女性经、带、胎、产、杂病而言。由于这些疾病都发生在带脉之下,故称为"带下病"。狭义带下又分为生理性带下及病理性带下。生理性带下属于妇女体内的一种阴液,是由胞宫渗润于阴道的色白或透明,无特殊气味的黏液,氤氲之时增多。病理性带下即带下病,有带下量多,色、质、气味异常;有带下量少,阴道干涩;或伴全身、局部症状。

【带下病的分类】

(一)带下过多

带下量多,色、质、气味异常,或伴全身、局部症状者,称为"带下过多",又称"下白物""流秽物"等。本病始见于《素问·骨空论》:"任脉为病……妇带下瘕聚。"《诸病源候论》明确提出了"带下病"之名,并分"带五色俱下候"。《傅青主女科》认为"带下俱是湿证",并以五色带下论述其病机及治法。

西医妇科疾病如阴道炎、宫颈炎、盆腔炎等引起的阴道分泌物异常与带下过多临床表现类似者,可参照本病辨证治疗。

1. **病因病机** 带下过多系湿邪为患,而脾肾功能失常是发生的内在条件,感受湿热,湿毒之邪是重要的外在病因。任脉不固,带脉失约是带下过多的核心病机。脾虚饮食不节,劳倦过度,或忧思气结,损伤脾气,脾阳不振,运化失职,湿浊停聚,流注下焦,伤及任带,任脉不固,带脉失约,而致带下过多。或素禀肾虚,或房劳多产,或年老体虚,久病伤肾,肾阳虚损,气化失常,水湿下注,任带失约;或肾气不固,封藏失职,阴液滑脱,而致带下过多。或素禀阴虚,或年老久病,真阴渐亏,或房事不节,阴虚失守,下焦复感湿热之邪,阴虚夹湿热伤及任带而致带下过多。或素体脾虚,湿浊内生,郁久化热;或情志不畅,肝气犯脾,脾虚湿盛,湿郁化热,或感受湿热之邪,以致湿热流注或侵及下焦,损及任带,而致带下过多。或湿毒蕴结经期产后,胞脉空虚,或摄生不慎,或房事不禁,或手术损伤,感染湿毒之邪,湿毒蕴结,损伤任带,而致带下过多。

2. **辨证论治**

(1)辨证要点 带下过多辨证主要根据带下的量,色,质,气味的异常及伴随症状,舌脉辨其阴阳,寒热,虚实。

(2)治疗原则 带下俱是湿证,故治疗以祛湿止带为基本原则;主要包括清热解毒或清热利湿止带,健脾除湿止带,温肾固涩止带,滋肾益阴,除湿止带等。

(3)分证论治

1)脾虚证 ①主要证候:带下量多,色白,质地稀薄,如涕如唾,无臭味;伴面色萎黄或白,神疲乏力,少气懒言,倦怠嗜睡,纳少便溏;舌体胖质淡,边有齿痕,苔薄白或白腻,脉细缓。②证候分析:脾气虚弱,运化失司,湿邪下注,损伤任带,使任脉不固,带脉失约,而为带下量多;脾虚中阳不振,则面色萎黄或白,神疲乏力,少气懒言,倦怠嗜睡;脾虚失运,则纳少便溏。舌淡胖,苔白或白腻,脉细缓,均为脾虚湿阻之征。③治法:健脾益气,升阳除湿。

2)肾阳虚证 ①主要证候:带下量多,色淡,质清稀如水,绵绵不断;面色晦暗,畏寒肢冷,腰背冷痛,小腹冷感,夜尿频,小便清长,大便溏薄;舌质淡,苔白润,脉沉迟。②证候分析:肾阳不足,命门火衰,封藏失职,阴液滑脱而下,故带下量多,色淡质清,绵绵不断;阳气不能外达,故畏寒肢冷;肾阳虚外府失荣,故腰背冷痛;肾阳虚胞宫失于温煦,故小腹冷感;肾阳虚上不温脾阳,下不暖膀胱,故大便溏薄,小便清长。舌淡,苔白润,脉沉迟,为肾阳虚之征。③治法:温肾助阳,涩精止带。

3)阴虚夹湿热证 ①主要证候:带下量较多,质稍稠,色黄或赤白相兼,有臭味,阴部灼热或瘙痒;伴五心烦热,失眠多梦,咽干口燥,头晕耳鸣,腰酸腿软;舌质红,苔薄黄或黄腻,脉细数。②证候分析:肾阴不足,相火偏旺,损伤血络,复感湿热之邪,伤及任带二脉,故带下量多,色黄或赤白相兼,质稠,有臭气,阴部灼热感;阴虚内热,热扰心神,则五心烦热,失眠多梦;腰为肾之府,肾阴虚则腰酸腿软。舌红,苔薄黄或黄腻,脉细数,均为阴虚夹湿热之征。③治法:滋阴益肾,清热祛湿。

4)湿热下注证 ①主要证候:带下量多,色黄或呈脓性,气味臭秽,外阴瘙痒或阴中灼热;伴全身困重乏力,胸闷纳呆,小腹作痛,口苦口腻,小便黄少,大便黏滞难解;舌质红,舌苔黄腻,脉滑数。②证候分析:湿热蕴结于下,损伤任带二脉,故带下量多,色黄或呈脓性,气味臭秽;湿热熏蒸,则胸闷,口苦口腻;湿热内阻中焦,脾失运化,清阳不升,则纳呆,身体困重乏力;湿热蕴结,瘀阻胞脉,则小腹作痛;湿热下注膀胱,可见小便黄少;湿邪黏滞,阻滞肠腑,可见大便黏滞难解。舌红,苔黄腻,脉滑数,为湿热之征。③治法:清热利湿止带。

5)湿毒蕴结证 ①主要证候:带下量多,色黄绿如脓,或五色杂下,质黏稠,臭秽难闻;伴小腹或腰骶胀痛,烦热头昏,口苦咽干,小便短赤或色黄,大便干结;舌质红,苔黄腻,脉滑数。②证候分析:湿毒内侵,损伤任带二脉,故带下量多,色黄绿如脓,甚或五色杂下,秽臭难闻;湿毒蕴结,瘀阻胞脉,故小腹或腰骶胀痛;湿浊热毒上蒸,故口苦咽干;湿热伤津,则小便短赤,大便干结。舌红,苔黄腻,脉滑数,为湿毒蕴结之征。③治法:清热解毒,利湿止带。

(二)带下过少

带下量少,甚或全无,阴道干涩,伴有全身、局部症状者,称为带下过少。带下过少的相关记载首见于《女科证治准绳·赤白带下门》:"带下久而枯涸者濡之。凡大补气血,皆所以濡之。"本病的特点为阴道分泌物极少,甚或全无,阴道干涩,影响性生活,严重者外阴、阴道萎缩。

西医学的卵巢功能早衰、双侧卵巢切除术后、盆腔放射治疗后、绝经综合征、希恩综合征、长期服用某些药物抑制卵巢功能等引起的阴道分泌物过少可参照本病辨证治疗。

1.病因病机 本病主要病机是阴精不足,不能润泽阴户。其因有二:一是素禀肝肾不足,或年老体弱,肝肾亏损;或大病久病,房劳多产,精血耗伤,以致冲任精血不足,任脉之阴精津液亏少,不能润泽阴窍,而致带下过少;二是素性抑郁,情志不遂,以致气滞血瘀;或经产后感寒,瘀血内留,新血不生,均可致精亏血枯,瘀血内停,阴津不能润泽阴窍,而致带下过少。

2.辨证论治

（1）辨证要点 本病辨证不外乎虚实二端,虚者肝肾亏损,常兼有头晕耳鸣,腰腿酸软,手足心热,烘热汗出,心烦少寐;实者血瘀津亏,常有小腹或少腹疼痛拒按,心烦易怒,胸胁、乳房胀痛。

（2）治疗原则 重在补益肝肾,佐以养血化瘀等。用药不可肆意攻伐,过用辛燥苦寒之品,以免耗津伤阴,犯虚虚之戒。

（3）分证论治

1）肝肾亏损证 ①主要证候:带下量少,甚至全无,无臭味,阴部干涩或瘙痒,甚则阴部萎缩,性交涩痛;头晕耳鸣,腰膝酸软,烘热汗出,夜寐不安,小便黄,大便干结;舌红少津,少苔,脉沉细。②证候分析:肝肾亏损,阴液不充,任带失养,不能润泽阴道,发为带下过少;阴虚内热,灼津耗液,则带下更少,阴部萎缩,干涩灼痛或瘙痒;清窍失养,则头晕耳鸣;肾虚外府失养,则腰膝酸软;肝肾阴虚,虚热内生,则烘热汗出,夜寐不安,小便黄,大便干结。舌红,少苔,脉沉细,均为肝肾亏损之证。③治法:滋补肝肾,益精养血。

2）血瘀津亏证 ①主要证候:带下量少,阴道干涩,性交疼痛;精神抑郁,烦躁易怒,小腹或少腹疼痛拒按,胸胁、乳房胀痛,经量少或闭经;舌质紫暗,或舌边瘀斑,脉弦涩。②证候分析:瘀血阻滞冲任,阴精不能运达阴窍,以致带下过少;无津液润泽,故阴道干涩,性交疼痛;气机不畅,情志不遂,故精神抑郁,烦躁易怒;肝经郁滞,则胸胁、乳房胀痛;瘀阻冲任、胞脉,故小腹或少腹疼痛拒按,甚则经量过少或闭经。舌质紫暗,或舌边瘀斑,脉弦涩,均为血瘀津亏之征。③治法:补血益精,活血化瘀。

二、西医病学相关知识

【概述】

白带是由阴道黏膜渗出物、宫颈腺体分泌物及子宫内膜腺体分泌物混合而成,内含阴道上皮脱落细胞、白细胞、乳酸杆菌。分为生理性白带和病理性白带。

【病因和发病机制】

生理性白带为白色稀糊状或蛋清样,无腥臭味,量多少不等,与雌激素水平高低有关,对妇女健康无不良影响;病理性白带为生殖道出现炎症,特别是阴道炎、宫颈炎、盆腔炎性疾病或发生癌变时,白带的色、质、量均发生改变,临床以白带增多较为常见。白带减少则易发生于早衰人群、卵巢功能早衰、双侧卵巢切除术后、盆腔放射治疗后、绝经综合征、希思综合征、长期服用某些药物抑制卵巢功能等引起白带过少。

【治疗】

本病治疗主要包括以下几个方面。

1. 一般治疗 保持外阴清洁干燥,避免搔抓;忌食辛辣刺激之品,勤换内裤,并用温水进行洗涤,切不可与其他衣物混合洗,避免交叉感染。

2. 改变阴道酸碱度 阴道的弱酸性环境能保持阴道的自洁功能,使用弱酸配方的女性护理液抑制霉菌的生长繁殖,日常使用女性卫生湿巾拭干外阴,保持外阴干燥,抑制念珠菌的生长。

3. 生物酸碱平衡免疫疗法

(1)全面检查,确定"不平衡"的原因 通过多种领先的检测技术如阴道镜、细胞学检查等,配合专家的综合分析,准确确定女性患者"酸碱不平衡"的原因。

(2)让患者迅速"恢复平衡" 通过多种盆腔理疗技术、阴道强力杀菌技术+中药温和冲洗、多种药物个性化辅助调节技术,让患者迅速"恢复平衡";从内到外清除妇科炎症。

(3)个性化制定愈后护理方案 可保持久"平衡",治标治本。

4. 药物治疗 如治疗滴虫性阴道炎口服杀灭滴虫药物,如甲硝唑等。服后化验滴虫,如为阴性,应于下次月经后继续治疗1个疗程,巩固疗效。治疗念珠菌性阴道炎,可用2%~3%的苏打液冲洗外阴、阴道或坐浴;同时阴道给药霉菌素栓剂。非特异性阴道炎首选药物为甲硝唑,可口服也可局部用药置入阴道;或克林霉素口服;或2%克林霉素膏剂阴道内用药。

三、夏氏中西医结合相关知识

西医治疗带下病以抑制阴道炎症为主要目的。中医认为带下过多系湿邪为患,故与脾肾关系密切;脾肾阳虚则运化失司,蒸腾气化不利,带脉失约,湿邪下注;或湿浊内生日久化热,湿热侵袭下焦而带下过多。故究其根本为阴偏盛而阳偏衰,应益气健脾、温肾祛湿止带以平衡阴阳为治疗根本。临床中亦有湿热蕴结之实证,其治疗遵循"实则泻之"而清热解毒利湿以平衡阴阳。带下过少不外乎肝肾亏虚、血瘀津亏两方面。治疗时精准辨证,以对症下药。对于阴道炎症较重者,夏氏中医主张局部西药抗炎配合中药治疗,中西合用以增强疗效。

四、病 案

病案1

方某,女,32岁,已婚已育。

患者以白带增多,色黄,气味臭2个月为主诉就诊。患者2个月来白带增多,色黄,有异味,伴下腹两侧时有疼痛,经期延长,口干口苦,小便黄少,大便黏滞难解,舌红苔黄,脉滑数。妇检下腹两侧压痛,阴道可见大量脓性分泌物。B超提示双侧附件增粗。

诊断:带下病(带下过多)。

治则:清热利湿泻火。

处方:车前子、滑石、萹蓄、瞿麦各15 g,木通10 g,红花、桃仁各10 g,栀子15 g,大黄10 g,白术15 g,茯苓15 g,山药15 g,茵陈15 g,香附15 g,甘草6 g。

用法:7剂,水煎服,每日1剂,分2次服用。

二诊:服药后症状,体征均减轻,连服2个疗程,症状,体征消失,B超检查正常。

按语:盆腔炎属中医"带下病""症瘕"等范畴,此例辨证为湿热蕴结挟瘀证。病机为情志内伤,肝脾疏泄失常,外感热毒湿邪蕴结下焦,湿阻气机。湿热之邪属阳邪,阳胜则热;湿热蕴结于下,损伤任带二脉,故带下量多,色黄或呈脓性,气味臭,小便黄少;湿邪黏秽;湿热熏蒸,则口干口苦;湿热蕴结,瘀阻胞脉,则小腹作痛;湿热下注膀胱,可见小滞,阻滞肠腑,可见大便黏滞难解。故治以清热利湿泻火。方中车前子、萹蓄、木通、滑石、茵陈清热利湿;瞿麦清热利湿活血;栀子清热解毒泻火;酒大黄清热活血;白术、茯苓、山药健脾益气;香附行气;甘草缓急止痛,调和诸药。诸药共奏清热止带,行气化瘀止痛之功。另外,适当运用活血化瘀,温补阳气药物,可收到较好效果。

病案2

范某,女,38岁,已婚已育。

患者以带下黄稠量多1年为主诉就诊。患者近1年出现带下黄稠量多兼夹血丝,伴腰骶及少腹左侧包块隐痛,平素月经色暗有块,小便色黄频数,尿后有烧灼感。刻下见:带下黄稠量多兼夹血丝,伴腰骶及少腹左侧包块隐痛,小便色黄频数,尿后有烧灼感,口干,舌质红,苔黄腻,脉弦滑。

诊断:带下病(带下过多)。

治则:清热解毒,利湿活血,理气止痛。

处方:败酱草30 g,金银花30 g,蒲公英20 g,连翘15 g,赤芍15 g,蒲黄10 g,醋鳖甲15 g,薏苡仁20 g,桔梗15 g,茵陈15 g,甘草10 g,香附10 g,小茴香6 g。

用法:7剂,水煎服,每日1剂,分2次服用。于月经干净后1周开始服药,7天为1个疗程,连服6个疗程。忌辛辣刺激之品。

随访6个月未复发。

按语:此例属湿热蕴结下焦证,阳邪偏盛,治宜清热解毒,利湿活血,理气止痛。慢性盆腔炎属中医带下病,其主要病因病机是湿热蕴结下焦;气血凝滞胞脉,久而症瘕内结伤及冲任所致。方中败酱草、金银花、连翘、蒲公英清热解毒;赤芍、蒲黄活血化瘀;薏苡仁、茵陈、桔梗宣化利湿,使邪有去路;香附、小茴香理气止痛;更用鳖甲消症结,通血行,血行则气行。诸药合用清热解毒、利湿活血、理气止痛,可使局部炎块消退、疼痛消失。

病案 3

郭某,女,34 岁,已婚未孕。

患者以白带量多而腥臭 8 年为主诉就诊。患者婚后 10 余年无胎孕,平素白带量多,有腥臭味,月经周期延迟,多次就诊,治疗效果不佳。今为求进一步治疗,遂来就诊。刻下见:白带量多,有腥臭味,伴见头晕心悸,腰困肢软,小腹畏寒下坠,面浮㿠白,精神倦怠,舌质淡,苔薄白,脉左沉弦细,右虚缓而大。

诊断:带下病(带下过多)。

治则:补脾舒肝,温经固摄。

处方:炒山药 30 g,白术 30 g,党参 15 g,白芍 15 g,车前子(包煎)10 g,苍术 10 g,陈皮 10 g,柴胡 15 g,黑芥穗 10 g,黄芪 30 g,茯苓 15 g,乌药 10 g,枸杞子 15 g,生龙骨、生牡蛎各 15 g,甘草 6 g。

用法:3 剂,水服,每日 1 剂,分 2 次服用。

二诊:服药后,白带明显减少,头晕、腰困、腹坠诸症明显好转。在上方基础上加桂枝 12 g,续服 3 剂而白带获愈,心悸、浮肿也消。善后以补中益气,疏肝养血之汤药常服。

按语:此例证属脾虚肝郁,湿邪下注,带脉失约。白带病,久无胎孕,情志不舒,脾肾阳虚,带脉无力而湿邪下注。治以大补脾土,稍佐舒肝,温经固摄。方中党参、黄芪、茯苓健脾益气利湿;乌药理气,配柴胡、陈皮疏肝之郁;枸杞子、生龙骨、生牡蛎益肾固带。故郁解而脾健,气壮而湿消,带下得以约束。后加桂枝者,秋金肃杀,非此温阳不能化解,脾气升腾故诸症痊而带病愈。以养血健脾舒肝,大补脾胃之气善后堪宜。

病案 4

毛某,女,32 岁,已婚已育。

患者以白带量多,质稀如水半年为主诉前来就诊。患者生育二胎后,经期延迟。近半年来,白带量多,质稀如水,劳累则甚,伴头晕、倦怠乏力、胸胁不适、腰困腿软。刻下见:面色萎黄,舌质胖淡,齿痕较深,苔薄白,脉沉弦无力。

诊断:带下病(带下过多)。

治则:益气升阳,补肾疏肝,利湿止带。

处方:炒山药 30 g,菟丝子 30 g,山萸肉 15 g,枸杞子 20 g,炒白术 30 g,生龙骨、生牡蛎各 30 g,海螵蛸 20 g,党参 15 g,白芍 15 g,车前子(包煎)10 g,苍术 10 g,柴胡 15 g,陈皮 10 g,黑芥穗 10 g,甘草 6 g。

用法:10 剂,水煎服,每日 1 剂,分 2 次服用。

二诊:上方服 5 剂后白带转稠而轻。续服 5 剂,腰困、头晕、倦怠乏力均有好转,仍纳差。在上方基础上生龙骨、生牡蛎均减至 15 g,加炒鸡内金 15 g,续服 5 剂,药后带下痊愈。

按语:此例白带如水,病情较为严重。此症一般多由脾肾亏损,带脉不固所致。脾属土,为水之制。肾为水之本,司开阖,主气化。脾阳虚则水湿无以制而渗下,肾阳虚则气化失利而水湿泛溢。且脾肾亏损,则精血生化障碍而转化为带而绵绵不断。正如青主所曰:"是以脾精不守,而不能化荣血以为经水,而反变成白滑之物,由阴门而直下,欲自禁而不可得也。"此例带稀如水,遇劳则甚,腰困,头晕,显属脾阳虚陷,而肾虚带弱,以党参、白术、白芍、山药、陈皮、甘草大补脾气之虚;加菟丝子、枸杞子、山萸肉、生龙骨、生牡蛎、海螵蛸固带益肾。药服10剂而脾肾健,带脉固,水湿运化,带下诸症转轻。后加炒鸡内金健胃助化,减生龙骨、生牡蛎、海螵蛸之量,因其质坚碍化故也。续服数剂带病遂痊。生龙骨、生牡蛎、海螵蛸收摄固带甚佳,但对脾胃虚弱者,不宜长服,因其质硬不易消化,故配炒鸡内金,则可应用而无妨。此权宜之变化用药也。全方共奏健脾益气升阳,补肾疏肝,利湿止带之功。

病案5

杨某,女,35岁,已婚。

患者以黄带如水1年余为主诉就诊。近1年来,患者黄带量多如水,劳累后则甚,伴头晕腰困,倦怠嗜卧,且有烦急之情,服药多以清利湿热为主,功效一般。今为求进一步治疗,遂来诊。刻下见:面色萎黄,体型肥胖。平素月经偏早,迁延时日不净,现月经过后七八日,带黄量多,舌胖质淡,苔薄白,脉象沉滑无力。

诊断:带下病(带下过多)。

治则:补益气血,益肾固本。

处方:炒山药30 g,炒芡实30 g,茯苓15 g,续断12 g,菟丝子12 g,生龙骨、生牡蛎各20 g,山萸肉15 g,白果仁(捣碎)9 g,车前子12 g,黄柏12 g。

用法:3剂,水煎服,每日1剂,分2次服用。

二诊:服药后黄带明显减少,精神好转,仍易感疲劳,稍用力则感带下增多。在上方基础上加炒白术20 g,党参12 g,升麻6 g,续服5剂而带黄渐愈。后以六味地黄丸、补中益气丸健补脾肾以善后。

按语:黄带病带下色黄黏腻,绵绵不断,称为黄带病,临证较为多见。青主曰:"妇人有带下而色黄者,宛如黄茶浓汁,其气腥秽,所谓黄带是也。"《妇人良方》谓黄带:"黄如烂瓜。"临证尚见带下色白,干后呈淡黄色者,也属黄带之症。《妇人良方》谓:"伤太阴脾经。"脾属土,色黄,而主湿,脾伤则湿不化,故湿郁成黄。黄带的发病原因:严鸿志在《女科证治约旨》中说:"因思虑伤脾,脾土不旺,湿热停聚,郁而化黄,其气臭秽,致成黄带。"这是指脾阳虚衰,水湿无以运化,久而湿郁化黄的原因,临证此类黄带并不少见。此例带黄如水,遇劳则甚,此为脾肾亏损,湿热下注于任脉,带脉约束无力所致,病症较为严重。临证对带黄之病,首应分阴阳虚实,然后着手治疗,随症施治,自易奏效。此例带黄如水,体胖而神疲,月经偏早而延期不净,尤以劳累较甚,均属任脉虚损,湿热下注之象。临证虽见有烦急之症,乃湿热郁阻气机使然,湿热清利自除。故以炒山药、炒芡实、菟丝子、山萸肉大补任脉之虚;车前子、黄柏清利湿热,得白果仁引入任脉之中;续断、生龙骨、生牡蛎固摄。带黄下注得到制止。复以人参、白术健脾益气,升麻举虚陷之气,续服5剂而脾肾健,任脉壮,湿热消,阴阳平衡,黄带是以根治。后以六味地黄丸,补中益气丸补益任脉之精气,以求固本之谓。

病案6

赵某,女,28岁,已婚已育。

患者以产后3个月而黄带量多半月余为主诉就诊。刻下见:黄带量多,带质黏稠,味臭阴中痒;伴腰困,神疲倦怠,四肢惫懒,面色黄白,舌质淡,苔薄黄,脉弦细而沉。

诊断:带下病(带下过多)。

治则:清热利湿,健脾益肾,疏肝养血。

处方:炒山药30 g,炒芡实30 g,续断15 g,菟丝子12 g,车前子12 g,黄柏12 g,白果仁(捣碎)10 g,茵陈12 g。

用法:5剂,水煎服,每日1剂,分2次服用。同时用百部30 g、苦参20 g、金银花30 g,水煎熏洗,每日3次。

二诊:经服药和外洗治疗,黄带明显减少,阴痒也随之而痊愈。守上方继服5剂而黄带获愈。后以健脾益肾、舒肝养血治疗,而倦怠、腰困等症好转。

按语:产后之带病,与任脉虚损直接有关,因任主胞胎,产后虚损而湿邪侵绕任脉之故。青主曰:"夫黄带者,乃任脉之湿也。所以世人有以黄带为脾之湿热,而单去治脾,而不得痊者,是不知真水,真火合成丹邪。元邪,绕于任脉,胞胎之间,而化此静色也,单治脾何能痊乎?"任脉之湿热性黄带,实质上包括了脾虚湿热的因素。从"冲任隶于阳明"和"冲任隶属于肝肾"来说,任脉与脾、肾、肝三经的关系是相当密切的。故任脉的病变同它所属的脏腑是分不开的。女子忧思伤脾,患怒伤肝。胎、产、经、带诸症,无不与肾之气化有关,而肾、肝、脾三经的盈亏又与任脉主一身之阴的蓄溢分不开,故青主所论任脉之湿热,寓意更较脾之湿热深得多。尚有因湿热下注而黄带连绵、阴痒的,如《妇人良方》说:"妇人阴内痛痒,不时出黄水,食少体倦,此肝脾气虚,湿热下注。"乃湿热浸渍外阴之故。黄带的治疗:一般是根据脏腑所属而清化湿热。如脾经湿热,治以健脾利湿、清热止带;肝经湿热,治以舒肝清热利湿;任脉之湿热,则如青主曰所说补任脉之虚,而清肾火之炎,则湿热清利,黄带病可治也。方中山药、芡实、菟丝子、续断大补任脉之虚;茵陈、车前子、黄柏清热利湿;白果引药入任脉之中以增强疗效;外用百部、苦参、金银花熏洗,以杀虫止痒。故大补任脉,清热利湿而黄带痊愈。产后虚损非短期可复,后健脾益肾,疏肝养血,皆补任脉而利湿清热之意也。

病案7

荣某,女,34岁,已婚已育。

患者以带下灰腻色青量多1年为主诉就诊。患者产育三胎,平素月经先后不调,近1年出现带下灰腻色青量多,伴阴痒难忍,至当地医院就诊,内服及外用药物治疗效果不佳,近为求进一步治疗,遂来就诊。刻下见:面色黄暗,舌淡苔白腻,脉弦滑;平素神疲倦怠、烦闷、纳差泛恶。

诊断:带下病(带下过多)。

治则:疏肝清热,健脾利湿。

处方:茯苓15 g,白芍15 g,甘草10 g,柴胡15 g,茵陈10 g,栀子10 g,黄柏10 g,姜竹茹12 g,姜半夏10 g,生龙骨、生牡蛎各15 g,炒神曲15 g,炒麦芽15 g。

用法:5剂,水煎服,每日1剂,分2次服用。同时用百部30 g、苦参30 g,水煎熏洗,每日3次。

二诊:经服药,熏洗,带下明显减少,阴痒也基本痊愈。纳差泛恶基本消失。在上方基础上加炒山药30 g、炒白术20 g、陈皮10 g,续服5剂,仍以口服及中药熏洗,青带量多,阴痒痊愈。

按语:青带混淆于黄白带之中,临证常疏忽,往往以黄带治疗而不痊,以白带治疗而不愈,青带之治重在肝经湿热之阳邪偏盛证,故辨证准确,认清青带是很重要的。青主曰:"妇人有带下而色青者,甚则如绿豆汁,稠黏不断,其气腥臭,所谓青带也。"《妇人良方》说:"色如青泥"。青带的发病原因:大都以肝经湿热下注而成。《妇人良方》说:"伤足厥阴肝经,"《妇科易知录》说:"肝经湿热停住中焦,走于胞宫,郁逆之气,积久腐化酝酿而成。"青主曰:"夫青带者,乃肝经之湿热也。肝属木,而木之色属青,带下流如绿豆汁,明明是肝木之病矣……其色青绿者,正以其乘肝木之气化也。逆轻者,热必轻而色青;逆重者,热必重而色绿。"青带的治疗:舒肝解郁,清利肝经湿热为一般治疗所采用。如青主曰:"解肝木之火,而利膀胱之水,则青绿之带病皆去矣,方用加减逍遥散。"此例带下灰腻色青,量多而阴痒难忍,身疲纳差,泛恶苔腻,显属肝郁湿蕴,湿热下注而带青阴痒。故治以舒肝之郁,利肝之湿,清肝之火热。方中茯苓、甘草、炒神曲、炒麦芽健脾益气化湿;白芍、柴胡舒肝解郁;茵陈、炒栀子、黄柏清肝胆经湿热;姜竹茹、姜半夏降逆和胃;生龙骨、生牡蛎补肝肾以固摄止带。全方共奏清利湿热,固摄止带,和胃降逆之功。复以百部,苦参熏洗以止痒。肝舒而湿热清利,故诸症减轻。后加山药、炒白术、陈皮意在健脾和胃,续服数剂而青带获痊。治疗过程,紧紧抓住肝经郁热、脾湿不化的特点,守法守方,随症加减,所以郁解而热清湿消,正青带痊愈之日。

病案8

王某,女,34岁,已婚已育。

患者以产后3个月余而带下黄绿如脓,量多味臭10天余为主诉就诊。刻下见:带下黄绿如脓,量多味臭;伴见口苦烦躁、溲赤阴肿、纳差泛恶、胸胁不舒等症;面色苍黄,舌红苔黄腻,脉左弦细,右滑。

诊断:带下病(带下过多)。

治则:疏肝利湿清热,佐以健脾。

处方:当归15 g,炒栀子10 g,炒黄芩10 g,柴胡15 g,泽泻10 g,车前子10 g,龙胆草10 g,苦参10 g,茵陈10 g,连翘10 g,木通10 g,生地黄12 g,甘草6 g。

用法:3剂,水煎服,每日1剂,分2次服用。

二诊:药后带绿减轻,但腹泻频繁发作,停药两天腹泻虽止,但带下青绿仍不止。舌红较前减轻,脉象弦滑。在上方基础上去炒黄芩、龙胆草、苦参、连翘、木通,加白芍15 g、茯苓15 g、炒山药15 g、椿根皮15 g;8 剂,水煎服。

三诊:药后带下转白,便调而无腹泻之症,烦热口苦,阴肿诸症亦消失。但白带连绵,纳差倦怠,脉象左弦右缓。治以健脾疏肝,利湿升散之药物,不数付而白带亦愈。善后以逍遥丸,补中益气丸,疏肝健脾而带青彻底告愈。

按语:《傅青主女科》中提到青带的治疗,"倘仅以利湿清热治青带,而置肝气于不问,亦安有止带之日哉?"解肝木之火,顺肝木之气,利膀胱之水,则肝热清而气顺,湿热不存也,青绿之带病自愈。如肝经湿热酝酿,带青似脓,阴肿瘙痒,口苦脉弦大,则应以苦寒利湿等治疗。此例带下黄绿如脓,烦热口苦,溲赤阴肿,为湿热之阳邪实证,故以炒黄芩、龙胆草、苦参、连翘、木通、炒栀子、柴胡、泽泻、车前子、茵陈、生地黄等清泻肝胆湿热,药后带绿虽轻,但腹泻频作,此为产后下焦虚损,不胜苦寒也。二诊仍属肝经湿热,蕴结于下,故治以疏肝利湿清热,佐以健脾之品,去苦寒之药物,加健脾止泻之炒山药、茯苓、白芍舒肝,同时仍以清热利湿缓进,加椿根皮清利湿热而收涩止带,药虽具苦寒而未腹泻,带下由青绿而转白色,此湿热化解,病症减轻之时也,遂以健脾为主,辅以舒肝化湿再进,数剂药后,脾气大旺而湿气运化,肝舒气顺而无热蕴之变,青带遂彻底告愈。此例妇人产后,下元亏损,虽有湿热实证,亦勿以苦寒重剂清泻,否则,腹泻伤损脾阳,变证百出而治更棘手。所幸肝经湿热较盛,药服3 剂,而及时减轻苦寒,辅以健脾之味。带下转白,则宜随症用药。3 次诊治,辨证用药而三易其方,此即辨证之所在也。

病案9

郑某,女,29 岁,已婚已育。

患者以带下赤白量多不止半年为主诉就诊。患者因半年前人工流产两次而出现病带下赤白不止,尤以经水前后带下赤白连绵,小腹隐痛,腰困膝软较甚,经人介绍来诊。刻下见:面黄无华,精神倦怠,心烦,胁胀,纳差,寐差多梦,舌质嫩红,苔薄白,脉象弦细而沉。平素月经偏早,现经净已10 天余。

诊断:带下病(带下过多)。

治则:养血疏肝,健脾化湿,固摄冲任。

处方:当归15 g,酒白芍30 g,生地黄、熟地黄各20 g,阿胶10 g,黄柏10 g,牡丹皮10 g,川牛膝10 g,醋香附15 g,续断15 g,黑芥穗10 g,山药20 g,小黑豆30 g,红枣10 枚。

用法:5 剂,水煎服,每日1 剂,分2 次服用。

二诊:连服上方5 剂,带赤大减,腰困等诸症也均有好转。但小腹隐痛缓解不明显。在上方基础上加枸杞子10 g,山萸肉10 g;3 剂,水煎服。

三诊:服药后经水即将来潮,赤带也似有似无,较治疗前显著好转;脉弦有力,舌红而苔白。给予汤药当归15 g,酒白芍20 g,柴胡15 g,白术12 g,茯苓15 g,牡丹皮10 g,焦栀子10 g,续断12 g,生地黄15 g,醋香附12 g,山萸肉10 g,甘草6 g;3 剂,水煎服。

四诊:药后经行5 天而净,经后尚可见到隐隐赤白带下,腰困且又腹胀,在初诊方基础上加菟丝子15 g,山萸肉10 g,枸杞子15 g,炒山药20 g,连服7 剂。赤带遂痊。

后于经前、经后观察,均未再见带赤。

按语:赤带常与白、黄带混杂而下,又称赤白带下。《傅青主女科》曰,"夫赤带者,亦湿热之病也,然湿是土之气,宜见黄白之色。今不见黄白,而见赤色者,火热之故也。火之色赤,故带下亦赤耳。妇人忧思伤脾,又加郁怒伤肝,于是肝经之郁火内炽,下克脾土,脾土不能运化,而致湿热之气,蕴结于带脉之间;而肝阳偏盛,肝不藏血,亦渗于带脉之内。皆由脾气受伤,运化无力,而湿热之气,随气下陷,同血俱下,所以似血非血之形象,现于其色也。"认为赤带由于肝郁克脾,脾湿不化而下侵冲、任;肝郁化火,血失所藏而渗于下,同脾湿混淆而成似血非血之赤带。总之,赤带由于肝郁化火,脾湿不化,带脉不固,日久蕴结而成。此例赤带因人工流产而伤损冲、任,又肝郁化火,脾虚湿浊不化,致使血失统藏而赤白俱下。经前、经后尤甚者,肝、脾失却统藏而冲、任不固也。治宜养血疏肝,健脾化湿,固摄冲任。方中当归、酒白芍、生地黄、阿胶、牡丹皮养血清热;醋香附疏肝理气;小黑豆、黄柏清热利湿;川牛膝引药下行;熟地黄、山药、续断、黑芥穗固摄冲任而引血归经,疗效较著。二诊因小腹隐痛,遂加枸杞子、山萸肉温补肝肾以缓隐痛。三诊因其经水先期,脉呈弦象,以当归、白术、茯苓、甘草健脾益气,燥湿止带;白芍、柴胡、焦栀子疏肝理气以化肝经火热;牡丹皮清热凉血;续断、生地黄、山萸肉、香附养阴固经。经调则血归统藏,血行有则。夏氏中医强调调经实为赤带治疗之重要一环。

病案 10

周某,女,29 岁,已婚已育。

患者 2 月余前因产育 1 胎后上节育环而出现带下赤白不止,伴见腰困,小腹坠胀,月经前后不调而经行不畅;月经过后 3 日而带赤较甚。为求治疗,遂来就诊。刻下见:体胖面黄,心烦易怒,舌质偏红,苔薄黄,脉左关尺沉弦,右脉弦滑。

诊断:带下病(带下过多)。

治则:舒肝养血,益肾固摄。

处方:当归 30 g,酒白芍 30 g,生地黄 15 g,牡丹皮 10 g,川牛膝 10 g,阿胶 10 g,醋香附 10 g,黑芥穗 10 g,茯苓 15 g,白术 15 g,续断 10 g,山萸肉 15 g,菟丝子 15 g,三七 5 g,红枣 10 枚,小黑豆 30 g。

用法:3 剂,水煎服,每日 1 剂,分 2 次服用。

二诊:前方于经后服 3 剂,赤带明显减少,且腰困,烦躁亦有减轻。守上方续服 3 剂,水煎服。

三诊:赤带基本消失,其余诸症亦明显减轻;在上方基础上加山药 15 g,白术 15 g,生龙骨、生牡蛎各 15 g,健脾固摄而赤白带下痊愈。

按语:上节育环而带下增多,一般初起多由金属异物刺激造成,无须药物等治疗,经过一个阶段的适应而带下自然减少。由于脾肾阳虚或血虚气郁等原因,上环后带下增多,甚或有血性分泌物之赤带,则宜辨证治疗。此例上环后出现赤白带下,根据其腰困,小腹坠胀,心烦易怒及舌脉等辨证属肝郁脾虚、肾虚不固。情志不畅,忧思气结,肝气犯脾,脾阳不振,运化失职,湿浊停聚,流注下焦,伤及任带,任脉不固,带脉失约,而致带下过多。肾阳虚损,气化失常,水湿下注,任带失约;肝气郁结久而化火,肝失藏血而渗于带脉之内。治宜舒肝养血,益肾固摄。方中当归、酒白芍、阿胶、红枣柔肝补血活血;生地黄、牡丹皮清肝热,凉肝血;茯苓、白术、小黑豆健脾燥湿止带;川牛膝引药下行;醋香附疏肝理气,气顺则或火清;山萸肉、续断、菟丝子益肾固摄,并加黑芥穗、三七理胞中之络,收效显著。此例带下赤白,由于上环后经气阻滞而腰困,腹胀而坠,经后带赤较甚者实肝、脾、肾三经不固也。以疏肝养血同时加入补益肝、脾、肾三经之品,药证相投故疗效显著。

病案 11

霍某,女,30 岁,已婚已育。

患者因在盛夏时长时间在外作业,受热而面赤口渴,全身灼热,汗出烦躁,带下黑黄黏腻,味臭量多,大便干,小便不畅,舌质红,苔黄腻,脉象洪大。平素经期偏早,月经量少。

诊断:带下病(带下量多)。

治则:泄火去湿。

处方:大黄 10 g,白术 15 g,茯苓 15 g,车前子 15 g,黄连 12 g,炒栀子 15 g,生石膏 30 g,知母 10 g,黄柏 12 g,生地黄 20 g。

用法:3 剂,水煎服,每日 1 剂,分 2 次服用。

二诊:服药 2 剂则热退汗止,带下由黑转黄白。3 剂药后,小便通利,大便也畅。诊其脉象洪而无力,舌苔白腻,前方减量以清余热。大黄 6 g,炒栀子 10 g,黄连 10 g,生石膏 15 g,知母 6 g,黄柏 6 g,车前子 10 g,茯苓 10 g,白术 15 g,山药 15 g,甘草 6 g;2 剂,水煎服。药后热退带白、带量不多、烦渴、阴肿等诸症痊愈。月经日期也转至正常。

按语:黑带是指混淆于白,黄带中的滞留瘀血。瘀血多则带黑甚,瘀血少则带黑浅。古人对于黑带多认为是肾脏虚损所致。如《诸病源候论》认为:"肾水虚亏,不能制火。虚火蒸熬,积血枯涸而成黑带。"这样的带黑治疗,应以滋肾清火止血为法。《傅青主女科》认为黑带是由于热盛所引起,其曰:"夫黑带者,乃火热之极也……此胃火太旺,与命门,膀胱,三焦之火,合而煎熬,所以熬干而变为炭色,此是火热之变,而非少有寒气也。"肾脏虚损与热盛郁蒸,乃为虚,实二证。实者,火热伤络,致血外溢;虚者,血失统摄,从而血失。血滞留于胞宫,随带下而下,混杂于黄,白带中呈黑豆汁之色,所谓黑带病也。治疗功专于实热积于阳明,三焦。此例黑带病,由阳明实火所致,证属阳明热盛,湿热伤血。治宜泄火去湿。方中大黄、黄连、炒栀子、生石膏、知母清热泻火;白术、茯苓、车前子健脾化湿祛瘀;生地黄、黄柏和阴去湿热,全方直清阳明,佐一派清热化湿去瘀之品。药中病机,瘀消热退,诸症顿减,带黑转黄白者,瘀热消散也。药服 3 剂后,热势已然不盛,故二诊时减清热之量,而白术之量不减,并加山药健脾益阴,恐苦寒伤阴损脾之痹,临证须防患于未然也。此例初诊服 3 剂药后,诸症大减,但热势已不张,故再原方苦寒续进则无益也。减少苦寒之量,轻功续进,于体无损而获全效。

病案 12

黄某,女,28 岁,已婚。

患者半年前因经期感染风寒导致高热 10 天余,而后出现带下见黑,黏腻味臭。近 3 个月来,每次经期提前数日,且经行不畅,经后黑带尤甚,今来诊。刻下见:经净 2 天,带黑量多,有异味,视其体壮面红,烦热口苦,小便黄,大便干,眠差,多梦;舌质红,苔黄腻,脉弦数。

　　诊断:带下病(带下量多)。

　　治则:清热泻火利湿。

　　处方:大黄 10 g,白术 15 g,茯苓 10 g,车前子 10 g,黄连 6 g,焦栀子 10 g,生石膏 10 g,知母 10 g,生龙骨、生牡蛎各 12 g。

　　用法:10 剂,水煎服,每日 1 剂,分 2 次服用。

　　二诊:服药后黑带转白,烦热明显缓解,月经也随之而按月来潮,经后未再见黑带。

　　按语:带下色赤与色黑,均属轻度出血之症。赤者血鲜,黑者血陈。此例黑带证属热伏胞宫,湿热伤血证。由于实热之阳邪入胞宫损伤血络所致,故其热迫经行而经期提前,湿热阻滞则经行不畅,经血稽留则经后黑带较甚。舌红苔黄,脉弦数,显为郁热之症,又以其烦热辨之,故用大黄、黄连、栀子、生石膏、知母清热泻火;白术、茯苓、车前子健脾利湿泻热,联用以扫荡胞宫伏热,瘀滞;并加生龙骨、生牡蛎以固经化滞,药中病机,3 剂药即黑带获瘥。临证用药须掌握其阴阳虚实寒热,阳邪实热重者,给予大剂量清热泻火利湿药物,收功最捷。阳邪实热轻微者,酌减苦寒药物剂量,使药证相差无几。总之,善于遣方用药,则病可轻取,而又不伤乎正。

　　病案 13

　　宋某,女,33 岁,已婚已育。

　　患者间断经行停闭 3 年,伴烘热汗出半年。曾行雌、孕激素周期治疗后月经可来潮数月,停药后病情反复。后因多次行人流手术后月经又停闭不行,用激素方能来潮。经人介绍来诊。刻下见:烘热汗出,心烦,腰酸,无带下,失眠多梦,二便调。舌红,苔薄,脉细弦。月经史:月经初潮 14 岁,5 天/30 天,量中等,无血块,轻度痛经。28 岁结婚,生育 1 胎。既往体健,无特殊病史。

　　诊断:闭经,带下过少。

　　治则:补益肝肾,养血化瘀。

　　处方:丹参 15 g,赤芍 10 g,白芍 15 g,山茱萸 10 g,钩藤(后下)10 g,莲子心 5 g,合欢皮 15 g,茯苓 15 g,续断 10 g,菟丝子 15 g,怀牛膝 15 g,荆芥 10 g,醋鳖甲 10 g,木香 15 g,太子参 15 g。

　　用法:14 剂,水煎服,每日 1 剂,分 2 次服用。

　　二诊:服药 2 周后诉烘热出汗已消,但阴道干涩,房事困难,舌偏红,苔腻,脉弦细。重用清心火,安心神之药,故在上方基础上去丹参,赤芍,荆芥,广木香,加黄连 6 g,山药 15 g,茯神 15 g。服用 2 个月后,诸症明显改善,可见锦丝样带下。

　　按语:带下过少的特点为阴道分泌物极少,甚或全无,阴道干涩,影响性生活,严重者外阴、阴道萎缩。本病主要病机是阴精不足,不能润泽阴户。其因有二:一是素禀肝肾不足,或年老体弱,肝肾亏损;或大病久病,房劳多产,精血耗伤,以致冲任精血不足,任脉之阴精津液亏少,不能润泽阴窍,而致带下过少;二是素性抑郁,情志不遂,以致气滞血瘀;或经产后感寒,瘀血内留,新血不生,均可致精亏血枯,瘀血内停,阴津不能润泽阴窍,而致带下过少。此例证属肾阴偏虚,癸水不足。肾阴亏损,阴液不充,任带失养,不能润泽阴道,则带下过少;阴虚内热,灼津耗液,则带下更少;肾藏精,精化血,肾阴精亏虚则化学乏源,癸水不足;肾阴虚外府失养,则腰膝酸软;肾阴虚,虚热内生,则烘热汗出,心烦,失眠多梦。《中医临床妇科学》:带下过少病证,主要是肝肾阴虚,由于精血亏少,津液不充,故致润泽阴道的液体减少。因此治疗主要是纠正阴虚,重在补益肝肾,佐以养血化瘀等,提高阴精在经后期逐步滋长的水平。用药不可肆意攻伐,过用辛燥苦寒之品,以免耗津伤阴,犯虚虚之戒。

第十二节　不孕症

一、中医病学相关知识

【概述】

女子未避孕,性生活正常,与配偶同居 1 年而未孕者,为不孕症。从未妊娠者为原发性不孕,《备急千金要方》称为"全不产";曾经有过妊娠者继而未避孕 1 年以上未孕者为继发性不孕,《备急千金要方》称为"断绪"。

不孕之名首载于《周易》,其曰:"妇三岁不孕。"《素问·骨空论》指出"督脉者……此生病……其女子不孕",阐述其发病机制。《神农本草经》中有紫石英治疗"女子风寒在子宫,绝孕十年无子"及当归治疗"绝子"的记载。《诸病源候论》列"月水不利无子""月水不通无子""子脏冷无子""带下无子""结积无子"等"夹疾无子"病源。《备急千金要方·求子》称"凡人无子,当为夫妻俱有五劳七伤,虚羸百病所致,故有绝嗣之殃",提出"男服七子散,女服紫石门冬丸",明确指出夫妇双方均可导致不孕,诊断有创新。《格致余论·受胎论》谓:"男不可为父,得阳气之亏者也;女不可为母,得阴气之塞者也。"《丹溪心法·子嗣》中述及肥盛妇人痰湿闭塞子宫和怯瘦妇人子宫干涩不能妊娠的证治,影响颇大。《广嗣纪要·择配篇》提及"五不女"(螺,纹,鼓,角,脉),认识到女子先天生理缺陷和生殖器官畸形可致不孕。《景岳全书·妇人规》言:"种子之方,本无定轨,因人而药,各有所宜。"强调治疗不孕症应辨证论治。《傅青主女科·种子》列有种子十条,注重从肝肾论治不孕症,创制的养精种玉汤,温胞饮,开郁种玉汤等至今为临床常用。

【病因病机】

本病主要病机为肾气不足,冲任气血失调。

1.肾虚　先天不足,或房劳多产,或久病大病,或年逾五七,肾气亏虚,阴精不足,精不化血,则冲任虚衰,难以受孕;素体阳虚或寒湿伤肾,肾阳不足,胞宫失煦,则冲任虚寒,不能成孕;肾阴素虚,或久病耗损真阴,天癸乏源,胞宫失养,冲任血海空虚,或阴虚内热,热扰冲任,乃致不孕。如《女科经纶·嗣育门》引朱丹溪语:"妇人久无子者,冲任脉中伏热也……其原必起于真阴不足,真阴不足,则阳胜而内热,内热则荣血枯。"

2. **肝气郁结** 情志不畅,或盼子心切,肝郁气滞,疏泄失常,气血失调,冲任失和,胎孕不受。《景岳全书·妇人规》曰:"产育由于血气,血气由于情怀,情怀不畅则冲任不充,冲任不充则胎孕不受。"

3. **痰湿内阻** 思虑劳倦,或肝木犯脾,伤及脾阳,健运失司,水湿内停,湿聚成痰,冲任壅滞,而致不孕;或素体肥胖,嗜食肥甘,躯脂满溢,痰湿内盛,胞脉受阻,致令不孕。《傅青主女科·种子》言:"妇人有身体肥胖,痰涎甚多,不能受孕者。人以为气虚之故,谁知是湿盛之故乎……而肥胖之湿,实非外邪,乃脾土之内病也。"

4. **瘀滞胞宫** 经行产后,摄生不慎,邪入胞宫致瘀;或寒凝血瘀,或热灼血瘀,或气虚运血无力致瘀,瘀滞冲任,胞宫,以致不孕。《诸病源候论·妇人杂病诸候》"结积无子候"引养生方说:"月水未绝,以合阴阳,精气入内,令月水不节,内生积聚,令绝子。"

【辨证论治】

(一)辨证要点

主要根据月经、带下、全身症状及舌脉等综合分析,审脏腑、冲任、胞宫之病位,辨气血、寒热、虚实之变化。重视辨病与辨证相结合。

(二)治疗原则

治疗以温养肾气,调理气血为主。调畅情志,以利于受孕。

(三)分证论治

1. **肾虚证**

(1)肾气虚证 ①主要证候:婚久不孕,月经不调或停闭,量多或少,色淡暗质稀;腰酸膝软,头晕耳鸣,精神疲倦,小便清长;舌淡,苔薄白,脉沉细,两尺尤甚。②证候分析:肾气不足,冲任虚衰,不能摄精成孕,而致不孕;冲任不调,血海失司,故月经不调或停闭,量或多或少;肾主骨生髓,腰为肾之府,肾虚则腰酸膝软,精神疲倦;肾开窍于耳,脑为髓海,髓海不足,则头晕耳鸣;气化失常,则小便清长,经色淡暗质稀。舌淡,苔薄白,脉沉细,均为肾气虚之象。③治法:补益肾气,调补冲任。

(2)肾阳虚证 ①主要证候:婚久不孕,初潮延迟,月经后期,量少,色淡质稀,甚至停闭,带下量多,清稀如水;腰膝酸冷,性欲淡漠,面色晦暗,大便溏薄,小便清长;舌淡,苔白,脉沉迟。②证候分析:肾阳不足,冲任虚寒,胞宫失煦,故婚久不孕;阳虚内寒,天癸迟至,冲任血海空虚,故初潮延迟,月经后期,甚至闭经;阳虚水泛,湿注任带,故带下量多,清稀如水;肾阳虚外府失煦,则腰膝酸冷,火衰则性欲淡漠;火不暖土,脾阳不足,则大便溏薄;膀胱失约,则小便清长;肾阳虚衰,血失温养,脉络拘急,血行不畅,则面色晦暗,经少色淡质稀。舌淡,苔白,脉沉迟,均为肾阳虚之象。③治法:温肾助阳,调补冲任。

(3)肾阴虚证 ①主要证候:婚久不孕,月经先期,量少,色红质稠,甚或闭经,或带下量少,阴中干涩;腰酸膝软,头晕耳鸣,形体消瘦,五心烦热,失眠多梦;舌淡或舌红,少苔,脉细或细数。②证候分析:肾阴亏虚,冲任血海匮乏,胞宫失养,故致不孕;精血不足,则月经量少,甚或闭经;阴虚内热,热迫血行,故月经先期;血少津亏,阴液不充,任带失养,阴窍失濡,故带下量少,阴中干涩;腰为肾之府,肾虚则腰膝酸软;阴虚血少,清窍失荣,血不养心,故头晕耳鸣,失眠多梦;阴虚火旺,故形体消瘦,五心烦热,经色红质稠。舌淡或舌红,少苔,脉细或细数,均为肾阴虚之象。③治法:滋肾养血,调补冲任。

2.肝气郁结证 ①主要证候:婚久不孕,月经周期先后不定,量或多或少,色暗,有血块,经行腹痛,或经前胸胁、乳房胀痛;情志抑郁,或烦躁易怒;舌淡红,苔薄白,脉弦。②证候分析:肝气郁结,疏泄失常,冲任失和,故婚久不孕;气机不畅,血海蓄溢失常,故月经周期先后不定,量或多或少;气郁血滞,则经色暗,有血块;足厥阴肝经循少腹布胁肋,肝失条达,经脉不利,故经前胸胁、乳房胀痛;肝郁气滞,血行不畅,"不通则痛",故经行腹痛;情怀不畅,郁久化火,故情志抑郁,或烦躁易怒。舌淡红,苔薄白,脉弦,均为肝郁之象。③治法:疏肝解郁,理血调经。

3.痰湿内阻证 ①主要证候:婚久不孕,月经后期,甚或闭经,带下量多,色白质黏;形体肥胖,胸闷呕恶,心悸头晕;舌淡胖,苔白腻,脉滑。②证候分析:素体脾虚,聚湿成痰,或肥胖之体,躯脂满溢,痰湿内盛,壅滞冲任,故婚久不孕;痰阻冲任,胞宫,气机不畅,故月经后期,甚或闭经;湿浊下注,则带下量多,质黏稠;痰浊内阻,饮停心下,清阳不升,则胸闷呕恶,头晕心悸。舌淡胖,苔白腻,脉滑,均为痰湿内停之象。③治法:燥湿化痰,理气调经。

4.瘀滞胞宫证 ①主要证候:婚久不孕,月经后期,量或多或少,色紫黑,有血块,可伴痛经;平素小腹或少腹疼痛,或肛门坠胀不适;舌质紫暗,边有瘀点,脉弦涩。②证候分析:瘀血内停,冲任阻滞,胞脉不通,故致不孕;冲任气血不畅,血海不能按时满溢,故月经周期延后,量少,色紫黑;瘀阻冲任,血不归经,则月经量多,有血块;血瘀气滞,"不通则痛",故经行腹痛,或小腹、少腹疼痛,肛门坠胀不适。舌质紫暗,边有瘀点,脉弦涩,均为血瘀之象。③治法:活血化瘀,止痛调经。

【其他疗法】

1.中成药治疗

(1)滋肾育胎丸每次5 g,每日3次,口服。适用于脾肾两虚证。

(2)右归丸每次1丸,每日3次,口服。适用于肾阳虚证。

(3)坤泰胶囊每次6 g,每日2次,口服。适用于心肾不交证。

(4)逍遥丸每次9 g,每日2次,口服。适用于肝气郁结证。

(5)定坤丹每次3.5~7.0 g,每日2次,口服。适用于气血不足证。

(6)少腹逐瘀丸每次1丸,每日2次,口服。适用于瘀滞胞宫证。

2.针灸治疗 对排卵障碍所致不孕症,应用针灸促进卵泡发育及排卵。体针取关元、中极、三阴交、子宫、气海、足三里等穴,随证加减;灸法以艾灸为主,取神阙、关元等为主穴。另外,中药外敷热熨,肛门导入、穴位离子导入及导管介入等疗法,对输卵管性不孕有较好疗效,临证多以内治与外诊断联合应用。

二、西医病学相关知识

【概述】

凡婚后有正常性生活、未避孕、夫妇同居 1 年而未受孕的情况,称为不孕症。其中从未妊娠者称为原发性不孕,有过妊娠而后不孕者称为继发性不孕。在不孕夫妇中,女方因素(以输卵管因素和排卵障碍为主,子宫因素、宫颈因素、女体免疫异常等不常见)占 40%~55%,男方因素(精子生成障碍、精子运送受阻、精子异常、精子免疫)占 25%~40%,男女双方共同因素(夫妻双方性生活障碍、缺乏性知识以及精神高度紧张)占 20%~30%,不明原因的约占 10%。

【病因和发病机制】

不孕夫妇中,女方因素占 40%~55%,男方因素占 25%~40%,男女双方共同因素占 20%~30%,不明原因的约占 10%。

1. **女性不孕因素** 输卵管因素和排卵障碍是两个主要因素,各约占 40% 左右,其他因素包括宫颈与子宫因素、外阴与阴道因素等不常见因素约占 10%,不明原因约占 10%。

(1)输卵管因素 输卵管具有运送精子摄取卵细胞及把受精卵运送至子宫腔的作用,若功能障碍或管腔不通,可导致不孕。

(2)排卵障碍 各种因内分泌紊乱或者异常引起的排卵障碍也是女性不孕的主要因素之一,黄体功能不足也可影响囊胚植入导致不孕。

(3)宫颈与子宫因素 宫颈是精子进入宫腔的必经通道,子宫具有储存和输送精子接受孕卵着床及孕育胎儿的功能。引起不孕的常见原因包括宫颈与子宫解剖结构异常、感染、宫颈黏液功能异常、宫颈免疫学功能异常、宫腔粘连等。

(4)外阴与阴道因素 处女膜发育异常、阴道部分或者完全闭锁、阴道受机械性损伤后发生的瘢痕狭窄等均可影响正常性生活、阻碍精子进入宫颈口。

2. **男性不育因素**

(1)精子生成障碍 精索静脉曲张、睾丸炎症严重的生殖道感染均可破坏正常的生精过程;隐睾睾丸发育不良、下丘脑-垂体-睾丸轴功能紊乱或身体其他内分泌系统如甲状腺疾病、肾上腺疾病、糖尿病等亦可影响精子发育过程;理化因素如致癌、致突变物质,放射治疗,化学治疗,慢性酒精中毒等也可造成精子减少甚至无精子。

(2)精子运送受阻 附睾及输精管结核可使输精管阻塞,阻碍精子通过阳痿早泄不能使精子进入女性阴道。

(3)精子异常 精子本身不具备受精能力,如精子顶体蛋白酶缺乏等使精子不能穿破卵细胞放射冠和透明带,从而影响卵细胞受精。

3. **免疫因素**

(1)精子免疫 精子有大量特异性表达的抗原,可引起男性的自身免疫反应,也可以引起女性的同种免疫反应。①自身免疫:由于睾丸局部血-睾屏障的存在,睾丸是人体的免疫豁免器官之一,导致血–睾屏障的破坏如输精管损伤、睾丸附睾炎症等都将导致精子的特异性抗原接触循环系统的免疫细胞产生抗精子抗体(AsAb),结合于精子膜表面的AsAb可引起精子的凝集现象影响精子的运动和受精功能。②同种免疫:宫颈上皮细胞能产生分泌型 IgA、IgG 和极少量的 gM。当女性生殖道黏膜炎症破损或精浆中的免疫抑制物受到破坏时,精子和精浆中的抗原物质会引起女方的同种免疫反应。宫颈上皮细胞产生致敏的分泌型 IgA、IgG 与精子结合后被覆在精子表面使精子制动难以进入宫腔;而IgG 又可起补体固定作用发挥直接细胞毒作用使精子发生凝集。

(2)女性体液免疫异常　女性体内可产生抗透明带抗体,改变透明带的性状或组织受精乃至植入过程从而导致不孕。抗心磷脂抗体可引起种植部位小血管内血栓形成导致胚胎种植失败。

(3)子宫内膜局部细胞免疫异常　子宫内膜局部存在大量免疫细胞,它们在胚胎种植过程中发挥帮助绒毛实现免疫逃逸和绒毛周围组织的溶细胞作用。子宫内膜局部的免疫细胞如 T 细胞和 B 细胞功能异常都可导致种植失败和不孕。

4.男女双方因素　夫妻双方性生活障碍、缺乏性知识以及精神高度紧张,也可导致不孕。

5.不明原因不孕　指经过不孕症相关的详细检查,依靠现今检查方法尚未发现明确病因的不孕症。

【治疗】

对于不孕症的治疗主要包括以下几个方面。

(1)首先要加强体育锻炼,增强体质,并保持良好乐观的生活态度,戒烟戒酒,养成良好的生活习惯,适当增加性知识。

(2)输卵管因素不孕的治疗:经腔输卵管通液术;在月经干净 3 天后至排卵前行输卵管通液术。卵合输卵子宫角吻合术,子宫角处输卵管子宫植入术,输卵管粘连松解术,输卵管造口术以及伞端成形术,达到输卵管再通的目的。

(3)排卵障碍性不孕的治疗:使用枸橼酸氯底酚胺、来曲唑、人绝经期促性腺激素、卵泡刺激素、促性腺激素释放激素、溴隐亭等药物治疗。

(4)子宫、宫颈、阴道与外阴因素不孕的治疗:针对不同的病变,采用相应的治疗方法,包括药物和手术治疗。

(5)免疫性不孕的治疗:避免抗原刺激,免疫抑制剂应用,人工授精。

(6)男方因素不孕的治疗:少弱精子症者可给予药物或者手术治疗,若无效可应用辅助生育技术;双侧输精管阻塞性无精子症,而经睾丸或附睾活检发现成熟精子者也可采用辅助生育技术。

三、夏氏中西医结合相关知识

西医治疗不孕症主要采用药物或手术对因治疗。夏氏中医主张在治疗不孕时首先查明病因,若为输卵管阻塞或阴道炎症因素可首先采取西医手术及药物治疗,同时配合中医治疗。夏氏中医运用阴阳平衡理论治疗不孕时寻求以人为本。因本病病因较为复杂,在诊治时需辨证求因,审因论治。以人为本应首调阴阳,其次脏腑和谐;五脏中与肝、脾、肾三脏尤为相关,故治疗以温养肾气,调理气血为主。夏氏中医强调情志对于不孕影响甚大,故调畅情志有利受孕。夏氏中医秘方"五子暖宫汤"在临床中疗效甚佳。

四、病 案

病案1

孙某,女,31岁,已婚未孕。

患者因已婚4年,夫妻同居未孕前来就诊。平素月经周期延迟,经色紫暗,经行腰腹痛,经量涩少,经前头痛。就诊时月经已延后7天,舌质暗,苔白,脉沉涩。妇科超声检查提示为卵巢囊肿。

诊断:原发性不孕症。

治则:温经散寒,活血祛瘀。

处方:小茴香10 g,炮姜10 g,延胡索15 g,没药10 g,当归12 g,川芎15 g,赤芍15 g,蒲黄10 g,五灵脂10 g,仙茅12 g,淫羊藿15 g,菟丝子15 g。

用法:5剂,水煎服,每日1剂,分2次服用。

二诊:服后月经来潮,血块减少,经前头痛改善不明显,续服上方3剂。经期服基本方3剂,经后继续服用益肾养血药物治疗10天。服药后停经45天,诊为早孕,后产1女。

按语:此例属肾虚血瘀型不孕症。肾阳不足,冲任虚寒,血脉迟滞则冲任血海空虚,月经后期;肾阳亏虚,虚寒内生,寒凝则血瘀。清代名医王清任以治瘀为长,他认为少腹逐瘀汤为种子安胎第一方。治以温经散寒,活血祛瘀。方中小茴香、炮姜、肉桂温经散寒,通达下焦;延胡索、没药行气散瘀止痛;蒲黄、五灵脂活血止痛;当归、白芍、川芎养血活血。宫内若有瘀血,犹如异物,占其胎位,使受精卵难以着床,月经来潮时,经道遂开,使用本方温经祛寒散其凝,活血散结破其瘀,使胞宫清新,得育新苗。行经后养血益肾促进卵泡成熟。

病案2

焦某,女,27岁,已婚未孕。

患者结婚2年余未孕。平素月经量中等,色红,无痛经史;白带量多清稀,伴腰酸,易感疲劳,纳可,二便调,舌淡苔薄少,脉弦细。妇检:外阴无异常、阴道畅通,宫颈光滑,宫体前位,正常大小,双侧附件无异常。血清抗精子抗体阳性,宫颈抗精子抗体阴性。

诊断:原发性不孕症。

治则:滋阴益肾,疏肝凉血,祛风解毒。

处方:生地黄15 g,当归15 g,山茱萸10 g,白芍15 g,黄精10 g,黄芪15 g,太子参15 g,牡丹皮10 g,丹参15 g,鸡血藤20 g,炙甘草6 g。

用法:10 剂,水煎服,每日 1 剂,分 2 次服用。

二诊:其后依据患者病情变化随症加减,持续服药 40 天。药后复查血清抗精子抗体已转阴。

5 个月后随访,患者已怀孕已 1 个月余。

按语:现代医学认为,女性生殖道炎症或出血时,生殖道黏膜渗透性加强,若此时性交,精子便成为一种抗原被吸收;同时生殖道内的细菌,病毒亦增加了机体对精子的免疫性,精子进入体内后便发生抗原-抗体反应,形成免疫性不孕。中医认为:"正气存内,邪不可干。"抗精子抗体成为干扰受孕的实邪,其产生原因为患者免疫功能失调,正气不足所致,属本虚标实之证。依据四诊合参,此例证属肝肾阴亏,故治以滋阴益肾,疏肝凉血,祛风解毒。方中生地黄、当归、白芍、山茱萸、黄精、黄芪、太子参滋肝肾之阴,扶正以祛瘀生新;牡丹皮、丹参、鸡血藤等活血。现代药理研究证实对已沉积的抗原抗体复合物有促进吸收和清除作用,并且能改善血液流变性,防止免疫复合物的产生;甘草有类激素样作用。故本方在临床用于肝肾亏虚之不孕症良效佳。

病案 3

王某,女,29 岁,已婚不孕,

患者婚后 4 年未孕,痛经 8 年,近 1 年加重。平素月经周期正常,经量少,色黑有血块,每次经行小腹胀痛,痛甚时面色苍白,出冷汗。半年前至当地医院就诊,行腹腔镜手术,诊为"子宫内膜异位症"。术后于排卵期去安全套行性生活,仍未孕,痛经未见明显改善;舌质紫暗,苔白,脉弦涩。

诊断:不孕症。

治则:温养肾气,调补气血。

处方:菟丝子 15 g,地黄 15 g,巴戟天 20 g,淫羊藿 20 g,桑寄生 15 g,炒白术 15 g,茯苓 15 g,薏苡仁 20 g,太子参 20 g,炒白扁豆 15 g,柴胡 15 g,忍冬藤 20 g,乌药 10 g,丹参 15 g,甘草 6 g,乳香 10 g,没药 10 g,五灵脂 10 g,蒲黄 10 g。

用法:10 剂,水煎服,每日 1 剂,分 2 次服用。

二诊:1 个月为 1 个疗程,连服 3 个疗程;期间经期停服,痛经缓解,经血转红无血块。疗程结束后 2 个月妊娠。

随访,分娩一健康男婴。

按语:引起不孕症的因素很多,如朱丹溪:"妇人无子,率由血少不足以摄精也。"何松庵亦说:"有肥白之人,不能成胎者,或痰滞血瘀,子宫虚冷,不能摄精。"薛立斋又说:"妇人不孕亦有六淫七情之邪损伤冲任,或宿痰淹留,传遗脏腑。"以上前人之说,虽各有己见,然均有道理,于临床辨证上确有指导意义。此例四诊合参,辨证为气滞血瘀型不孕症。瘀血内停,冲任阻滞,胞脉不通,故致不孕;冲任气血不畅,瘀阻冲任,故经色紫黑,有血块;血瘀气滞,"不通则痛",故经行小腹胀痛。治以当推陈出新,荡涤血瘀。然本病不全为血瘀之阴邪实证,阴盛常导致阳相对不足,故治疗时应在去阴邪的同时兼顾温补阳气。在女子生殖生理的周期活动中抓住肾这个中心,以菟丝子、巴戟天、淫羊藿、地黄、桑寄生补肾填精;太子参、炒白术、茯苓、炒白扁豆、甘草、薏苡仁健脾化湿不伤津;丹参、忍冬藤、乌药调肝理气。全方温养肾气以化湿生精,又培补后天以生血,佐以调和血脉之品,使精充血足,气顺血和,冲任得养,阴阳平衡,顺利怀孕。

病案4

李某,女,28岁,已婚未孕。

患者结婚4年,夫妻同居未孕,丈夫体健。15岁月经初潮,平素月经后期,经量中等,经色淡,少腹疼痛,腰膝酸软,倦怠乏力,食欲尚可,二便基本正常,舌淡,苔薄白,脉沉无力。

诊断:不孕症。

治则:益肾健脾,疏肝解郁,温经散寒,调经助孕。

处方:当归15 g,川芎15 g,酒炒白芍15 g,熟地黄15 g,茯苓15 g,陈皮12 g,香附15 g,吴茱萸10 g,延胡索15 g,牡丹皮10 g,菟丝子10 g,红花6 g,生姜3片,肉桂10 g,炮姜10 g,艾叶10 g。

用法:4剂,水煎服,每日1剂,分2次服用。自月经来潮第一天开始服用,连服4天后停药,3个月经周期为1个疗程。连服3个月经周期。

药后月经改善,每28~30天来潮1次,诸症消失。2个月后怀孕,生一健康男婴。

按语:中医"生殖"机制奠基于《黄帝内经》,所谓"女子……二七天癸至,任脉通,太冲脉盛,月事以时下,故有子"。因此中医认为健康女子月经周期性变化,是肾-天癸-冲任之间相互影响,相互调节的结果。构成中医之"性轴"。故想要怀孕需先要调经,月经不调是不孕症的主要原因。调经意为调经助排卵,调经能使卵子成熟和排卵发生。此例证属脾肾两以致原发性不孕,治疗应益肾健脾,疏肝解郁,温经散寒,调经以助孕。方中当归、白芍养血柔肝;熟地黄、菟丝子补肾填精;吴茱萸、肉桂、炮姜、艾叶、生姜温经散寒;茯苓、陈皮健脾益气;川芎、香附、延胡索、红花疏肝解郁,理气活血;牡丹皮凉血活血。

病案5

章某,女,26岁。

患者2年前因早孕行人工流产术后至今未孕。平素下腹部时有胀痛,伴带下量多,每次月经延后5~7天,经量正常,经色紫暗,有小黑血块,伴经期下腹及腰髓部坠痛。1年前行碘油输卵管造影提示:双侧输卵管不通。至多家医院治疗,仍未怀孕。为求进一步治疗,遂来就诊。刻下见:诸症同前,舌质暗红,有斑点,脉弦涩。

诊断:不孕症。

治则:活血化瘀,软坚散结,温养通行。

处方:当归15 g,川芎15 g,赤芍15 g,白芍15 g,鸡血藤15 g,王不留行10 g,小茴香10 g,桂枝15 g,白芷15 g,皂角刺10 g,路路通10 g,延胡索15 g,蒲黄10 g。

用法:10剂,水煎服,每日1剂,分2次服用。于月经干净后开始服用,每日1剂,

20 天为 1 个疗程。

治疗 4 个月后,月经错后 10 天未至,查尿妊娠试验阳性,于次年 8 月,足月顺产一女婴。

按语:本例四诊合参,证属少腹瘀血,瘀阻胞脉。因人工流产术后,气血亏虚,胞脉空虚,阴阳失调,正气不固,外邪留滞,阻于脉道,而致胞脉闭阻不通。胞脉以通为用,女子以血为本,气血又喜暖恶寒,故以活血化瘀、软坚散结、温养通行为治疗大法,以改善局部的血液循环,促进局部炎症的消散和吸收,恢复输卵管功能。在用药方面,多选用较为平缓的活血通络、温经之品,以免破血峻剂、耗伤气血。方中当归、川芎、赤芍、白芍、鸡血藤、王不留行、蒲黄、白芷、皂角刺、路路通、延胡索养血活血,理气散结化瘀;小茴香、桂枝温经通脉。全方活血化瘀、行气散结,同时兼顾养血温经通脉,使阴阳平衡、血行气畅而诸症全消。

病案 6

梁某,女,30 岁。

患者婚后 7 年,夫妻同居未孕,多次进行治疗,效果不佳,至今仍未怀孕。为求进一步治疗,遂来就诊。症见:面色晦暗,腰酸乏力,舌质暗,苔薄黄,脉沉细。月经史:月经量少,色暗,经期延后,伴有痛经。妇检:子宫附件未触及异常。诊刮病理报告:子宫内膜分泌欠佳,基础体温稍升高而不稳,上升时间 8 天左右,输卵管通畅。

诊断:不孕症(黄体功能不全)。

治则:温肾助阳,活血调经。

处方:菟丝子 15 g,枸杞子 15 g,巴戟天 10 g,仙茅 10 g,淫羊藿 10 g,鹿角胶 10 g,肉苁蓉 10 g,紫石英 10 g,当归 15 g,川芎 15 g,赤芍 15 g,山药 15 g,五味子 10 g。

用法:5 剂,水煎服,每日 1 剂,分 2 次服用。

连续治疗 5 个月,怀孕。

按语:此例属肾虚,肾阳不足。肾阳不足,冲任虚寒,胞宫失煦,故婚久不孕;阳虚内寒,天癸迟至,冲任血海空虚,故月经后期;肾阳虚外府失煦,则腰酸乏力;肾阳虚衰,血失温养,脉络拘急,血行不畅,则面色晦暗,经少。阳虚则寒,故而脉道涩滞,血运不畅,瘀阻胞宫则经色暗,有痛经。治以温肾助阳,活血调经。方中的菟丝子、淫羊藿、巴戟天、鹿角胶、仙茅、肉苁蓉、紫石英等甘温气厚之品能补肾,壮肾,据《本草经疏》载:巴戟天鼓舞肾阳,强壮筋骨。《本草经疏》载:肉苁蓉补阳不燥,滋阴不腻,益髓悦颜色。《药性论》载:菟丝子治男女虚冷,填精益髓。《神农本草》载:紫石英治妇女子宫虚寒不孕。当归、川芎、赤芍补血活血止痛;山药、五味子固肾涩精。诸药配伍,气归精,精归化,肾阳得温,生子有望。现代药理研究表明,紫石英能兴奋卵巢之内分泌。

病案 7

钱某,女,31 岁。

患者结婚 8 年,其间孕 2 次,人工流产 2 次。至今已 3 年多未孕。丈夫健康,夫妻生活正常。多次就诊,效果不佳,今为求进一步治疗,遂来就诊。月经史:14 岁月经初潮,经量少,经色暗淡,经行前胸胁及乳房胀痛,经行时少腹堕痛,喜按,经后腰痛如折,膝软,性欲淡漠,分泌物少,阴道干涩,舌质淡,苔薄白,脉弦细。妇科检查:外阴,阴道正常,宫颈光滑,子宫前位,活动尚可,输卵管通畅,基础体温呈单相型。子宫内膜活检示:子宫内膜腺体分泌不足。

诊断:不孕症(排卵障碍性不孕)。

治则:补肾填精,调节冲任。

处方:枸杞子 20 g,菟丝子 20 g,覆盆子 15 g,女贞子 15 g,墨旱莲 15 g,当归 15 g,白芍 15 g,柴胡 15 g,香附 15 g,熟地黄 12 g,肉苁蓉 12 g,巴戟天 10 g,蒲黄 10 g,党参 10 g。

用法:10 剂,水煎服,每日 1 剂,分 2 次服用。于月经周期第 5 天开始服用(相当于卵泡发育期及增殖期),一直服至经行。共加减治疗 4 个月经周期。

二诊:治疗至第 2 个月经周期时,经行前胸胁胀痛减轻,月经量有所增加,经后腰痛缓解,排卵期分泌物增多,基础体温略呈双相,但后期体温升高时间不足 14 天。提示黄体功能不全。

三诊:因此在第 3 个月经周期的排卵期后,在上方基础上加鹿角霜、仙茅各 15 g。

四诊:至第 4 个月经周期时,经行前后胁痛、腹痛、腰痛等症状消失,精神明显好转,月经的量、色、质正常,排卵后白带增加,呈拉丝状。

次年 6 月产一健康女婴。

按语:此例辨证属肾精不足,冲任虚损。肾阴亏虚,冲任血海匮乏,胞宫失养,故致不孕;精血不足,则月经量少;血少津亏,阴液不充,任带失养,阴窍失濡,故分泌物少,阴中干涩;腰为肾之府,肾虚则腰膝酸软,性欲淡漠;肾精亏虚,乳络失于濡养而经行前胸胁及乳房胀痛。治宜补肾填精,调节冲任。方中枸杞子、覆盆子、菟丝子、女贞子、墨旱莲、熟地黄等滋阴补肾以填精,精气充使卵泡发育,子宫内膜得以增生,此为阴生;再以肉苁蓉、巴戟天、鹿角霜补肾气,壮肾阳,使孕激素足,黄体功能健,则为阳长;党参、当归、白芍补气血,助阴生阳长;蒲黄活血行瘀;柴胡、香附疏肝解郁使气机条达,则下丘脑-垂体-性腺系统兴奋,卵巢功能正常方能受孕。现代药理研究证明,巴戟天,肉苁蓉,覆盆子,菟丝子能直接刺激下丘脑,垂体,使黄体生成素分泌增多;人参有类促性腺激素样作用,能增加卵巢重量,使雌、孕激素增多的功能。纵观本方有补肾精,调冲任,和气血,疏肝郁,调气机之功,使肾精足,冲任充,气血调,阴阳平衡,天癸至,故能有子。

病案 8

宋某,女,31 岁,已婚未孕。

患者婚后 5 年未孕,丈夫体检,夫妻生活正常。患者平素每次行经前 1 周自觉乳胀有块,烦躁易怒,少腹胀痛,经期先后不定,经量中等,经色暗,时有血块。经多家医院妇科检查确诊为输卵管阻塞性不孕,综合治疗 3 年,至今仍未孕。为求进一步治疗,遂来就诊。刻下见:面色暗滞,舌质略红,苔少,脉弦细。

诊断:不孕症(输卵管阻塞性不孕)。

治则:疏肝导滞,通管助孕。

处方:当归 15 g,白芍 15 g,香附 15 g,柴胡 15 g,鹿角胶 10 g,水蛭 5 g,王不留行 10 g,炙甘草 6 g,川牛膝 10 g。

用法:10 剂,水煎服,每日 1 剂,分 2 次服用。

嘱患者于每月经停后第 4 天开始服用 10 剂,连续服药 4 个月经周期,后月经正常,其余诸症亦消失。

后妊娠,生一健康女婴。

按语:中医学认为本病多因情志抑郁,肝失条达,疏泄失职,气机不利致胞脉瘀阻;或因房室纵欲,频繁人工流产导致血不归经、瘀血内停;或肝肾阳虚,清浊升降失司,痰浊水湿占据血室致痰瘀互结于冲任胞脉,导致不孕。此例系冲任失调,肝郁瘀滞胞脉所致。肝气郁结,疏泄失常,冲任失和,故婚久不孕;气机不畅,血海蓄溢失常,故月经周期先后不定;气郁血滞,则经色暗,有血块;足厥阴肝经循少腹布胁肋,肝失条达,经脉不利,故经前胸胁、乳房胀痛;肝郁气滞,血行不畅,"不通则痛",故经行腹痛;情怀不畅,郁久化火,故烦躁易怒。治宜疏肝解郁,理血调经。方中柴胡、香附疏肝理气;当归、白芍养血活血调补冲任;鹿角胶补肾助阳,兼能活血散瘀消肿;川牛膝性善下行;配水蛭破血逐瘀;王不留行善于走窜,性专行散,能通经络而达病所。诸药配伍,共奏疏肝导滞,通管助孕之功。

第十三节　绝经前后诸证

一、中医病学相关知识

【概述】

绝经前后诸证是指妇女在绝经期前后,出现烘热汗出,烦躁易怒,潮热面红,失眠健忘,精神倦怠,头晕目眩,耳鸣心悸,腰背酸痛,手足心热,或伴月经紊乱等与绝经有关的症状。

古代医籍对本病无专篇记载,对其症状的描述可散见于"脏躁""百合病""老年血崩"等病证中,如《金匮要略·妇人杂病脉证并治》指出:"妇人脏躁,喜悲伤欲哭,象如神灵所作,数欠伸。"

西医学围绝经期综合征、双侧卵巢切除或放射治疗后卵巢功能衰竭出现围绝经期综合征表现者可参照本病辨证治疗。

【病因病机】

本病的发生与妇女绝经前后的生理特点密切相关。七七之年,肾气渐衰,天癸渐竭,冲任二脉逐渐亏虚,月经将断而至绝经。在此生理转折时期,受身体内外环境的影响,如素体阴阳有所偏衰,素性抑郁,宿有痼疾,或家庭、社会等环境变化,易导致肾阴阳平衡失调而发病。"肾为先天之本",又"五脏相移,穷必及肾",故肾之阴阳失调,每易波及其他脏腑。而其他脏腑病变,久则必然累及于肾,故本病之本在肾,常累心、肝、脾等脏,致使本病证候复杂。

1. **肾阴虚**　肾阴素虚,精亏血少,绝经前后,天癸渐竭,精血衰少;或忧思不解,积念在心,营阴暗耗;或房事多产,精血耗伤,肾阴更虚;真阴亏损,冲任衰少,脏腑失养,遂致绝经前后诸证。

2. **肾阳虚**　素体肾阳虚衰,绝经前后,肾气更虚;或房事不节,损伤肾气;命门火衰,冲任失调,脏腑失于温煦,遂致绝经前后诸证。

3. **肾阴阳两虚**　肾藏元阴而寓元阳,若阴损及阳,或阳损及阴,真阴、真阳不足,不能濡养,温煦脏腑,冲任失调,遂致绝经前后诸证。

4. **心肾不交**　绝经前后,肾水不足,不能上济于心,心火独亢,热扰心神,出现心肾不交,遂致绝经前后诸证。

【辨证论治】

(一)辨证要点

本病发生以肾虚为本,临证应主要根据临床表现,月经紊乱的情况及舌脉辨其属阴,属阳,或阴阳两虚,或心肾不交。

(二)治疗要点

本病治疗应注重固护肾气,清热不宜过于苦寒,祛寒不宜过于温燥,更不可妄用攻伐,以免犯虚虚之戒。若涉及他脏者,则兼而治之。

(三)分证论治

1. **肾阴虚证**　①主要证候:绝经前后,头晕耳鸣,腰酸腿软,烘热汗出,五心烦热,失眠多梦,口燥咽干,或皮肤瘙痒,月经周期紊乱,量少或多,经色鲜红;舌红,苔少,脉细数。②证候分析:绝经前后,天癸渐竭,肾阴不足,精血衰少,髓海失养,故头晕耳鸣;腰为肾府,肾主骨,肾之精亏血少,故腰酸腿软;肾阴不足,阴不维阳,虚阳上越,故烘热汗出;水亏不能上制心火,心神不宁,故失眠多梦;肾阴不足,阴虚内热,津液不足,故五心烦热,口燥咽干;精亏血少,肌肤失养,血燥生风,故皮肤瘙痒;肾虚天癸渐竭,冲任失调,血海蓄溢失常,故月经周期紊乱,经量少或多,色鲜红。舌红,苔少,脉细数,为肾阴虚之征。③治法:滋肾益阴,育阴潜阳。

2. **肾阳虚证**　①主要证候:绝经前后,头晕耳鸣,腰痛如折,腹冷阴坠,形寒肢冷,小便频数或失禁;带下量多,月经不调,量多或少,色淡质稀,精神萎靡,面色晦暗;舌淡,苔白滑,脉沉细而迟。②证候分析:绝经前后,肾气渐衰,肾主骨生髓,腰为肾府,肾虚则髓海、外府失养,故头晕耳鸣,腰痛如折;肾阳虚下焦失于温煦,故腹冷阴坠;膀胱气化失常,关门不固,故使小便频数或失禁;气化失常,水湿内停,下注冲任,损伤带脉,约固无力,故带下量多;肾阳虚冲任失司,故月经不调,量多或少;血失阳气温化,故色淡质稀;肾阳虚惫,命门火衰,阳气不能外达,经脉失于温煦,故形寒肢冷,精神萎靡,面色晦暗。舌淡,苔白滑,脉沉细而迟,为肾阳虚衰之征。③治法:温肾壮阳,填精养血。

3. 肾阴阳两虚证 ①主要证候:绝经前后,乍寒乍热,烘热汗出,月经紊乱,量少或多,头晕耳鸣,健忘,腰背冷痛;舌淡,苔薄,脉沉弱。②证候分析:绝经前后,肾气渐衰,阴阳失调,营卫不和,则乍寒乍热,烘热汗出;冲任失调,则月经紊乱,量少或多;肾虚精亏,脑髓失养,则头晕耳鸣,健忘;肾阳不足,失于温煦,则腰痛。舌淡,苔薄,脉沉弱,均为肾阴阳俱虚之征。③治法:阴阳双补。

4. 心肾不交证 ①主要证候:绝经前后,心烦失眠,心悸易惊,甚至情志失常,月经周期紊乱,量少或多,经色鲜红,头晕健忘,腰酸乏力;舌红,苔少,脉细数。②证候分析:绝经前后,肾水不足,不能上制心火,心火过旺,故心烦失眠,心悸易惊,情志失常;肾虚天癸渐竭,冲任失调,血海蓄溢失常,故月经周期紊乱,经量少或多,色鲜红;天癸渐竭,肾阴不足,精血衰少,髓海失养,故头晕健忘;腰为肾府,肾主骨,肾之精亏血少,故腰酸乏力。舌红,苔少,脉细数,为心肾不交之征。③治法:滋阴补血,养心安神。

【其他疗法】

1. 中成药治疗

(1)六味地黄丸每次 6 g,每日 2 次,口服。适用于肾阴虚证。

(2)知柏地黄丸每次 6 g,每日 2 次,口服。适用于肾阴虚证。

(3)杞菊地黄丸每次 6 g,每日 2 次,口服。适用于肾阴虚证。

(4)坤泰胶囊每次 2 g,每日 3 次,口服。适用于心肾不交证。

2. 针灸治疗

(1)体针 肾阴虚者取肾俞、心俞、太溪、三阴交、太冲,毫针刺,用补法。肾阳虚者取关元、肾俞、脾俞、章门、足三里,毫针刺,用补法可灸。

(2)耳针 取内分泌、卵巢、神门、交感、皮质下、心、肝、脾等穴,可用耳穴埋针、埋豆,每次选用 4~5 穴,每周 2~3 次。

二、西医病学相关知识

【概述】

绝经综合征指妇女绝经前后出现的一系列绝经相关症状。绝经可分为自然绝经和人工绝经 2 种。前者指卵巢内卵泡耗竭,或残余的卵泡对促性腺激素丧失了反应,卵泡不再发育和分泌雌激素,导致绝经。后者是指手术切除双侧卵巢或放射治疗和化学治疗等损伤卵巢功能。人工绝经者更易发生绝经综合征。围绝经期最早的变化是卵巢功能的衰退,继后下丘脑-垂体功能退化。

【病因和发病机制】

绝经综合征发生的根本原因是由于生理性或病理性或手术引起的卵巢功能衰竭和下丘脑-垂体功能的退化,导致性激素水平的波动和减少。女性特征和生理功能都与卵巢所分泌的雌激素有密切关系,卵巢功能一旦衰竭或被切除和破坏,卵巢分泌的雌激素就会显著减少,一旦体内分泌的雌激素减少,就会引发器官和组织的退行性变化,出现一系列的症状。

【治疗】

围绝经期妇女由于精神状态、生活环境各不相同,其出现综合征的轻重差异很大。有些妇女无须治疗,有的妇女则需要医疗干预才能控制症状。

具体措施包括以下几个方面。

1. **一般处理和对症治疗** 心理治疗是围绝经期治疗的重要组成部分,围绝经期是自然的生理过程,应以积极的心态适应这一变化。若有睡眠障碍,可选用艾司唑仑 1 ~ 2 mg,咪达唑仑 10 ~ 15 mg,酒石酸唑吡坦 10 mg,阿普唑仑 0.4 ~ 0.8 mg,等睡前服用;为预防骨质疏松,坚持体育锻炼,增加日晒时间,摄入足量蛋白质和含钙食物;潮热治疗可用选择性 5-羟色胺再摄取抑制剂,如文拉法辛 150 mg/天、帕罗西汀 20 ~ 50 mg/天等。

2. **激素治疗或激素补充治疗** 激素治疗是针对绝经过渡期和绝经后相关症状的必要治疗措施。用药方法及用药途径应在综合评估治疗目的和风险的前提下,采用最低有效剂量,没有必要限制激素治疗的期限,但在应用激素治疗期间应至少每年进行一次个体化危险/受益评估,并决定是否继续或长期应用。为预防血栓形成,因疾病或手术需要长期卧床者酌情停用。治疗的方案:可采用单纯雌激素,单纯孕激素以及雌、孕激素联合应用的治疗方案。

3. **防治骨质疏松症** 绝经后补充雌激素可以阻止雌激素降低引起的快速骨丢失,雌激素是绝经早期妇女预防绝经后骨质疏松症的首选药物,若有禁忌证则可选择双膦酸盐类、降钙素类药物。

三、夏氏中西医结合相关知识

西医治疗绝经前后诸证一方面采取对症治疗,预防并发症;另一方面则采用激素治疗。夏氏中医认为本病以肾虚为本,临床可见肾阴虚、肾阳虚及肾阴阳两虚等。肾为先天之本,肾虚常累及他脏而出现诸多病变,故遵循治病必求于本之原则,治疗以调补肾之阴阳平衡为本。然而补肾以平衡阴阳为基本治法,同时应注重调和营卫,"七七"之年天癸渐竭,仲任虚惫,乃女性正常生理衰退变化。但由于各种内外因素影响而出现阴阳失调,营卫不和,人体难以快速适应而诸证由生。因此在调补肾之阴阳基础上调和营卫亦是治疗关键。夏氏中医常选用桂枝汤加减治疗。对于明显存在失眠、焦虑、烦躁等精神障碍症状患者,夏氏中医常采用小剂量精神调节类药物,如阿普唑仑、艾司唑仑、酒石酸唑吡坦、西酞普兰等,同时配合中药、夏氏脑针等治疗。

四、病 案

病案 1

丁某,女,45 岁。

患者以心悸、失眠 2 年为主诉就诊。患者近 2 年间断出现头昏头胀,活动后则自觉心悸胸闷,情绪不稳,易激动,两目干涩,视物模糊,口干少津,潮热多汗,月经后期,量稀少色暗红,纳一般,眠差多梦,舌质红,少苔,脉细数。查头颅 CT,胸片,心电图,心脏彩超,甲状腺功能测定等检查均无异常,内分泌测定示卵巢功能低下,促性腺激素水平偏高。西医诊断为更年期综合征。

诊断:绝经前后诸证。

治则:补肝肾,健脾胃,安神解郁,养血调经。

处方:百合 30 g,熟地黄 20 g,酸枣仁 30 g,钩藤(后下)15 g,山药 12 g,枸杞子 12 g,山茱萸 10 g,制何首乌 10 g,杜仲 15 g,当归 15 g,玫瑰花 10 g,合欢花 15 g,炙甘草 10 g,女贞子、墨旱莲各 15 g,首乌藤 15 g,煅牡蛎(先煎)30 g。

用法:10 剂,水煎服,每日 1 剂,分 2 次服用。

二诊:服药 10 剂后临床症状明显好转,头昏头胀好转,汗出明显减轻,失眠、心悸、口干目涩等症均有改善,守上方继服 10 剂,临床症状基本消失,再续服 10 剂诸症痊愈。

按语:妇女绝经前后,肾气日衰,天癸将竭,冲任二脉逐渐亏虚,精血日趋不足,故肾虚为本病之本。而天癸属于阴精,天癸渐竭则肾阴亦趋不足,故临床表现以阴虚多见。此例属阴虚肝旺证,肾阴不足,精血衰少,髓海失养,故头昏头胀;肾阴不足,阴不维阳,虚阳上越,故潮热汗出;水亏不能上制心火,心神不宁,故心悸胸闷,失眠多梦;肾阴不足,阴虚内热,津液不足,故口燥咽干,两目干涩,视物模糊;肾虚天癸渐竭,冲任失调,血海蓄溢失常,故月经后,经量少。治疗原则以补肾为本,兼顾其他脏腑气血诸方面。方中百合清心安神;酸枣仁养心安神;熟地黄、枸杞子、制何首乌、山茱萸、女贞子、墨旱莲补肝肾,滋阴精以养先天;山药、炙甘草健脾和中,补后天以养先天;当归养血调经;杜仲、仙茅、淫羊藿、巴戟天温补肾阳;玫瑰花、合欢花疏肝解郁;钩藤平肝息风,具有调节自主神经功能的作用。诸药合用,可补肝肾,健脾胃,安神解郁,养血调经。

病案 2

杨某,女,49 岁。

患者至今已 3 个月未行经,并出现一过性烘热面赤,汗出,心烦,急躁易怒,腰酸,失眠,舌质淡红,苔薄白,脉细。

诊断:绝经前后诸证。

治则:疏肝补肾,调整阴阳,养血安神。

处方:柴胡 15 g,郁金 15 g,山茱萸 10 g,杜仲 10 g,女贞子 15 g,墨旱莲 15 g,枸杞子 15 g,肉苁蓉 10 g,茯苓 15 g,牡丹皮 15 g,熟地黄 15 g,山药 15 g。

用法:10 剂,水煎服,每日 1 剂,分 2 次服用。

二诊:连服 10 剂后患者诸症均有症状减轻,汗出缓解不明显,在上方基础上加黄芪 30 g,浮小麦 15 g,续服 10 剂。诸症痊愈。

按语:本病属多因肾气渐衰,天癸将竭或已竭,肾阴亏虚,肝失疏泄,阴阳失调所致。

现代医学认为,本病是卵巢功能呈退行性改变,进而影响到全身各系统器官产生的一系列综合症候群。肾为先天之本,经水之源;肝主疏泄,具有调节情志的功能;肾阴不足,水不涵木,则出现头晕、腰酸、烦躁易怒等症状。治疗上以疏肝补肾,调整阴阳为主。故临床上采用更年舒解汤治之。方中柴胡、郁金疏肝解郁;熟地黄、山茱萸、淫羊藿、女贞子、枸杞子、龟甲滋养肾阴;杜仲、肉苁蓉补肾扶肾阳;茯苓、山药补益脾气;酸枣仁宁心安神,养血敛汗。诸药配伍,共奏疏肝补肾,调整阴阳,养血安神之功。

病案3

朱某,女,49岁。

患者绝经1年。烘热汗出,无端烦躁,恐慌,胸胁胀闷,失眠健忘,心悸,纳差等症状,进行性加重,诊断为更年期综合征。刻下见:舌质红而少苔,脉弦细而数。

诊断:绝经前后诸证。

治则:疏肝补肾,调整阴阳,养血安神。

处方:生地黄15 g,枸杞子12 g,当归15 g,北沙参15 g,麦冬10 g,柴胡15 g,牡丹皮10 g,酸枣仁20 g,白芍15 g,川楝子12 g。

用法:5剂,水煎服,每日1剂,分2次服用。

二诊:汗出,烦躁诸症较前稍减轻,睡眠较前改善,纳差,再原方基础上加焦麦芽、焦神曲、焦山楂各15 g;5剂,水煎服。

三诊:诸症明显好转,守上方续服10剂。嘱其常服六味地黄丸、杞菊地黄丸以善其后。

按语:肾以藏精为主,肝以藏血为用。二者精血互化,相互影响。且肝性喜条达,主调畅情志。女性又易受情绪影响,而致肝郁不舒。绝经期前后,肾阴由盛渐衰,天癸由少渐竭。故肾阴不足,肝郁气滞,是导致本病发生的关键所在滋阴补肾,疏肝理气,调和气血。此例属阴虚肝郁症。治以滋阴疏肝,滋阴补肾,疏肝理气,调和气血。方中生地黄、枸杞子滋肾阴;北沙参、麦冬滋肺胃之阴,与生地黄、枸杞子相合,有金水相生之意;当归、白芍补肝血,调经活血,与以上滋阴药相伍,滋阴养血,精血互化;以柴胡、川楝子以疏肝解郁(因川楝子虽可疏肝,但有破气之嫌,故易之)。诸药合用,融滋阴疏肝为一方,共成之功,以期滋水涵木,精血互化,肝气条达,诸症自愈。

病案4

郭某,女,52岁。

患者以一过性烘热面赤,瞬间又感怕冷,恶风出汗,心烦躁半年余为主诉就诊。患者于2年前月经闭止,半年前开始经常出现一过性烘热面赤,烦躁不安,瞬间又怕冷出汗恶风,眠差等症状。至当地医院就诊,诊断为更年期综合征,口服谷维素、地西泮等药,效不佳。今为求进一步治疗,遂就诊。刻下见:烘热汗出怕冷交替出现,舌红,苔薄,脉细数。

诊断:绝经前后诸证。

治则:调和营卫,养血补肾。

处方:桂枝 15 g,白芍 20 g,甘草 10 g,干姜 6 g,大枣 7 枚,黄芪 30 g,白术 15 g,防风 12 g,当归 15 g,鸡血藤 20 g,制何首乌 10 g,补骨脂 10 g,淫羊藿 10 g,肉苁蓉 10 g,枸杞子 15 g,首乌藤 20 g,合欢皮 10 g。

用法:7 剂,水煎服,每日 1 剂,分 2 次服用。

二诊、三诊前方加减化裁共进 21 剂,诸症痊愈。

按语:更年期综合征,系女子雌激素衰减,除月经闭止外,可出现一系列神经功能障碍尤以自主神经功能紊乱为主的临床症状。此例乃肾气亏损,营卫不和证。中医认为肾气衰退,肾阳不足,肾阴亏损,以致脏腑功能失衡,营卫不和,卫不固故怯寒怕冷,营不内守故汗出,营血同源,心血不足,神不守舍而少寐。肾水不足,肾水不济心火致心烦易躁,立方宗旨在于标本兼治,即用调和营卫又投养血补肾,固其本而达到治疗目的。

病案5

耿某,女,48 岁。

患者以阵发性头面烘热汗出 1 年为主诉就诊。患者近 1 年来经常出现阵发性头面烘热,汗出,睡眠差,心躁心烦,晨起面部及两手肿胀感,食纳一般,二便基本正常,舌淡,苔薄白,脉细弱。

诊断:绝经前后诸证。

治则:补益肾精,调和阴阳。

处方:桂枝 15 g,白芍 15 g,甘草 6 g,生龙骨、生牡蛎各 30 g,地骨皮 15 g,浮小麦 30 g,炒酸枣仁 15 g,茵陈 30 g,柏子仁 20 g,白术 15 g,山药 15 g,茯苓 15 g。

用法:5 剂,水煎服,每日 1 剂,分 2 次服用。

二诊:服药后患者阵发性头面烘热,汗出、心躁、心烦等症即明显减轻,睡眠改善,守上方继服 5 剂,诸症痊愈。嘱患者续服上方 5 剂以巩固疗效。

半年后随访,未见复发。

按语:此例患者正值天癸渐竭之时,天癸将竭而肾精亏虚,阴血不足,阴阳不和是其根本,治之以调和阴阳;加浮小麦固表止汗;炒酸枣仁、柏子仁养心安神;生龙骨、生牡蛎重镇安神;茵陈、地骨皮清热除烦;白术、山药、茯苓健脾益气。药证合用,药到病除。

第三章　男科疾病

第一节　遗　精

一、中医病学相关知识

【概述】

遗精是指因脾肾亏虚,精关不固,或火旺湿热,扰动精室所致的以不因性生活而精液频繁遗泄为临床特征的病症。有梦而遗精者,称为梦遗;无梦而遗精,甚至清醒时精液自出者,称为滑精。

本病为男科疾病,其发病近年有增多之势,中医药治疗有较好的疗效。本病的记载,始见于《黄帝内经》《灵枢·本神》篇说:"怵惕思虑则伤神,神伤则恐惧,流淫而不止……恐惧而不解则伤精,精伤则骨酸痿厥,精时自下。"叙述了遗精的病因。遗精一证,在汉代《金匮要略·血痹虚劳病脉证并治》中称"失精"和"梦失精",并提出了治疗的方药。《诸病源候论·虚劳病诸候》指出本病的病机有肾气虚弱和见闻感触等:"肾气虚弱,故精溢也。见闻感触,则动肾气,肾藏精,今虚弱不能制于精,故因见闻而精溢出也。"宋代《普济本事方·膀胱疝气小肠精漏》载有治遗精方四首,该书正式提出了遗精和梦遗的名称。元代《丹溪心法·遗精》认为遗精的病因在肾虚之外,还有湿热:"精滑专主湿热,黄柏、知母降火,牡蛎粉、蛤粉燥湿。"至明代,对遗精的认识渐趋完善。如《医宗必读·遗精》指出五脏之病皆可引起遗精:"苟一脏不得其正,甚则必害心肾之主精者焉"。《景岳全书·遗精》比较全面的归纳出遗精之证有9种,并分别提出了治法方药。

【病因病机】

本病的发病多由于房事不节,先天不足,用心过度,思欲不遂,饮食不节,湿热侵袭等所致。《素问·六节藏象论篇》说:"肾者主蛰,封藏之本,精之处也。"《景岳全书·遗精》指出:"精之藏制虽在肾,而精之主宰则在心,故精之蓄泄无非听命于心。"故遗精的病位主要在肾和心,并与脾,肝密切相关。病机主要是君相火旺,扰动精室;湿热痰火下注,扰动精室;劳伤心脾,气不摄精;肾精亏虚,精关不固。

1.**君相火旺**　劳心过度,心阴暗耗,心火偏亢,心火不能下交于肾,肾水不能上济于心,心肾不交,水亏火旺,扰动精室,发为遗精。《证治要诀·遗精》谓:"有用心过度,心不摄肾,以致失精者。"《折肱漫录·遗精》说:"梦遗之证,其因不同……非必尽因色欲过度,以致滑泄。大半起于心肾不交,凡人用心太过则火亢于上,火亢则水不升而心肾不交。士子读书过劳,每有此病。"又心有妄想,情动于中,所欲不遂,心神不宁,君火偏亢,相火妄动,扰动精室,也可发为遗精。

2. 湿热痰火下注 饮食不节,醇酒厚味,损伤脾阳,酿湿生热,或蕴痰化火,湿热痰火流注于下;或湿热之阳邪侵袭下焦,湿热痰火扰动精室,发为遗精。《杂病源流犀烛·遗泄源说流》:"有因脾胃湿热,气不化清,而分注膀胱者,亦混浊稠厚,阴火一动,精随而出,此则不待梦而自遗者……有因饮酒厚味太过,痰火为殃者。"《明医杂著·梦遗滑精》云:"梦遗滑精……饮酒厚味,痰火湿热之人多有之。"

3. 劳伤心脾 素禀心脾亏虚,或劳心太过,或体劳太过,以致心脾亏虚,阴阳失调,气不摄精,发为遗精。《景岳全书·遗精》谓:"有因用心思索过度辄遗者,此中气有不足,心脾之虚陷也。"

4. 肾虚不固 先天不足,禀赋素亏;或青年早婚,房事过度;或少年无知,频犯手淫,导致肾精亏虚。若致肾气虚或肾阳虚,则下元虚惫,精关不固,而致滑精。故《景岳全书·遗精》说:"有素禀不足,而精易滑者,此先天元气之单薄也。"若肾阴亏虚,则阴虚而火旺,相火偏盛,扰动精室,精液自出,发为遗精。《医贯·梦遗并滑精论》说:"肾之阴虚则精不藏,肝之阳强则火不秘,以不秘之火,加临不藏之精,有不梦,梦即泄矣。"《证治要诀·遗精》谓:"有色欲太过,而滑泄不禁者。"

【辨证论治】

(一)辨证要点

1. 审察脏腑 "有梦为心病,无梦为肾病",故一般认为,用心过度,或杂念妄想,君相火旺。因梦而引起的遗精多为心病;禀赋不足,房劳太过,无梦而遗的多为肾病。症见失眠多梦,心悸心烦者,多为心病;症见腰酸膝软,眩晕耳鸣者,多为肾病。

2. 分清阴阳虚实 初起以阳证、实证为多;日久以阴证、虚证为多。阳证,实证以君相火旺,湿热痰火下注,扰动精室者为主;阴证,虚证则以肾虚不固,劳伤心脾者为主。

(二)治疗原则

本病应结合脏腑,分阴阳虚实而治。实证以清泄为主,心病者兼用安神;虚证以补涩为主,属肾虚不固者,补肾固精;劳伤心脾者,益气摄精;肾阳虚者,温补肾阳;肾阴虚者,滋养肾阴,其中重症患者,宜酌配血肉有情之品以补肾填精。阴虚火旺者,治以滋阴降火。

(三)分证论治

1. 君相火旺证 ①主要证候:少寐多梦,梦中遗精,伴有心中烦热,头晕目眩,精神不振,倦怠乏力,心悸不宁,善恐健忘,口干,小便短赤,舌质红,脉细数。②证候分析:劳心过度,心阴暗耗,心火偏亢,心火不能下交于肾,肾水不能上济于心,心肾不交,水亏火旺,扰动精室,发为遗精;心阳偏亢则心中烦热,心悸不宁,新火上扰则头晕目眩,精神不振;心阴不足,津液耗伤则口干,小便短赤等。③治法:清心安神,滋阴清热。

2. 湿热下注证 ①主要证候:遗精频作,或有梦或无梦,或尿时有少量精液外流,小便热赤浑浊,或尿涩不爽,口苦或渴,心烦少寐,口舌生疮,大便溏臭,或见脘腹痞闷,恶心,苔黄腻,脉濡数。②证候分析:饮食不节,醇酒厚味,损伤脾胃,酿湿生热,或蕴痰化火,湿热痰火流注于下;或湿热之邪侵袭下焦,湿热痰火扰动精室,发为遗精。湿热困阻中焦,脾阳不升,水液运化失常,则口苦或渴,心烦少寐,口舌生疮,大便溏臭,脘腹痞闷,恶心等。③治法:清热利湿。

3. **劳伤心脾证** ①主要证候:劳累则遗精,心悸不宁,失眠健忘,面色萎黄,四肢困倦,食少便溏,舌淡,苔薄白,脉细弱。②证候分析:素禀心脾亏虚,或劳心太过,或体劳太过,以致心脾亏虚,气不摄精,发为遗精。心脾气血亏虚,阴阳失调,则心悸不宁,失眠健忘,面色萎黄,四肢困倦,食少便溏。③治法:调补心脾,益气摄精。

4. **肾虚不固证** ①主要证候:梦遗频作,甚至滑精,腰酸膝软,咽干,心烦,眩晕耳鸣,健忘失眠,低热颧赤,形瘦盗汗,发落齿摇,舌红少苔,脉细数。遗久滑精者,可兼见形寒肢冷,阳痿早泄,精冷,夜尿多或尿少浮肿,尿色清,或余沥不尽,面色㿠白或枯槁无华,舌淡嫩有齿痕,苔白滑,脉沉细。②证候分析:先天不足,禀赋素亏;或青年早婚,房事过度;或少年无知,频犯手淫,导致肾精亏虚。若致肾气虚或肾阳虚,则下元虚惫,精关不固,而致滑精。身为腰之府,肾阳不足不能温养,则形寒肢冷,阳痿早泄,精冷,夜尿多或尿少浮肿等。若肾阴亏虚,则阴虚而火旺,相火偏盛,扰动精室,精液自出,发为遗精。阴虚则虚火内生,见咽干,心烦,眩晕耳鸣,健忘失眠,低热颧赤,形瘦盗汗等。③治法:补肾益精,固涩止遗。

【预防与调摄】

注意调摄心神,排除杂念,对于心有妄想,所欲不遂者,尤为重要,此既是预防措施又是调摄内容。正如《景岳全书·遗精》所说:"遗精之始,无不病由乎心……及其既病而求治,则尤当以持心为先,然后随证调理,自无不愈。使不知求本之道,全恃药饵,而欲望成功者,盖亦几希矣!"同时应节制房事,戒除手淫,注意生活起居,避免脑力和体力的过劳,晚餐不宜过饱,养成侧卧习惯,被褥不宜过重,衬裤不宜过紧,以减少局部刺激,并应少食辛辣刺激性食物。

二、西医病学相关知识

【概述】

遗精是指不在性交时或自慰情况下而精液自行流出的情况,可以分为生理性遗精和病理性遗精,生理性遗精一般不会引起身体不适,遗精时阴茎勃起功能正常;病理性遗精一般可出现遗精频繁,表现为每周数次或者一夜数次,有的时候轻微刺激即可引起遗精。遗精后还常出现精神疲惫,腰膝酸软,耳鸣头晕,身体乏力等症状。遗精时阴茎勃起不坚,或根本不能勃起。

【病因】

现代医学认为,遗精的原因大多为大脑皮质的抑制过程减弱,性中枢的兴奋性增强,以及因生殖系统某些疾病所致。由于性的要求过分强烈不能克制,特别是在睡眠前思淫引起性兴奋,长时间使性活动中枢神经受到刺激而造成遗精;或体质虚弱,各脏器的功能不够健全,如大脑皮质功能不全,失去对低级性中枢的控制,而勃起中枢和射精中枢的兴奋性增强,也会发生遗精;或性器官或泌尿系统的局部病变,如包茎、包皮过长、尿道炎、前列腺炎等,这些病变亦可以刺激性器官而发生遗精。

【治疗】

遗精的治疗与病因有关,生理性遗精一般无须治疗,病理性遗精可以通过药物治疗和手术治疗有效缓解症状。

1. 改变不良习惯 有遗精症状的患者应该杜绝在入睡前阅读色情小说、杂志,不去幻想色情情节,降低大脑兴奋性。并且注意杜绝手淫的习惯,房事应该有节制。不穿过紧的内裤和裤子,减轻对阴茎的压迫。

2. 药物治疗

(1)抗抑郁药 如盐酸舍曲林、盐酸帕罗西汀,可以使中枢 5-羟色胺能神经兴奋,达到抑制射精,治疗病理性遗精的目的,具有口服吸收好,作用时间长,不良反应少等优点。

(2)镇静剂 主要包括艾司唑仑、阿普唑仑等,用于过于劳累,出现神经衰弱表现导致遗精的患者,医生可能会给予镇静剂,并配合使用增强免疫力的药物。

(3)抗生素 主要包括左氧氟沙星、环丙沙星等,可以起到控制细菌感染及炎症作用,有效治疗前列腺炎或其他泌尿系统感染引发的遗精症状。

3. 手术治疗

(1)包皮环切术 用于包皮过长的患者,从而达到治疗遗精的目的。

(2)切开引流术 目的是对保守治疗无效的前列腺炎患者进行的切开脓肿引流脓液,从而减轻遗精症状。

三、夏氏中西医结合相关知识

西医治疗遗精多为对因治疗。中医认为遗精发生于清醒时多因心邪思淫而导致,而在睡眠中发生多为阴虚火旺,其有梦者,因火旺而神动。神在入睡后寄于阴而表现为梦,致魂随梦游而多淫,动则精不藏;或本有湿热、尿积留滞,致气行不畅,肝失疏泄而魂离居所,扰动精室而使精关失守。故本病可责于心肾不交。一是人体肾脏本身阴阳失调,一是脏腑调节失度致心神在昼瞑夜寐时阴阳失和。所以夏氏中医强调治疗本病首先注意调摄心神,排除妄念,然后再辨证论治。

因本病病位在肾,与心肝密切相关,故调补肾之阴阳应贯穿疾病治疗始终。夏氏中医对于确诊泌尿系感染者,给予抗生素治疗,如左氧氟沙星、环丙沙星等。对于因精神障碍出现遗精者给予治疗精神障碍类药物,如帕罗西汀、阿普唑仑等;同时配合中药、夏氏脑针治疗等治疗,中西医结合,增强疗效。

四、病 案

病案1

王某,男,22岁,大学生。

患者以遗精1年余为主诉就诊。患者1年前出现遗精,曾口服谷维素、抗生素及六味地黄丸等多种西药及中成药,效差。遗精症状间断发作,每月遗精4次以上,常于精神紧张时发生,考试期间遗精频繁,甚则1次/日,伴心烦,易出汗,口干,寐差,大便干,小便正常,舌质淡,苔薄白,脉细重按无力。

诊断:遗精(自主神经功能紊乱)。

治则:安神定志,滋养心肾。

处方:天冬15 g,生地黄15 g,太子参15 g,黄柏10 g,砂仁6 g,鸡内金15 g,生龙骨20 g,生牡蛎20 g。

用法:14剂,水煎服,每日1剂,分2次服用。

二诊:服药后遗精仅发生1次,情绪紧张缓解,睡眠较前改善,口干,大便干未见明显改善,小便正常,舌质淡,苔薄白,脉渐有力。再上方基础上加莲子10 g,天花粉20 g,大黄3 g;7剂,水煎服。

三诊:服药后遗精未再发作,心情舒畅,纳眠可,口干缓解,大便每日1次,稍不成形,小便正常,舌质淡,苔薄白,脉强有力。在上方基础上去天花粉,加芡实15 g,山药15 g,3剂水煎服;药后诸症痊愈。

按语:此例遗精常在精神紧张时发生,属紧张性遗精,以大、中学生多见,尤见于考试紧张期间频发。多是由于精神紧张,导致心神浮越,心肾不交。心阳上浮则心火不能下交于肾,肾水不能上济于心,最终导致心肾不交,水亏火旺,扰动精室,发为遗精;心神浮越,耗伤心阴,则心烦、口干、汗出多。治疗以安神定志为主,辅以滋养心肾。心神浮越可伤心气,遗精日久亦伤肾阴。方中生龙骨、生牡蛎安神定志;天冬、生地黄、太子参、砂仁、黄柏滋养心肾;鸡内金固精止遗。二诊时加天花粉、大黄养阴生津,通腑清热;莲子增强固精止遗之功。三诊,去天花粉,加芡实、山药以固遗。"清""镇""固"是治疗紧张性遗精的3个原则,镇静、清热可宁心安神,复予固涩以加强疗效。

病案2

李某,男,26岁,技术员。

患者以遗精频发2年余为主诉就诊。患者近2年频繁出现遗精,曾至多家医院就诊,诊断为"无菌性前列腺炎",服用多种抗生素及中药,效果差。今为求进一步治疗,遂来就诊。患者诉频繁遗精,伴口干、腹胀、便干,舌苔黄而厚,舌质偏红。询问遗精是否有诱发因素,患者发现遗精每于食羊肉火锅后发生,甚则食羊肉、韭菜等辛热食物亦遗精。

诊断:遗精(无菌性前列腺炎)。

治则:清胃泻火,滋阴益肾。

处方:生石膏 20 g,知母 15 g,麦冬 15 g,熟地黄 15 g,牛膝 10 g,鸡内金 20 g,白术 15 g,茯苓 15 g。

用法:7 剂,水煎服,每日 1 剂,分 2 次服用。

二诊:服药后患者遗精未再发作,口干,腹胀症状明显减轻,小便淡黄,大便基本正常,苔薄黄,脉弦。继服方 14 剂,水煎服。

三诊:服药期间患者食用羊肉火锅 2 次,遗精未发作。嘱患者平素少食羊肉等辛热之品。

按语:此例证属胃火偏盛,下扰精室。明·王纶在《明医杂著·梦遗滑精》中指出:"梦遗滑精,世人多作肾虚治,而为补肾涩精之剂不效,殊不知此证多由脾虚,饮酒厚味,痰火湿热之人多有之。"亦说明胃火之阳邪偏盛,下扰精室。夏氏中医认为因遗精每因食用燥热之品,湿热困阻中焦,脾阳不升,脾胃运化失常则口干;燥热伤阴则便干,故治宜清胃泻火,滋阴益肾。方中以生石膏、知母、麦冬、熟地黄清胃热,滋胃及肾之阴以固精止遗;鸡内金可清消胃经积热,消食和胃,又可固精止遗;白术、茯苓健脾益气,化脾胃之湿热;牛膝引药下行。同时嘱患者少食羊肉、牛肉火锅等辛辣燥热之品。

病案 3

郭某,男,23 岁,农民。

患者以遗精 8 年为主诉就诊。患者 8 年前间断出现遗精症状,至当地医院就诊,诊断为慢性前列腺炎,服用左氧氟沙星、环丙沙星等抗生素,效果不佳。间断遗精发作,5 ~ 6 天发作 1 次,严重时 1 日 1 次伴尿频、尿道疼痛、小腹胀痛、腰酸不适、睾丸发凉、头痛(两侧颞部),眠差,舌质淡红,苔薄黄,脉弦滑。前列腺指诊:前列腺偏大,质偏硬,有压痛。前列腺液常规:pH 值 6.7,白细胞满视野/HP,卵磷脂小体(+)。

诊断:遗精(慢性前列腺炎)。

处方:当归 15 g,浙贝母 15 g,苦参 15 g,虎杖 15 g,草薢 15 g,败酱草 15 g,冬瓜皮 15 g,鸡内金 20 g,乌药 10 g,知母 10 g,黄柏 10 g。

用法:14 剂,水煎服,每日 1 剂,分 2 次服用。

二诊:服药后患者遗精 1 次,梦交、尿频、尿道疼痛明显减轻,小腹胀痛、头痛症状基本消失,腰酸不适,睾丸发凉症状缓解不明显,纳眠尚可,舌淡红,苔薄黄,脉弦。在上方基础上乌药加至 12 g,补骨脂 10 g;14 剂,水煎服。

三诊:服药后患者遗精未再发作,诸症明显缓解,偶有腰部不适,舌质淡,苔薄黄,脉弦。前列腺液常规:pH 值 7.1,白细胞 10 ~ 15/HP,卵磷脂小体(+)。续服上方 14 剂,巩固疗效。

按语:遗精是慢性前列腺炎的一个常见症状,前列腺炎可致遗精,但遗精并非皆为炎症所致,因此临床上需结合前列腺液检查微观辨证;若前列腺液白细胞满视野,炎性分泌物瘀阻在前列腺导管内则导致遗精发生。此例四诊合参,辨证属热毒内蕴,瘀浊阻滞;实证阳邪偏盛,当实则泻之,同时兼顾补肾,以达阴阳平衡;故治以清热解毒,祛瘀排浊,温通止痛。方中苦参、知母、黄柏、败酱草清热解毒,知母、黄柏治疗遗精有特效。药理研究证明,知母不仅可以清热解毒、抗菌消炎,而且可降低神经系统的兴奋性,配黄柏能强化降低性神经系统的兴奋性,故能减少性冲动,有利于性功能的恢复;同时因知母、黄柏有抗菌消炎作用,所以对因前列腺炎、精囊炎引起的遗精,有特好疗效。虎杖、当归活血祛瘀;浙贝母、冬瓜皮、萆薢排浊祛湿;乌药温里行气止痛;鸡内金止遗固涩。二诊时患者除腰酸不适、睾丸发凉症状缓解不明显,其余诸症症状明显减轻,故增加乌药用量及补骨脂以增强全方温通之功效,同时配伍鸡内金增强固精止遗之功效。三诊时患者诸症明显缓解,药证相符,当获痊愈。

第二节 阳 痿

一、中医病学相关知识

【概述】

阳痿是指青壮年男子,由于虚损、惊恐、湿热等原因,致使宗筋失养而弛纵,引起阴茎痿弱不起,临房举而不坚,或坚而不能持久的一种病证。

《素问·阴阳应象大论篇》和《灵枢·邪气脏腑病形》称阳痿为“阴痿”,《灵枢·经筋》称为“阴器不用”,在《素问·痿论篇》中又称为“筋痿”:“思想无穷,所愿不得,意淫于外,入房太甚,宗筋弛纵,发为筋痿。”《黄帝内经》把阳痿的病因归之于“气大衰而不起不用”“热则纵挺不收”“思想无穷,所愿不得”“入房太甚”,认识到气衰、邪热、情志和房劳可引起本病。《诸病源候论·虚劳阴痿候》说:“劳伤于肾,肾虚不能荣于阴器,故痿弱也。”认为本病由劳伤及肾虚引起。《济生方·虚损论治》提出真阳衰惫可致阳事不举。《明医杂著·男子阴痿》指出除命门火衰外,郁火甚也可致阴痿。至明代张景岳《景岳全书》立《阳痿》篇,始以阳痿命名本病,该书论述其病因病机和治疗都较全面。

【病因病机】

阳痿的病因比较复杂,但以房劳太过,频犯手淫为多见。病位在肾,并与脾、胃、肝关系密切。病机主要有以下5种,并最终导致宗筋失养而弛纵,发为阳痿。五者中以命门火衰较为多见,而湿热下注较少,所以《景岳全书·阳痿》说:“火衰者十居七八,而火盛者仅有之耳。”

1.**命门火衰** 房劳太过,或少年误犯手淫,或早婚,以致精气亏虚,命门火衰,发为阳痿,正如《景岳全书·阳痿》所说:“凡男子阳痿不起,多由命门火衰,精气虚冷。”

2.**心脾受损** 胃为水谷之海,气血之源。若忧愁思虑不解,饮食不调,损伤心脾,病及阳明冲脉,以致气血两虚,阴阳失调,宗筋失养,而成阳痿。《景岳全书·阳痿》说:“凡思虑焦劳忧郁太过者,多致阳痿。盖阴阳总宗筋之会……若以忧思太过,抑损心脾,则病及阳明冲脉……气血亏而阳道斯不振矣。"

3.**恐惧伤肾**　大惊卒恐,惊则气乱,恐则伤肾,恐则气下,渐至阳道不振,举而不坚,导致阳痿。《景岳全书·阳痿》说:"忽有惊恐,则阳道立痿,亦其验也。"

4.**肝郁不舒**　肝主筋,阴器为宗筋之汇。若情志不遂,忧思郁怒,肝失疏泄,肝阴、肝阳不及或太过,不能疏通血气而畅达前阴,则宗筋所聚无能,如《杂病源流犀烛·前阴后阴病源流》说:"又有失志之人,抑郁伤肝,肝木不能疏达,亦致阳痿不起。"

5.**湿热下注**　过食肥甘,损伤脾阳,脾虚生湿蕴热,湿热下注,热则宗筋弛纵,阳事不兴,可导致阳痿,经所谓壮火食气是也。《明医杂著·男子阴痿》按语中谓:"阴茎属肝之经络。盖肝者木也,如木得湛露则森立,遇酷热则萎悴。"

【辨证论治】

(一)辨证要点

1.**辨别有火无火**　阳痿而兼见面色㿠白,畏寒肢冷,阴囊阴茎冷缩,或局部冷湿,精液清稀冰冷,舌淡,苔薄白,脉沉细者,为无火;阳痿而兼见烦躁易怒,口苦咽干,小便黄赤,舌质红,苔黄腻,脉濡数或弦数者,为有火。其中以脉象和舌苔为辨证的主要依据。

2.**分清脏腑阴阳虚实**　由于恣情纵欲,思虑忧郁,惊恐所伤者,多为脾肾亏虚,命门火衰,属脏腑阳虚证,阳虚日久亦可导致阴虚;由于肝郁化火,湿热下注,而致宗筋弛纵者,属脏腑阳实证。

(二)治疗原则

阳痿的治疗主要从病因病机入手,属虚者宜补,属实者宜泻,有火者宜清,无火者宜温。命门火衰者,真阳既虚,真阴多损,应温肾壮阳,滋肾填精,忌纯用刚热燥涩之剂,宜选用血肉有情温润之品;心脾受损者,补益心脾;恐惧伤肾者,益肾宁神;肝郁不舒者,疏肝解郁;湿热下注者,苦寒坚阴,清热利湿,即《素问·脏气法时论篇》所谓"肾欲坚,急食苦以坚之"的原则。

(三)分证论治

1.**命门火衰证**　①主要证候:阳事不举,精薄清冷,阴囊阴茎冰凉冷缩,或局部冷湿,腰酸膝软,头晕耳鸣,畏寒肢冷,精神萎靡,面色㿠白,舌淡,苔薄白,脉沉细,右尺尤甚。②证候分析:房劳太过,或少年误犯手淫,或早婚,以致精气亏虚,命门火衰,则发为阳痿;腰为肾之府,肾阳亏虚则阴囊阴茎冰凉冷缩或局部冷湿,腰酸膝软,畏寒肢冷;肾精亏虚,不能上荣头窍,故头晕耳鸣,精神萎靡。③治法:温肾壮阳,滋肾填精。

2.**心脾受损证**　①主要证候:阳事不举,精神不振,夜寐不安,健忘,胃纳不佳,面色少华,舌淡,苔薄白,脉细。②证候分析:胃为水谷之海,气血之源;若思虑过多或饮食不调,损伤心脾,病及阳明冲脉,以致气血两虚,阴阳失调,宗筋失养,而成阳痿;心之气血不足则精神不振,夜寐不安,健忘;脾之气血亏虚则面色少华,胃纳不佳。③治法:补益心脾。

3.**恐惧伤肾证**　①主要证候:阳痿不举,或举而不坚,胆怯多疑,心悸易惊,夜寐不安,易醒,苔薄白,脉弦细。②证候分析:大惊卒恐,惊则气乱,恐则伤肾,恐则气下,渐至阳道不振,举而不坚,导致阳痿。恐伤肾,肾气下陷则胆怯多疑,心悸易惊,夜寐不安。③治法:益肾宁神。

4.肝郁不舒证 ①主要证候:阳痿不举,情绪抑郁或烦躁易怒,胸脘不适,胁肋胀闷,食少便溏,苔薄,脉弦。有情志所伤病史。②证候分析:肝主筋,阴器为宗筋之汇。若情志不遂,忧思郁怒,肝失疏泄,肝阴、肝阳太过或不及,则不能疏通血气而畅达前阴,则宗筋所聚无能而阳痿不举;肝脏疏泄不及或疏泄太过,则情绪抑郁或烦躁易怒;肝郁乘脾,脾失健运则食少便溏。③治法:疏肝解郁。

5.湿热下注证 ①主要证候:阴茎痿软,阴囊湿痒臊臭,下肢酸困,小便黄赤,苔黄腻,脉濡数。②证候分析:过食肥甘,损伤脾阳,脾虚生湿蕴热,湿热下注,热则宗筋弛纵,阳事不兴,可导致阳痿;湿热下注则阴囊湿痒臊臭;脾主四肢肌肉,脾阳困阻,运化失常则下肢酸困。③治法:清热利湿。

【预防与调摄】

阳痿由房劳过度引起者,应清心寡欲,戒除手淫;因全身衰弱,营养不良或身心过劳引起者,应适当增加营养或注意劳逸结合,节制性欲;由精神因素引起者,应调节好精神情绪;由器质性病变引起者,应积极治疗原发病;由药物影响性功能而致者,应立即停用。要树立战胜疾病的信心,适当进行体育锻炼,夫妻暂时分床和相互关怀体贴,这些都有辅助治疗作用。

二、西医病学相关知识

【概述】

阳痿是指青壮年男子,虽有性欲,但阴茎不能勃起,或虽能勃起,但不能维持足够的硬度,或不能持续一定时间而不能进行正常性交的一种病症。现代西医学根据阴茎勃起程度分为两型,即功能性(精神性)阳痿与器质性阳痿。

1.功能性(精神性)阳痿 有长期手淫史,同性恋或性生活过度频繁,过度焦虑或性问题有精神创伤,也可因过度疲劳或夫妻感情不和引起。阳痿呈发作性,常与患者的情绪、周围环境有关,往往在睡眠中膀胱充盈或受到性刺激时阴茎正常勃起,但男女性性交时突然疲软而性交失败,此类患者占85%~90%。

2.器质性阳痿 器质性阳痿多发在心、肝、脾、肾等病后,也可因外伤、脊髓肿瘤、药物中毒、内分泌疾病等引发,其特点是阴茎无论在性刺激或任何情况均不能勃起,或阴茎疲软呈持续性和进行性加剧,占临床病例的10%~15%。

【病因和发病机制】

阳痿的发病原因包括精神神经因素、神经系统病变、内分泌系统病变、泌尿生殖器官病变、药物影响等。

1.精神神经因素 如幼年时期性心理受到创伤或不良习惯,如自慰用力过度,导致阴茎的敏感度降低、精神紧张、思想负担过重等可导致阳痿;脑力劳动或体力劳动过度,或不良精神刺激,如过度抑郁、悲伤、恐惧等均可引起大脑皮质功能紊乱而出现阳痿。

2. 神经系统病变 下丘脑-垂体肿瘤或其他部位肿瘤,大脑局部性损害,如局限性癫痫、脑炎、脑出血压迫等,脊髓损伤、脊髓肿瘤、慢性酒精中毒,多发性硬化症,盆腔手术损伤周围自主神经等可发生阳痿。

3. 内分泌系统病变 如糖尿病、垂体功能不全、睾丸损伤或功能低下、甲状腺功能减退或亢进、肾上腺功能减退等均可导致阳痿。

4. 泌尿生殖器官病变 如前列腺炎、前列腺增生、附睾炎、精索静脉曲张等常可导致阳痿。

5. 药物影响 临床上很多药物对性功能有抑制作用,如复方利血平片、地高辛片等均可引起阳痿。

【治疗】

由于阳痿的病因多样,可能为器质性或心理因素影响,所以在临床治疗中要综合治疗,以及治疗措施个体化,对阳痿患者进行药物治疗及心理疏导。

(一)一般治疗

1. 改善生活方式 生活方式的调整是阳痿治疗的重要事项,应在阳痿治疗之前或同时进行,特别是对有心血管疾病或代谢性疾病的患者。最新研究表明,良好的生活习惯,如戒烟、适度有氧运动、合理膳食、控制体重和规律生活等,不仅能够改善血管功能,对勃起功能有益,而且对整体健康有益。

2. 基础疾病的治疗 对于有明确基础疾病的患者,应该先于阳痿治疗或与阳痿同时治疗,如心血管疾病、糖尿病、高脂血症、抑郁症等。

3. 心理疏导 阳痿患者更容易出现幸福感降低,自信心和自尊心下降等心理问题,患者教育、咨询以及心理疏导治疗,有助于性功能的恢复。

4. 性生活指导 性生活是生活质量的重要组成部分,与伴侣共同面对这一问题,适当提升对性生活的兴趣,在心理或药物等治疗下适当增加性生活频率,逐步学习性生活的技巧。

(二)药物治疗

1. 磷酸二酯酶5抑制剂 目前临床治疗阳痿的首选药物,常用的药物有西地那非、他达拉非、伐地那非、阿伐那非等。服用此类药物不会自动产生勃起,需要在性刺激的前提下发挥作用。副作用包括头痛,面部潮红,消化不良,鼻塞,头晕,视觉异常,背痛和肌痛。

2. 雄激素 部分患者因雄激素水平低下导致阳痿。激素替代治疗是主要的治疗方法,经过补充雄激素后可提高性欲,改善勃起功能。主要药物有十一酸睾酮胶丸,注射剂和贴剂等。

(三)手术治疗

1. 阴茎血管手术 包括阴茎静脉漏手术、阴茎动脉重建手术等。目前阴茎静脉漏手术治疗效果并不理想,需慎用,阴茎动脉重建手术需要严格选取具有手术适应证的患者。

2.**阴茎假体植入手术**　通过手术将阴茎假体放入阴茎海绵体的方式,患者可自主控制勃起的时间和硬度。阴茎假体植入术是治疗阳痿的有效手段,手术成功率>90%。手术患者满意度约为86%,伴侣满意度约为83%,是所有阳痿治疗手段中满意度最高的治疗方式。

三、夏氏中西医结合相关知识

西医治疗阳痿以药物治疗联合心理疏导等综合治疗为主,同时因人而异,个体化治疗。夏氏中医治疗阳痿经验丰富,认为本病以虚证居多,其中命门火衰最为常见。然而阳虚日久可伤阴导致阴虚,故在治疗时应注意把握平衡阴阳的度,忌纯用刚热燥涩之剂而宜选用血肉有情温润之品。夏氏中医用药时多在补阳方中加入滋阴药物以达阴中求阳;同时夏氏中医认为脾胃为后天之本,因此在温补肾阳,滋肾填精的同时兼以顾护脾胃。

四、病　案

病案1

薛某,男,38岁。

初诊:1975年6月2日。患者以发现阳痿7年为主诉就诊。患者结婚7年未育,开始因避孕抑制接触,后发现阳痿。多次就诊,口服西地那非等药物治疗,效果不佳,近为求进一步治疗,遂来就诊。刻下见:精神不佳,面色暗淡,舌尖红,苔薄腻,脉细数。

诊断:阳痿。

治则:益肾填精,养肝和胃。

处方:葛根15g,山药15g,熟地黄15g,续断12g,狗脊12g,伸筋草15g,远志12g,覆盆子12g,桑螵蛸12g,知母15g,巴戟天10g,阳起石15g。

用法:7剂,水煎服,每日1剂,分2次服用。

二诊:自觉症情有好转,已有兴奋感,苔脉如前。在上方基础上去阳起石,加淫羊藿12g;14剂,水煎服。

三诊:症情好转,已能正常交合,舌稍偏红。在上方基础上去知母;7剂,水煎服;巩固治疗。

按语:肾主生殖,肾精化生天葵,乃相火发生之源,性欲及宗筋勃起赖相火以启动;肾藏精,生髓,而能作强,肾精亏虚则阳痿,故用巴戟天、覆盆子、续断、狗脊、阳起石、桑螵蛸等以益肾壮阳。胃为水谷之海,阳明主润宗筋而能束骨,利机关,故有痿证独取阳明,用阳明经药葛根及山药等以养脾胃。肝主筋,其脉络阴器,肝阴得养,筋自得伸,故用熟地黄、伸筋草等养肝舒筋。此例证属肝肾两亏,宗筋失润。治以益肾填精,养肝和胃,以三脏并调阴阳平衡而得效较速。

病案2

患者,男,35岁。

患者以阳痿4个月余为主诉就诊。患者4个月前开始出现勃起困难,性欲淡漠,至当地医院就诊,口服药物治疗,效果差。近为求进一步治疗,遂来就诊。刻下见:精神不佳,面色暗淡,勃起困难,性欲淡漠,晨勃消失,伴腰酸怕冷,尿道瘙痒感,急躁易怒,舌红,苔黄腻,脉弦细。

诊断:阳痿。

治则:疏肝养血,补肾兴阳。

处方:柴胡15 g,白芍15 g,麸炒枳壳15 g,炙甘草6 g,红花10 g,淫羊藿15 g,锁阳10 g,怀牛膝15 g,青皮10 g,茯苓15 g,续断10 g,葛根15 g。

用法:7剂,水煎服,每日1剂,分2次服用。

二诊:服药后,性欲提高,晨勃已现,腰酸怕冷减轻,尿道瘙痒感改善不明显。在原方基础上加车前子15 g,土茯苓15 g;7剂,水煎服。

三诊:已同房1次,勃起不坚,时间可达2~3分钟。在上方基础上加川芎15 g,阳起石30 g;7剂,水煎服。

四诊:续服7剂后,勃起已正常,同房2次,硬度正常,持续时间4~5分钟。继服上方7剂,巩固疗效。

按语:肾藏精,肾精的排泄需要肝主疏泄之配合;肾主"作强",肾之"作强"需肝血之调配。肝主筋,前阴乃宗筋之所聚,足厥阴肝经"过阴器";肝主藏血,主疏泄,宗筋勃起,依赖于肝血之充,肝气之疏。因此,夏氏中医认为阳痿可从肾论治,亦可从肝论治,其中肝郁肾虚是阳痿的常见类型。此例乃肝郁肾虚之阳痿,故见勃起困难,性欲淡漠,晨勃消失,急躁易怒,腰酸怕冷;治宜疏肝养血,补肾兴阳。柴胡、白芍、麸炒枳壳、炙甘草、青皮合用共奏疏肝解郁之功;红花、怀牛膝、葛根活血养血;淫羊藿、锁阳、续断补肾壮阳;茯苓健脾安神。二诊加车前子、土茯苓清利湿热;三诊加川芎、阳起石活血兴阳。方证合拍,阴阳平衡,疗效明显。

病案3

梁某,男,33岁。

患者以阳痿3年为主诉就诊。患者3年前出现阳痿症状,口服肾宝,三肾丸和温肾壮阳类中药,效差。今为求进一步治疗,遂来就诊。刻下见:勃起困难,伴头晕心悸,胸闷气短,身热汗出,烦躁易怒,口苦咽干,神疲乏力,眠差,多梦,大便干秘,小便短少,舌苔薄白,脉沉弦而缓。

诊断:阳痿。

治则:交通心肾。

处方:柴胡15 g,半夏12 g,甘草6 g,黄芩12 g,党参15 g,茯苓15 g,白术15 g,桂枝15 g,生姜3片,大枣5枚,生龙骨15 g,生牡蛎15 g,大黄10 g。

用法:7 剂,水煎服,每日 1 剂,分 2 次服用。

二诊:服药后患者诸症减轻,有晨勃出现,睡眠欠佳,在上方基础上加远志 10 g,炒酸枣仁 15 g;7 剂,水煎服。

三诊:服药后勃起正常,持续约 5 分钟左右,其余诸症基本缓解;续服 7 剂以巩固疗效。

按语:此例证属心肾不交,脾胃失调。心位于上,五行属火,升已而降;肾居于下,五行属水,降已而升。心火下降,以资肾阳,温煦肾阴,使肾水不寒;肾水上济,以滋心阴,制约心阳,使心火不亢;心与肾的阴阳水火升降互济,维持了两脏之间生理功能的协调平衡。心与肾的阴阳水火升降互济失常,肾阴不足,肾水不能上升于心,心火上炎,则心烦失眠,口燥咽干;肾阳不足,寒气上行,心阳不足,则神疲乏力,胸闷气短;心阳,心气不足,不能下达指令于肾,肾无所主,则阳痿。脾为后天之本,宗筋之勃起亦需脾化。凡化源不足,或输布不利,或阴阳失调,均可导致宗筋失于鼓动、充养、濡润、温煦而发阳痿。方中桂枝、甘草、生龙骨、生牡蛎养心安神,温补心阳,缓解心悸、胸闷自汗;桂枝合茯苓温阳利水、通利小便;柴胡、黄芩清肝胆之火,治心烦、口苦咽干;大黄攻下热结以通便;半夏治胃气下降,治胸闷;党参、白术、大枣、生姜补中益气、健脾和胃。二诊加远志、炒酸枣仁安神助眠。全方使心肾得交,脾胃得调,上下相通,水火既济,阴阳平衡,故疗效明显。

病案 4

舒某,男,28 岁。

患者以阳痿 4 年为主诉就诊。患者婚后因阳痿而不育,曾多次服补肾壮阳剂和促性腺激素类药而无效。为求进一步治疗,遂来诊。刻下见:时有性欲萌动,然阳事难举,阴茎弛纵;形体肥胖,时有头晕目眩,口干黏腻,四肢困重,纳眠一般,脉沉滑有力,舌白苔厚腻。

诊断:阳痿。

治则:利湿化痰,舒肝启脾。

处方:柴胡 15 g,茯苓 20 g,鸡内金 20 g,苍术 15 g,白术 15 g,法半夏 10 g,陈皮 15 g,白芥子 15 g,胆南星 10 g,枳实 10 g,木香 15 g,香附 15 g,醋郁金 12 g,炒山楂 20 g,炒麦芽 20 g,炒神曲 20 g,甘草 6 g。

用法:14 剂,水煎服,每日 1 剂,分 2 次服用。嘱其饮食清淡,禁戒烟酒。

二诊:服药后性欲增强,阳事时兴,然举而不坚。药中病机,效不更方,继进 14 剂而房事正常,其后夫妻顺利孕育 1 婴孩。

按语:此例属痰湿内盛,下流阴器,阻遏宗筋。脾阳亏虚,运化失常而生湿蕴热,湿热下注,热则宗筋弛纵,阳事不兴,导致阳痿;脾虚湿盛,清阳不升则头晕目眩,津液输布失常则口干黏腻,脾主四肢肌肉,脾阳困阻,水液输布失常则四肢困重。故治宜利湿化痰为主,兼以疏肝启脾为治,脾顺痰消,阳事即举。方中以白芥子、炒山楂、法半夏、胆南星、苍术、白术化痰燥湿;香附、枳实、木香、陈皮、郁金行气疏肝,解郁化痰。前者蠲化痰浊,后者依据"化痰先行气"之法,方中肯綮,故收效甚捷。

第三节　不育症

一、中医病学相关知识

【概述】

　　男性不育症,古代多见于阳痿、遗精、虚劳等篇章中,属中医学"男子无子""失精绝子"的范畴。中医有关男子不育症的记载:张景岳谓:"疾病之关于胎孕者,男子在精,女子在血,无非不足而然。"岳甫嘉亦云:"生子专责在肾","种子之法,要在固精。"精血乃生身之本,化育之基,维系机体之生长,发育与生殖之力,肾藏精,主生殖,为先天之本;若禀赋不足,素体虚弱,房事劳伤,恋情纵欲,少年早淫,大病久病伤及肝肾等,皆可致精血不足,阴精亏损,化气生精乏源而有绝嗣之殃。岳甫嘉谓:"火能生物,于种子尤为密切。"《扁鹊玉龙经》曰:"阳气虚惫,失精绝子。"《医方集解》亦云:"无子皆由肾冷精亏。"命门乃"立命之门户"。命门之火乃一身阳气之根本,对各脏腑组织具温煦生化之力,若纵欲房劳,频繁手淫,精室亏虚,则命门火衰,肾之阳气虚衰,精室虚寒,不能煦蒸温化肾阴生精气,久则可致性与生殖功能减退、体虚衰弱诸症。岳甫嘉语:"精神气血,皆脾土之所化生","心藏血,肾藏精,精血充实,乃能生育","种子者,贵乎肾水充足,尤贵乎心火安宁";《张氏医通》:"气不耗,归精于肾而为精;精不泄,归精于肝化清血"。

【病因病机】

　　夏氏中医认为,因先天禀赋不足,或房劳过度,或久病伤阴,致肾气亏损,精血耗散,则冲任不充,精少稀薄,元阴不足,阴虚火旺;若相火偏亢,则精液黏稠不化,或饮食所伤,湿热壅滞,闭塞精道,则不能射精;若情志所伤,肝火亢胜,灼伤肾水,则肝木失荣,宗筋拘急,筋窍之道被阻而无精;若用心过度,耗伤心脾,气血两虚,阴阳失调,则不能化生精液,致精液稀薄、精子稀少。此外,卵子瘟(睾丸炎)愈后,余毒留恋肾子,肾子萎软无精或精道阻遏,精子难出,亦可造成男子不育。

　　1. **肾阳虚衰**　先天禀赋不足,素体阳虚;或房事不节,耗伤肾精,阴虚及阳;或寒邪猛烈,肾阳被遏;或过服苦寒,凉泻太过,伤及肾阳;或五劳七伤,久病及肾,肾阳不足,不能温煦脾阳,终致命门火衰,真阳不足,不能温肾生精,而致不育。

　　2. **肾阴不足**　素体阴血不足,或热病伤阴,或过食辛辣温燥之品,积热伤阴,或房事过度,手淫频繁,肾精亏损,阴虚火旺,热灼精室,灼伤精子,以致不育。

　　3. **肝郁气滞**　情志不遂,郁怒伤肝,则肝气郁结,肝之阴阳疏泄太过或不及,肝失调达,宗筋阴血充盈不足,宗筋失用,发生阳痿;精子的生成与排出都与肝的疏泄功能有密切关系,故肝气郁结,不仅影响性功能,而且影响精子的质量,导致不育。

　　4. **湿热下注**　素嗜肥甘滋腻,辛辣煎炸之品,过量饮酒,则易生热助火,生痰储湿损伤脾胃,脾阳虚衰,脾失健运,痰湿内生,郁久化热,湿热下注,或精室被扰,或精窍闭阻,或宗筋之络脉损伤等均可造成不育。

5.**气血两虚** 思虑过度,劳倦伤心而致心气不足,心血亏耗,阴阳失调或大病、久病之后,元气大伤,气血两虚,血虚不能化生精液而精少精弱,甚或无精,均可引起不育。

【辨证论治】

（一）辨证要点

首辨阴阳、脏腑。男性不育主要应责于肾之阴阳失调,且涉及肝、脾、肾三脏,且与肾的关系最为密切。无论肾病或他脏,他因及肾导致肾之阴阳失调均可导致不育,临床上常见证型为肾阳虚衰,肾阴不足,肝郁气滞,湿热下注,气血两虚型。

（二）治疗原则

治疗当以补肾壮阳,滋阴生精,通络助育为大法。

（三）分证论治

1.**肾阳虚衰证** ①主要证候:性欲减退,阳痿早泄,精子数少,成活率低,活动力弱,或射精无力,伴腰酸腿软,疲乏无力,小便清长,舌质淡,苔薄白,脉沉细。②证候分析:先天禀赋不足,素体阳虚;或房事不节,耗伤肾精,阴虚及阳;或寒邪猛烈,肾阳被遏;或过服苦寒,凉泻太过,伤及肾阳;或五劳七伤,久病及肾,肾阳不足,不能温煦脾阳,终致命门火衰,真阳不足,不能温肾生精,而致不育。肾为肾之府,肾阳不足,无以温运,则腰酸腿软,疲乏无力;肾阳虚衰,肾中阴阳平衡失调,肾之蒸腾气化及固摄功能失司则小便清长。③治法:温补肾阳,益肾填精。

2.**肾阴不足证** ①主要证候:遗精滑泄,精液量少,精子数少,精子活动力弱,或精液黏稠不化,畸形精子较多,头晕耳鸣,手足心热,舌质红,少苔,脉沉细。②证候分析:素体阴血不足,或热病伤阴,或过食辛辣温燥之品,积热伤阴,或房事过度,手淫频繁,肾精亏损,阴虚火旺,热灼精室,灼伤精子,以致不育。肾阴不足,虚火上炎则头晕耳鸣,手足心热。③治法:滋补肾阴,益精养血。

3.**肝郁气滞证** ①主要证候:性欲低下,阳痿不举,或性交时不能射精,精子稀少,活力下降,精神抑郁,两胁胀痛,嗳气、反酸,舌质暗,苔薄,脉弦细。②证候分析:情志不遂,郁怒伤肝,则肝气郁结,肝失调达,宗筋阴血充盈不足,宗筋失用,发生阳痿;精子的生成与排出都与肝的疏泄功能有密切关系,故肝气郁结,不仅影响性功能,而且影响精子的质量,导致不育。肝脏疏泄不及,生发无力则精神抑郁;肝气郁结于胸胁则两胁胀痛;肝郁犯脾则嗳气、反酸。③治法:疏肝解郁,温肾益精。

4.**湿热下注证** ①主要证候:阳事不兴或勃起不坚,精子数少或死精子较多,小腹急满,小便短赤,舌苔薄黄,脉弦滑。②证候分析:素嗜肥甘滋腻,辛辣煎炸之品,过量饮酒,则易生热助火,生痰储湿损伤脾胃,脾阳虚衰,脾失健运,痰湿内生,郁久化热,湿热下注,或精室被扰,或精窍闭阻,或宗筋之络脉损伤等均可造成不育。脾阳不足,湿热下注则小腹急满,小便短赤。③治法:清热利湿。

5.**气血两虚证** ①主要证候:性欲减退,阳事不兴,或精子数少,成活率低,活动力弱,神疲力倦,面色无华,舌质淡,苔薄白,脉沉细无力。②证候分析:思虑过度,劳倦伤心而致心气不足,心血亏耗,阴阳失调或大病,久病之后,元气大伤,气血两虚,血虚不能化生精液而精少精弱,其或无精,均可引起不育。心气亏虚则神疲力倦,心血亏虚则面色无华。③治法:补益气血。

【预防与调摄】

(1)提倡进行婚前教育,宣传生殖生理方面的有关知识,科学地指导青年男女正确认识两性关系,夫妻和睦,性生活和谐。

(2)勿过量饮酒及大量吸烟,不食棉籽油。

(3)消除有害因素的影响,对接触放射线,有毒物品或高温环境而致不育者,可适当调动工作。

(4)性生活适度。性交次数不要过频,也不宜相隔时间太长,否则,可影响精子质量。如果能利用女方排卵的时间进行性交,往往可以提高受孕的机会。

二、西医病学相关知识

【概述】

男性不育症指正常育龄夫妇婚后有正常性生活,结婚后同居 1 年以上,在排除女方不孕问题的情况下,由于男方原因导致女方未能怀孕的情况。男性患者可能存在阴茎勃起困难、性欲低下、阴囊胀痛不适、精液异常等表现,严重者可并发抑郁症和焦虑症等。临床上男性不育占不育总数的 1/3 以上,且有逐年增加的趋势。

【病因】

现代医学认为,男性不育的发生,与精子产生障碍,精子输送障碍或精卵接触障碍有关,睾丸发育不全,隐睾,感染,外伤,循环障碍等因素引起的睾丸睾缩以及内分泌紊乱,维生素缺乏或各种严重的慢性病,均可影响精子活力下降,或性交时不能射精或排出的精液不能进入阴道,即发生精卵接触障碍,出现男性不育。

【治疗】

男性不育症的主要治疗方法为药物治疗和手术治疗,常见的药物有头孢、阿莫西林及糖皮质激素等,手术方式有精索静脉高位结扎术及人工授精等。该病需要长期持续性治疗。

三、夏氏中西医结合相关知识

西医治疗不育症主要为药物及手术治疗 2 种方式,但一般需长期持续性治疗。夏氏中医主张对于存在泌尿系统感染或精子输送障碍等患者可首先采用抗生素或手术治疗,同时配合中医治疗。夏氏中医认为男子无子与肾密切相关,肾藏精,肾阴阳衰败则失精绝子。故治疗当以补肾壮阳,滋阴生精,通络助育为大法。此乃一般治法,夏氏中医在长期临床经验中总结发现,男子无子与情志密切相关,肝主情志,肝失疏泄则影响精子生成与排泄,同时影响精子质量。因此在调补肾阴肾阳基础上加以疏肝理气,同时注意顾护脾胃,先天后天并补。

四、病 案

病案1

杨某,男,34 岁。

患者以婚后不育 6 年余为主诉就诊。患者结婚 6 年而无子,其妻子体健,夫妻感情和睦,未进行避孕。其间多次就诊,口服药物治疗,仍无效。今为求进一步治疗,遂来诊。刻下见:勃起困难,头晕耳鸣,舌质红,舌苔薄黄,脉弦滑。

诊断:不育。

治则:益肾填精,活血化瘀。

处方:熟地黄 15 g,山萸肉 12 g,菟丝子 12 g,枸杞子 15 g,五味子 10 g,车前子 12 g,淫羊藿 15 g,仙茅 10 g,牡丹皮 10 g,鹿角胶 10 g,怀牛膝 10 g,茯苓 15 g,黄柏 12 g,黄芪 20 g,女贞子 10 g。

用法:7 剂,水煎服,每日 1 剂,分 2 次服用。

二诊:服药后患者诸症减轻,性欲增强,阴茎有感觉,可微微勃起;在上方基础上加覆盆子 10 g;7 剂,水煎服。

三诊:服药后诸症明显减轻,在上方基础上加南沙参 12 g,黄精 10 g;7 剂,水煎服。服药后诸症痊愈。

3 个月后随访,其妻子顺利怀孕。

按语:肾藏精,主生殖,故男性不育首当从肾精论治。夏氏中医认为男性不育,肾虚为本,湿热或瘀血为标,故治疗当扶正与祛邪并举,清补相兼。临床常以益肾填精治其本,清热利湿,活血化瘀治其标,标本兼顾,令肾中精气平秘,进而提高精子活动力和成形率。此例属精血不足,下焦湿热瘀阻证。治宜补肾填精,和血利湿为法。方中菟丝子、枸杞子、五味子、车前子补肾填精,助以鹿角胶血肉有情之品,更益肾精;加入熟地黄、山萸肉、女贞子补肾阴;淫羊藿、仙茅补肾阳,阴阳协调,互为滋生;黄芪、怀牛膝、牡丹皮益气活血凉血,气血流通为先;茯苓、黄柏利下焦湿浊,以防补益之剂久服易生痰湿郁火。二诊加覆盆子,三诊加南沙参、黄精,均为加强滋阴填精,稍清肝火,使方能久服增效而无弊害。服方虽复杂,但配伍精妙,使阴阳平衡,故疗效自到。

病案2

刘某,男,29 岁。

患者因婚后未避孕未育 2 年余为主诉就诊。女方曾做妇科检查未发现明显异常,且月经周期及经量均正常。为求治疗,遂来就诊。刻下见:腰部略感酸疼不适,纳食可,夜眠欠佳,眠后易醒,二便调,舌质瘦小略红,苔薄白,脉沉细。精液常规:精子计数 109.2×10^6/mL;前向活动率 24.8%;精子正常形态率 1%。

诊断:不育。

治则:温阳补肾填精。

处方:五味子 10 g,菟丝子 15 g,枸杞子 15 g,覆盆子 10 g,车前子 15 g,泽兰 10 g,仙茅 20 g,淫羊藿 30 g,熟地黄 20 g,山茱萸 10 g,桑葚 15 g,败酱草 15 g。

用法:7 剂,水煎服,每日 1 剂,分 2 次服用。

二诊:服上方 7 剂后诉睡眠较前改善,腰部略感酸疼不适好转,大便稍不成型。在上方基础上加山药 15 g;10 剂,水煎服。

三诊:服药后复查精液常规示:精子计数 422.8×10^6/mL;前向活动率 31.0%;精子正常形态率 2.9%。患者诉前述症状均已不明显,纳食可,二便调,舌淡红,苔薄白,脉缓,续服上方 10 剂以巩固疗效。

4 个月后随访,患者诉女方怀孕。

按语:本病属于典型的肾精不足之不育症。肾为元阴,元阳之根,肾精不充,生殖之精无以化生,致使精气清冷而无子。肾为腰之府,肾精不充故而患者兼见腰部酸疼不适之症,肾精亏耗,阴不能涵养于阳,阴阳不得交泰,故而夜眠差,眠后易醒。故以补肾填精以治其本,熟地黄、山茱萸培补精血增强补肾培元之力;淫羊藿温肾阳而不伤阴,亦有少火生气之意;泽兰、仙茅利水固肾,缓和诸补药拥滞之弊,而兼能治疗腰部疼痛。肾精的充盛与否和生育密切相关,故固肾密精为大法要法,另外,道路的通畅十分关键,不通无由得补。所以,利水药的应用十分关键,作为补肾之法的辅助,以通为用,补而不滞往往能达到事半功倍的效果。另外泽兰不仅能利水除湿,且有很好的治疗腰痛的作用。

第四章 儿科疾病

第一节 感 冒

一、中医病学相关知识

【概述】

感冒是小儿时期常见的外感性疾病之一,临床以发热恶寒,头痛鼻塞,流涕咳嗽,喷嚏为特征。感冒又称伤风。感冒可分为两种,普通感冒为冒受风邪所致,一般病邪轻浅,以肺系症状为主,不造成流行;时行感冒为感受时邪病毒所致,病邪较重,具有流行特征。

本病发病率占儿科疾病首位,可发生于任何年龄的小儿。本病一年四季均可发病,以冬春多见,在季节变换、气候骤变时发病率高。小儿患感冒,因其生理病理特点,易于出现夹痰、夹滞、夹惊的兼证。

西医学的急性上呼吸道感染可参照本病辨证治疗。

【病因病机】

小儿感冒的病因有外感因素和正虚因素。夏氏中医认为其主要病因为感受外邪,以风邪为主,常兼杂寒、湿、热、暑、燥等阴邪或阳邪,亦有感受时行疫毒所致。外邪侵犯人体,是否发病,还与正气之强弱有关,当小儿卫外功能减弱时遭遇外邪侵袭,则易于感邪发病。感冒的病变脏腑在肺,随病情变化,可累及肝脾;外邪经口鼻或皮毛侵犯肺卫。肺司呼吸,外合皮毛,主腠理开合,开窍于鼻。皮毛开合失司,卫阳被遏,故恶寒发热,头痛身痛。咽喉为肺之门户,外邪上受,可见鼻塞流涕,咽喉红肿;肺失清肃,则见喷嚏咳嗽。风为百病之长,风邪常兼夹寒、热、暑、湿等病因为患,病理演变上可见兼夹热邪的风热证、兼夹寒邪的风寒证及兼夹暑湿的湿困中焦等证。肺脏受邪,失于清肃,津液凝聚为痰,壅结咽喉,阻于气道,加剧咳嗽,此即感冒夹痰。小儿脾常不足,感受外邪后往往影响中焦气机,减弱运化功能,致乳食停积不化、阻滞中焦,出现脘腹胀满、不思乳食或伴呕吐、泄泻,此即感冒夹滞。小儿神气怯弱,正气亏虚,感邪之后热扰肝经,易导致心神不宁,生痰动风,出现一时性惊厥,此即感冒夹惊。体禀不足,卫外功能不固之小儿,稍有不慎则感受外邪,久之肺脾气虚,营卫不和,或肺阴不足,更易反复感邪,屡作感冒、咳嗽、肺炎等病症,称为反复呼吸道感染。

【辨证论治】

(一)辨证要点

感冒辨证可从发病情况,全身及局部症状着手。冬、春季多风寒、风热及时行感冒;夏、秋季多暑邪感冒,发病呈流行性者为时行感冒。感冒日久或反复感冒则多为正虚感冒。除常证外,辨证时还应结合辨别夹痰、夹滞、夹惊的兼证。

(二)治疗原则

感冒的基本治疗原则为疏风解表。因小儿为稚阴稚阳之体,发汗不宜太过,以免耗损津液。小儿感冒容易寒从热化,或热为寒闭,形成寒热夹杂之证,单用辛凉汗出不透,单用辛温恐助热化火,常取辛凉辛温并用。感冒若单用解表法易汗出后复热,应据证情合用清热解毒,清暑化湿,化痰消食,镇惊熄风等治法。体质虚弱者不宜过于发表,或采用扶正解表法。反复呼吸道感染患儿应在感冒之后及时调理,改善体质,增强免疫力。

(三)分证论治

1.主证

(1)风寒感冒 ①主要证候:恶寒发热,无汗,头痛,鼻塞流涕,喷嚏,咳嗽,喉痒,舌偏淡,苔薄白,脉浮紧。②证候分析:风寒外束,卫表不和。卫属阳,寒属阴,肌表为寒邪所束,经气不得宣畅,故发热无汗,恶寒头痛;风邪犯肺,肺气失宣,故喉痒,喷嚏咳嗽;苔薄白,脉浮紧为风寒征象。③治法:辛温解表。

(2)风热感冒 ①主要证候:发热重,恶风,有汗或无汗,头痛,鼻塞流脓涕,喷嚏,咳嗽,痰黄、黏,咽红或肿,口干而渴,舌质红,苔薄白或黄,脉浮数。②证候分析:风热外袭,肺卫不利。感受风热之邪或寒从热化,腠理开泄,发热重而有汗出;风热上乘,肺气失宣故咳嗽流涕,痰黏,咽红或肿;热易伤津,口干而渴;舌红苔薄黄,脉浮数皆风热征象。③治法:辛凉解表。

(3)暑邪感冒 ①主要证候:发热无汗,头痛鼻塞,身重困倦,咳嗽不剧,胸闷泛恶,食欲减退,或有呕吐泄泻,舌质红,苔黄腻,脉数。②证候分析:暑邪夹湿,束表困脾。暑邪外袭,卫表失宣则见高热,无汗;湿遏肌表则身重困倦;暑湿困于中焦,故胸闷泛恶,食欲减退,或呕吐泄泻;舌红苔腻为暑湿之征象。③治法:清暑解表。

(4)时行感冒 ①主要证候:全身症状较重,壮热嗜睡,汗出热不解,目赤咽红,肌肉酸痛,或有恶心呕吐,或见疹点散布,舌红苔黄,脉数。②证候分析:疫毒侵袭,火热燔炽。疫毒袭表,故壮热嗜睡,肌肉酸痛;上焦热炽,故目赤咽红;邪伏中焦故恶心呕吐;舌红苔黄,脉数均为热盛之象。③治法:疏风清热解毒。

2.兼证

(1)夹痰 ①主要证候:感冒兼见咳嗽较剧,咳声重浊,喉中痰鸣,苔滑腻,脉浮数而滑。②证候分析:咳嗽多痰,痰白清稀或有泡沫为风寒,痰黄黏稠为风热。③治法:偏于风寒者辛温解表,宣肺化痰;偏于风热者辛凉解表,清肺化痰。

(2)夹滞 ①主要证候:感冒兼见脘腹胀满,不思饮食,呕吐酸腐,口气秽浊,大便酸臭,或腹痛泄泻,或大便秘结,舌苔垢腻,脉滑。②证候分析:食滞中焦则脘腹胀满;升降失司则呕恶,纳呆,泄泻;食积化腐则口气秽浊,大便酸臭;苔垢腻脉滑为内有积滞之象。③治法:解表合消食导滞。

(3)夹惊 ①主要证候:兼见惊惕啼叫,夜卧不安,磨牙,甚则惊厥抽风,舌尖红,脉弦。②证候分析:小儿神气怯弱,筋脉未盛,感受外邪,心神失宁故见惊惕啼叫,夜卧不安,磨牙,甚而惊厥抽风,舌尖红,脉弦为心肝热象。③治法:解表清热,镇惊息风。

3.复感证

(1)肺卫不固证 ①主要证候:面色欠华,常自汗出,恶风怕冷,鼻塞流涕,发热不甚,反复感邪,舌质淡,苔薄白,脉缓弱。②证候分析:肺卫不固,外邪易侵。小儿正气不足,肺卫不固故常自汗出,反复感冒;面色欠华,恶风怕冷为肺气虚证;舌淡苔薄,脉细弱为气虚之象。③治法:益气固表。

(2)营卫不和证 ①主要证候:平素汗多,汗出不温,面色㿠白,肌肉松弛,肢凉畏寒,舌淡红,苔薄白或花剥,脉无力。②证候分析:营卫不和,正虚邪恋。卫阳不足故面色㿠白,肢凉畏寒;营阴失守则多汗不温;舌淡红,苔薄白为气阳不足之象。③治法:调和营卫。

(3)肺阴不足证 ①主要证候:面色潮红,形体消瘦,潮热盗汗,口渴咽干,手足心热,舌红少津,苔少或花剥,脉细。②证候分析:肺阴不足,阴虚内热。肺阴不足,则咽干口渴;阴虚生内热故身有潮热,手足心热;舌红少苔,脉细为阴虚之象。③治法:滋阴养肺。

【预防与调摄】

1.预防

(1)注意体格锻炼,多做户外活动,增强体质。

(2)注意随气候变化增减衣服,尤其气温骤变时。勿长期衣着过暖。

(3)冬春感冒流行时,少去公共场所,避免感染。

2.护理 患病期间,多饮开水,给予易消化食物。高热患儿及时物理降温。做好口腔护理。

二、西医病学相关知识

【概述】

急性上呼吸道感染简称上感,是指各种病原体侵犯上呼吸道的急性感染,包括急性鼻咽炎,急性咽炎,急性扁桃体炎。本病一年四季均可发生,以气候骤变及冬、春季节发病率较高。任何年龄小儿皆可发病,婴幼儿更为多见。

【病因】

本病以病毒为主,占原发上呼吸道感染的90%以上,常见有鼻病毒,柯萨奇病毒,流感病毒,副流感病毒,呼吸道合胞病毒,冠状病毒,单纯疱疹病毒,EB病毒,埃可病毒及腺病毒等。肺炎支原体也可引起上呼吸道感染。细菌感染多为继发,溶血性链球菌,肺炎球菌,嗜血流感杆菌及葡萄球菌等多见。婴幼儿期上呼吸道解剖和免疫特点使其易患本病。此外,营养不良、维生素 D 缺乏性佝偻病、维生素 A 缺乏症、过敏体质及原发性或后天获得性免疫功能低下的患儿也易患本病。

【临床表现】

急性上呼吸道感染病情轻重程度相差较大,与年龄、感染病原体和机体抵抗力有关。轻症病例仅有局部症状;重症病例可引起很多并发症,如中耳炎、风湿热、心包炎、胃炎等。

1. 普通型上感 婴幼儿可骤然起病,高热、咳嗽、食欲差,可伴有恶心、呕吐、腹泻、烦躁甚至高热惊厥。年长儿症状较轻,常见鼻塞、流涕、喷嚏、发热、咽痛或不适等;有时在发病早期出现阵发性脐周疼痛,与发热所致肠痉挛或肠系膜淋巴结炎有关。体检可见咽部充血扁桃体肿大,颌下淋巴结肿大、触痛等;肺部听诊呼吸音未见明显异常;肠道病毒感染者可见不同形态的皮疹。病程 3~5 天。

2. 流行性感冒 系流感病毒,副流感病毒所致。有明显的流行病史,多全身症状突出,如高热、四肢酸楚、头痛等,而上呼吸道的其他症状不明显。

3. 特殊型上感

(1)疱疹性咽峡炎 由柯萨奇 A 组病毒所致。好发于夏、秋季。表现为急性发热,体温大多在 39 ℃ 以上,流涎,咽痛等。体检时可见咽部红肿,咽腭弓、悬雍垂等处可见 2~4 mm 大小的疱疹,周围红晕、疱疹破溃后形成小溃疡,病程约 1 周。

(2)咽眼结合膜热 由腺病毒 37 型所致。好发于春夏季,多呈高热、咽痛、眼部刺痛,体检时可见咽部充血,一侧或两侧滤泡性结膜炎,颈部、耳后淋巴结肿大。病程 1~2 周。

【治疗】

1. 一般治疗 注意休息,多饮水;注意呼吸道隔离,预防并发症。

2. 病因治疗 病毒感染者,可选用利巴韦林等抗病毒药物。如继发细菌感染则选用抗菌药物。

3. 对症治疗 高热可应用布洛芬或对乙酰氨基酚口服,亦可采用冷敷、温水浴等物理降温方法。高热惊厥,需按儿科急症处理,予以镇静,止惊处理。

三、夏氏中西医结合相关知识

西医治疗感冒主要为病因治疗及对症治疗。夏氏中医认为本病主要为外感风邪所致,因小儿脏腑娇弱,常累及多脏出现夹痰、夹滞、夹惊等兼证。因此治疗首要疏风解表,但因小儿为稚阴稚阳之体,易寒从热化,故治疗不可单用辛温或辛凉之法,当辛温辛凉并用,此乃基本治法。临床中应依据患儿情况个体化治疗;对于感染较重患儿可采取中西医结合整合疗法,给予抗感染等西医治疗手段,同时配合中医治疗。又因小儿常脾脏娇弱,故治疗过程中应注意后天脾胃养护,对于体质虚弱患儿应注意驱邪同时扶正以增强体质抵御外邪。

四、病　案

病案 1

章某,男,7岁。

患儿以感冒发热 1 周为主诉就诊。患儿每日约 11 时左右出现发热,体温在 38 ℃左右,伴有汗出,至第 2 日凌晨后热自退,饮食精神均好,大便 1～2 日一行,无其他不适症状,舌苔白润,脉虚数。

诊断:感冒。

治则:解肌发表,调和营卫。

处方:桂枝 9 g,白芍 9 g,生姜 9 g,大枣 4 枚,炙甘草 6 g。

用法:2 剂,水煎服,每日 1 剂,分 2 次服用。

二诊:上药服 2 剂,上午已无发热,午后仍有低热,体温波动在 37.0～37.5 ℃,舌苔薄黄,脉稍数。在上方基础上加柴胡 9 g,法半夏 9 g,黄芩 6 g,生石膏 3 g;3 剂,水煎服。服药后诸症痊愈。

按语:此例依据患儿症状及舌脉表现,辨证属太阳表阳证,营卫失和;风寒伤人肌表,腠理不固,卫气外泄,营阴不得内守;卫属阳,营属阴,阴阳失调,卫强营弱,肺胃失和;治宜解肌发表,调和营卫。方中用桂枝解肌发表,散外感风寒;芍药益阴敛营。桂枝、芍药相合,一治卫强,一治营弱,合则调和营卫,是相须为用。生姜辛温,既助桂枝解肌,又能暖胃止呕。大枣甘平,既能益气补中,又能滋脾生津。生姜、大枣相合,还可以升腾脾胃生发之气而调和营卫。炙甘草既可益气和中,合桂枝以解肌,合芍药以益阴,还可调和诸药。全方滋阴和阳,调和营卫,故疗效佳。二诊患儿午后低热,舌苔薄黄,脉稍数,病邪入里化热,用柴胡、法半夏、黄芩、生石膏清泄半里之热,邪气得解,枢机得利,阴阳得调,诸症自除。

病案 2

林某,女,10 个月。

患儿以发热,鼻塞流涕 2 天为主诉就诊。2 天前患儿因天气骤变,外感风邪,后出现发热,体温最高 38.0 ℃,鼻塞流涕,打喷嚏,咳嗽无痰,舌苔浮白,指纹浮红现于风关。

诊断:感冒。

治则:疏风宣肺透邪。

处方:生神曲 5 g,荆芥 1 g,连翘 3 g,前胡 3 g,桔梗 2 g,钩藤 2 g,蝉蜕 3 g。

用法:3 剂,水煎浓缩,每日 1 剂,分 3 次服用,每次 10 mL。

连服 3 剂,病症告痊。

按语:此例证属风热感肺证。外感伤风,伤于肺卫;卫阳不固,风热上乘,阳邪犯肺,肺气失宣故咳嗽流涕,打喷嚏;治宜疏风宣肺透邪。方中荆芥、连翘、蝉蜕清热疏风宣肺;

前胡、桔梗开宣肺气;小儿脾常不足,故以神曲温运中焦,且能辛散外邪。全方疏散阳邪同时顾护脾胃,使阴阳调和而诸症痊愈。

病案 3

蔺某,男,8 个月。

患儿以咳嗽 6 天,伴发热 1 天为主诉就诊。患儿 6 天前出现咳嗽,咳痰症状,昨天突然出现发热,体温最高达 39.1 ℃,伴轻喘,咳促,有痰,无汗,饮食不佳,大便尚可,小便少,睡不安,舌质正常,薄白苔,脉滑数。

诊断:感冒夹痰。

治则:辛凉宣泄,清肺平喘,化痰止咳。

处方:麻黄 3 g,炒苦杏仁 6 g,生石膏 10 g,金银花 10 g,连翘 6 g,牛蒡子 5 g,淡豆豉 6 g,荆芥穗 5 g,薄荷 3 g,甘草 3 g。

用法:1 剂,水煎浓缩,每日 1 剂,分 3~4 次服用,每次 10 mL。

二诊:上药服 1 剂热退,气喘减轻,咳促缓解不明显,睡不安,有痰,饮食不佳,大便稍稀,小便尚可,脉稍数,指纹紫,苔薄黄。续服上方加减 2 剂症愈。

按语:此例属肺胃有热,兼感寒邪,感冒夹痰;治宜辛凉宣泄,清肺平喘,化痰止咳。方中麻黄、生石膏、金银花、连翘宣肺而泄热邪;荆芥穗、淡豆豉、薄荷、牛蒡子发散表邪,透热外出;炒苦杏仁止咳降肺气;甘草益气和中。全方内外双解,使阴阳调和,诸症痊愈。

病案 4

宋某,男,4 岁。

患儿昨夜突发高热,最高体温达 39.2 ℃,患儿家长代诉无其他不适,口中异味,纳食一般,睡眠不安,大便近 2 日未排,舌苔根部厚腻,脉象沉数。

诊断:感冒夹滞。

治则:表里双解。

处方:大青叶 10 g,麦冬 10 g,黄芩 6 g,炒神曲 10 g,炒麦芽 10 g,牛蒡子 3 g,薄荷 3 g,淡豆豉 3 g,菊花 10 g,炒枳壳 6 g,生石膏 9 g。

用法:2 剂,水煎浓缩,每日 1 剂,分 3 次服用,每次 10 mL。

上药服用 2 剂,热退,食纳好,精神好,病痊愈。

按语:小儿脾常不足,在有宿滞的情况下,容易外染表邪。患儿除有表证之外,还常伴有食欲减,大便不通,舌苔黄或厚腻等表现。此例证属宿滞内蓄,兼染表邪之候,治以表里两解。方中大青叶、黄芩、牛蒡子、薄荷、淡豆豉、菊花清热宣肺,发散表邪,透热外出;生石膏、炒枳壳、炒神曲、炒麦芽清里消导;麦冬滋养胃阴以清内热。全方表里双解,宿滞得消,内热得清,表邪得解,阴阳得调,诸症得愈。

病案 5

杨某,男,4 岁。

患儿以突发高热 1 天为主诉就诊。就诊时正处于流行性感冒暴发期,患儿 1 天前突发高热,最高体温达 39.6 ℃,口服布洛芬混悬液后体温降低,数小时后体温再次升高。今晨测体温 39.2 ℃,咳嗽声浊,舌质红,脉浮数。查血常规:白细胞计数 $6.5×10^9/L$,中性粒细胞 0.46,淋巴细胞 0.52,嗜酸性粒细胞 0.02。流感咽拭子提示:弱阳性。

诊断:感冒(流行性感冒)。

治则:解表透热。

处方:荆芥穗 6 g,薄荷 3 g,金银花 10 g,紫苏叶 5 g,蔓荆子 6 g,连翘 10 g,炒苦杏仁 6 g,瓜蒌 10 g,芦根 12 g,紫雪丹 1.5 g。

用法:2 剂,水煎浓缩,每日 1 剂,分 3 次服用,每次 10 mL。

二诊:服药 2 剂,体温正常,余邪未净,偶有咳嗽,脉缓,咽红。给予中药菊花 10 g,荆芥穗 5 g,瓜蒌 10 g,炒杏仁 5 g,黄芩 6 g,连翘 10 g,蔓荆子 6 g,炒栀子 5 g,生地黄 2 g,麦冬 10 g,生甘草 3 g;2 剂水煎浓缩,服药后诸症痊愈。

按语:此例证属风温感表,郁于膝理。突发高热,为表邪引起;咳嗽声浊,显示肺络郁阻;夏氏中医认为,皮毛者,肺之合也。肺为娇脏,风温上受,首先犯肺,因之咳嗽声浊,治宜发散解表,透热外出。但舌质红,脉现浮数,为热邪内潜,所以治疗加用清热之剂。方中荆芥穗、薄荷、紫苏叶、蔓荆子宣散解表;金银花、连翘、炒苦杏仁、瓜蒌、芦根清泄里热。夏氏中医选用紫雪丹以退高热;紫雪丹泻火解毒,芳香逐秽,既可清解五脏六腑邪,又可逐经络之秽浊,防热毒内陷,配合解表宜散法能够迅速退高热。二诊高热已退,表证已解,残留余邪未尽,故予清肺利咽化余热之剂调理。

第二节　咳　嗽

一、中医病学相关知识

【概述】

凡因感受外邪或脏腑功能失调,影响肺的正常宣肃功能,造成肺气上逆作咳,咯吐痰涎的,即称"咳嗽"。

古代关于本证的认识较为全面,从临床症状、病机、治则到方药均有详细记载。目前咳嗽在临床上发病率较高,冬、春季节及寒温不调之时尤为多见,多发生于幼儿。咳嗽作为一个症状,可见于诸多疾病中,当咳嗽以突出主症出现时,方可称谓咳嗽,若是其他外感,内伤疾病中出现咳嗽症状,则不属于本病。

西医学急性支气管炎可参照本病辨证治疗。

【病因病机】

形成咳嗽的病因主要是感受外邪,以风邪为主,肺脾虚弱是其内因。病位主要在肺脾。夏氏中医认为小儿冷暖不知自调,肺为娇脏,风邪致病,首犯肺卫。肺主气,司呼吸,卫阳不固,肺为邪侵,壅阻肺络,气机不宣,肃降失司,肺气上逆,则为咳嗽。风为百病之长,常夹寒、夹热,而致临床有风寒、风热之区别。内伤病因多为小儿脾常不足,脾阳虚弱而生痰,上贮于肺,致肺之清肃失司而发为咳嗽;或禀赋不足、素体虚弱,若外感咳嗽日久不愈,进一步耗伤气阴,发展为内伤咳嗽。

小儿咳嗽病因虽多,但其发病机制则一致,皆为肺脏受累,宣肃失司而成。外感咳嗽病起于肺,内伤咳嗽可因肺病迁延,也可由它脏先病累及于肺所致。其病理因素主要为痰。外感咳嗽为六淫之邪,侵袭肺系,致肺气壅遏不宣;清肃之令失常,痰液滋生。内伤多为脾虚生痰,痰阻气道,影响肺气出入,致气逆作咳。若小儿肺脾两虚,气不化津则痰湿更易滋生。若痰湿蕴肺,遇感引触,转从热化,则可出现痰热咳嗽。小儿禀赋不足,素体虚弱,若外感咳嗽日久不愈,可耗伤气阴,发展为肺阴耗伤或肺脾气虚之证。

【辨证论治】

(一)辨证要点

咳嗽辨证主要区别外感咳嗽,内伤咳嗽。外感咳嗽往往病程短,伴有表证,多属实证。内伤咳嗽,发病多缓,病程较长,多兼有不同程度的里证,常呈由实转虚的证候变化。

(二)治疗原则

本病的治疗,应分清邪正虚实及外感内伤。外感咳嗽一般邪气盛而正气未虚,治宜疏散外邪,宣通肺气为主,邪去则正安,不宜过早使用苦寒、滋腻、收涩、镇咳之药,以免留邪。内伤咳嗽,则应辨明由何脏累及,随证立法。痰盛者化痰以宣肃肺气,依据痰热,痰湿之不同,分别予以清热化痰或燥湿化痰。后期以补为主,分别以润肺滋阴与健脾补肺为法。

(三)分证论治

1. 外感咳嗽

(1)风寒咳嗽 ①主要证候:咳嗽频作,咽痒声重,痰白清稀,鼻塞流涕,恶寒少汗,或有发热头痛,全身酸痛,舌苔薄白,脉浮紧,指纹浮红。②证候分析:风寒束肺,肺气失宣。肺主卫表,司开合,风寒犯肺,肺气失宣,则见咳嗽频作,喉痒声重;风寒外束,腠理闭塞,故而发热恶寒;风寒外袭,经气不畅,见全身酸痛;舌苔薄白,指纹浮红为邪在表之象。③治法:散寒宣肺。

(2)风热犯肺 ①主要证候:咳嗽不爽,痰黄黏稠,不易咯出,口渴咽痛,鼻流浊涕,伴有发热头痛,恶风,微汗出,舌质红,苔薄黄,脉浮数,指纹红紫。②证候分析:风热犯肺,肺失清肃。肺开窍于鼻,风热犯肺,肺失清肃,气道不宜,故咳嗽不爽,鼻流浊涕;肺主皮毛,风热束表,客于皮毛,疏泄失司,故发热头痛,恶风微汗出;肺热上熏于咽,则咽痛;舌苔薄黄,脉浮红,为风热邪在肺卫之象。③治法:疏风肃肺。

2. 内伤咳嗽

(1)痰热咳嗽 ①主要证候:咳嗽痰黄,稠黏难咯,面赤唇红,口苦作渴,或有发热,烦躁不宁,尿少色黄,舌红苔黄腻,脉滑数,指纹色紫。②证候分析:痰热内蕴,肺失清肃。

外感风热化火入里,炼液成痰,痰随气逆,故咳嗽痰多,稠黏难咯;气火上升,里热熏蒸故面红唇赤,口苦作渴,烦躁不宁;舌红苔黄,脉滑数,指纹紫是痰热之象。③治法:清肺化痰。

(2)痰湿咳嗽 ①主要证候:咳嗽重浊,痰多壅盛,色白而稀,胸闷纳呆,苔白腻,脉濡。②证候分析:痰湿中阻,肺失宣降。脾胃滋生痰湿,上贮于肺,则咳嗽痰壅,色白而稀;痰湿中阻,气机失畅,则胸闷纳呆;苔白腻,脉濡为痰湿内停之象。③治法:化痰燥湿。

(3)阴虚咳嗽 ①主要证候:干咳无痰,或痰少而黏,不易咯出,口渴咽干,喉痒声嘶,手足心热,或咳嗽带血,午后潮热,舌红少苔,脉细数。②证候分析:正虚邪恋,肺阴受损。阴虚则内热,故见午后潮热,手足心热,热伤肺络,见咳嗽带血;阴液受伤,无以上承,故口渴咽干;阴虚生燥,见干咳无痰,喉痒声嘶。③治法:滋阴润肺,兼清余热。

(4)气虚咳嗽 ①主要证候:咳而无力,痰白清稀,面色苍白,气短懒言,语声低微,喜温畏寒,体虚多汗,舌质淡嫩,脉细少力。②证候分析:肺气不足,余邪未解。肺为气之主,肺虚则气无所主而咳嗽无力,气短懒言,声音低微;肺气虚弱,卫外不固,见喜温畏寒多汗;肺虚及脾,水湿不能运化,故痰白清稀;舌淡苔白,脉细无力为气虚之象。③治法:健脾补肺,益气化湿。

【预防与调摄】

1. **预防** 加强锻炼,增强抗病能力。注意气候变化,防止受凉,特别秋冬季节,注意胸,背,腹部保暖,以防外感。

2. **护理** 注意保持室内空气流通,避免煤气、尘烟等刺激。咳嗽期间,适当休息,多饮水,饮食宜清淡,避免腥、辣、油腻之品。

二、西医病学相关知识

【概述】

急性支气管炎是支气管黏膜的急性炎症,常累及气管,故又称急性气管支气管炎。临床以咳嗽,咯痰为主要症状,多继发于上呼吸道感染之后,或为麻疹、百日咳、伤寒等急性传染病的一种临床表现。冬、春季发病较多,3岁以内小儿多见。

【病因】

本病为多种病原微生物可引起的上呼吸道感染的病原体都可引起支气管炎。营养不良,佝偻病,免疫功能失调及特异性体质等均为本病的诱发因素。急性感染早期病理表现为支气管黏膜充血、肿胀,继而浅层纤毛上皮损伤、脱落,黏液腺肥大,分泌物增加,黏膜下层有炎症细胞浸润。

【临床表现】

急性支气管炎大多先有上呼吸道感染的症状,2~3天后咳嗽加重,呼吸道分泌物增多,痰由白色清稀渐转为黄色黏稠。多伴有发热,婴幼儿症状较重,可伴有呕吐、腹泻等消化道症状。听诊时肺部呼吸音粗糙,也可听到不固定的散在干、湿啰音。

【治疗】

其治疗主要控制感染,对症治疗。一般尽量不用镇咳药或镇静剂,以免抑制咳嗽反射,影响黏痰咳出。

1. 控制感染 根据致病微生物种类采用相应药物,考虑有细菌感染时,可适当选用抗生素。

2. 对症治疗 ①化痰:痰稠者,应用氨溴索每日 1.2~1.6 mg/kg,分 3 次口服。②止咳平喘:可酌情选用 β 受体激动剂等药物吸入治疗。

三、夏氏中西医结合相关知识

西医治疗咳嗽主要为控制感染及对症治疗。夏氏中医主张尽量不用镇咳类药物以免影响痰液排出。夏中医认为本病病因繁多,主要为外感、内伤两大纲。外感以风邪为主,病位在肺脾两脏。外感咳嗽往往病程较短,内伤咳嗽病程较长且易由实转虚。因此临床中慢性咳嗽病机不离阳虚邪盛、阴虚伤肺及五脏俱损。临证时应注意辨别阴阳虚实。夏氏中医治疗多从"阴阳互根互用"理论入手,贵在"平调阴阳气血"。同时由于病位在肺、脾二脏,脾为生痰之源,肺为贮痰之器,治疗当益气健脾,实脾扶正以化痰,同时兼顾他脏。对于痰液较多患儿可中医治疗配合运用氨溴索等化痰类药物,对于急性感染较重者可个体化运用西药抗感染治疗。

四、病 案

病案 1

靳某,女,5 岁。

患儿以反复咳喘 1 个月余为主诉就诊。患者 1 个月余前出现咳嗽症状,伴咳痰,严重时伴喘息,喉中痰鸣,夜间尤甚;至当地医院住院治疗 20 天余。出院医嘱继续口服阿莫西林颗粒、沙丁胺醇片等药物治疗,仍有咳喘,咳痰症状。为求进一步治疗,遂至门诊。刻下见:咳促,咳痰,时有喉间痰鸣,夜间尤甚,纳少,小便黄,大便自调,舌淡红,苔黄腻,脉细。听诊双肺散在哮鸣音,痰鸣音。

诊断:咳嗽(喘息性支气管炎)。

治则:燥湿化痰,调中理气。

处方:柴胡 9 g,黄芩 9 g,蜜紫菀 6 g,蜜款冬花 6 g,制百部 10 g,荆芥 6 g,紫苏梗 6 g,芦根 6 g,桔梗 3 g,焦麦芽、焦山楂、焦神曲各 9 g,甘草 3 g。

用法:2 剂,水煎浓缩,每日 1 剂,分 3 次服用,每次 10 mL。

二诊:服药后咳喘,喉间痰鸣明显减轻;守上方续服 2 剂。

三诊:双肺哮鸣音消失,仍有湿啰音。在上方基础上,去蜜紫菀、蜜款冬花、荆芥、紫苏梗、芦根,加党参6 g、白术6 g、茯苓10 g、陈皮6 g、法半夏3 g、百合6 g。

四诊:服药4剂后诸症痊愈,双肺呼吸音清,未闻干、湿啰音。

随访1年未发。

按语:小儿喘息性支气管炎属中医"咳嗽""喘证"范畴。小儿形气未充,卫外功能较弱,尤在冬春季节气候多变之时,寒暖不知自调,易感受外邪。外邪侵袭,首先犯肺,致肺气闭郁,肺失宣肃,液聚于肺,变为痰湿,发为咳喘。此方有燥湿化痰,调中理气之功,用药故能奏效。小儿"脾常不足",故在服用首诊方后,加入白术、党参、茯苓、陈皮、法半夏益气健脾,以实脾扶正而化痰;同时因肺为娇脏,故在咳喘恢复期加用百合润肺,以巩固疗效。

病案2

许某,女,3岁半。

患儿以突然发热伴咳嗽、微喘10天为主诉就诊。患儿10天前突然发热,最高体温大38.8 ℃,伴咳嗽,轻微喘息。急至当地医院住院治疗,诊断为急性支气管炎,予抗生素,化痰止咳等药物治疗10天,症状未见好转。今为求进一步治疗,遂来诊。刻下见:喘咳不断,口鼻微青,发热,体温37.6 ℃,舌苔薄白,脉弦以左为明显。

诊断:咳嗽。

治则:解表散寒,化痰降气。

处方:旋覆花(布包煎)6 g,前胡6 g,细辛1 g,法半夏6 g,荆芥6 g,茯苓9 g,甘草3 g,蜜紫菀6 g。

用法:1剂,水煎浓缩,每日1剂,分3次服用,每次10 mL。

服药1剂后咳嗽、喘、发热均明显好转,守方继服2剂,诸症痊愈。

按语:此例患儿表证寒邪不解,发热,咳喘,乃痰饮之阴邪在肺,外寒内饮,阴阳失调,肺气不得肃降之证,因此从肺论治,用药要适其至所也。方中旋覆花消痰行水而降肺气,与细辛、法半夏配伍可用于寒痰咳喘兼有表证者;荆芥解表;茯苓利水渗湿而不伤正,乃治疗停饮之要药;蜜紫菀、前胡、甘草降逆止咳;全方均为肺药,使表寒得解、痰饮得化、肺气得降、阴阳得调,诸症痊愈。

病案3

郑某,男,9岁。

患儿以咳嗽3个月余为主诉就诊。患儿3个月前出现咳嗽症状,咳痰,量少质黏,低热。至当地医院就诊,诊断为急性支气管炎。西药治疗1个月余,效差;后又配合中药止咳化痰等亦无效。今为求进一步治疗,遂来诊。刻下见:咳嗽,早晨尤甚,咳痰,量少,口苦口干,烦躁易怒,大便干燥,舌质红,苔黄,脉弦数。

诊断:咳嗽。

治则:清泻肝火,宣肺止咳。

处方：当归 10 g,川芎 10 g,大黄 3 g,栀子 10 g,羌活 6 g,防风 6 g,柴胡 9 g,黄芩 6 g。

用法：2 剂,水煎浓缩,每日 1 剂,分 3 次服用,每次 15 mL。

服药 2 剂后咳嗽明显减轻,守上方继服 2 剂,诸症痊愈。

按语:《素问·咳论》曰:"黄帝问曰:肺之令人咳,何也? 岐伯对曰:五脏六腑皆令人咳,非独肺也……肝咳之状,咳则两胁下痛,甚则不可以转,转则两胠下满。"夏氏中医认为患儿烦躁易怒,口苦口干,且脉弦数,故为肝咳也。肝咳者,当调肝为主,今肝火为主,故当以泻肝火之法治之。综合脉证,早晨者,肝胆之时也,且脉见弦数,亦属肝火;大便秘结者,胃与大肠实火也。肝胃实火,上烁肺金,肺失肃降,则咳嗽也;治以清泻肝火。

第三节　肺炎喘嗽

一、中医病学相关知识

【概述】

肺炎喘嗽是小儿时期常见的肺系疾病之一,以发热、咳嗽、痰壅、气急、鼻煽为主要症状,重者涕泪俱闭,面色苍白发绀。肺炎喘嗽的病名首见于《麻科活人全书》,该书叙述麻疹出现"喘而无涕,兼之鼻煽"症状时,称为"肺炎喘嗽"。本病全年皆有,冬、春两季为多,好发于婴幼儿,一般发病较急,若能早期及时治疗,预后良好。西医学肺炎可参照本病例辨证治疗。

【病因和发病机制】

引起肺炎喘嗽的病因主要有外因和内因两大类。外因主要是感受风邪,小儿寒温失调,风邪外袭而为病,风邪多夹热或夹寒为患,其中以风热为多见。小儿肺脏娇嫩,卫阳不固,如先天禀赋不足,或后天喂养失宜,久病不愈,病后失调,则致正气虚弱,卫阳不固,腠理不密,营阴失守,而易为外邪所中。肺炎喘嗽的病变主要在肺。肺为娇脏,性喜清肃,外合皮毛,开窍于鼻。感受风邪,首先侵犯肺卫,致肺气郁闭,清肃之令不行,而出现发热、咳嗽、痰壅、气促、鼻煽等症。痰热是其病理产物,常见痰热胶结,阻塞肺络,亦有痰湿阻肺者,肺闭可加重痰阻,痰阻又进一步加重肺闭,形成宣肃不行,症情加重。肺主治节,肺气郁闭,气滞血瘀,心血运行不畅,可致心失所养,心气不足,心阳虚衰的危重变证。亦可因邪热炽盛化火,内陷厥阴,出现高热动风证候。若影响脾胃升降,浊气停聚,大肠之气不行,可出现腹胀,便秘等腑实证候。重症肺炎或素体虚弱之患儿,患病之后常迁延不愈,难以恢复,如体禀营虚卫弱者,可致长期不规则发热,或寒热往来,自汗;体禀阴液不足者,可形成发热以夜间为甚,手足心灼热、盗汗、夜寐不宁等症。

【辨证论治】

(一)辨证要点

肺炎喘嗽病初与感冒相似,均为表证,但肺炎表证时间短暂,很快入里化热,主要特点为咳嗽、气喘。初起应分清风热还是风寒。风寒者多恶寒无汗,痰多清稀;风热者则为发热重,咳痰黏稠。痰阻肺闭时应辨清热重,痰重;热重者高热稽留不退,面红唇赤,烦渴引饮;痰重者喉中痰鸣,痰声辘辘,胸高气急。若高热炽盛,喘憋严重,呼吸困难,为毒热闭肺重症。若正虚邪盛出现心阳虚衰、热陷厥阴,为病邪猖獗正气不支的危重变症。

(二)治疗原则

本病治疗,以宣肺平喘,清热化痰,调和阴阳为主法。若痰多壅盛者,首先降气涤痰;喘憋严重者,治以平喘利气;气滞血瘀者,治以活血化瘀;病久气阴耗伤者,治以补气养阴,扶正达邪;出现变证者,随证施治。因本病易于化热,病初风寒闭肺治方中宜适当加入清热药。肺与大肠相表里,壮热炽盛时宜早用通腑药,致腑通热泄。病之后期,阴虚肺燥,余邪留恋,用药宜甘寒,避免用滋腻之品。

(三)分证论治

1.常证

(1)风寒闭肺证 ①主要证候:恶寒发热,无汗不渴,咳嗽气急,痰稀色白,舌淡红,苔薄白,脉浮紧。②证候分析:风寒为阴邪,阴邪闭肺,则肺气失宣。阴邪郁于肌表,因而恶寒发热,无汗不渴,咳嗽气急。痰稀色白,舌淡红,苔薄白,脉浮紧为风寒之象。③治法:辛温开肺,化痰止咳。

(2)风热闭肺证 ①主要证候:发热恶风,微有汗出,口渴欲饮,咳嗽,痰稠色黄,呼吸急促,咽红,舌尖红,苔薄黄,脉浮数。②证候分析:风热之阳邪外袭,导致肺闭失宣,因而发热恶风,微有汗出,口渴引饮。咽红,舌尖红,苔薄黄,脉浮数为风热之象。③治法:辛凉宣肺,清热化痰。

(3)痰热闭肺证 ①主要证候:壮热烦躁,喉间痰鸣,痰稠色黄,气促喘憋,鼻煽,或口唇青紫,舌红,苔黄腻,脉滑数。②证候分析:痰热之邪为阳邪,阳邪壅盛,阻塞肺络,故壮热烦躁,喉间痰鸣,痰稠色黄等实证。肺气郁闭故见气促喘憋,鼻煽。舌红,苔黄腻,脉滑数为痰热之象。③治法:清热宣肺,涤痰定喘。

(4)痰浊闭肺证 ①主要证候:咳嗽气喘,喉间痰鸣,咯吐痰涎,胸闷气促,食欲减退,舌淡苔白腻,脉滑。②证候分析:痰浊壅阻,故咳嗽气喘,喉间痰鸣,咯吐痰涎。痰浊闭郁,气机阻滞,中焦运化不利,故胸闷气促,食欲减退。舌苔白腻,脉滑为痰浊之象。③治法:温肺平喘,涤痰开闭。

(5)阴虚肺热证 ①主要证候:低热不退,面色潮红,干咳无痰,舌质红而干,苔光剥,脉数。②证候分析:余邪留恋,肺阴虚弱,故干咳无痰。舌质红而干,苔光剥,脉数为阴虚之象。③治法:养阴清肺,润肺止咳。

(6)肺脾气虚证 ①主要证候:病程迁延,低热起伏,气短多汗,咳嗽无力,纳差,便溏,面色苍白,神疲乏力,四肢欠温,舌质偏淡,苔薄白,脉细无力。②证候分析:肺气亏虚,卫阳不固则气短多汗,咳嗽无力,低热起伏。脾气虚则运化失司,故纳差,便溏;脾阳亏虚,后天生化乏源,气血亏虚则神疲乏力,四肢欠温。③治法:健脾益气,肃肺化痰。

2. 变证

(1)心阳虚衰证　①主要证候:突然面色苍白,发绀,呼吸困难加剧,汗出不温,四肢厥冷,神萎淡漠或烦躁不宁,右胁下肝脏增大,质坚,舌淡紫,苔薄白,脉微弱虚数。②证候分析:心阳虚衰,正气欲脱。心阳不能运行敷布全身,故面色苍白,四肢欠温;阳气浮越,故虚烦不宁;肺气痹阻,影响心血运行,血液瘀滞,故发绀,舌淡紫;肝藏血,血郁于肝,故肝脏肿大。③治法:温补心阳,救逆固脱。

(2)内陷厥阴证　①主要证候:壮热神昏,烦躁谵语,四肢抽搐,口噤项强,两目上视,咳嗽气促,痰声辘辘,舌质红绛,指纹青紫,达命关,或透关射甲,脉弦数。②证候分析:邪热炽盛,内陷厥阴。陷心则神明失守,昏迷,谵妄;陷肝则肝风内动,抽风痉厥,口噤项强,两目上视。③治法:平肝息风,清心开窍。

【预防与调摄】

1. 预防

(1)搞好卫生,保持室内空气新鲜,冬、春季节尽量少带易感儿去公共场所。

(2)气候寒暖不调时,随时增减衣服,防止感冒。

(3)加强体育锻炼,增强体质。

2. 护理

(1)饮食宜清淡富有营养,多喂开水。

(2)保持安静,居室空气新鲜。

(3)呼吸急促时,应保持气道通畅位置,并随时吸痰。

(4)对于重症肺炎患儿要加强巡视,注意病情变化。

二、西医病学相关知识

【概述】

肺炎系由不同病原体或其他因素所致的肺部炎症。临床以发热,咳嗽,气促,呼吸困难及肺部固定湿啰音为主要临床表现。本病一年四季均可发生,但多见于冬、春季;任何年龄均可患病。年龄越小,发病率越高,病情越重。

【病因和发病机制】

肺炎的病因主要为感染因素和非感染因素。①感染因素:常见的病原微生物为细菌和病毒。其中肺炎链球菌,金黄色葡萄球菌,流感嗜血杆菌是重症肺炎的主要病因。②非感染因素:常见有吸入性肺炎,坠积性肺炎,过敏性肺炎等。其发病机制为病原体常由呼吸道入侵,少数经血行入肺,当炎症蔓延到细支气管和肺泡时,支气管膜充血、水肿,导致通气功能障碍;肺泡壁充血水肿,炎性分泌物增多,导致换气功能障碍。通气不足引起缺氧和一氧化碳潴留,导致氧分压降低和一氧化碳分压增高;换气功能障碍主要引起缺氧,导致氧分压降低,为代偿缺氧状态,患儿呼吸频率加快,呼吸深度加强,呼吸辅助肌参与活动,出现鼻翼扇动和三凹征,同时心率也加快、缺氧,一氧化碳潴留和毒血症,可导致机体其他系统器官的功能障碍和代谢紊乱,这时的肺炎被称为重症肺炎。支气管肺炎的病理变化:以肺组织充血、水肿、炎症浸润为主肺泡内充满渗出物,形成点片状炎症灶,若病变融合成片,可累及多个肺小叶或更广泛。当小支气管,毛细支气管发生炎症时,可致管腔部分或完全阻塞,引起肺不张或肺气肿。不同病原所致的肺炎病理变化不同:细菌性肺炎以肺实质受累为主;肺炎支原体肺炎和病毒性肺炎多以间质受累为主,常可累及肺泡。临床上支气管肺炎与间质性肺炎常同时并存。金黄色葡萄球菌引起的支气管肺炎。以广泛的出血性坏死,多发性小脓肿为特点。

【临床表现】

起病急,发病前多数有上呼吸道感染表现,以发热、咳嗽、气促为主要症状。发热多为不规则发热,或弛张热或稽留热,新生儿及体弱儿可表现为不发热;咳嗽较频,早期为刺激性干咳,以后咳嗽有痰,痰色白或黄,新生儿、早产儿则表现为口吐白沫;气促多发生在发绀、咳嗽之后。气促加重,可出现呼吸困难,表现为鼻翼扇动点头呼吸,三凹征等。

重症肺炎的表现主要有:①循环系统常见心肌炎和心力衰竭。②神经系统常见烦躁不安、嗜睡,或两者交替出现。继而出现昏迷、惊厥、前囟隆起、呼吸不规则、瞳孔对光反应迟钝或消失及有脑膜刺激征。③消化系统常见食欲减退,呕吐,腹泻,腹胀等。重症肺炎可见中毒性肠麻痹,肠鸣音消失,腹胀严重时致使膈肌上升,压迫胸部,使呼吸困难加重。

【治疗】

1. **病因治疗**　根据不同病原选择药物。细菌感染者宜采用抗生素治疗并严格遵照抗生素治疗原则制定治疗方案。病毒感染目前尚无理想的抗病毒药物。临床可选用利巴韦林。

2. **对症治疗**

(1)氧疗　凡有呼吸困难,喘憋,口唇发绀,面色苍白等低氧血症表现者应立即吸氧。

(2)保持呼吸道通畅　及时清除鼻咽分泌物和吸痰,可雾化吸入祛痰剂;保证液体摄入量,有利于痰液排出。喘憋严重者选用支气管解痉剂。

(3)腹胀的治疗　低钾血症引起者及时补钾。若中毒性肠麻痹,应禁食胃肠减压,用酚妥拉明每次 0.5 mg/kg,加入 10% 葡萄糖 20~30 mL 静脉滴注。

(4)肺炎合并心力衰竭的治疗　给予镇静,吸氧,增强心肌收缩力,减慢心率,增加心搏出量减轻心脏负荷。

3. **糖皮质激素的应用**　糖皮质激素可减少炎性渗出,解除支气管痉挛,改善血管通透性,降低颅内压,改善微循环。

4. **并存症和并发症的治疗**　对并存佝偻病,营养不良者,应给予相应原发疾病治疗。对并发脓胸,脓气胸者,应及时抽脓,抽气。对年龄小,中毒症状重,或脓液黏稠,经反复穿刺抽脓不畅者,或张力性气胸都宜考虑胸腔闭式引流。部分经常规治疗仍病情严重的重症肺炎病例,可考虑采用纤维支气管镜进行灌洗治疗和进一步诊断。

三、夏氏中西医结合相关知识

西医治疗肺炎喘嗽为病因治疗、对症治疗、激素治疗及并发症治疗等。夏氏中医治疗本病主张中西医结合疗法,针对不同的病原体选择不同的药物,必要时使用糖皮质激素,同时配合中医治疗。肺炎喘嗽在临床中较为常见,一般发病较急,疾病初期注意与感冒鉴别。因本病表证很快入里化热,故临床以热证多,常表现为咳嗽、咳痰、气喘等。

治疗以宣肺平喘,清热化痰,调和阴阳为主法,且在病初外感风寒时适当加入清热类药物。夏氏中医注重整体论治,因肺与大肠相表里,故在小儿高热期可采用中药灌肠,通腑泄热以退热;同时在治疗过程中时刻注意顾护脾胃。

四、病 案

病案1

梁某,男,11岁。

患儿以感冒发热10天余为主诉就诊。10天余前患儿出现感冒发热,伴咳嗽喘憋。在当地医院就诊,诊断为病毒性肺炎。用退热药及头孢类抗生素,无效。患儿发热不退,咳嗽气喘加重,痰清稀,呈泡沫状,呼吸痰鸣如水鸡声,两肺听诊散在湿啰音。后口服安宫牛黄丸,静脉滴注双黄连等,热仍不退。今为求进一步治疗,遂来诊。刻下见:精神差,体型肥胖,发热,体温38.5℃,咳嗽气喘,咳痰清稀,呈泡沫状,喉间痰鸣如水鸡声,舌润苔滑,脉数,稍久则指下无力。

诊断:肺炎喘嗽(病毒性肺炎)。

治则:辛温解表,宣肺化饮。

处方:射干10 g,麻黄10 g,细辛3 g,生姜10 g,五味子10 g,法半夏10 g,桂枝6 g,蜜款冬花10 g,蜜紫菀10 g,百部9 g,白前5 g,甘草5 g。

用法:2剂,水煎浓缩,每日1剂,分2次服用。

二诊:服药2剂后汗出热退,体温37.1℃,咳嗽气喘及喉中痰鸣音明显缓解,口干,舌尖红。在上方基础上加黄芩5 g,麦冬10 g;继服3剂。体温36.5℃,咳嗽喘息基本消失,喉中尚有少许痰鸣音。继续上方调治而痊愈。

按语:此例西医诊断为病毒性肺炎,属中医小儿"肺炎喘嗽"病范畴。对此类病及肺感染一类疾病,首先应辨别阴阳虚实寒热。疾病初期必须分清风寒与风温,更应辨识里热或里寒,切忌一遇病毒类疾患即投金银花、连翘、桑叶、芦根、大青叶等所谓抗病毒之药,或安宫牛黄丸辛凉之剂,或黄芩,黄连,石膏清热之药。若系风温肺热,寒凉药,解表清热药可用;若系风寒闭阻,肺气不宣,滥用安宫牛黄丸,或黄芩,黄连,石膏之寒凉清热类药,则会加重病情。此例肺炎喘嗽为外感风寒,痰湿蕴肺,气闭不宣所致。其临床表现除咳嗽气喘痰声辘辘之外,亦有发热恶寒,痰清稀泡沫,面色青,手足凉,腹胀便溏等证候；其发热为表邪不解所致，并非里热，故用射干、麻黄、细辛、生姜、桂枝辛温宣肺解表散寒；法半夏、甘草和胃化痰；蜜款冬花、蜜紫菀、百部、白前、五味子敛肺止咳化痰。全方辛温解表，宣肺化饮，药后汗出发热即退，喘咳亦随之而除。二诊时有辛温有化热之象，故加黄芩，麦冬以清热滋阴。

病案2

史某，男，7个月。

患儿以持续发热1周为主诉就诊。患者1周前出现发热，持续不退。运用清热解读类退热药，无效。今为求进一步治疗，遂来诊。刻下见：发热，咳嗽，鼻煽，气喘，烦躁，呻吟不安，面色灰滞无华，腹微胀满，啼哭无泪，眉心颤动，大便溏泻，溲清量多，舌质淡白，脉促无力，指纹紫暗，冲出三关。

诊断：肺炎喘嗽。

治则：扶阳投逆，敛肺养阴。

处方：麻黄3 g，紫菀6 g，杏仁10 g，牡蛎(先煎)3 g，龙骨(先煎)3 g，天竺黄10 g，附子3 g，甘草3 g，磁石(先煎)9 g，石菖蒲3 g，黑锡丹10 g(包)。

用法：2剂，水煎浓缩，每日1剂，分3次服用，每次10 mL。

二诊：服药1剂后，发热已退，但咳嗽改善不明显，喉间有痰声，面色淡白无华。在上方基础上去麻黄、牡蛎、龙骨、磁石，加胆南星3 g，白术6 g，茯苓10 g；续服2剂。

三诊：服药2剂后，诸症好转，身热未起，两目有神，气急渐平，啼哭有泪，喉间痰声稍减，舌质转淡红，生黄白苔。予汤药南沙参10 g，麦冬6 g，杏仁10 g，石菖蒲3 g，制附子2.5 g，西洋参2.5 g，扁豆衣10 g，防风3 g；续服2剂。

四诊：患儿脉静身凉，气急平定，诸患均减，仍咳嗽痰多。予汤药旋覆花6 g，蜜紫菀10 g，白芥子3 g，胆南星3 g，橘红3 g，橘络3 g，蜜枇杷叶10 g，白术6 g，茯苓10 g。续服药2剂，诸症痊愈。

按语：本例风温痰热闭郁于上，脾肾阳气衰败于下，有内闭外脱之势。咳嗽、鼻煽、气喘、烦躁、呻吟不安，此乃风温之邪闭郁于肺，肺气不宣。而面色灰滞，腹胀，大便溏泻不臭，显示稚年气阳不足、脾败正虚征象。病属上盛下虚之肺闭重症，势有正不胜邪，喘甚致脱的猝变。其肺闭宜开，阳虚宜温，但总以扶阳投逆为急。若脱象毕现，则势难挽回。故以附子复阳、龙骨、牡蛎固其脱。阳回正复，病有转机，再予麻黄疏散表邪，蜜紫菀、杏仁、甘草敛肺止咳化痰；天竺黄、磁石、石菖蒲清热豁痰，清心定惊，宁心安神。二诊时身热已退，仍有咳嗽、咳痰，故仍进原法，着重化痰，用胆南星、白术、茯苓健脾利湿化痰。三诊时诸症好转，精神改善，乃气阳有回复之兆，肺闭有开泄之机。故继用制附子回阳，防风制附子毒性；用西洋参、南沙参、麦冬补气养阴、清热生津；杏仁止咳化痰；石菖蒲、扁豆衣开窍豁痰、化湿开胃。四诊咳嗽痰多，故以肃肺化痰为主，予旋覆花、蜜紫菀、白芥子、胆南星、橘红、橘络、蜜枇杷叶降气敛肺、止咳化痰；白术、茯苓健脾利湿化痰。整个治疗过程丝丝入扣，步步为营。

病案3

王某,女,4岁。

患儿以发热,咳嗽2天为主诉就诊。2天前患儿开始发热,咳嗽。至当地医院就诊,查胸透:提示右肺上叶肺炎。予抗生素治疗2天,热未退,体温高达39.2℃。为求进一步治疗,遂来诊。刻下见:高热,面赤,咳嗽,气促,鼻煽息粗,烦躁不安,汗出口渴,饮食差,睡眠不安,舌苔黄,脉滑数。

诊断:肺炎喘嗽。

治则:肃肺泄热。

处方:芦根30g,白茅根15g,桑叶6g,枇杷叶3g,知母3g,浙贝母9g,冬瓜子9g,杏仁9g,南沙参9g,生石膏12g。

用法:3剂,水煎服,每日1剂,分3~4次服用。

二诊:连服4剂后身热退,喘促平,仍有口渴欲饮。在上方基础上去生石膏,知母,冬瓜子,加麦冬9g,五味子3g。续服5剂,诸症痊愈。5天后复查胸部CT,心肺未见明显异常。

按语:此例患儿身热面赤,乃热邪炽盛;鼻煽息粗,是热痰壅盛。"气促之症,多缘肺热不清",此属"肺炎喘嗽"之热邪闭肺,风火痰互结,热痰壅滞气道,肺气失于宣肃。治当肃肺泄热为法。方用芦根、白茅根、知母、生石膏清热泻火;桑叶、枇杷叶、南沙参清肺润燥止咳;浙贝母、杏仁、冬瓜子清热化痰止咳。小儿为稚阴稚阳之体,阴常不足,又感受暑热之邪,肺阴受灼,故又当兼以养阴生津。二诊乃时热退后气阴两虚,故加麦冬、五味子养阴生津。治疗清润兼顾,宣肃共调,既可澄源洁流,伸展治节;又可滋阴补体,疏理枢机,阴阳调和,最为合拍,故能收柠鼓之效。

病案4

张某,男,4岁。

患儿以喘嗽发热3天为主诉就诊。患儿3天前出现喘嗽伴发热,下午体温最高可达39℃以上。至当地医院就诊,诊断为肺炎,运用抗生素,止咳及扩张支气管药物,症状改善不明显。今为求进一步治疗,遂来诊。刻下见:发热,咳嗽,气喘,痰多,掌心灼热,舌红,苔黄厚,脉数。

诊断:肺炎喘嗽。

治则:宣肺泄热,化痰止咳。

处方:青蒿10g,麻黄3g,杏仁9g,葶苈子9g,桑白皮9g,清半夏9g,化橘红3g,橘络3g,莱菔子9g,南沙参9g,竹茹9g,炙甘草3g。

用法:2剂,水煎浓缩,每日1剂,分3次服用,每次10mL。

二诊:服药后热已退,气喘较前减轻,咳嗽有痰改善不明显,黄厚之苔便薄,脉象平和。在上方基础上加减化裁,具体方剂如下:南沙参12g,射干3g,炒牛蒡子9g,麻黄3g,清半夏9g,化橘红3g,橘络3g,杏仁9g,紫苏子9g,葶苈子6g,竹茹9g,炙甘草

3 g;续服 2 剂。

三诊:咳嗽未见明显改善,痰鸣如吼,食欲不佳,苔色淡嫩,脉象细弦,属肝木偏旺。故在上方基础上加减化裁,具体方剂如下:刺蒺藜 9 g,蛤壳 9 g,南沙参 12 g,麻黄 1.5 g,射干 3 g,清半夏 3 g,化橘红 3 g,橘络 3 g,杏仁 6 g,葶苈子 3 g,炒牛蒡子 9 g,玉竹 6 g,炙甘草 3 g;续服 2 剂。

四诊:咳嗽大减,痰比前少,喉中痰鸣已消失,脉象细和,舌苔正常。续服 3 剂,诸症痊愈。

平素茶饮方:鲜百合 30 g,川贝母 1 g,冰糖 9 g;煎汤饮服,当茶饮。

按语:此例属肺经风邪失宣,兼有寒郁化热之象。冬令肺感外邪,而又寒邪本表,因初期失于宣散,致郁而化热,但病尚在卫分,仍当宣散从降而解。方用青蒿、南沙参泄热清肺,妙在重用泄热而不耗气血之青蒿;麻黄、杏仁开膝平喘;葶苈子、桑白皮、莱菔子泄肺定喘;陈皮、橘络、半夏、竹茹化痰和络;甘草调和诸药。2 剂热退,喘减,苔化,咳嗽未已,属风邪未清,故去青蒿、桑白皮、莱菔子,而减轻麻黄、葶苈子用量,加重南沙参、甘草剂量,同时加牛蒡子、射干、紫苏子祛风清热止咳。三诊药后咳仍不止,反见痰鸣如吼,脉象细弦。属刑金之象,仍以清肺止咳豁痰为法,同时加以清肝,故去竹茹、紫苏子,加平肝清火之蒺藜、蛤壳和清肺胃之热的玉竹而诸症明显缓解。其后依前法巩固疗效而诸症痊愈。

病案 5

黄某,女,5 岁。

患儿主因发热,咳嗽 3 天为主诉就诊。患儿 3 天前因外出时气候变化,风热外袭,第二天开始出现发热,咳嗽、流涕,继而呼吸急促,时有痰鸣。之当地医院就诊,诊断为支气管肺炎。肌内注射抗生素 2 天,发热已退,但咳嗽、气急缓解不明显。复查胸片示:支气管肺炎。血常规:白细胞 6.7×10^9/L,中性粒细胞 0.56,淋巴细胞 0.44。为求进一步治疗,遂求中医治疗。刻下见:患儿呼吸气促,精神萎靡,神情不安,时张口呼吸,两肺底部可闻及水泡音,舌红,苔白,脉滑数。

诊断:肺炎喘嗽。

治则:疏风解表,宣肺止咳。

处方:桑叶 10 g,菊花 10 g,桔梗 10 g,杏仁 9 g,薄荷(后下)9 g,炙麻黄 3 g,生石膏 12 g,浙贝母 9 g,黄芩 6 g。

用法:3 剂,水煎浓缩,每日 1 剂,分 3 次服用,每次 10 mL。

二诊:服药后咳嗽,气急明显缓解,续服 2 剂清除余邪。连服 5 剂而诸症痊愈。

按语:患儿主因发热,咳嗽 3 天就诊。胸片示支气管肺炎,又有气急痰鸣之症,舌质红苔白,脉滑数,实属肺炎喘嗽之风热重症;治以疏风解表,宣肺止咳。故用桑叶、菊花、薄荷疏风解表,驱邪外出;用桔梗、杏仁、炙麻黄、生石膏以清热化痰,止咳平喘,而桔梗又有利咽解毒,宣肺升提之效,助麻黄平喘止咳,而生石膏配黄芩清热泻火之力猛增,且黄

基础上去麻黄、生石膏、竹叶,加南沙参9g、川贝母6g、玉竹6g。2剂,水煎浓缩,每日1剂。

三诊:阵发性咳嗽,痰减少,肺内啰音减少,舌唇微红,苔微黄,脉弦软。在上方基础上加减化裁,具体方药如下:桑叶9g,菊花9g,杏仁6g,枇杷叶9g,连翘9g,金银花9g,橘络6g,麦芽9g,川贝母9g,甘草3g,白果6g。2剂,水煎浓缩,每日1剂。

四诊:患儿仍咳,痰不多,神烦哭闹,舌唇微红,苔薄黄,脉弦软。在上方基础上加芦根20g,白茅根20g,龟板9g,醋鳖甲9g,白芍9g。2剂,水煎浓缩,每日1剂。

五诊:服药后渐安静,咳嗽减轻,仍有少量痰,有时阵咳。在上方基础上去养阴之生龟甲、生鳖甲,2剂,水煎浓缩,每日1剂。服药后诸症痊愈。

按语:此例为素体阴虚,肺有蕴热,复感风热,以致发热,咳嗽急促。治以辛凉轻剂肃肺达邪,少佐甘寒清养阴分,使阴阳得调。本证初期按表证,燥热证用药。用桑叶、菊花、连翘、桔梗、金银花、竹叶治以清肺养阴,润燥止咳化痰;同时加用石膏、麻黄清透肺部蕴热,因小儿素体阴虚,故麻黄用量较少,轻轻宣肺而不伤阴。二诊为身热渐退,肺阴已伤,肃降失司。故加用玉竹、南沙参、川贝母甘寒养阴润燥止咳。三诊为病邪渐退,肺内尚有虚热流连。治仍以辛凉清肃肺气,少佐止咳和中之法。在用辛凉轻清之桑叶、菊花、连翘、金银花基础上,佐以枇杷叶、橘络、白果止咳化痰;麦芽、甘草护胃和中。四诊为恢复期,肺热流连,肺阴未复,下焦阴分偏虚,呈虚热上浮之阴虚之象。治应辛凉轻剂肃肺降逆,佐以滋潜养阴之法。加用龟板、醋鳖甲及酸甘化阴之白芍以滋潜下焦。其后继用调理脾胃,润肺止咳而诸症痊愈。

第四节　哮　喘

一、中医病学相关知识

【概述】

哮喘是小儿时期的常见肺系疾病,以发作性喉间哮鸣气促、呼气延长为特征,严重者不能平卧。哮指声响,喘指气息,临床上哮常兼喘。本病发作有明显的季节性,以冬季及气温多变季节发作为主,年龄以1~6岁多见。95%的发病诱因为呼吸道感染,发病有明显的遗传倾向,起病愈早遗传倾向愈明显。古代医籍对哮喘记载甚多,金元之前,多列入喘门,《丹溪心法·喘论》首先命名为"哮喘"。

西医学支气管哮喘可参照本病辨证治疗。

【病因病机】

本病的发病原因既有内因,又有外因。内因责之于痰饮内伏,与肺、脾、肾三脏有关,外因主要为感受外邪,接触异气。小儿肺脏娇嫩,脾常不足,肾常虚。肺虚则卫外失固,腠理不密,易为外邪所侵,邪阻肺络,气机不利,津液凝聚为痰;脾主运化水谷精微,脾虚不运,生湿酿痰,上贮于肺;肾气虚弱,不能蒸化水液而为清津,上泛为痰,聚液成饮。痰饮留伏与肺脾肾三脏功能失常有关,尤其责之于肺脾两脏。外因以外感六淫为主,六淫之邪,冬春多为风寒,风热,或秋季乍冷乍热,外邪乘虚入侵而诱发。邪入肺经,引动伏痰,痰阻气道,肺失肃降,气逆痰动而为哮喘。此外,若接触异气,如异味、花粉、煤烟、羽毛等,或嗜食酸咸甜腻,也能刺激气道,影响肺的通降功能而诱发哮喘。精神失调和过度疲劳也是小儿哮喘的重要诱因。

哮喘的病位主要在肺,其主要发病机制为痰饮内伏,遇外来因素感触而发,反复不已。发作时,痰随气升,气因痰阻,相互搏结,阻塞气道,气机升降不利,以致呼气不畅,气息喘促,咽喉哮吼痰鸣。邪蕴肺络,肺气壅塞不畅,胸部窒闷。肺气不宣,致心血瘀阻,可致肢端、颜面出现发绀。邪盛正衰,气阳外脱,可见额汗、肢冷、面色白,脉微等喘脱危候。

由于感邪的不同,体质的差异,所以又有病性上寒热的区别及转化。哮喘反复发作,肺气耗散,寒痰伤及脾肾之阳,痰热耗灼肺肾二阴,则可由实转虚。在平时表现肺、脾、肾等脏气虚弱之候,如正气来复,内饮蠲化,病有转机,发作可渐减少而趋康复。若痰饮不除,脏气虚弱未复,哮有夙根,触遇诱因又可引起哮喘再次发作,反复发作,致使正气衰减,疾病迁延,缠绵难愈。

【辨证论治】

(一)辨证要点

哮喘临床分发作期与缓解期。发作时哮吼痰鸣,喘急倚息,以邪实为主。咳喘痰黄,身热面赤,口干舌红为热性哮喘;咳喘畏寒,痰多清稀,舌苔白滑为寒性哮喘。缓解期哮喘已平,出现肺脾肾三脏不足,以正虚为主。辨别哮喘虚实可从病程长短,全身症状轻重来区别,气短多汗,易感冒多为气虚;形寒肢冷面白,动则心悸为阳虚;消瘦乏力,盗汗面红为阴虚。

(二)治疗原则

本病的治疗,发作期当攻邪以治其标,分辨寒热虚实,寒热夹杂分别随证施治。缓解期治以扶正,调其脏腑功能。由于哮喘的病因复杂,采用多种疗法综合治疗,除口服药外,雾化吸入,敷贴,针灸疗法,以及配合环境疗法,心身疗法可增强疗效。

(三)分证论治

1.发作期

(1)寒性哮喘 ①主要证候:咳嗽气喘,喉间有痰鸣音,痰多白沫,形寒肢冷,鼻流清涕,面色淡白,恶寒无汗,舌淡红,苔白滑,脉浮滑。②证候分析:风寒外束,痰湿阻肺。风寒在表,故恶寒无汗,鼻流清涕;痰湿内阻,阳气不能宣畅,故面色淡白;湿痰阻络,气道受阻,故咳嗽气喘,吐白沫痰;痰气相搏,喉间可闻哮鸣音。③治法:温肺散寒,化痰定喘。

(2)热性哮喘 ①主要证候:咳嗽哮喘,声高息涌,咯痰稠黄,喉间哮吼痰鸣,胸膈满闷,身热,面赤,口干,咽红,尿黄便秘,舌质红,苔黄腻,脉滑数。②证候分析:外感风热,引动伏痰。痰热蕴阻,肺气失肃,故咳嗽哮喘,声高息涌,咯痰稠黄;外感风热,故身热面赤,咽红口干。③治法:清肺化痰,止咳平喘。

（3）外寒内热证　①主要证候：恶寒发热，鼻塞喷嚏，流清涕，咯痰黏稠色黄，口渴引饮，大便干结，舌红，苔薄白，脉滑数。②证候分析：表寒未清，内已化热。风寒在表故见恶寒发热，打喷嚏，流清涕；口渴引饮，吐痰黏稠色黄，便秘为里有痰热之象。③治法：解表清里，定喘止咳。

（4）肺实肾虚证　①主要证候：病程较长，哮喘持续不已，动则喘甚，面色欠华，小便清长，常伴咳嗽，喉中痰吼，舌淡苔薄腻，脉细弱。②证候分析：正虚邪恋，虚实夹杂。痰热阻肺，肺气失宣，故咳嗽，喉间痰吼；肾虚不纳，故病程迁延，哮喘反复，动则喘甚。③治法：泻肺补肾，标本兼顾。

2. 缓解期

（1）肺脾气虚证　①主要证候：气短多汗，咳嗽无力，常见感冒，神疲乏力，形瘦纳差，面色苍白，便溏，舌淡，苔薄白，脉细软。②证候分析：肺卫不固，脾运失调。肺主表，卫阳不固故多汗，易感冒。肺主气，肺虚则气短，咳嗽无力。脾主运化，脾阳虚运化失健故纳差、便溏，失于充养则形瘦。③治法：健脾益气，补肺固表。

（2）脾肾阳虚证　①主要证候：面色㿠白，形寒肢冷，脚软无力，动则气短心悸，腹胀纳差，大便溏泻，舌淡苔薄白，脉细弱。②证候分析：脾肾两虚，摄纳无权。脾阳亏虚失运则见腹胀纳差，大便溏泻。肾阳亏虚失纳，见面色㿠白，形寒肢冷，脚软无力，动则气短。③治法：健脾温肾，固摄纳气。

（3）肺肾阴虚证　①主要证候：面色潮红，咳嗽时作，甚而咯血，夜间盗汗，消瘦气短，手足心热，夜尿多，舌红苔花剥，脉细数。②证候分析：肺肾两亏，阴虚内热。久病肺肾两亏，故消瘦气短，咳嗽时作，夜尿多。阴虚内热，故面色潮红，夜间盗汗，手足心热。③治法：养阴清热，补益肺肾。

【预防与调摄】

1. 预防

（1）重视预防，避免各种诱发因素，适当进行体格锻炼，增强体质。

（2）注意气候影响，做好防寒保暖工作，冬季外出应戴口罩。尤其气候转变或换季时，要预防感冒诱发哮喘。有外感病证要及时治疗。

（3）发病季节，防止活动过度和情绪激动，以免诱发哮喘。

2. 护理

（1）居室宜空气流通，阳光充足。冬季要和暖，夏季要凉爽通风。避免接触特殊气味。

（2）饮食宜清淡而富有营养，忌进生冷油腻，辛辣酸甜以及海鲜鱼虾等可能引起过敏的食物，以免诱发哮喘。

（3）注意心率、脉象变化，防止哮喘大发作产生。

二、西医病学相关知识

【概述】

支气管哮喘是一种以慢性气道炎症和气道高反应性为特征的异质性疾病，以反复发作的喘息、咳嗽、气促、胸闷为主要临床表现。常在夜间和/或凌晨发作或加剧。哮喘可发生在任何年龄,儿童哮喘多起始于 3 岁前,具有肺功能损害的持续性哮喘患儿其肺功能损害往往开始于学龄前儿童。哮喘一年四季均发生,但以春、秋、冬季及气候变化时节多见。

【病因】

本病的病因复杂,主要受遗传和环境的双重因素影响。

1. **遗传因素**　具有特应性体质的患儿如遗传过敏体质。

2. **环境因素**　环境致病因素包括接触或吸入尘螨、蟑螂、霉菌、皮毛、花粉等变应原;或呼吸道感染如肺炎支原体感染、肺炎衣原体感染、呼吸道合胞病毒感染等。

此外,药物及食物过敏,过度情绪激动和剧烈运动等因素也可不同程度诱发哮喘。

哮喘最主要的病理变化是气道慢性炎症(炎症反应)。气流受阻是哮喘病理生理改变的核心,急性支气管痉挛,气道壁炎性肿胀,黏液栓形成和气道重塑是引起气流受阻的主要原因。

【临床表现】

1. **典型表现**　咳嗽和喘息反复出现。并常于夜间或清晨加重。发作前可有流涕、打喷嚏和胸闷,发作时呼吸困难,呼气相延长伴有喘鸣声。严重病例呈端坐呼吸,恐惧不安,大汗淋漓,面色青灰。体格检查可见桶状胸、三凹征,肺部满布哮鸣音,严重者气道广泛堵塞,哮鸣音反可消失。

2. **咳嗽变异性哮喘**　儿童哮喘可无喘息症状,仅表现为反复和慢性咳嗽,称为咳嗽变异性哮喘。常在夜间和清晨发作,运动可加重咳嗽。部分患儿最终发展为典型哮喘。

【治疗】

1. **治疗原则**　哮喘控制治疗应尽早开始。要坚持长期、持续、规范、个体化治疗原则。

(1)急性发作期　快速缓解症状,如平喘、抗感染治疗。

(2)慢性持续期和临床缓解期　防止症状加重和预防复发,如避免触发因素,抗感染,降低气道高反应性,防止气道重塑,并做好自我管理。

2. **急性发作期治疗**

(1)氧疗　有低氧血症者。

(2)吸入速效 β 受体激动剂　儿童哮喘急性发作的一线药物,如雾化吸入沙丁胺醇或特布他林。

(3)糖皮质激素　全身应用糖皮质激素是治疗儿童哮喘重度发作的一线药物,早期使用可以减轻疾病的严重度,给药后 3～4 小时即可显示明显的疗效。可根据病情选择口服泼尼松或泼尼松龙等,或静脉注射甲泼尼龙、琥珀酸氢化可的松,或吸入布地奈德悬液、丙酸倍氯米松混悬液等途径给药。

(4)抗胆碱能药物　短效抗胆碱能药物是儿童哮喘急性发作联合治疗的组成部分,可以增加支气管舒张效应。经合理联合治疗,但症状持续加重,出现呼吸衰竭征象时,应及时给予辅助机械通气治疗。在应用辅助机械通气治疗前禁用镇静剂。

3.慢性持续期和临床缓解期治疗 根据哮喘的病情严重度分级确定治疗方案,每1~3个月审核1次方案,根据病情控制情况调整方案。

三、夏氏中西医结合相关知识

西医治疗哮喘遵循长期、持续、规范、个体化治疗原则,分为急性发作期、慢性持续期和临床缓解期3个不同阶段对因、对症治疗。夏氏中医认为本病急性发作期应中西医结合整合治疗;运用中医治疗配合西药解痉、平喘、抗感染等治疗。夏氏中医治疗本病首辨发作期与缓解期,发作期以邪实为主当以攻邪;缓解期以肺脾肾三脏亏虚为主当以扶正调摄阴阳。夏氏中医强调本病易反复发作,日常照护亦是关键;一方面补肺健脾益肾,调和营卫,平衡阴阳以扶正气;另一方面重视预防,避免各种诱发因素,减少发作次数。

四、病 案

病案1

蒋某,男,10岁。

患儿以咳喘8天为主诉就诊。患儿8天前咳喘发作严重,口服止咳、扩张支气管药物,控制不佳。为求进一步治疗,遂来诊。刻下见:鼻塞流涕,咳嗽气急胸闷,咳痰不畅,难以平卧,苔薄白而滑,脉浮细而数。

诊断:哮喘。

治则:散寒解表,宣肺达邪。

处方:麻黄6 g,杏仁9 g,甘草6 g,荆芥9 g,防风9 g,僵蚕9 g,蝉蜕6 g,紫苏子9 g,莱菔子9 g,白芥子6 g,紫菀9 g,百部9 g,细辛2 g。

用法:3剂,水煎浓缩,每日1剂,分3次服用,每次20 mL。

二诊:服药3剂后咳喘明显减轻。在上方基础上去白芥子、细辛、防风,加白前9 g、前胡9 g、桔梗5 g。连服14剂,哮喘痊愈。

按语:哮喘患者多为过敏体质,气道高反应性。在诸多致敏因素中,以对寒冷过敏为最甚,故治疗哮喘首先散寒解表,宣肺达邪。张子和所谓"凡解表者,皆汗法也"。此顺其生机,祛邪外达,切忌寒凉止遏。此例证属风寒外束,痰饮内伏,肺失宣降。治宜疏风散寒,宣肺化痰平喘。方中麻黄乃发汗大将,平喘圣药,合僵蚕,蝉蜕有解痉平喘抗过敏之用;紫苏子、莱菔子、白芥子豁痰下气;荆芥、防风疏风解表;紫菀、百部润肺止咳;细辛温肺化饮;杏仁润利气机;甘草调药。二诊时表寒已解,应以敛肺止咳为主要治法,故加白前、前胡、桔梗降气敛肺止咳。夏氏中医认为,小儿过敏乃"因病致虚,因虚致敏",只要病邪祛除,生机恢复,过敏自除。

病案 2

姜某,男,8 岁。

患儿以哮喘发作 1 个月余为主诉就诊。1 个月前患儿因接触花粉而诱发哮喘,夜间重,不能平卧,张口抬肩,大汗淋漓。曾服西药效果不明显,遂求中医治疗。刻下见:发育营养一般,呼吸急促,轻度鼻煽,无发绀,轻度桶状胸;叩诊清音,双肺满布喘鸣音,无湿啰音。血常规:白细胞 $14.8×10^9$/L,中性粒细胞 0.47,嗜酸粒细胞 0.17。

诊断:哮喘(支气管哮喘)。

治则:肃肺降逆,清化痰热。

处方:青黛 3 g,白果 9 g,百合 9 g,蜜紫菀 9 g,紫苏子 6 g,莱菔子 6 g,五倍子 6 g。

用法:4 剂,水煎浓缩,每日 1 剂,分 3~4 次服用,每次 20 mL。

二诊:服上药 4 剂后,气喘稍见好转,但夜间仍重,在上方基础上白果加至 12 g,加寒水石 9 g。3 剂水煎浓缩,每日 1 剂。

三诊:服上药 3 剂后,喘明显减轻,精神食欲好转,双肺听诊有少许喘鸣音。续服上方 4 剂。

四诊:呼吸平稳,喘憋消失。在上方基础上加减,具体用药如下:青黛 3 g,白果 2 g,百合 9 g,乌梅 9 g,寒水石 9 g。

按语:此例患儿因阵发性哮喘 1 个月,用西药无效而就诊。依据症状体征剂舌脉,辨证为肺蕴痰热,失其肃降而喘。予肃肺降逆清化痰热。方中用紫苏子、莱菔子降逆化痰平喘;因肺为娇脏,用紫苏子、莱菔子因泄肺气太甚,故用白果、五倍子护肝敛肺,止咳生津;白果,五倍子配紫苏子,莱菔子,一降一敛,降气而不伤肺;紫菀辛苦微温,辛而不燥,温而不补,润肺下气,化痰定喘;青黛、寒水石清热泻火化痰;百合、乌梅固肺生津。

病案 3

朱某,男,9 岁。

患者哮喘病史 5 年,经常发作。近日因外感风寒邪气诱发哮喘发作,喘咳剧烈,痰多而黏,舌红苔薄白,脉浮数。

诊断:哮喘。

治则:疏解清热,宣肺定喘。

处方:麻黄 3 g,杏仁 6 g,白果 9 g,桑白皮 6 g,紫苏子 6 g,蜜紫菀 6 g,蜜款冬花 9 g,姜半夏 9 g,橘红 3 g,甘草 3 g,黄芩 6 g。

用法:3 剂,水煎浓缩,每日 1 剂,分 3 次服用,每次 20 mL。

服药后哮喘停止。

按语:此例属外感风寒,内蕴痰热之哮病;肺热兼有表邪当治以疏解清热以定喘。方中麻黄、杏仁、紫苏子、姜半夏疏表化痰;蜜紫菀、蜜款冬花、桑白皮、黄芩清热润肺;白果降气定喘;橘红、甘草和中顺气。全方使外邪得解,内热得清,肺气得降,阴阳得调,药到病除。

病案4

谭某,女,7岁。

患者哮喘病史4年,每受寒必发作。近日来因外感风寒而哮喘发作。刻下见:咳嗽喘息,痰多白沫,夜间咳喘不能平卧,微恶寒,舌白,脉浮数。

诊断:哮喘。

治则:温化痰饮,止咳平喘。

处方:桂枝5 g,白芍9 g,五味子3 g,干姜3 g,茯苓9 g,杏仁9 g,瓜蒌皮9 g,姜半夏9 g,陈皮6 g,甘草3 g。

用法:2剂,水煎浓缩,每日1剂,分3次服用,每次20 mL。

二诊:服药后咳嗽缓解不明显,夜间尤甚。在上方基础上加用厚朴9 g,山药9 g;3剂,水煎浓缩,每日1剂。

三诊:哮喘较前好转,咳嗽痰多,夜间汗出,舌白,脉转濡滑。守上方续服3剂。

四诊:咳止喘平,夜寐多汗,手足常冷,舌白,脉濡。给予中药太子参9 g,黄芪9 g,牡蛎3 g,五味子3 g,炒白术9 g,浮小麦9 g,麻黄根9 g,大枣9枚;3剂,水煎浓缩,每日1剂。服药后诸症痊愈。

按语:此例属外感风寒,内伏痰饮所致之哮喘,水寒相搏,内外相引,饮动不居,水寒射肺,肺失宣降,故咳喘痰多;痰饮伏肺,水停心下,阻滞气机,故喘息不能平卧。此外寒内饮之证,若不疏表而徒治其饮,则表邪难解;不化饮而专散表邪,则水饮不除。故治宜解表与化饮配合,一举而表里双解。方中桂枝发汗散寒以解表邪,同时化气行水以利里饮之化。干姜温肺化饮,兼助桂枝解表祛邪。素有痰饮,脾肺本虚,若纯用辛温发散,恐耗伤肺气,故以五味子敛肺止咳,芍药和养营血;半夏、瓜蒌皮、茯苓、陈皮燥湿化痰,和胃降逆。杏仁降气止咳平喘,炙甘草益气和中,又能调和辛散酸收之品。但是病迁延已久,肺、脾、肾虚,不可发散太过,以防耗阴伤阳。二诊湿痰久留,肺肾两虚,加用厚朴,山药肺肾两顾,降气敛肺平喘;三诊肺气宣后,气阴两伤,治宜补气固表敛汗,标本兼顾。

病案5

田某,男,9岁。

患者以哮喘反复发作8年,加重1周为主诉就诊。刻下见:咳嗽,气喘,动则喘甚,有时不能平卧,痰多色白,面白神倦,精神不佳,胸闷气促,食欲差,二便正常,苔白舌淡而润,脉沉细。

诊断:哮喘。

治则:宣肺化痰,止咳平喘。

处方:山茱萸10 g,熟地黄6 g,核桃10 g,黄芪10 g,炙麻黄6 g,杏仁6 g,紫苏子6 g,法半夏6 g,五味子6 g,茯苓6 g,白术9 g,陈皮6 g,甘草3 g。

用法:5剂,水煎浓缩,每日1剂,分3次服用,每次20 mL。

二诊:服药后哮喘显著减轻,精神大振,纳食增加。嘱原方继服 10 日,隔日 1 剂,以巩固疗效。

按语:此例患儿肺脾肾素禀不足,素体虚弱,加之患病日久,久病正虚,精气内伤;故喘虽属急性发作,也属真虚假实,肺肾失其常度。因此,当给予增补摄纳以益其下,再佐宣肺化痰之品疏泄其上,这样痰涎自少而喘自平。如被其喘急痰鸣之假象所迷惑,滥用祛痰定喘之品,势必正气更溃,而致病生他变。

病案 6

王某,男,13 岁。

患者哮喘病史 10 年,其间哮喘反复发作;此次哮喘发作,咳嗽气喘,夜间尤甚,咳痰不畅,胸闷,食少,眠不安,舌苔花剥,脉细。

诊断:哮喘。

治则:敛肺纳肾,止咳化痰。

处方:紫苏子 6 g,刀豆 6 g,五味子 6 g,当归 6 g,熟地黄 12 g,炙甘草 12 g,百合 9 g。

用法:5 剂,水煎浓缩,每日 1 剂,分 3 次服用,每次 20 mL。

二诊:药后喘平,咳痰改善不明显,胸闷减轻,睡眠改善,食欲增加,脉舌如前。续服上方 5 剂,水煎浓缩,每日 1 剂。

三诊:近日天气寒冷,受凉后哮喘复发,但症状较前较轻,面赤肢冷,舌红脉细滑。在上方基础上,去当归、熟地黄,加荆芥 3 g,白前 9 g,南沙参 9 g,苦杏仁 9 g;5 剂,水煎浓缩,每日 1 剂。药后诸症痊愈。

按语:肺为气之主,肾为气之根,肺虚则气无所主,肾虚则气不摄纳。此例患儿患病日久,久病正虚,肺肾气虚,气虚日久耗伤津液则导致气阴两虚。患儿咳嗽气喘,久发不已,病在肺、肾。治宜敛肺纳肾,止咳化痰,兼以滋肾润肺。方用五味子、刀豆敛肺气,纳肾气;当归、熟地黄、百合滋补肺肾之阴;紫苏子、炙甘草降气止咳;服后咳喘俱减。其后因受凉哮喘复发,加疏散风寒、降气止咳化痰之药物,病情缓解。

病案 7

林某,女,14 岁。

患儿以喘憋、咳嗽 1 年,加重 10 天为主诉就诊。患儿 1 年来反复咳嗽,喘憋,胸闷,10 天前因感冒后症状加重,咳嗽,痰多,色黄质黏,不易咳出,有时痰中带血,恶寒无发热。在当地医院多次住院治疗,诊断为支气管哮喘,服用沙丁胺醇,氨茶碱,激素及抗生素等治疗,症状仍反复发作。患者纳食差,睡眠欠佳,大、小便正常;舌质红,舌边有齿痕,苔黄腻稍厚,脉弦滑数。平素月经规律,现正值经期第 3 天,量多,有血块,白带量多,色黄。

诊断:哮喘。

治则:清热化痰宣肺,疏肝健脾。

处方:黄芩 10 g,法半夏 10 g,葶苈子(包煎)15 g,蜜紫菀 12 g,桑白皮 15 g,地骨皮

15 g,杏仁 10 g,炙麻黄 9 g,甘草 6 g,板蓝根 15 g,白术 10 g,生薏苡仁 30 g,柴胡 10 g,白芍 12 g,太子参 30 g,女贞子 10 g,墨旱莲 15 g,紫草 15 g,珍珠母(先煎)30 g。

用法:7 剂,水煎服,每日 1 剂,分 2 次服用。

二诊:患者喘憋已平息,仍有轻微咳嗽,睡眠正常,食欲欠佳,大小便正常,舌质淡红,薄白苔,脉弦滑。在上方基础上加减治疗 2 周。随访 8 个月,病情平稳,咳喘未发。

按语:此例辨证为痰热阻肺,肺炎宜肃,湿热带下;治以清热化痰宣肺,疏肝健脾。方中黄芩燥湿清热,长于清泻肺火,半夏配黄芩清肺化痰,治疗痰热阻肺,为君药;葶苈子、地骨皮、桑白皮均能清泻肺热,葶苈子又能下气平喘,通泻大便;紫菀润肺下气,消痰止咳,温润不燥;杏仁止咳平喘,润肠通便;脾的运化功能正常,则痰湿不生,因此佐以白术、生薏苡仁健脾祛湿,防止生痰;肺的宣发肃降,有赖于肝的疏泄,只有肝的疏泄功能正常,气机调畅,才能保证肺的出入有序,升降有度,故用柴胡配白芍疏肝柔肝,调畅气机;痰热易于伤阴,肺阴充足,肺的功能才能正常。肾为一身阴液之根本,因而用女贞子、墨旱莲滋补肾阴而养肺阴,养阴而不滋腻,且有化痰作用。合方可协调各脏腑功能,使痰热消,气机畅,咳嗽止。

病案 8

赵某,男,6 岁。

患儿以频繁咳嗽 1 周为主诉就诊。患儿 1 周前因外感引起咳嗽频作,痰多,喉鸣,时有喘促、憋气,伴纳呆、便秘、小便黄赤。在某医院拍胸片诊断为支气管哮喘;服用止咳化痰,扩张支气管类药物,症状改善不明显。今为求进一步治疗,遂来诊。刻下见:咳嗽喘促,喉鸣纳呆,便秘,溲赤,舌红苔白厚,脉滑数。既往曾患支气管炎。查体:面色不华,神情紧张,两目发红,微突,呼吸急促,三凹征,咽部微红;扁桃体 I 度肿大;心率 120 次/分,律整;两肺布满干鸣音及痰鸣音;血常规:白细胞 13.6×10^9/L,中性粒细胞 0.68,淋巴细胞 0.32。胸部 DR:两肺纹理明显增粗,有模糊阴影。

诊断:哮喘(支气管哮喘)。

治则:清热和胃,宣肺止嗽。

处方:焦山楂 12 g,焦神曲 12 g,焦麦芽 12 g,法半夏 9 g,陈皮 9 g,炒莱菔子 9 g,连翘 9 g,桔梗 9 g,苦杏仁 9 g,前胡 9 g,炙枇杷叶 10 g,山豆根 10 g,射干 9 g,佩兰 10 g,黄芩 9 g。

用法:3 剂,水煎浓缩,每日 1 剂,分 3 此服用,每次 20 mL。

二诊:服上药 3 剂,精神好转,症状明显减轻,偶有咳嗽,睡前出现短暂微喘,饮食,二便可,舌质淡红苔白,脉滑数。在上方基础上加葶苈子 6 g,百部 9 g,薏苡仁 10 g。服药 3 剂后而诸症痊愈。

按语:此患儿因外感诱发咳嗽频作,痰多喉鸣,时有喘促,伴纳呆,便秘,小便黄赤。属脾胃热盛证,应予清热和胃在先,配以利咽解毒,宣肺止嗽为法。方用焦山楂、焦神曲、焦麦芽、半夏、陈皮、炒莱菔子、连翘以清热和胃,消导通下,给邪以出路,祛热源之根;配以桔梗、杏仁、前胡、炙枇杷叶宣肺化痰止咳,同时炙枇杷叶又有和胃通降,消食降逆之效;山豆根、射干为利咽解毒,消肿止痛之要药;佩兰取其芳香醒脾化湿,以助消导健脾之力;黄芩不仅清肺泻火,燥湿止咳,又有内消外解之力。二诊时仍有微喘,加用葶苈子、百部、薏苡仁以增利湿化痰止咳之力,故药到病除。

第五节　食　积

一、中医病学相关知识

【概述】

食积是因小儿喂养不当,内伤乳食,停积胃肠,脾运失司所引起的一种小儿常见的脾胃病证。临床以不思乳食,腹胀嗳腐,大便酸臭或便秘为特征。食积又称积滞。本病一年四季皆可发生,夏秋季节,暑湿易于困遏脾气,发病率较高。小儿各年龄组皆可发病,但以婴幼儿多见。常在感冒、泄泻、疳证中合并出现。脾胃虚弱、先天不足以及人工喂养的婴幼儿容易反复发病。少数患儿食积日久,迁延失治,脾胃功能严重受损,导致小儿营养和生长发育障碍,形体日渐羸瘦,可转化成疳,故前人有"积为疳之母,无积不成疳"之说。《诸病源候论·小儿杂病诸候》所记载的"宿食不消候","伤饱候"是本病的最早记载。其后《活幼心书》和《婴童百问》又分别提出了"积证"和"积滞"的病名。《保婴撮要·食积寒热》说:"小儿食积者,因脾胃虚寒,乳食不化,久而成积。"明确指出了小儿食积的发生原因。西医学功能性消化不良可参照本病辨证治疗。

【病因病机】

本病的病因主要是乳食内积,损伤脾胃。病机为乳食不化,停积胃肠,脾运失常,气滞不行。食积可分为伤乳和伤食。伤于乳者,多因乳哺不节,食乳过量或乳液变质,冷热不调,皆能停积脾胃,壅而不化,成为乳积。伤于食者,多因饮食喂养不当,偏食嗜食,饱食无度,杂食乱投,生冷不节;食物不化;或过食肥甘厚腻,柿子,大枣等不易消化之物,停聚中焦而发病。正所谓"饮食自倍,肠胃乃伤"。乳食停积中焦,胃失和降,则呕吐酸馊不消化之物;脾失运化,升降失常,气机不利,出现脘腹胀痛,大便不利,臭如败卵;或积滞壅塞,腑气不通,而见腹胀腹痛,大便秘结之症。此属乳食内积之实证。食积日久,损伤脾胃,脾胃虚弱,运纳失常,复又生积,此乃因积致虚;亦有先天不足,病后失调,脾胃虚弱,胃不腐熟,脾失运化,而致乳食停滞为积,此乃因虚致积。二者均为脾虚夹积,虚中夹实之候。

【辨证论治】

(一)辨证要点

1. 辨伤乳,伤食　母乳喂养或牛奶喂养的婴儿发病者为伤乳,呕吐或大便中可见较多的乳凝块;普通饮食的幼儿发病者为伤食,多有较明显饮食不节史,呕吐物或大便中可见较多的食物残渣。

2. 辨阴阳虚实 病程短,脘腹胀痛拒按,或伴低热,哭闹不安,多属阳盛实证;病程较长,脘腹胀满喜按,神疲形瘦,多属阳虚或虚中夹实证。

(二)治疗原则

乳食内积之阳盛实证以消食导滞为主。脾阳亏虚夹积之虚中夹实证以健脾消食,消补兼施为法,积重而脾虚轻者,宜消中兼补法;积轻而脾虚甚者,则用补中兼消法,扶正为主,消积为辅,正所谓:"养正而积自除"。食积的治疗,除内服药外,推拿及外治疗法亦常运用。

(三)分证论治

1. 乳食内积证 ①主要证候:乳食不思,食欲减退或拒食,脘腹胀满,疼痛拒按;或有嗳腐恶心,呕吐酸馊乳食,烦躁哭闹,夜卧不安,低热,肚腹热甚,大便秽臭,舌红苔腻。②证候分析:乳食内积,气机郁滞,故脘腹胀满,疼痛拒按。胃肠不适,则夜卧不安,烦躁哭闹。中焦积滞,胃失和降,气逆于上,则乳食不思,食欲减退或拒食,嗳腐恶心,呕吐酸馊乳食;腐秽壅积,脾失运化,则大便秽臭。中焦郁积化热,则有低热,肚腹热甚。舌红苔腻为乳食内积实证之象。③治法:消乳消食,化积导滞。

2. 脾虚夹积证 ①主要证候:神倦乏力,面色萎黄,形体消瘦,夜寐不安,不思乳食,食则饱胀,腹满喜按,呕吐酸馊乳食,大便溏薄,夹有乳凝块或食物残渣,舌淡红,苔白腻,脉沉细而滑。②证候分析:脾胃虚弱,中气不运,不能化生精微变为气血,濡养机体,则见神倦乏力,面色萎黄,形体消瘦,唇舌色淡。脾胃虚弱,运纳失职,乳食积滞,气机不畅,故不思乳食,食则饱胀,腹满喜按,上则呕吐酸馊乳食,下则大便溏薄酸臭夹不消化物。胃不和则卧不安。苔白腻,脉沉细而滑,皆为脾虚夹积之所致。③治法:健脾助运,消补兼施。

【预防与调摄】

1. 预防

(1)提倡母乳喂养,乳食宜定时定量,不应过饥过饱。食品宜新鲜清洁,不应过食生冷,肥腻之物。

(2)随着年龄的增长,逐渐添加相适应的辅助食品,不应偏食,应杂食、合理喂养。

(3)平时应保持大便通畅,养成良好的排便习惯。

2. 护理

(1)饮食、起居有时,不吃零食,纠正偏食,少吃甜食,更不要乱服滋补品。

(2)呕吐者可暂禁食3~6小时,或给予生姜汁数滴,加少许糖水饮服。腹胀者揉摩腹部。可用粟米饭焦锅巴,研细粉。每次5~10 g,每日2次,用糖开水冲调服,有助运消食之功。

二、西医病学相关知识

【概述】

功能性消化不良,又称为非溃疡性消化不良、特发性消化不良或原发性消化不良,是一组以反复发作的餐后饱胀,早饱,厌食,嗳气,恶心,呕吐,上腹痛,上腹烧灼感或反酸为主要表现,而经各项检查排除器质性,系统性或代谢性疾病的常见临床症候群。

【病因】

目前认为该病是多因素综合作用的结果,如胃肠运动功能障碍、内脏高敏感性、胃酸分泌异常、幽门螺杆菌感染、饮食习惯不良、精神心理因素等。功能性消化不良的发病机制尚不清楚。可能由于黏膜免疫和炎症功能改变以及中枢神经,脑肠轴及肠神经调节功能改变等。

【治疗】

1. **一般治疗** 非药物治疗包括认知疗法、调节饮食及改变排便习惯等。帮助患儿的家长认识,理解病情,指导其改善患儿生活方式,调整饮食结构和习惯,去除与症状相关的可能发病因素,提高缓解症状的能力。

2. **药物治疗** 根据患儿的临床表现及其与进餐的关系,可选用以下几种药物。

(1)促动力药 ①多巴胺受体拮抗剂,如甲氧氯普胺,多潘立酮。②5-羟色胺4(5-HT4)受体激动剂,如枸橼酸莫沙必利。

(2)抗酸及抑酸药 常用的抗酸剂有铝碳酸镁、复方氢氧化铝、碳酸钙口服混悬液等。抑酸药包括H_2受体拮抗剂,如西咪替丁、雷尼替丁、法莫替丁等;质子泵抑制剂,如奥美拉唑等。

(3)根除 Hp 感染 质子泵抑制剂+铋剂+2 种抗生素(如阿莫西林、克拉霉素等)四联疗法。

3. **肠道益生菌的应用** 如双歧杆菌、乳酸杆菌、屎肠球菌、枯草杆菌等。

4. **精神心理调整** 给予一定的行为治疗、认知疗法或心理干预,可以配合使用一些安慰剂;对有明显精神心理障碍的患者,适当给予抗焦虑、抗抑郁药。

三、夏氏中西医结合相关知识

西医治疗食积以促进胃肠蠕动,调节肠道菌群,抑酸护胃等治疗为主。夏氏中医认为小儿食积是小儿最为常见的脾胃病证,因小儿脾常不足,加之喂养不当或先天不足等各种因素,易导致乳食内积,损伤脾胃,脾失运化,胃失和降,则见脘腹胀满,大便不利,呕吐吞酸。食积日久成疳,影响小儿生长发育,故当尽早调理脾胃。夏氏中医强调小儿体质敏感,不可一味消导,亦不可一味滋补,当消中兼补,补中兼消,同时嘱咐家长注意培养小儿良好的饮食及排便习惯,必要时可在中药治疗同时给予双歧杆菌、健胃消食片等调节胃肠功能类药物。重视宣教,强调调护脾胃重在日常生活当中。

四、病 案

病案1

张某,男,3岁半。

患儿以消化不良4个月余为主诉就诊。患儿家属代诉,患儿近4个月出现纳少,腹胀,时有腹痛,时有呕吐,呕吐物气味酸腥,大便尚调;患儿无发热,口微渴,烦躁,夜寐不安,手足心热;舌质红,舌苔稍黄较厚,脉象弦滑。

诊断:食积。

治则:消积化食,和中导滞。

处方:炒山楂9 g,炒神曲9 g,炒麦芽9 g,炒莱菔子12 g,陈皮6 g,香附6 g,砂仁3 g,茯苓6 g,法半夏6 g,连翘3 g。

用法:4剂,水煎浓缩,每日1剂,分3次服用,每次10 mL。

二诊:家长诉服药后食量增加,腹胀减轻,腹痛已消,不再呕吐,手心不发热,夜寐安宁,脉缓有力。上方加减续付4剂。

三诊:患儿面色红润,食纳正常,大便成形,小便清长,脉缓有力,舌淡红润薄白苔。上方加减续服4剂巩固疗效。

后随访3个月余,诸症已消,再无不适。

按语:此例患儿脾常不足,又饮食不知自节,故损伤脾胃,脾阳运化失职,升降失常,宿食停聚,积而不化,发为本病。脾胃虚弱,运纳失职,乳食积滞,气机不畅,故纳少,腹胀,上则呕吐酸馊食物,下则便溏酸臭夹不消化物;胃不和则夜寐不安。治以消积化食,和中导滞。方用炒山楂、炒神曲、炒麦芽、炒莱菔子消食化积;陈皮、香附、砂仁健脾理气消滞;茯苓、法半夏健脾化湿,消胀除满;连翘清解郁积之热。脾阳得健,水谷运化,气机通畅,积滞自消。

病案2

梁某,男,5岁。

患儿以食欲减退,排便困难10天为主诉就诊。患儿家长代诉患儿近10天来食欲减退,消化不良,易怒,饮食以吃流食为主,排便困难,2~3天排便1次,小便正常,舌红,苔薄黄,脉数。

诊断:食积(消化不良)。

治则:健脾消食,清热通便。

处方:党参9 g,白术20 g,茯苓15 g,黄芪20 g,甘草6 g,砂仁10 g,白扁豆15 g,山药20 g,泽泻10 g,黄芩9 g,鸡内金12 g,焦麦芽、焦神曲、焦山楂各10 g,石膏6 g,栀子10 g。

用法:10剂,水煎浓缩,每日1剂,分3次服用,每次10~15 mL;嘱其少吃油腻食物,多吃蔬菜。

二诊:服药后上述诸证减轻,在上方基础上去石膏,栀子,续服5剂巩固疗效。

按语:食积是因小儿喂养不当,内伤乳食,停积胃肠,脾运失司所引起的一种小儿常见的脾胃病证。临床以不思饮食,腹胀嗳腐,大便酸臭或便秘为特征。本病一年四季皆可发生,小儿各年龄组皆可发病。小儿脏腑娇嫩,素体脾胃虚弱,因先天不足又或人工喂养不当容易反复发病。少数患儿食积日久,迁延失治,脾胃功能严重受损,导致小儿营养和生长发育障碍,形体日渐羸瘦,可转化成疳,故前人有"积为疳之母,无积不成疳"之说。《保婴撮要·食积寒热》说:"小儿食积者,因脾胃虚寒,乳食不化,久而成积。"明确指出了小儿食积的发生原因。此例患儿先天禀赋不足或饮食所伤,导致脾阳亏虚,脾的运化功能失常,气滞不行,故见消化不良;食物久停肠道之内,积滞壅塞,腑气不通,食积郁久化热,导致大便干结,故见排便困难;治法以健脾消食,清热通便。故方用党参、白术、茯苓、黄芪、甘草、砂仁、山药、白扁豆、泽泻健脾益气,和胃化湿;黄芩、石膏、栀子清中焦湿热;鸡内金、焦麦芽、焦山楂、焦神曲消食导滞。

病案3

任某,女,8岁。

患儿以持续性脐周疼痛5天,伴发热为主诉就诊。家属代诉患儿5天前饮食大量肉类后开始出现脐周疼痛,后出现发热,腹胀而满,不思饮食,口中气热,嗳腐食臭,未呕吐,大便4日未行,矢气臭如败卵,小便正常。之某医院就诊,口服山莨菪碱,双黄连等药物治疗4天无效。为求进一步治疗,遂来诊。刻下见:痛苦面容,面色萎黄,口唇干燥,舌苔白厚少津。查体:体温37.3 ℃,脉搏88次/分,呼吸24次/分,体重30 kg,脐周压痛,腹部叩诊鼓音,肠鸣音减弱,左下腹可扪及条索状包块,脉滑。

诊断:食积。

治则:消食导滞,攻下通腑。

处方:大黄10 g,芒硝(冲服)6 g,枳实10 g,厚朴12 g,莱菔子15 g,麸炒枳壳10 g,焦麦芽、焦神曲、焦山楂各10 g。

用法:2剂,水煎浓缩,每日1剂,分3次服用,放入芒硝溶化,每次10~15 mL。

二诊:服药1剂后开始排气排便,初为燥屎粪球,后为水粪夹杂。排便后腹满痛即除,未服余药。嘱其饮适量温稀粥,以调护胃气。

按语:《医宗金鉴·幼科心法要诀》:"夫乳与食,小儿资以养生者也。胃主纳受,脾主运化,乳贵有时,食贵有节,可免积滞之患。若父母过爱,乳食无度,则宿滞不消而疾成矣。"食积内停,必溲腐化热,而见发热;有形实邪阻于胃肠,致胃失和降,大肠传导失司,小肠受盛失常,所以厌食腹胀。《伤寒论》云:"病人不大便五六日,绕脐痛,烦躁,发作有时者,此有燥屎也……所以然者,本有宿食故也。宜大承气汤。"故此方以大承气汤为基础方进行加减;方用枳实消痞散结;厚朴、麸炒枳壳下气通滞泄满;芒硝润燥软坚;大黄荡涤积滞;莱菔子、焦麦芽、焦山楂、焦神曲消食导滞,使积滞去,腑气通,诸症自除。此方攻下通腑,增加肠道蠕动,促进机体新陈代谢,有助于饮食物的消化吸收和排泄,实为祛邪扶正的有效方法。但应注意,要中病即止,不可过用,以免过下伤正。

第六节 泄 泻

一、中医病学相关知识

【概述】

泄泻是以大便次数增多,粪质稀薄或如水样为特征的一种小儿常见病。本病以2岁以下的小儿最为多见。虽一年四季均可发生,但以夏、秋季节发病率为高,秋、冬季节发生的泄泻,容易引起流行。

小儿脾常不足,感受外邪、内伤乳食或脾肾阳虚,均可导致脾胃运化功能失调而发生泄泻。轻者治疗得当,预后良好。重者泄下过度,易见气阴两伤,甚至阴竭阳脱。久泻迁延不愈者,则易转为疳证或出现慢惊风。

西医学小儿腹泻可参照本病辨证治疗。

【病因病机】

小儿泄泻发生的原因,以感受外邪,内伤饮食,脾胃虚弱为多见。其主要病变在脾胃,因胃主受纳腐熟水谷,脾主运化水谷精微,若脾胃受病,则饮食入胃,水谷不化,精微不布,清浊不分,合污而下,致成泄泻。故《幼幼集成·泄泻证治》说:"夫泄泻之本,无不由于脾胃。盖胃为水谷之海,而脾主运化,使脾健胃和,则水谷腐化而为气血以行荣卫。若饮食失节,寒温不调,以致脾胃受伤,则水反为湿,谷反为滞、精华之气不能输化,乃致合污而下降,而泄泻作矣。"

1. **感受外邪** 小儿脏腑娇嫩,肌肤薄弱,冷暖不知自调,易为外邪侵袭而发病。外感风、寒、暑、湿、热邪均可致泻,唯无燥邪致泻之说,盖因脾喜燥而恶湿。其他外邪则常与湿邪相合而致泻,故前人有"无湿不成泻","湿多成五泻"之说。由于气候的因素,一般冬春多为风寒(湿)致泻,夏秋多暑湿(热)致泻。小儿暴泻以湿热泻最为多见。

2. **内伤饮食** 小儿脾常不足,运化力弱,饮食不知自节,若调护失宜,乳哺不当,饮食失节或不洁,过食生冷瓜果或不消化食物,皆能损伤脾胃,而发生泄泻。故《素问·痹论》说:"饮食自倍,肠胃乃伤。"伤食泻既可单独发生,更多于其他泄泻证候中兼见。

3. **脾胃虚弱** 先天禀赋不足,后天调护失宜,或久病迁延不愈,皆可导致脾胃虚弱。胃弱则腐熟失职,脾虚则运化失常,因而水反为湿,谷反为滞,清浊不分,合污而下,而成脾虚泻。亦有暴泻实证,失治误治,迁延不愈,损伤脾胃,而由实证转为虚证泄泻者。

4. **脾肾阳虚** 脾虚致泻者,一般先耗脾气,继伤脾阳,日久则脾损及肾,造成脾肾阳虚。肾阳不足,火不暖土,阴寒内盛,水谷不化,并走肠间,而致澄澈清冷,洞泄而下的脾肾阳虚泻。

由于小儿具有"稚阴稚阳"的生理特点,以及"易虚易实,易寒易热"的病理特点,且小儿泄泻病情较重时,利下过度,又易于损伤气液,出现气阴两伤,甚至阴伤及阳,导致阴竭阳脱的危重变证。若久泻不止,土虚木旺,肝木无制而生风,可出现慢惊风;脾虚失运,生化乏源,气血不足以荣养脏腑肌肤,久则可致疳证。

【辨证论治】

(一)辨证要点

1. 辨病因 不同的病因可导致不同的证型,以及不同的大便性状。一般大便稀溏夹乳凝块或食物残渣,气味酸臭,或如败卵,多由伤乳伤食所致。大便清稀多泡沫,色淡黄,臭气不甚,多由风寒引起。水样或蛋花汤样便,量多,色黄褐,气秽臭,或见少许黏液,腹痛时作,多是湿热所致。大便稀薄或烂糊。色淡不臭,多食后作泻,是为脾虚所致。大便清稀,完谷不化,色淡无臭,多属脾肾阳虚。

2. 辨轻重 大便次数一般不超过 10 次,精神尚好,无呕吐,小便量可,属于轻证。泻下急暴,次频量多,神萎或烦躁,或有呕吐,小便短少,属于重证。若见皮肤干枯,囟门凹陷,啼哭无泪,尿少或无,面色发灰,精神萎靡等,则为泄泻的危重变证。

3. 辨阴阳虚实 泄泻病程短,泻下急暴,量多腹痛,多属实证。泄泻日久,泻下缓慢,腹胀喜按,多为虚证。迁延日久难愈,泄泻或急或缓,腹胀痛拒按者,多为虚中夹实。

(二)治疗原则

夏氏中医认为泄泻的治疗,应以运脾化湿为基本法则。实证以祛邪为主,根据不同的证型分别治以消食导滞,祛风散寒,清热利湿。虚证以扶正为主,分别治以健脾益气,补脾温肾。泄泻变证,分别治以益气养阴,酸甘敛阴,护阴回阳,救逆固脱。本病除内服药外,还常使用外治、推拿、针灸等法治疗。

(三)分证论治

1. 常证

(1)**伤食泻** ①主要证候:大便稀溏,夹有乳凝块或食物残渣,气味酸臭,或如败卵,脘腹胀满,便前腹痛,泻后痛减,腹痛拒按,嗳气酸馊,或有呕吐,不思乳食,夜卧不安,舌苔厚腻,或微黄。②证候分析:本证常有乳食不节史;乳食不节,损伤脾胃,运化失常,故泻下稀便夹有不消化的乳凝块或食物残渣。食滞中焦,气机不利则腹胀腹痛;泻后积滞见减,气机一时得畅,故见泻后腹痛暂时减缓。乳食内腐,浊气上冲,胃失和降,嗳气酸馊,或有呕吐。舌苔厚腻或微黄,大便酸臭,或如败卵,不思乳食,夜卧不安,皆为乳食积滞之证。③治法:消食导滞。

(2)**风寒泻** ①主要证候:大便清稀,中多泡沫,臭气不甚,肠鸣腹痛,或伴恶寒发热,鼻流清涕,咳嗽,舌淡,苔薄白。②证候分析:调护失宜,感受风寒,寒邪客于肠胃,寒凝气滞,中阳被困,运化失职,故见大便清稀,粪多泡沫,臭气不甚。风寒郁阻,气机不得畅通,故见肠鸣腹痛。恶寒发热,鼻流清涕,咳嗽,舌淡,苔薄白,均为风寒外袭之象。③治法:疏风散寒,化湿和中。

(3)**湿热泻** ①主要证候:大便水样,或如蛋花汤样,泻下急迫,量多次频,气味秽臭,或见少许黏液,腹痛时作,食欲减退,或伴呕恶、神疲乏力,或发热烦闹,口渴,小便短黄,舌红,苔黄腻,脉滑数。②证候分析:湿热之邪,蕴结脾胃,下注肠道,传化失司,故泻下稀薄如水样,量多次频。湿性黏腻,热性急迫,湿热交蒸,壅阻胃肠气机,故泻下急迫,色黄而臭,或见少许黏液,腹痛时作,烦闹不安;湿困脾胃,故食欲减退,甚或呕恶,神疲乏力。若伴外感,则发热;热重于湿,则口渴;湿热下注,故小便短黄;舌红,苔黄腻,脉滑数,均为湿热之征。③治法:清热利湿。

(4)脾虚泻　①主要证候:大便稀溏,色淡不臭,多于食后作泻,时轻时重,面色萎黄,形体消瘦,神疲倦怠,舌淡苔白,脉缓弱。②证候分析:脾胃虚弱,清阳不升,运化失职,故大便稀溏,色淡不臭,时轻时重。脾胃虚弱,运纳无权,故多于食后作泻。泄泻较久,脾虚不运,精微不布,生化乏源,气血不足,故面色萎黄,形体消瘦,神疲倦怠,舌淡苔白,脉缓弱。③治法:健脾益气,助运止泻。

(5)脾肾阳虚泻　①主要证候:久泻不止,大便清稀,完谷不化,或见脱肛,形寒肢冷,面色㿠白,精神萎靡,睡时露睛,舌淡苔白,脉细弱。②证候分析:久泻不止,脾肾阳虚,命门火衰,不能温煦脾土,故大便清稀,完谷不化。脾虚气陷,则见脱肛。肾阳不足,阴寒内生,故形寒肢冷,面色㿠白,精神萎靡,睡时露睛,舌淡苔白,脉细弱。③治法:补脾温肾,固涩止泻。

2.变证

(1)气阴两伤　①主要证候:泻下无度,质稀如水,精神萎靡或心烦不安,目眶及前囟凹陷,皮肤干燥或枯瘪,啼哭无泪,口渴引饮,小便短少,甚至无尿,唇红而干,舌红少津,苔少或无苔,脉细数。②证候分析:本证多起于湿热泄泻,由于泻下无度,水液耗失,阴津受劫,液亏气虚,肌肤失养,故目眶及前囟凹陷,皮肤干燥或枯瘪,啼哭无泪,唇红而干,精神萎靡。水液不足,故小便短少,甚或无尿。胃阴伤,无津上承,故口干,口渴引饮。气阴不足,心失所养,故心烦不安。舌红少津,苔少或无苔,脉细数,均为气阴损伤之象。③治法:益气养阴,酸甘敛阴。

(2)阴竭阳脱　①主要证候:泻下不止,次频量多,精神萎靡,表情淡漠,面色青灰或苍白,哭声微弱,啼哭无泪,尿少或无,四肢厥冷,舌淡无津,脉沉细欲绝。②证候分析:本证多见于暴泻或久泻不止,耗伤津液,阴损及阳,气随液脱。阴伤于内,故见啼哭无泪,尿少或无;阳脱于外,则精神萎靡,表情淡漠,哭声微弱,面色青灰或苍白,四肢厥冷。舌淡无津,脉沉细欲绝,为阴津耗竭,阳气欲脱之象。③治法:挽阴回阳,救逆固脱。

【预防与调摄】

1.预防

(1)注意饮食卫生,食品应新鲜,清洁,不吃变质食品,不要暴饮暴食。饭前,便后要洗手,餐具要卫生。

(2)提倡母乳喂养,不宜在夏季及小儿有病时断奶,遵守添加辅食的原则,注意科学喂养。

(3)加强户外活动,注意气候变化,及时增减衣服,防止腹部受凉。

2.护理

(1)适当控制饮食,减轻胃肠负担,吐泻严重及伤食泄泻患儿可暂时禁食6~8小时,以后随着病情好转,逐渐增加饮食量。忌食油腻,生冷及不易消化的食物。

（2）保持皮肤清洁干燥,勤换尿布。每次大便后,宜用温水清洗臀部,并扑上爽身粉。防止发生红臀。

（3）密切观察病情变化,防止发生泄泻变证。

二、西医病学相关知识

【概述】

小儿腹泻是一组由多病原、多因素引起的以大便次数增多和大便性状改变为特点的消化道综合征。本病一年四季均可发生,夏秋季节尤其易于发病。6个月～2岁婴幼儿发病率高,是造成小儿营养不良,生长发育障碍和死亡的主要原因之一。

【病因】

小儿易发生腹泻与其特有的解剖,生理特点密切相关。存在以下易感因素:①婴幼儿消化系统发育不成熟,胃酸分泌少,消化酶活性低,但营养需要相对较多,胃肠道负担重。②免疫功能差。③肠道菌群失调剂胃肠道功能建立不完善等。

腹泻的病因主要有感染性和非感染性两大类,而以感染性多见。感染因素包括:肠道内感染可由病毒、细菌、真菌、寄生虫引起,以前两者多见。非感染因素包括:饮食不当导致腹泻,过敏性腹泻,原发性或继发性双糖酶(主要为乳糖酶)缺乏或活性降低,使肠道对糖的消化吸收不良而引起腹泻,气候突变,腹部受凉使肠蠕动增加,天气过热消化液分泌减少等,都可能诱发消化功能紊乱而致腹泻。此外还有症状性腹泻,如患中耳炎、上呼吸道感染、肺炎、肾盂肾炎、皮肤感染或急性传染病时,可由于发热和病原体的毒素作用而并发腹泻。

【治疗】

腹泻的治疗以预防和纠正脱水,调整饮食,合理用药及预防并发症为原则。急性腹泻注意维持水,电解质平衡及抗感染;迁延性和慢性腹泻应注意肠道菌群失调及饮食疗法。

1. **饮食疗法** 腹泻时应注意进行饮食调整,减轻胃肠道负担,同时保证机体对蛋白质需求的增加,以保证机体生理的需要量,补充疾病消耗。有严重呕吐者可暂时禁食4～6小时,但不禁水,待病情好转,再由少到多、由稀到稠逐渐恢复正常饮食。

2. **液体疗法** 主要是纠正水,电解质紊乱及酸碱失衡。脱水往往是急性腹泻死亡的主要原因,合理的液体疗法是降低病死率的关键。治疗小儿腹泻常用的液体疗法有口服补液(口服补液盐)和静脉补液法[首先要根据脱水的程度和性质制定"三定",即定量(输液总量)、定性(溶液种类)、定速(输液速度),然后根据患儿具体病情适当调整方案]。

3. **药物治疗** 包括控制感染,微生态疗法,肠黏膜保护剂,补锌治疗等。

迁延性腹泻和慢性腹泻的治疗主要是积极寻找病程迁延的原因,针对病因治疗,同时做好以下几点。①液体疗法:预防和治疗脱水,纠正电解质紊乱,调节酸碱平衡。②营养治疗:注意及时补充蛋白质,维生素和微量元素。③药物疗法:抗生素应慎用,仅用于分离出有特异病原的患儿,并要依据药物敏感试验结果选用。注意应用微生态疗法和肠黏膜保护剂。

三、夏氏中西医结合相关知识

西医治疗泄泻以预防和纠正脱水,调整饮食,合理用药及预防并发症为原则。夏氏中医认为小儿泄泻多因感受外邪,内伤饮食,脾胃虚弱导致。病位主要在脾胃,故治疗重在调护脾胃,培补后天同时养护先天以平衡机体阴阳。但又因小儿稚阴稚阳之体,易虚易实,易寒易热,故培补先天与后天应把握一定的度,不可不足亦不可过量。夏氏中医平衡阴阳多以运脾化湿为基本法则,方中多加茯苓、扁豆、陈皮、薏苡仁等健脾化湿类药物,对于泄泻病重或日久者应给予口服补液盐预防和纠正电解质紊乱。

四、病 案

病案1

丁某,男,4个月。

患儿以腹泻泡沫黏液样便1天为主诉就诊。家长代诉患儿大便呈泡沫黏液样便,伴啼哭不安,吮乳减少,精神萎靡倦怠,无发热,苔薄白,指纹风关淡青色,血象正常,大便镜检为未消化食物。

诊断:泄泻。

治则:补虚除湿,行滞调气。

处方:党参6 g,炒白术6 g,茯苓6 g,白扁豆6 g,炒山药6 g,车前子6 g,陈皮3 g,桔梗3 g,甘草1 g,薏苡仁10 g,炒神曲6 g,炒麦芽6 g。

用法:3剂,水煎浓缩,每日1剂,分3~4次服用,每次10 mL。

3剂后大便日行2次,精神好转,睡眠安稳。

按语:此例患儿属脾虚湿胜,运化失司。患儿脾胃虚弱,清阳不升,运化失职,故大便稀溏,呈泡沫阳便。脾胃虚弱,运纳无权,精微不布,生化乏源,气血不足,故神疲倦怠;治以健脾助运,化湿止泻。本方主治脾胃虚弱之证,有补虚除湿,行滞调气之功。方中党参、白术、茯苓、甘草甘温益气;炒山药、扁豆、砂仁补脾和胃理气;薏苡仁、车前子健脾渗湿;桔梗宣肺理气,载药上行。上药炒至焦黄后煎不仅可健脾助运,还可增强固涩作用。腹泻时间较长的患儿,服用本方疗效显著。

病案2

李某,女,10个月。

患儿以腹泻2周为主诉就诊。患儿为母乳喂养,近2周出现腹泻,每日腹泻10余次,大便呈黄绿水样便,内有奶瓣及消化不良食物残渣,味腥臭。口服多种止泻药物,均无效。近为求进一步治疗,遂来诊;查体:体温 36.8 ℃,发育营养尚好,面色无华,神疲,皮肤弹性一般,心肺正常,腹软,肠鸣音亢进。舌淡红,苔薄白,指纹淡红,延至气关以上。大便常规检查:脂肪球(++),白细胞 3~6 个。

诊断:小儿泄泻。

治则:益气健脾和胃。

处方:党参 6 g,茯苓 6 g,白芍 6 g,白术 9 g,炒扁豆 6 g,炒山药 9 g,莲子肉 6 g,桔梗 3 g,炒薏苡仁 9 g,砂仁 1.5 g,黄连 3 g,苍术 3 g,炒鸡内金 3 g,甘草 3 g。

用法:4 剂,水煎浓缩,每日 1 剂,分 3~4 次服用,每次 10 mL。

二诊:大便次数、性、状正常而愈。继续服药 2 剂以巩固疗效。

按语:小儿腹泻原因很多,中医学认为小儿脏腑娇嫩,稚阳未充,稚阴未长,故脾常不足,若饮食不节以致脾胃受伤、运化、受纳功能失职,水湿内停,脾失升清则泄泻,久泻则脾胃虚加之。父母缺乏正确的育儿知识,片面追求营养滋补,使小儿过食或添加补食高能量饮食过多,乳食伤脾是致小儿腹泻的主要病因。《素问·痹论》指出"饮食自倍,肠胃乃伤。"方用党参、白术、甘草益气补中为君药;山药、莲子肉健脾固肠止泻;茯苓、炒扁豆、炒薏苡仁健脾渗利水湿,利便以实大便,为臣药。君臣相伍,补中有行,脾气得补,湿邪得除,升降有序,清浊各行其道以砂仁芳香醒脾,促进中焦运化,且行气化湿,补而不滞;桔梗升宣肺气,借肺之通调水道,以利水湿;鸡内金消食导滞,为佐使之品,加之临床用药随症加减,共奏益气健脾和胃之功。

第七节　水　痘

一、中医病学相关知识

【概述】

水痘是由外感时行邪毒引起的急性发疹性时行疾病。以发热,皮肤分批出现丘疹、疱疹、结痂为特征;因其疱疹内含水液,形态椭圆,状如豆粒,故称水痘,也称水花、水疮、水疱。本病一年四季都有发生,但多见于冬、春两季。任何年龄都可病,而以 1~4 岁小儿为多见。本病传染性强,容易造成流行。预后一般良好,愈后皮肤不留瘢痕。患病后可获终身免疫。

在古代医籍中,有关水痘病的论述始于宋代,《小儿药证直诀·疮疹候》中最早提出"水疱"之名。《小儿卫生总微论方·疮疹论》则正式立名"水痘":"其疮皮薄,如水疱,破即易,于者,谓之水痘。"

【病因病机】

水痘病因为外感时行邪毒,上犯于肺,下郁于脾而发病,其病在肺脾两经。时行邪毒由口鼻而入,蕴郁于肺,故见发热,流涕,咳嗽等肺卫症状。病邪郁于肺脾,肺主皮毛,脾主肌肉,时邪与内湿相搏,外透于肌表,则发为水痘。若毒邪尚轻,病在卫表者,则疱疹稀疏,点粒分明,全身症状轻浅;少数患儿素体虚弱,感邪较重,邪毒炽盛,内犯气营,可见疱疹稠密,色呈紫红,多伴有壮热口渴。甚者毒热化火,内陷心肝,出现神昏、抽搐。也有邪毒内犯,闭阻于肺,宜肃失司,可见咳嗽、气喘、鼻煽等重症。

【辨证论治】

(一)辨证要点

水痘的辨证要点在于辨别轻证和重证。轻证痘形小而稀疏,色红润,疱内浆液清亮,或伴有轻度发热、咳嗽、流涕等症状,病在卫气。重证水痘邪毒较重,痘形大而稠密,色赤紫,疱浆较混,伴有高热、烦躁等症状,病在气营,易见邪毒闭肺,邪陷心肝变证。

(二)治疗原则

本病治疗,以清热解毒利湿为总的原则。轻证以肺卫受邪为主,治以疏风清热解毒,佐以利湿;重证邪炽气营,治以清热凉营,解毒渗湿。对邪毒闭肺,邪陷心肝之变证,当治以开肺化痰,镇痉开窍,清热解毒等法。

(三)分证论治

1.邪伤肺卫证 ①主要证候:发热轻微,或无发热,鼻塞流涕,伴有喷嚏及咳嗽,1～2天皮肤出疹,疹色红润,疱浆清亮,根盘红晕不明显,点粒稀疏,此起彼伏,以躯干为多,舌苔薄白,脉浮数。②证候分析:时行邪毒,伤于肺卫。邪毒由口鼻而入,郁于肺卫,故发热,咳嗽,流涕,喷嚏等;肺主皮毛,脾主肌肉,正气抗邪外出,时邪夹湿透于肌表,正盛邪轻,故水痘疱浆清亮,根盘红晕不明显,点粒稀疏。舌苔薄白,脉浮数,为病在卫表之象。③治法:疏风清热,利湿解毒。

2.毒炽气营证 ①主要证候:壮热不退,烦躁不安,口渴欲饮,面红目赤,水痘分布较密,根盘红晕显著,疹色紫暗,疱浆混浊,大便干结,小便黄赤。舌红或舌绛,苔黄糙而干,脉洪数。②证候分析:热毒炽盛,燔灼气营。邪毒内传气营,气分热盛,故壮热不退,烦躁,口渴,面红目赤等;毒传营分,与内湿相搏外透肌表,故见水痘密集,根盘色红,疹色紫暗,疱浆混浊;热伤津液,故大便干结,小便黄赤;舌苔黄糙而干,质红绛,脉洪数,均为热毒之象。③治法:清热凉营,解毒渗湿。

在水痘发病过程中,如出现高热、咳嗽、气喘、鼻煽、发绀等症,此为邪毒闭肺之变证,治当清热解毒,开肺化痰;若见壮热不退,神志模糊,口渴烦躁,甚则昏迷、抽搐等症,此为邪毒内陷心肝之变证,治当凉血泻火,熄风开窍。

【预防与调摄】

1.预防 对水痘患儿应立即隔离,直至全部疱疹结痂。被患儿呼吸道及皮疹分泌物污染的被服及用具,应采用曝晒,煮沸,紫外线照射等消毒措施。本病流行期间,勿带易感儿童去公共场所。接触水痘患儿后,应留检3周。对免疫缺陷,激素或免疫抑制剂治疗期间的儿童,接触水痘后可选用丙种球蛋白、胎盘球蛋白、带状疱疹球蛋白等肌内注射,预防感染本病。

2. **护理** 室内空气要流通,注意避风寒,防止复感外邪。饮食宜清淡宜消化,多饮开水,可用萝卜、荸荠、绿豆等煎水代茶。保持皮肤清洁,勿使搔抓,不宜洗浴,防止皮肤破损,继发感染。如有皮肤抓破,可外涂青黛散或黄芩油膏。正在使用肾上腺皮质激素治疗期间的患儿发生水痘,应立即减量或停用激素。

二、西医病学相关知识

【概述】

水痘由水痘-带状疱疹病毒引起的小儿常见急性传染病,临床特征为发热,皮肤黏膜分批出现的瘙痒性斑、丘、疱疹及结痂,且上述各期皮疹可同时存在。全年均可发生,以冬、春季节多见,发病年龄为 6~9 岁多见。

【病因和发病机制】

水痘病原体为水痘带状疱疹病毒,水痘和带状疱疹是同一病毒所致 2 种不同的临床病症。其发病机制为病毒经结合膜或上呼吸道侵入人体在局部皮肤,黏膜细胞及淋巴结内复制,然后进入血液。产生第一次毒血症;并在单核-吞噬细胞系统内增殖后再次释放入血,形成第二次病毒血症。病毒散布全身各组织器官,引起病变。临床上水痘皮疹分批出现与病毒间歇性播散有关。水痘的皮肤病变主要发生在皮肤和黏膜。

【治疗】

本病治疗主要以对症治疗为主,必要时可应用抗病毒药物,同时注意防治并发症。

1. **对症治疗** 皮肤瘙痒可局部应用炉甘石洗剂,防止抓破后感染。

2. **抗病毒治疗** 对重症或有并发症或免疫功能受损的患者应及早使用抗病毒药,首选阿昔洛韦静脉滴注,每 8 小时 1 次,疗程 7~10 天,一般应在皮疹出现后 24 小时内开始应用。

此外,早期应用 α-干扰素可促进疾病恢复。继发皮肤细菌感染时加用抗菌药物。糖皮质激素对水痘病程有不利影响,可导致病毒播散,应禁用。

三、夏氏中西医结合相关知识

西医治疗水痘主要采取抗病毒及对症治疗,以控制传染。夏氏中医主张本病适宜中西医结合整合疗法,在中药治疗基础上运用抗病毒药物治疗以增强疗效。夏氏中医认为肺主皮毛,故本病与肺脏关系密切,因脾主肌肉,故亦与脾脏相关;疾病初期邪在肺卫,治当清热凉营,解毒渗湿;同时在整个治疗过程中应兼顾脾胃,一方面清热解表法祛湿,另一方面补脾护胃以扶正。夏氏中医在多年临床经验中总结出新疆紫草、板蓝根、大青叶等对皮肤湿毒瘀结类病证效果良好,同时对于水疱破溃后可采用青黛、黄柏、石膏、滑石等研末调制成膏状外敷。

四、病 案

病案 1

徐某,男,4 岁。

患儿发热 3 日,身出水痘,见于胸腹四肢,初小渐大,晶莹疱浆,边缘红色荣润。痘出而体温未降,口渴喜饮,苔黄而干,小便短赤,咽红肿痛,脉搏浮数。

诊断:水痘。

治则:清热解毒,祛风凉血。

处方:牡丹皮 6 g,赤芍 3 g,生地黄 6 g,绿豆衣 9 g,大青叶 6 g,板蓝根 9 g,金银花 6 g,蝉蜕 3 g,山豆根 3 g。

用法:2 剂,水煎浓缩,每日 1 剂,分 3~4 次服用,每次 10 mL。

二诊:服药 2 剂后体温正常,水痘浆液见回。在上方基础上去牡丹皮、赤芍,加紫草 9 g、白鲜皮 6 g。2 剂,水煎浓缩,每日 1 剂。

三诊:服药后水痘浆回结痂,毒化热清。现低热,皮肤瘙痒,予中药蝉蜕 3 g,牛蒡子 3 g,紫草 6 g,连翘 6 g,金银花 6 g,板蓝根 9 g,地肤子 6 g,绿豆 9 g,薏苡仁 9 g。3 剂,水煎浓缩,每日 1 剂。药后诸症痊愈。

按语:此例为感受风热化毒,邪在气营之间。予以清热解毒,祛风凉血。水痘因外感时邪,内蕴湿热,发于肌肤而起。一般宜透表清热,除湿解毒为治。遵循温病传变规律,本例邪居气营之间,药以牡丹皮、赤芍、生地黄清营凉血;蝉蜕、牛蒡子祛风清热;连翘、金银花、大青叶、绿豆清凉解毒;山豆根、板蓝根利咽降火,投之立效。其后水痘浆回结痂,因病毒初解,腠理空虚,又经 7 日,复感于风,低热肤痒。再予宣风清热,以资巩固。

病案 2

吴某,男,9 岁。

患儿以发热 2 天,伴疱疹 1 天为主诉就诊。患儿 2 天前出现不明原因发热,体温在 38.5~39.0 ℃波动,微恶心、发汗。至某医院就诊,口服柴胡口服液及布洛芬混悬液等退热,热退但汗多,且全身及头面部出现散在皮疹,以胸腹部为多,大小不均;有丘疹,疱疹,色红而痒,搔破出水,结痂;舌质红,苔薄白,脉浮数。查血常规:白细胞 $7.6 \times 10^9/L$,中性粒细胞 0.68,淋巴细胞 0.32。尿常规未见明显异常。

诊断:水痘。

治则:清热解毒,疏风解表。

处方:金银花 10 g,连翘 12 g,竹叶 9 g,陈皮 6 g,桔梗 9 g,蝉蜕 9 g,牛蒡子 9 g,薄荷(后下)9 g,板蓝根 12 g,重楼 6 g,大青叶 6 g,滑石(布包)6 g,甘草 3 g。

用法:3 剂,水煎浓缩,每日 1 剂,分 3~4 次服用,每次 20 mL。

二诊:服药 3 剂后,皮痒较前缓解,无新皮疹出现,汗止。在上方基础上加防风 6 g,荆芥 4 g;续服 2 剂,诸症痊愈。

按语:《古今医统大全》:"痘出稠密如蚕种,根虽润,顶面白平,摸之不碍指,中有清水者,由此热毒熏蒸皮肤而为疹子,大者名曰水痘,非痘疹也。"即外感风热为发病外因,内蕴湿热是发病的内因。故水痘一病,虽病变于脾、肺二经,治以清热解毒、疏风解表;同时治疗时也应加用化湿药。故方中金银花、连翘、板蓝根、重楼、大青叶大量清热解毒药为其君;竹叶、滑石、甘草清热泻火,利尿化湿,引热下行给邪以出路;牛蒡子、薄荷、蝉蜕以祛风止痒解毒;陈皮理气宽中燥湿;荆芥、防风祛风止痒,荆芥为血中之风药,全方共奏内清外透之功,使其痊愈。

病案3

郝某,男,9 个月。

患者周身见痘已 4 日,高热不退,1 日来抽搐 1 次,嗜睡神倦,饮食不进,咳嗽流涕,大便溏薄,每日 3~4 次,小便短黄,舌赤无苔,脉数有力。

诊断:水痘。

治则:清热解毒,解表护胃。

处方:蒲公英 6 g,金银花 10 g,浙贝母 10 g,桃仁 3 g,杏仁 3 g,紫花地丁 6 g,连翘 10 g,黄芩 6 g,芦根 10 g,薄荷 3 g,炒栀子 3 g。

用法:1 剂,水煎浓缩,每日 1 剂,分 3~4 次服用,每次 10 mL。

二诊:服药 1 剂后仍午后有热,但体温有降低,烦急,未抽搐。次日晨起测体温降至 36.5 ℃,烦躁减轻,精神好转。下肢痘粒增多,部分回靥。舌质红,无苔,两脉滑数。在上方基础上去薄荷,加大青叶 6 g,继服 2 剂。水痘大部分结痂,其余诸症基本缓解,大便尚未成形,继予清热调胃之剂调理。

按语:此例主要病因是湿毒内蕴,夹有外邪,重于一般。应清热解毒,佐以解表,故采用蒲公英、金银花、紫花地丁、连翘等解毒清热;浙贝母、杏仁、黄芩、栀子肃肺清金;桃仁、芦根、薄荷活血解表,促使内潜湿毒,从汗排解。二诊时毒势稍降,余热未尽,故仍有烦躁,痘粒透表,加大青叶清热解毒,凉血消斑。小儿素体正气不足,病邪入里,损伤脾胃,故疾病恢复期应以顾护脾胃为主。整个治疗一方面解表清热祛湿,一方面补脾护胃以扶正气。

第八节　手足口病

一、中医病学相关知识

【概述】

本病在中医文献中无专门记载,根据临床表现应属于中医学的"时疫""温病"等范畴。

【病因病机】

中医引起本病的病因包括内因和外因2个方面,内因责之于小儿腑脏娇嫩。卫外不固。外因责之于感受手足口病时邪,病机关键为邪侵肺脾,外透肌表。病位主要在肺脾,可波及心肝。

1. **邪犯肺脾** 风热时行邪毒由口鼻而入,伤及小儿肺脾。肺气失宣,卫阳被遏,则发热、咳嗽、流涕;脾气失健,胃失和降,则纳呆,恶心、呕吐或泄泻。肺脾受损,湿热内停,与时行邪毒相搏,熏灼口腔则口咽部发生疱疹,甚或破溃疼痛,流涎拒食;湿热蕴蒸肌肤则发为疱疹。本证病势轻浅,故疱疹仅见于手、足肌肤及口咽部,分布稀疏。全身症状轻浅。

2. **心脾积热** 小儿乳食不知自节,若平素嗜食肥甘、辛辣、炙博之品,脾胃积热内伏,复受时邪疫毒侵袭,内外合邪,热从火化,内归心脾。手少阴心经通于舌,止于手部;足太阴脾经通于口,起于足部。心脾积热,上蒸口舌,外泄肌肤,则出现手足,口舌部发生较多疱疹。

3. **湿热蒸盛** 若素体虚弱,或感邪较重,邪盛正衰,湿热蒸盛。内燔气营,外灼肌肤,则壮热,口渴,面赤心烦,溲赤便结。疱疹稠密,波及四肢、臀部。本证为手足口病重证。

4. **正虚邪恋** 手足口病时邪为疫毒之邪,易于耗气伤津。发疹期虽毒随疹泄,气津亦伤,故后期常见气阴两伤之证。若湿热邪毒留恋,壅遏经脉,营卫受阻,筋脉失用,则肢体痿软无力,甚或瘫痪湿热蒸盛阶段;若患儿体虚,或邪毒炽盛,正气不支,则易转成变证。若邪毒化火,内陷心包,引动肝风,则形成邪陷心肝之变证;若感邪之后,肺失宣肃,通调失司。水气上凌,闭阻肺气,损伤心阳,则出现邪伤心肺之变证。

【辨证论治】

(一)辨证要点

本病应以脏腑辨证结合卫气营血辨证。根据病程,疱疹特点及临床伴随症状以判定病情轻重,鉴别病变脏腑。轻症病程短,疼痛仅限于手、足掌心及口咽部,稀疏散在,疹色红润,根盘红晕不著,疱液清亮,全身症状轻微,或伴低热、流涕、咳嗽、恶心、呕吐、泄泻等邪犯肺脾之证;重症病程长,疹除见于手、足掌心及口咽部外,四肢、臀部等其他部位也常累及,且分布稠密,或成簇出现,疹色紫暗,根盘红晕显著,疱液混浊,全身症状较重,常伴高热烦躁,口痛拒食,尿赤便结等湿热蒸盛之证。严重者可出现邪陷心肝,或邪犯心肺之证。

(二)治疗原则

轻症治以宣肺解表,清热化湿;重症应注意分清湿重,热重。如若出现变证,或息风开窍,或温阳扶正,或泻肺逐水,或活血通络,随证治之。疾病后期,宜以益气养阴,扶助正气为主,佐以清热化湿祛除余邪。

(三)分证论治

1. 常证

(1)邪犯肺脾证 ①主要证候:发热轻微,或无发热,流涕咳嗽,咽红疼痛,或纳差恶心,呕吐泄泻。1~2天后或同时出现口腔内疱疹。破溃后形成小的溃疡,疼痛流涎,不欲进食。随病情进展,手掌、足跖部出现米粒至豌豆大小斑丘疹,并迅速转为疱疹,分布稀疏,疹色红润,根盘红晕不著,疱液清亮;舌质红,苔黄腻,脉浮数。②证候分析:风热时行邪毒由口鼻而入,伤及小儿肺脾。肺气失宣,卫阳被遏,则发热,咳嗽,流涕;脾气失健,胃失和降,则纳呆,恶心,呕吐,或泄泻。肺脾受损,湿热内停,与时行邪毒相搏,熏灼口腔则口咽部发生疱疹,甚或破溃疼痛,流涎拒食;湿热蕴蒸肌肤则发为疱疹。本证病势轻浅,故疱疹仅见于手、足肌肤及口咽部,分布稀疏。全身症状轻浅。③治法:宣肺解表,清热化湿。

(2)心脾积热证 ①主要证候:手掌,足跖,口腔疱疹,分布稀疏,疹色红润,根盘红晕不著,疱液清亮,心烦躁扰,口舌干燥,疼痛拒食,小便黄赤,大便干结,舌质红,苔薄黄,脉数有力。②证候分析:小儿乳食不知自节,若平素嗜食肥甘、辛辣、炙博之品,脾胃积热内伏,复受时邪疫毒侵袭,内外合邪,热从火化,内归心脾。手少阴心经通于舌,止于手部;足太阴脾经通于口,起于足部。心脾积热,上蒸口舌,外泄肌肤,则出现手足、口舌部发生较多疱疹。③治法:清热泻脾,泻火解毒。

(3)湿热蒸盛证 ①主要证候:身热持续,热势较高,烦躁口渴,口腔、手足、四肢、臀部疱疹,分布稠密,或成簇出现,疹色紫暗,根盘红晕显著。疱液混浊,口臭流涎,灼热疼痛。甚或拒食,小便黄赤,大便秘结,舌质红绛,苔黄厚腻或黄燥,脉滑数。②证候分析:若素体虚弱,或感邪较重,邪盛正衰,湿热蒸盛。内燔气营,外灼肌肤,则壮热,口渴,面赤心烦,溲赤便结。疱疹稠密,波及四肢、臀部。本证为手足口病重症,临床以口腔、手足、四肢、臀部疱疹、全身症状显著为特征,热重偏于气分者,高热持续,口渴引饮,烦躁不安,尿赤便结;偏于营分者,身热夜甚口干不欲饮,心烦不寐,舌质红绛;湿重者,身热不扬,午后热甚,口苦而黏,皮肤疱疹品著,瘙痒不适,脘闷纳呆,呕恶,苔腻。③治法:清热凉营,解毒祛湿。

(4)正虚邪恋证 ①主要证候:疱疹渐退,食欲减退,神疲乏力,唇干口燥,或伴低热,或肢体痿软无力,甚或瘫痪,舌淡红,苔少或薄腻,脉细。②证候分析:手足口病时邪为疫毒之邪,易于耗气伤津。发疹期虽毒随疹泄,气津亦伤,故后期常见气阴两伤之证。若湿热邪毒留恋,壅遏经脉,营卫受阻,筋脉失用,则肢体痿软无力,甚或瘫痪湿热蒸盛阶段,若患儿体虚,或邪毒炽盛,正气不支,则易转成变证。本证见于手足口病恢复期。以疱疹渐退,全身症状好转为特征。偏于气虚者,神疲手力,食欲减退,舌质淡,苔薄腻;偏于阴虚者,屏干口燥,或伴低热,舌红少苔。③治法:益气健脾,养阴生津。

2. 变证

(1)邪陷心肝证 ①主要证候:高热不退,烦躁谵语,疹点稠密,色浊紫暗。甚至神昏抽搐,舌暗红或红绛,苔黄起刺,脉数有力。②证候分析:本证多因湿热蒸盛发展而致。邪毒化火,内陷心包,引动肝风,则形成邪陷心肝之变证;临床以病情突然加重,高热烦躁,嗜睡易惊,神昏抽搐等为特征。若失于救治,易出现内闭外脱证。③治法:凉营解毒,息风开窍。

(2)邪伤心肺证 ①主要证候:身热不退,喘咳气急,胸闷心悸,烦躁不宁,手足厥冷,面色苍白,口唇发绀。可见粉红色或血性泡沫痰,舌质暗紫,苔白腻,脉沉细无力。②证候分析:本证由邪伤心肺,水气上犯,导致肺气欲脱,心阳衰微,临床以胸闷心悸,咳频气急,口唇发绀,咯吐粉红色泡沫样痰为特征。病情危重,急需救治。感邪之后,肺失宣肃,通调失司。③治法:泻肺逐水,温阳扶正。

【预防与调摄】

1. 预防

(1)本病流行期间。勿带孩子去公共场所,发现疑似患者,应及时进行隔离。对密切接触者应隔离观察7~10天;体弱者接触患儿后,可予丙种球蛋白肌内注射以被动免疫。

(2)注意搞好个人卫生,养成饭前便后洗手的习惯。对被污染的日常用品,食具等应及时消毒处理。患儿粪便及其他排泄物可用3%漂白粉澄清液或84溶液浸泡,衣物置阳光下曝晒,室内保持通风换气。

(3)注意饮食起居。合理供给营养。保持充足睡眠,防止过度疲劳,降低机体抵抗力。加强体育锻炼,增强体质。

2. 调护

(1)给予清淡无刺激,富含维生素的流质或软食,多饮开水。进食前后可用生理盐水或温开水漱口。清洁口腔,以减轻食物对口腔的刺激。

(2)注意保持皮肤清洁。对皮肤疱疹切勿挠抓,以防溃破感染。对已有破溃感染者,可用金黄散或青黛散麻油调后敷于患处

(3)密切观察病情变化,及时发现重症病例并积极救治。

二、西医病学相关知识

【概述】

手足口病是由人肠道病毒引起的急性发疹性传染病,病原以柯萨奇A组16型肠道病毒71型多见。临床以发热和手、足、口腔等部位的斑丘疹,疱疹为特征。多见于夏秋季节,常见于学龄前儿童,尤以3岁以下小儿发病率最高。其主要通过消化道,呼吸道和密切接触等途径传播。一般预后较好,少数重症患儿可合并脑炎、无菌性脑膜炎、急性迟缓性麻痹、神经源性肺水肿、心肌炎、循环衰竭等重症,致死原因主要为脑干脑炎及神经源性肺水肿。

【病因和发病机制】

本病由人肠道病毒引感染,病原以柯萨奇A组16型肠道病毒71型多见。发病机制为肠道病毒经上呼吸道进入人体消化道内,在局部上皮细胞增殖,再转移至局部淋巴组织增殖,释放入血形成第一次病毒血症。病毒随血流扩散至正常有病毒受体的靶细胞,复制出二代病毒,再次释放入血形成第二次病毒血症并引起临床症状。

【治疗】

1. 对症治疗　高热者给予物理降温,必要给予解热镇痛剂;皮肤瘙痒重者,给予炉甘

石洗剂外涂;口腔疱疹破溃者,用2%碳酸氢钠溶液漱口。

2. 神经系统受累治疗 ①控制颅高压:限制入量,积极给予甘露醇降颅压。必要时加用呋塞米。②糖皮质激素治疗:甲泼尼龙每日1~2 mg/kg,或氢化可的松每日3~5 mg/kg,或地塞米松每日0.2~0.5 mg/kg,病情稳定后尽早减量或停用。③静脉注射免疫球蛋白:酌情应用,总量2 g/kg分2~5天给予。④其他对症治疗:降温,镇静,止惊。

3. 呼吸、循环衰竭治疗 ①保持呼吸道通畅,吸氧。②监测呼吸、心率、血压和血氧饱和度。在维持血压稳定的情况下,限制液体入量。③呼吸功能障碍时,及时气管插管使用正压机械通气。根据血气分析、X射线胸片结果随时调整呼吸机参数。④根据血压、循环的变化可选用米力农、多巴胺、多巴酚丁胺等药物,酌情应用利尿药物治疗。

三、夏氏中西医结合相关知识

西医治疗手足口病主要以对症治疗及治疗并发症为主,预防呼吸、循环衰衰竭危急重症等,夏氏中医将本病归属于"疫病"范畴,病位在肺脾,严重时可累及心、肝。本病辨证首辨阴阳,同时结合卫气营血辨证。对轻症患儿治宜宣肺解表,清热化湿;重症患儿病情较为复杂,且易演变为危急重症,故当尽早治疗,同时做好预防传染措施,避免病情进一步传变。而疾病发展后期多出现气阴两伤证,故治疗当益气养阴扶正为主,同时佐以清热类药物祛除余邪。因本病疱疹最常出现在口腔,故多影响患儿饮食导致脾胃进一步虚弱,因此养护脾胃,健脾益气当贯穿疾病治疗始终。

四、病 案

病案1

孙某,男,12岁。

患儿以发热、皮疹2天为主诉就诊。患儿两天前开始出现发热、皮疹,伴流涕、咽痛、流涎、厌食、恶心,大便2日未排。查体:体温38.6 ℃,双手掌,手指背面和侧缘、臀部、两膝、足跟、足底等处皮肤见圆形,椭圆形米粒大小水疱疹,疱壁薄,内容澄清呈珠白色,口腔黏膜及舌面散见小疱疹和溃疡面,咽红,扁桃体Ⅰ度肿大,舌质红,苔黄厚。听诊:双肺呼吸音粗,未闻及干、湿啰音,心律齐,心率113/分。腹软,肝脾肋下未触及。查血常规:白细胞$4.7×10^9$/L,中性粒细胞0.36,淋巴细胞0.63。胸部DR:心肺正常。

诊断:手足口病。

治则:疏风清热,解毒渗湿。

处方。野菊花6 g,金银花12 g,板蓝根12 g,重楼9 g,荆芥6 g,防风6 g,苍术6 g,白术9 g,黄连3 g,蝉蜕3 g,豆蔻6 g,茵陈9 g,瓜蒌子15 g。

用法:3剂,水煎浓缩,每日1剂,分3~4次服用,每次20 mL。

二诊:1剂后热退,大便通畅。续服2剂,手足部皮疹大减,臀部、膝部皮疹薄痂,口腔黏膜疱疹消失,溃疡部基本愈合,无流涎,食欲改善,饮食增加。遂去瓜蒌子,续服2剂巩固疗效。

按语：手足口病是小儿较常见的一种流行性病毒性疾病。临床上主要以发热、口腔炎、手足疱疹为特征。夏氏中医认为，本病是由于感受风热时毒，侵犯肺脾，与湿热之邪相搏、外发肌肤而致，属中医"温热病"范畴。此例以疏风清热，解毒渗湿为治，方用野菊花、荆芥、防风疏风散邪解表；金银花、重楼、板蓝根以清热解毒；黄连、苍术、白术以健脾利湿；茵陈，瓜蒌子清热利湿通便。方中所用野菊花性凉，有疏风清热，解毒消肿等功效。可治疗治疗风热感冒，肺炎，支气管炎，淋巴腺炎，痈疖疔毒，湿疹，皮肤瘙痒，喉蛾，喉痹，白喉，百日咳，口疮，丹毒等症；不仅具有清热、抗炎功能，也具有抗菌、抗病毒作用，对金黄色葡萄球菌、大肠埃希菌、白喉杆菌、痢疾杆菌、铜绿假单胞菌、变形杆菌均有不同程度的抑制作用；可抗氧化，提高机体免疫力，对超氧阴离子自由基有明显的清除作用。

病案 1

薛某，女，3 岁。

患儿以发热，伴皮疹 2 天为主诉就诊。曾至某医院就诊，服用抗菌消炎类药物，症状改善不明显。现体温高达 39.5 ℃，口秽流涎，厌食，烦躁不安，大便 2 日未行，舌红，苔黄厚，指纹青紫。查体：双侧扁桃体Ⅱ度肿大，咽部充血；眼结膜微充血；口腔黏膜上腭，齿龈，上下唇，舌面布满疱疹及溃疡糜烂，稍触即衄；手掌，足底满布圆形及椭圆形疱疹，周围有红晕，疱壁较薄。查血常规：白细胞 $5.7×10^9$/L，中性粒细胞 0.36，淋巴细胞 0.64。

诊断：手足口病。

治则：清肺泻脾，解毒凉血。

处方：金银花 9 g，蒲公英 9 g，黄芩 9 g，连翘 9 g，野菊花 9 g，赤芍 12 g，大青叶 12 g，石膏 15 g，水牛角粉（先煎）1 g，生地黄 15 g，大黄（后下）6 g。

用法：2 剂，水煎浓缩，每日 1 剂，分 3 次服用，每次 10 mL。

二诊：服药 2 剂后热退，大便已解，口腔及手足疱疹渐退，结膜充血消失，乳蛾红肿减轻，精神好转，食欲改善，饮食增加，仍有少许口臭，苔白较厚。调整方药，具体用药如下：钩藤 9 g，淡竹叶 9 g，黄芩 9 g，石膏 15 g（先煎），炒神曲 15 g，炒麦芽 15 g，薏苡仁 15 g，蝉蜕 6 g，甘草 6 g。服药 2 剂后诸症消失，复查血常规未见明显异常。

按语：手足口病多见于学龄前的婴幼儿，属中医"温病""湿温""时疫"的范畴，临床多表现为阳证，热证，实证。一般以疏风清热，清心泻火，解毒利湿，滋阴降火为大法。此例表现为壮热，口秽流涎，便秘，口腔溃烂，手足疱疹，舌红，苔黄厚，此为外感时邪病毒，内因脾胃蕴热所致。风热时行邪毒由口鼻而人，伤及小儿肺脾。肺气失宣，卫阳被遏，则发热；脾气失健，胃失和降，则厌食。肺脾受损，湿热内停，与时行邪毒相搏，熏灼口腔则口咽部发生疱疹，甚或破溃疼痛，流涎拒食；湿热蕴蒸肌肤则发为疱疹。治宜清肺泻脾，解毒凉血。方用金银花、蒲公英、连翘、野菊花、大青叶、赤芍以疏风清热，解毒凉血；生石膏以清泄脾热；加大黄以泻火通便；因小儿"肝常有余，易动肝风"，故加水牛角以防热惊。此方配伍严谨，适宜于本病急性期治疗。因用药偏于寒凉，故运用时应中病即止，以免伤及脾胃,耗伤小儿正气。二诊时热邪减退,改用清热消导利湿法,方用淡竹叶、黄芩、石膏、钩藤、蝉蜕清热定惊;炒神曲、炒麦芽、薏苡仁、甘草健脾和胃,消导利湿。

病案3

傅某,男,2岁。

患儿以手掌和足跖出现红色斑丘疹2天为主诉就诊。5天前患儿无明显诱因出现发热,烦躁不安,纳差,至某医院就诊,诊断为上呼吸道感染,予以抗生素等治疗,效果欠佳。近2日手足出现皮疹,手掌和足跖边缘有红色米粒大或黄豆大斑丘疹,个别皮疹上有小水疱,口腔左颊黏膜可见溃疡面,伴疲倦,纳差,大便3日未行,小便黄,舌稍红,苔黄腻,脉细数。

诊断:手足口病。

治则:清热解毒,健脾除湿活血。

处方:金银花10 g,薏苡仁10 g,茯苓皮10 g,板蓝根6 g,大青叶6 g,山豆根6 g,紫草6 g,黄芩6 g,黄柏6 g,生地黄6 g,甘草6 g,红花3 g,白术10 g,茯苓10 g。

用法:3剂,水煎浓缩,每日1剂,分3次服用,每次服10 mL。

二诊:服药后患儿手、足水疱消失,病变部位仍有少许红晕,大便通,纳可。在上方基础上去黄柏,加太子参15 g,山药15 g。续服4剂,皮疹消失,其余诸症痊愈。治以清热解毒,健脾除湿活血。

按语:此例属外感时邪热毒,损伤脾胃,邪盛正衰,湿瘀蒸盛,外灼肌肤所致。治以清热解毒,健脾除湿活血。方用金银花,板蓝根清热解毒,现代中药药理研究表明,板蓝根,金银花有抗病毒作用;黄芩,黄柏清热利湿;小儿脏腑薄弱,为"稚阴稚阳"之体,发病"易虚易实,易寒易热",因而清利不宜太过,更须扶正益气,此所谓"扶正即以祛邪",故用白术、茯苓、甘草补益脾胃,以增强机体免疫功能,提高抗病能力;紫草、红花凉血活血,改善血液微循环,可促进皮疹消退;生地黄凉血清热;甘草清热润燥,调和诸药。二诊恢复期增强益气健脾护胃之功效。诸药配伍,共收清热解毒,健脾利湿,活血消疹之功,因而治疗小儿手足口病效果显著。

第九节　鹅口疮

一、中医病学相关知识

【概述】

鹅口疮是以口腔白屑为特征的一种常见疾病,因口腔满布白屑时状如鹅口,故名;又因其色白如雪片,故又称"雪口"。本病无明显季节性,常见于禀赋不足,体质虚弱,营养不良,久病,久泻的小儿,尤以早产儿,新生儿多见,一般预后良好。

本病在《诸病源候论·鹅口候》中已作了较为系统的论述,书中说:"小儿初生口里白屑起,乃至舌上生疮,如鹅口里,世谓之鹅口。此由在胎时受谷气盛,心脾热气熏发于口故也。"明确指出了鹅口疮是由心脾积热所致。

【病因病机】

本病以胎热内蕴、口腔不洁、感染秽毒之邪为主要病因。孕母体内蕴积热毒遗于胎儿,或生后护理不当,口腔不洁,柔嫩黏膜易于破损,秽毒之邪乘虚而入,发为本病。或因疾病用药不当,正气受损,体内阴阳平衡失调,阴液暗耗,虚火内生,上熏口舌而成。鹅口疮的病变部位在心脾,病久可影响到肾。脾开窍于口,脾络布于舌下,口腔黏膜有赖于脾气煦养;心开窍于舌,心脉布于舌上。心脾积热,循经上炎,熏灼口舌,秽毒外侵,致使口腔舌上产生白屑。若因婴儿先天禀赋不足,素体阴亏,或久病伤阴,肾阴不足,水不制火,虚火上浮,内熏口舌,亦可导致口腔舌上出现白屑,且绵延反复。

【辨证论治】

(一)辨证要点

1.辨轻重 鹅口疮轻证,除口腔舌上出现白屑外,并无其他症状。重证,白屑可蔓延至鼻腔,咽喉,食管,甚至白屑叠叠,壅塞气道,妨碍吮乳,啼哭不止。若见脸色苍白或发灰,呼吸急促,哭声不出者,为危重证候。

2.辨阴阳虚实 凡病程短,口腔白屑堆积,周围红,烦躁多啼,便干尿黄,舌红者,多属心脾积热之阳盛实证。病程长,口腔白屑散在,周围不红,形瘦颧红,手足心热,舌光红少苔者,多属阴亏虚火上浮之虚证。

(二)治疗原则

根据临床表现,本病可分为阳盛实火与阴亏虚火两证,前者治以清热泻火解毒,后者治以滋阴潜阳降火。均当配合外治疗法。

(三)分证论治

1.心脾积热证 ①主要证候:口腔舌上白屑堆积,周围红较甚,面赤唇红,烦躁不宁,吮乳啼哭,或伴发热,口干或渴,大便秘结,小便短黄,舌质红,脉滑数,或指纹紫滞。②证候分析:婴儿胎热内盛,或感受秽毒之阳邪,或久病余热未清,蕴积心脾,热毒循经上炎,熏灼口舌,故出现白屑堆积,状如鹅口。阳盛火热炎上,故面赤唇红,舌质红,脉滑数;心火内炽,故烦躁不宁,多啼。热盛伤津,故口干或渴,大便秘结。心热移于小肠,故小便短黄。指纹紫滞为积热实证之征。③治法:清泄心脾积热。

2.虚火上浮证 ①主要证候:口腔舌上白屑稀散,周围红晕不著,形体怯弱,面白颧红,手足心热,口干不渴,或大便溏,舌嫩红,苔少,脉细数无力,或指纹淡紫。②证候分析:先天禀赋不足,后天调护失宜,或久病久泻,致肾阴亏损,水不制火,虚火上浮,故见面白颧红,手足心热;白屑稀散,周围红晕不著。若真元不足,脾虚不运,可见大便溏。舌嫩红,苔少,脉细数无力,指纹淡紫,均为阴虚虚火内生之象。③治法:滋肾养阴降火。

【预防与调摄】

1. 预防

(1)注意饮食卫生,食物宜新鲜,清洁。乳母不宜过食辛辣刺激之品。婚后妇女患阴道霉菌病应及早治疗。

(2)注意小儿口腔清洁卫生,哺乳婴儿的奶瓶,奶嘴,乳母的乳头均应保持清洁。防止损伤口腔黏膜。

(3)对禀赋不足、久病、久泻的婴儿应加强护理。避免长期使用抗生素导致体内菌群失调。

2. 护理

(1)勤喂水,避免过热,过硬或刺激性食物,防止口腔黏膜损伤。

(2)加强口腔护理,可用消毒棉签蘸冷开水轻轻拭洗患儿口腔,或用上面所列外治方药洗搽口腔患处。

二、西医病学相关知识

【概述】

鹅口疮是白念珠菌感染所致的口腔疾病,以患儿口腔及舌上生有白屑或白膜满布,状如鹅口为临床特征,多见于新生儿以及久病体弱的婴幼儿。腹泻,营养不良,长期使用广谱抗生素或类固醇激素的患儿易患此病,一年四季均可发生。因其色白如雪又称"雪口"。

【病因】

本病由白念珠菌引起。新生儿可在出生时产道感染。或被污染的乳具感染而致病;婴儿常因体质虚弱,营养不良,消化不良,长期使用广谱抗生素或激素,消化道菌群失调。白念珠菌繁殖,故常在霉菌性肠炎的同时并发鹅口疮。

【治疗】

1. 治疗原则 本病以中西医结合内外合治的综合疗法为主。保持口腔局部碱性环境,必要时可适当应用抗真菌药物,同时补充维生素及全身支持疗法。

2. 药物治疗 用2%碳酸氢钠溶液,于哺乳前后清洗口腔。病变广泛者,用制霉菌素甘油或制霉菌素混悬液涂患处,每日2～3次。亦可口服肠道微生态制剂纠正肠道菌群失调,抑制真菌生长。预防应注意哺乳卫生,加强营养,可适当加服维生素B和维生素C。有原发病者应积极治疗原发病。

三、夏氏中西医结合相关知识

西医治疗鹅口疮主要采用药物抗真菌治疗,同时补充维生素及全身支持疗法。夏氏中医认为本病病机明确,西医为白念珠菌感染,治疗以局部抗菌;中医病因病机一方面以心脾积热为主,心脾积热,循经上炎,熏灼口舌;另一方面因小儿禀赋不足,若肾阴不足则易虚火上炎,内熏口舌;临床不外乎此。故治疗当首辨阴阳虚实,阳盛实火者清热泻火解毒,阴亏虚火者当滋阴潜阳降火;同时此病宜内外同治,除药物口服治疗外当局部用药,同时加强口腔消毒护理。夏氏中医强调中西医结合治疗本病的同时应注重脾胃调理。

四、病 案

病案1

周某,女,1个月。

患儿就诊时口内布满白斑,伴吞咽困难,时作惊啼。

诊断:鹅口疮。

治则:清热解毒,调和脾胃。

处方:茯苓3 g,麦冬3 g,金银花3 g,连翘3 g,熟大黄1 g,甘草1.5 g。

用法:2剂,水煎浓缩,每日1剂,分3次服用,每次10 mL。

二诊:口内白屑消退,哺乳无碍。但出现间断哕声,伴微喘。调整用药,在上方基础上去连翘,熟大黄,加柿蒂3 g,石斛3 g,竹茹3 g,枳壳1.5 g。服药后患儿精神转佳,哺乳正常,眠安。

按语:此患儿病似鹅口疮,《诸病源候论·鹅口候》指出:"小儿初生口里白屑起,乃至舌上生疮,如鹅口里,世谓之鹅口。此由在胎时受谷气盛,心脾热气熏发于口故也。"现代医学研究证明,本病由白念珠菌引起,以口腔长白膜为特征。治疗以消热解毒为主。此例方用金银花、连翘、熟大黄、甘草清热解毒;茯苓、麦冬健脾宁心,清心除烦。二诊时由于胃气上逆,故见间作哕声,微喘;治宜清热调胃,加柿蒂、竹茹、枳壳降逆止呕;石斛滋养胃阴以清热。整个治疗起初以清热解毒为主,后以调理脾胃为主而诸症痊愈,提示本病以消解调治为其大法。另外需要注意的是,除药物治疗外还应加强口腔的消毒与护理。

病案2

丁某,男,20天。

患儿3天前口腔及舌上开始出现白屑,后迅速蔓延,就诊时已白膜满布,状如鹅口,且面赤唇红,烦躁不宁,哭闹拒食,大便秘结,小便短赤,舌质红赤,苔黄,指纹紫滞,见于风关。

诊断:鹅口疮。

治则:清热燥湿,泻火解毒。

处方:黄芩3 g,黄连1.5 g,栀子3 g,生地黄6 g,茯苓6 g,白术6 g,灯心草1.5 g,生石膏6 g,生大黄3 g,蝉蜕3 g,金银花6 g。

用法:3剂,水煎浓缩,每日1剂,分3次服用,每次10 mL。同时用黄连5 g,金银花5 g,甘草5 g;煎水外用,随时拭口。

二诊:患儿服药后,口腔白屑逐渐褪去,大便通利。在上方基础上去生大黄,续服3剂而诸症痊愈。

按语:此例属鹅口疮,其以口腔黏膜上有白色凝乳样斑块,带有特殊气味为主要特点。近年来由于抗生素的广泛使用,鹅口疮的发病率有所增加。而新生儿发病则与产妇阴道感染和婴儿口腔感染有关。夏氏中医认为,脾开窍于口,口腔有赖于脾气濡养,婴儿胎中伏热过甚,或饮食不节,损伤脾胃,湿热内蕴均可导致本病。此例属心脾热甚,循经上炎,热灼口唇所致;治宜消解心脾积热。方中黄芩、黄连消热燥湿,泻火解毒;灯心草、栀子、生石膏清解心脾积热;生地黄、茯苓、白术健脾滋阴。外用黄连、金银花、生甘草清热解毒辅助治疗,使心脾积热得消,邪去正安,故收效甚捷。

病案3

邓某,女,1岁6个月。

患儿2天前出现轻度发热,啼哭不乳,后出现口腔舌上白屑稀散,周围红晕不著,形体怯弱,面白颧红,手足心热,口干不渴,舌嫩红,苔少,脉细数无力,或指纹淡紫。

诊断:鹅口疮。

治则:滋阴潜阳,引火归原。

处方:生地黄9 g,熟地黄6 g,山茱萸6 g,山药10 g,茯苓6 g,泽泻6 g,牡丹皮6 g,知母6 g,黄柏3 g,牛膝3 g,焦山楂10 g,甘草3 g。

用法:2剂,水煎浓缩,每日1剂,分3~4次服用,每次10 mL。

二诊:服药2剂后白屑日渐减少,哺乳转好。续服3剂,口腔舌上白屑基本消失,精神转佳,哺乳基本正常,其余诸症基本缓解;续服3剂而诸症痊愈。

按语:鹅口疮的主要症状为口腔舌上或两颊内侧出现白屑,渐蔓延于牙龈,口唇,软、硬腭等处。孕母体内蕴积热毒遗于胎儿,或生后护理不当,口腔不洁,柔嫩黏膜易于破损,秽毒之邪乘虚而入,发为本病。或因疾病用药不当,正气受损,体内阴阳平衡失调,阴液暗耗,虚火内生,上熏口舌而成。此例属阴虚虚火上浮。治宜滋阴潜阳,引火归原。先天禀赋不足,后天调护失宜,致肾阴亏损,水不制火,虚火上浮,故见面白颧红,手足心热;白屑稀散,周围红晕不著。方用生地黄、熟地黄、山茱萸滋肾养阴,山药、茯苓、泽泻健脾利湿,牡丹皮、知母、黄柏清热降火,佐牛膝引火下行,焦山楂消食助运。

第十节 口 疮

一、中医病学相关知识

【概述】

口疮是指以口腔内黏膜、舌、唇、齿龈、上腭等处发生溃疡为特征的一种小儿常见的口腔疾患。口疮发生于口唇两侧者,又称燕口疮;满口糜烂,色红作痛者,又称口糜。任何年龄均可发生,以2～4岁的小儿多见;一年四季均可发病。可单独发生,也常伴发于其他疾病之中。小儿口疮一般预后良好;若失治、误治、体质虚弱,可导致重症,或反复发作,迁延难愈。

《素问·至真要大论》已有"火气内发,上为口糜"的记载,《诸病源候论·口疮候》亦有"小儿口疮,由血气盛,兼将养过温,心有客热熏上焦,令口生疮也"的论述,指出心经热盛,发生口疮。《小儿卫生总微论方·唇口病论》说:"风毒湿热,随其虚处所着,搏于血气,则生疮疡……若发于唇里,连两颊生疮者,名曰口疮;若发于口吻两角生疮者,名曰燕口。"指出本病是由感受风毒湿热所致,由于发病部位不同,而有口疮与燕口疮之称。

西医学疱疹性口炎可参照本病辨证治疗。

【病因病机】

小儿口疮,多由风热乘脾,心脾积热,虚火上炎所致。主要病变在脾与心,虚证常涉及于肾。风热乘脾者,因外感风热之邪,外袭于肌表,内乘于脾胃。脾开窍于口,胃络于齿龈,风热毒邪侵袭,引动脾胃内热,上攻于口,使口腔黏膜破溃,发为口疮。若夹湿热,则兼见口腔糜烂。心脾积热者,因调护失宜,喂养不当,恣食肥甘厚腻,蕴积生热;或喜吃煎炒炙,内火偏盛,邪热内积心脾,循经上炎口腔,发为口疮。虚火上炎者,因小儿"肾常虚",若久患热病,或久泻不止,津液亏耗,肾阴不足,水不制火,虚火上浮,熏灼口舌,发生口疮。

【辨证论治】

(一)辨证要点

1. 辨轻重 口疮轻者仅见口腔出现溃疡点,妨碍哺乳进食,饮食时可因疼痛出现哭闹。重者发热,烦躁,啼哭不安,或见呕吐,腹泻等症。

2. 辨阴阳虚实 凡起病急,病程短,口腔溃烂及疼痛较重,局部有灼热感,或伴发热,尿黄便干者,多属实证。以心火偏盛为主者,舌体溃疡较多。以脾胃积热为主者,口颊黏膜、上腭、齿龈、口唇等处溃疡较多。起病缓,病程长,口腔溃烂及疼痛较轻,兼有神疲、颧红者,多为虚证,病变脏腑以肾为主。

(二)治疗原则

实证治宜清热解毒,泻心脾之火。虚证治宜滋阴降火,引火归原。均应配合外治疗法。

（三）分证论治

1. **风热乘脾证**　①主要证候：以口颊、上腭、齿龈、口角溃疡为主，甚则满口糜烂；或为疱疹转为溃疡，周围掀红疼痛拒食，烦躁不安，口臭，涎多，小便短黄，大便秘结；或伴发热，咽红，舌红，苔薄黄，脉浮数。②证候分析：本证多为外感引起，外感风热邪毒，内引脾胃之热，上熏口舌，故发为口疮。火热熏灼，故疼痛拒食，烦躁不安。热灼肠胃，津液受劫，故大便秘结，小便短黄。兼有风热表证，故发热，咽红，舌红，苔薄黄，脉浮数。③治法：疏风清热解毒。

2. **心火上炎证**　①主要证候：舌上，舌边溃疡较多，色红疼痛，心烦不安，口干欲饮，小便短黄，舌尖红，苔薄黄，脉数。②证候分析：舌乃心之苗，手少阴之经通于舌。心火炽盛，热毒循经上炎，故发为口疮，色红疼痛。心火内盛，津液受劫，故心烦不安，口干欲饮，小便短黄。舌尖红，苔薄黄，脉数，均为心火炽盛之象。③治法：清心泻火。

3. **虚火上炎证**　①主要证候：口舌溃疡或糜烂，稀散色淡，不甚疼痛，反复发作或迁延难愈，神疲颧红，口干不渴，舌红，苔少或花剥，脉细数。②证候分析：婴儿体禀虚弱，肾阴不足，水不制火，虚火上浮，故见口舌溃疡或糜烂，不甚疼痛，神疲颧红，口干不渴。舌红，苔少或花剥，脉细数，均为阴虚火旺之象。③治法：滋阴降火。

【预防与调摄】

1. 预防

（1）保持口腔清洁，注意饮食卫生，餐具应经常消毒。

（2）食物宜新鲜、清洁，不宜过食辛辣炙及肥甘厚腻之品。

（3）初生儿及小婴儿口腔黏膜娇嫩，清洁口腔时，不应用粗硬布帛拭口，动作要轻，以免损伤口腔黏膜。

2. 护理

（1）对急性热病、久病、久泻患儿，应经常检查口腔，做好口腔护理，防止发生口疮。

（2）根据辨证施护原则，选用适当中药煎剂频漱口。

（3）饮食宜清淡，给予半流饮食，避免粗硬食品。

二、西医病学相关知识

【概述】

疱疹性口炎是由单纯疱疹病毒Ⅰ型感染所致，临床以口腔内出现单个或成片小疱疹，迅速破溃后形成黄白色溃疡为主要临床特征的口腔炎症。多见于1～3岁小儿。传染性较强。常在集体托幼机构引起小流行。

【病因】

本病主要为感染单纯疱疹病毒所致。

【临床表现】

多急性起病,起病时发热可达38~40 ℃,1~2 天后,齿龈、唇内、舌、颊黏膜等部位口腔黏膜发生成片的小水疱和散在的单个水疱,壁薄而透明,周围绕以红晕。水疱很快溃破形成浅表溃疡,上覆黄白色纤维素性渗出物。由于疼痛剧烈,常伴有拒食、流涎、烦躁,颌下淋巴结肿大、有压痛等。病程为1~2 周。

【治疗】

治疗上以对症支持治疗为主;保持口腔清洁,禁用刺激性药物。饮食以微温或凉的流质为宜,多补充蛋白质及维生素类。局部涂2.5%~5.0%金霉素鱼肝油。症状严重者给予全身支持疗法。合并细菌感染可用抗生素治疗。

三、夏氏中西医结合相关知识

西医治疗口疮以对症支持治疗为主。夏氏中医认为此病与鹅口疮病因病机较为相似,均应中西医结合治疗,在中医治疗基础上运用抗病毒及退热药物对症处理。本病中医病机为心脾积热之阳盛实热证及肾阴不足之阴亏虚热证。故治疗亦当辨别阴阳虚实,实证以泻为主,虚证以补为主,同时无论虚实均应健脾护胃安中。对于高热患儿,夏氏中医多主张用中药灌肠以通腑泄热,同时注意口腔消毒护理,预防传染。

四、病　案

病案 1

蒋某,男,5岁。

患儿以发热伴咽痛2 天为主诉就诊。患儿2 天前出现发热伴呕吐1 次,呕吐物为胃内容物,非喷状,咽痛,咳嗽,咳痰,痰色黄质黏,拒食,小便可,大便2 天未行。查体:体温38.7 ℃,精神尚可,咽后壁充血明显,双扁桃体未见肿大,无脓性分泌物,咽腭弓可见7~8 个直径为2~4 mm 大小的疱疹,周围有红晕,部分破溃形成小溃疡,口腔颊黏膜光滑,手足肛周未见疱疹,双肺呼吸音清,心音正常,心律齐,腹软,不胀,无压痛。舌质红,苔黄稍厚,指纹淡紫。查血常规:WBC 5.61×10⁹/L,中性粒细胞54.5%,淋巴细胞35.1%,C反应蛋白17.02 mg/L。

诊断:口疮。

治则:解表散热,解毒利咽止咳。

处方:金银花10 g,连翘10 g,荆芥穗10 g,薄荷6 g,炒牛蒡子10 g,桔梗10 g,麸炒枳壳10 g,柴胡10 g,黄芩10 g,黄连3 g,炒栀子10 g,芦根15 g,广藿香10 g,板蓝根10 g,玄参10 g,射干10 g,麸炒薏苡仁10 g,白茅根15 g,酒大黄6 g 甘草6 g。

用法:2 剂,水煎浓缩,每日1 剂,分3~4 次服用,每次10 mL。同时给予美林(5 mL,24 h 不超过4 次)紧急退热。

二诊:服药2天后热退,咽痛缓解,咳止,纳可,大便已下。查体:咽红,可见2个小溃疡,手足肛周未见疱疹,舌红,苔稍黄。续服上方3剂,诸症痊愈。1周后随访患儿未再诉咽痛及发热,纳可,便调,预后良好。

按语:本证由外感风热,热毒上攻,结于咽喉所致,治宜解表散热,解毒利咽止咳。方用金银花、连翘既能疏散风热,清热解毒,又可辟秽化浊,在透散表邪的同时兼顾温热病邪蕴而成毒且多夹秽浊之气的特点;荆芥穗辛温解表;薄荷、牛蒡子疏散风热,解毒利咽;柴胡表里双解,解肌退热;芦根清热生津;桔梗开宣肺气而止咳利咽消溃,引药上行;射干清肺泻火,利咽消肿;黄连、黄芩、栀子泻三焦火热,凉血解毒;枳壳消积导滞;藿香、薏苡仁化湿,清肺肠之热;板蓝根合白茅根清热解毒,凉血消肿;玄参滋阴降火;大黄泻热通便,涤荡胃肠;甘草既可调和药性,护胃安中,又合桔梗利咽止咳。

病案2

许某,女,3岁。

患儿以发热2天伴拒食,流涎为主诉就诊。家属代诉患儿2天前开始出现发热,伴拒食,流涎,咽痛,纳欠佳,夜寐不安,小便色黄,大便干燥,2日一行。查体:精神可,咽后壁充血明显,双扁桃体未见明显肿大,无脓性分泌物,咽腭弓可见4~5个成簇的直径为2~4 mm大小的疱疹,周围有红晕,口腔颊黏膜光滑,手足肛周未见疱疹,双肺呼吸音清,心音正常,心律齐,腹软,不胀,无压痛。舌质红,苔黄厚,指纹紫滞。

诊断:口疮(疱疹性咽峡炎)。

治则:清热泻火,兼以滋阴。

处方:生地黄10 g,木通3 g,生石膏15 g,黄连1 g,连翘6 g,炒栀子3 g,麦冬6 g,灯心草1 g,甘草3 g,陈皮3 g,淡竹叶3 g。

用法:3剂,水煎浓缩,每日1剂,分3次服用,每次10 mL。

二诊:服药后未再发热,咽痛缓解,流涎好转,饮食改善不明显,夜寐欠佳,二便调。查体:咽红,可见2个小溃疡,手足肛周未见疱疹,舌红,苔薄黄。在上方基础上加炒白术9 g,茯苓9 g,炒鸡内金9 g,炒薏苡仁6 g。3剂后诸症痊愈。

1周后随访,患儿服用完汤药后,未再发热,也无拒食、流涎,寐安,纳可,便调,预后良好。

按语:本证主要由于风毒湿热从口鼻而入,内乘心脾,循经上行,熏灼口舌而发,故治以清热泻火,兼以滋阴。方用黄连、连翘、栀子清泻三焦之火,导热下行,清热除烦;生石膏入肺胃经,清解透热;木通入心和小肠经,与灯心草、淡竹叶清心利尿;陈皮醒脾开胃;生地黄凉血滋阴以制心火;麦冬滋养肺胃阴经以生津;甘草益气健脾,调和诸药。二诊时患儿症状缓解,需调理脾胃,故减连翘,灯心草,加炒薏苡仁、炒白术、茯苓健脾渗湿和胃,鸡内金消积健脾和胃,从而达到治愈的目的。

第五章 癌类病

第一节 肺 癌

一、中医病学相关知识

【概述】

肺癌又称原发性支气管肺癌,是由于正气内虚、邪毒外侵引起的,以痰浊内聚,气滞血瘀,蕴结于肺,以致肺失宣发与肃降为基本病机,以咳嗽、咯血、胸痛、发热、气急为主要临床表现的一种恶性疾病。

本病类属于中医学的"肺积""痞癖""咳嗽""咯血""胸痛"等范畴。如《素问·奇病论》说:"病胁下满气上逆……病名曰息积,此不妨于食。"《灵枢·邪气脏腑病形》说:"肺脉……微急为肺寒热,怠惰,咳唾血,引腰背胸。"《素问·玉机真藏论》说:"大骨枯槁,大肉陷下,胸中气满,喘息不便,内痛引肩项,身热脱肉破䐃。"《难经·论五脏积病》说:"肺之积曰息贲……久不已,令人洒淅寒热,喘热,发肺壅。"以上这些描述与肺癌的主要临床表现有类似之处。汉代张仲景描述的肺痿症状、病机和治法方药,以及采用养阴、甘温法治疗"肺痿",对肺癌的病机证治具有指导意义。《金匮要略·肺痿肺痈咳嗽上气病脉证治第七》云:"肺痿吐涎沫而不咳者,其人不渴,必遗尿,小便数……此为肺中冷,必眩,多涎唾,甘草干姜汤温之……大逆上气,咽喉不利,止逆下气者,麦门冬汤主之。"宋代一些方书载有治疗咳嗽见血、胸闷胸痛,面黄体瘦等肺癌常见证候的方药。金元时期李东垣治疗肺积的息贲丸,所治之证颇似肺癌症状。明代张景岳《景岳全书·虚损》说:"劳嗽,声哑,声不能出或喘息气促者,此肺脏败也,必死。"这同晚期肺癌的临床表现相同,并明确指出预后不良。《杂病源流犀烛·积聚症瘕痃癖痞源流》所提到的"邪积胸中,阻塞气道,气不宣通,为痰,为食,为血,皆得与正相搏,邪既胜,正不得而制之,遂结成形而有块",则说明了肺中积块的产生与正虚邪侵,气机不通,痰血搏结有关,对于后世研究肺癌的发病和治疗,均具有重要的启迪意义。总之,宋代以前,古人对肺癌的症状、病机、辨证分型、方药已有初步认识;宋元明清时期,对肺癌的症状、病机、辨证分型、治法方药等均有广泛而深入的研究。

【病因病机】

迄今为止,肺癌的病因尚未完全明了。但根据患者的起病经过及临床表现,可知本病的发生与正气盛衰和邪毒入侵关系密切。

1. **正气内虚** "正气存内,邪不可干""邪之所凑,其气必虚"。正气内虚,脏腑阴阳失调,是罹患肺癌的主要基础。正如《医宗必读·积聚》所说:"积之成者,正气不足,而后邪气踞之"。年老体衰,慢性肺部疾患,肺气耗损而正不足;或七情所伤,气逆气滞,升降失调;或劳累过度,肺气、肺阴亏损,外邪乘虚而入,客邪留滞不去,气机不畅,终致肺部血行瘀滞,结而成块。

2. **烟毒内侵** 清代顾松园认为:"烟为辛热之魁。"长期吸烟,热灼津液,阴液内耗,致肺阴不足,久则气阴亏虚,加之烟毒之气内蕴,羁留肺窍,阻塞气道,而致痰湿瘀血凝结,形成瘤块。

3. **邪毒侵肺** 肺为娇脏,易受邪毒侵袭,如工业废气、石棉、矿石粉尘、煤焦烟炱和放射性物质等,致使肺气肃降失司,肺气郁滞不宣,进而血瘀不行,毒瘀互结,久而形成肿块。

4. **痰湿聚肺** 脾为生痰之源,肺为贮痰之器。脾主运化,脾虚运化失调,水谷精微不能生化输布,致湿聚生痰,留于脏腑;或饮食不节,水湿浊内聚,痰贮肺络,肺气宣降失常,痰凝气滞;或肾阳不足,失于蒸化水饮,水饮上犯于肺,酿湿生痰,进而导致气血瘀阻,毒聚邪留,郁结胸中,肿块逐渐形成。

【辨证论治】

(一)辨证要点

1. **辨证候阴阳虚实** 肺癌的发生多与肺气不足,痰湿瘀血阻滞有关。肺癌早期,多见气滞血瘀,痰湿毒蕴之证,以邪实为主;肺癌晚期,多见阴虚毒热,气阴两虚之证,以正虚为主。临床上,多病情复杂,虚实互见。

2. **辨邪正盛衰** 肺癌是高度恶性的肿瘤,发展快、变化速。辨明邪正盛衰,是把握扶正祛邪治则和合理遣方用药的关键。一般说来,肺部癌瘤及症状明显,但患者形体尚丰,生活、活动、饮食等尚未受阻,此时多为邪气盛而正气尚充,正邪交争之时;如病邪在肺部广泛侵犯或多处转移,全身情况较差,消瘦、乏力、衰弱、食少,生活行动困难,症状复杂多变者,多为邪毒内盛而正气明显不支的正虚邪实者。

(二)治疗原则

扶正祛邪、标本兼治是治疗肺癌的基本原则。本病整体属虚,局部属实,正虚为本,邪实为标。肺癌早期,以邪实为主,治当行气活血、化瘀软坚和清热化痰、利湿解毒;肺癌晚期,以正虚为主,治宜扶正祛邪,分别采用养阴清热、解毒散结及益气养阴、清化痰热等法。临床还应根据虚实的不同,每个患者的具体情况,按标本缓急恰当处理。由于肺癌患者正气内虚,抗癌能力低下,虚损情况突出,因此,在治疗中要始终顾护正气,保护胃气,把扶正抗癌的原则贯穿肺癌治疗的全过程。应在辨证论治的基础上选加具有一定抗肺癌作用的中草药。

(三)分证论治

1. **气血瘀滞证** ①主要证候:咳嗽不畅,胸闷气憋,胸痛有定处,如锥如刺,或痰血暗红,口唇紫暗,舌质暗或有瘀斑,苔薄,脉细弦或细涩。②证候分析:情志不舒或饮食失调或感受外邪或跌仆损伤等导致气机阻滞,气血运行障碍,甚至脉络瘀阻,故咳嗽不畅,胸闷气憋;不通则痛,而引起疼痛,血瘀久则积块。口唇紫暗,舌质暗或有瘀斑,苔薄,脉细弦或细涩均为血瘀之象。③治法:活血散瘀,行气化滞。

2. 痰湿蕴肺证 ①主要证候:咳嗽,咯痰,气憋,痰质稠黏,痰白或黄白相间,胸闷胸痛,纳呆便溏,神疲乏力,舌质淡,苔白腻,脉滑。②证候分析:脾为生痰之源,肺为贮痰之器。脾主运化,脾阳虚衰或饮食不节,导致运化失司,水谷精微不能生化输布,而湿聚生痰,留于肺脏则咳嗽,咯痰;痰贮肺络,肺气宣降失常,痰凝气滞则气憋、胸闷胸痛;脾不运化则纳呆便溏;脾虚气血生化乏源则神疲乏力。舌质淡,苔白腻,脉滑均为痰湿蕴肺之象。③治法:行气祛痰,健脾燥湿。

3. 阴虚毒热证 ①主要证候:咳嗽无痰或少痰,或痰中带血,甚则咯血不止,胸痛,心烦寐差,低热盗汗,或热势壮盛,久稽不退,口渴,大便干结,舌质红,舌苔黄,脉细数或数大。②证候分析:久病伤及肾之元阴,由于阴精匮乏,失于濡养脏腑经络百骸的功能,故出现口渴,大便干结等症;肺阴亏虚,虚火上炎,灼伤脉络则咳嗽无痰或少痰,或痰中带血,甚则咯血不止,胸痛;阴虚则阳亢,故出现五心烦热、潮热盗汗等虚热症状。舌质红,舌苔黄,脉细数或数大均为阴虚之象。③治法:养阴清热,解毒散结。

4. 气阴两虚证 ①主要证候:咳嗽痰少,或痰稀而黏,咳声低弱,气短喘促,神疲乏力,面色㿠白,形瘦恶风,自汗或盗汗,口干少饮,舌质红或淡,脉细弱。②证候分析:热邪灼伤津液,阴液内耗,致肺阴不足则咳嗽痰少,或痰稀而黏;患病日久则气阴亏虚,故见气短喘促,神疲乏力,面色㿠白,形瘦恶风,自汗或盗汗,口干少饮;舌质红或淡,脉细弱均为气阴两虚之象。③治法:益气养阴。

【预防与调摄】

本病虽然无确切的方法可以预防,然加强锻炼,增强机体抗病能力,避免接触致癌因素,是可以降低发病率的。目前已公认吸烟是引起肺癌的一个比较重要的因素,所以应积极宣传吸烟的害处,提倡戒烟。应加强防护,避免或减少接触苯、石棉、煤焦油、电离辐射等有致癌作用的物质。对肺癌易感人群做好防癌普查工作也是早期发现肺癌的重要手段。应使患者保持心情开朗,起居有时,室内空气新鲜,注意防寒保暖,防止外邪袭肺造成肺部继发感染。饮食宜少吃黏腻、辛辣刺激之物,多吃香菇、薏苡仁、海带等有一定抗癌作用的食物。病情重者应注意观察体温、血压、呼吸、脉搏的情况及痰量、痰的颜色,尤其要注意保持呼吸道通畅。

二、西医病学相关知识

【概述】

肺癌是常见的恶性肿瘤之一,发病率居全部肿瘤的第1或第2位,且有逐年增高的趋势,发病年龄多在40岁以上,男女之比约为5:1。肺癌是中西医学共同的疾病名称,

90%以上的肺癌起源于支气管,称为支气管肺癌。在组织学上可分为鳞状细胞癌、小细胞癌、大细胞癌和腺癌,其中以鳞状上皮细胞癌多见。肺泡细胞癌起源于肺泡。可单个发生,但以多个部位同时发生肿瘤为多见。少见的肿瘤是支气管腺瘤(可为癌性或非癌性)、软骨错构瘤(非癌性)和肉瘤(癌性)。淋巴瘤为淋巴系统的癌症,可起源于肺脏或扩散至肺脏。多数其他部位的肿瘤可扩散至肺脏。发生肺转移的癌症多来源于乳腺、结肠、前列腺、肾脏、甲状腺、胃、子宫、直肠、睾丸、骨和皮肤。

【病因】

约90%的男性患者和70%的女性患者,吸烟是最主要的原因。少数肺癌(10%~15%的男性患者和5%的女性患者)是由工作时吸入和接触某些物质所致。少数肺癌尤其是腺癌和肺泡细胞癌,可发生于肺部瘢痕的患者,如结核和纤维化。

【治疗】

由于良性支气管肿瘤可阻塞支气管或发生恶变,一般采取手术切除治疗。对局限于肺内的非小细胞肺癌,可采用手术治疗,但切除并不能达到治愈。对生长缓慢的孤立病灶进行手术切除,患者的5年存活率为25%~40%,存活者必须定期进行检查。对于不能手术的肺癌患者,可考虑放射治疗。放射治疗不能将其治愈,但可延缓肿瘤的生长。亦可采用放射治疗以缓解骨骼疼痛、上腔静脉综合征和脊髓压迫。但放射治疗可引起肺部炎症(放射性肺炎),导致呼吸困难和发热,可用皮质激素如强的松治疗。对非小细胞肺癌,无特别有效的化学治疗方案。对小细胞肺癌存在远处转移,不能选择手术治疗的患者,可采用化学治疗,有时亦可用放射治疗。对化学治疗效果较好的小细胞肺癌患者,采用头部放射治疗可治疗肺癌脑转移。

三、夏氏中西医结合相关知识

西医治疗肺癌早期多以手术切除为主,对于不适宜手术者则采取放射治疗或化学治疗。夏氏中医提倡中西医结合治疗癌类病效果更佳;对于适合手术者,可先采取手术治疗,因夏氏中医认为手术为有创操作,可损伤人体元气,术后患者必有虚象,故术后治疗以补益元气扶正为主;而对于不适合手术或放射治疗、化学治疗副作用大的患者,夏氏中医则提倡以中医药治疗为主,可依据患者个体化情况,联合靶向药物治疗;中医通过合理的"补益",提高机体免疫力,故在用药时以补益扶正药物为主,但要注意补而不滞,温而不燥,通补结合,同时注重培补后天,醒脾健胃。

夏氏中医认为,肺癌是由于正气虚损,阴阳失调,邪毒乘虚入肺,邪滞于肺,导致肺功能失调,肺气敛郁,宣降失司,气机不利,血行瘀滞,津液失于输布,津聚为痰,痰凝气滞,瘀阻络脉,于是瘀毒胶结,日久形成肺部积块。因此,肺癌是因虚而得病,因虚而致实,是一种全身属虚,局部属实的疾病。肺癌的虚以阴虚、气阴两虚为多见,实则不外乎气滞、血瘀、痰凝、毒聚之病理变化。其病位在肺,但因肝主疏泄,脾主运化水湿,肾主水之蒸化,故与肝、脾、肾关系密切。

夏氏中医认为肺癌是恶性肿瘤,目前总的治愈率很低,手术、放射治疗、化学治疗结合中医药治疗可提高治愈率、好转率。中医治疗要根据病机特点,病情的复杂性,分清主次进行辨证论治。中、晚期肺癌,不仅癌肿增大,病情日趋严重,而且正气大伤,直接威胁患者的生命,因此"扶正培本",就成为治疗关键。通过合理的"补益",使机体状态得到改善,不仅有助于提高抗癌能力,延缓病情的急剧恶化,同时还能提高机体对抗癌药物的耐受力和敏感性,为抗癌药物的使用创造良好的条件。在应用补益扶正药物时,要掌握补而不滞、温而不燥、通补结合的原则,并注意醒脾、健胃药的使用。注意配合选用具有抗癌作用的中草药。临证时还可根据患者的具体病情,结合针灸、气功等疗法,祛邪扶正,既要治肺,又要注意调理相关脏腑功能,力求提高防治水平。

四、病　案

病案 1

姜某,女,50 岁。

患者以咳嗽 1 年为主诉就诊。患者 1 年前无明显诱因出现咳嗽,无痰,胸前区隐痛,自行服药调理后未见明显缓解,遂至当地医院就诊,查胸部 CT 提示:左上肺多发性结节,诊断为左上肺癌,周围型。遂行西药化学治疗,每月 1 次治疗(具体药物不详),咳嗽减轻,但喉中自觉异物感,咳不出。患者于 1 个月前复查胸部 CT 提示:双肺多发性结节。患者欲求中医治疗,遂来诊。刻下见:精神尚可,胸闷痛,干咳少痰,口干多饮、食欲较差,大便秘结,睡眠较浅,多梦,偶有盗汗,手足心发热,舌红苔黄腻,脉滑涩小数。

诊断:肺癌。

治则:清热滋阴,化痰散结。

处方:法半夏 30 g,浙贝母 30 g,生牡蛎 30 g,生龙骨 15 g,醋鳖甲 30 g,姜厚朴 15 g,紫苏叶 10 g,茯苓 20 g,陈皮 15 g,桔梗 10 g,枳实 10 g,青皮 10 g,龟板 15 g,黄芩 10 g,桑白皮 10 g,地骨皮 10 g,丹参 15 g,红花 10 g,天花粉 30 g,胆南星 10 g,炒白芥子 15 g,丝瓜络 10 g。

用法:7 剂,水煎服,每日 1 剂,分 2 次服用。

二诊:患者精神改善,咳嗽减轻,食欲改善,手足心轻微灼热,在上方基础上加西洋参 10 g。其后患者在此方基础上略作加减,坚持服药 4 个月进行治疗。患者诸症基本消失,身体状态良好。治疗结束 2 个月后复查,各项常规指标均正常。

按语:肺癌是严重危害人类健康的恶性肿瘤之一。在中国古文献中未见肺癌的病名,但有不少类似肺癌的记载。根据本病的临床表现,肺癌可归属于中医学"咳嗽""肺痿""痰饮""肺积""息贲""肺壅"等范畴。本病病位在肺,与脾肾密切相关,多由七情内伤,气逆气滞,而气为血帅,气机逆乱,血行瘀滞;或思虑伤脾,脾失健运,聚湿生痰,痰贮于肺,肺失宣降,气滞血瘀,痰凝毒聚,局部结而成块。脾为生痰之源,脾虚则水谷精微不能生化输布,致湿聚生痰,肺为贮痰之器,痰浊留于水之上源,阻滞肺络,痰瘀为患,结于胸中,肿块逐渐形成,故本病的发病与痰、热、虚密切相关。肺失肃降,脾失健运,痰浊内生;"肺为娇脏,喜润而恶燥",肺肾阴虚,肺叶失润,或"肺热叶焦";肺气不足,肺脾肾虚,痰热互结,终成本病。此例患者即有痰凝血瘀,又有阴虚肺热,又有明显的痰气互结之梅核气,故治以清热滋阴,化痰散结。方用法半夏、厚朴、紫苏叶等化痰理气;陈皮、茯苓、胆南星、炒白芥子等祛湿化痰;浙贝母、生牡蛎、醋鳖甲软坚散结;桔梗、枳实、青皮以行气;龟板、生龙骨潜阳安神;黄芩、桑白皮、地骨皮以清肺部郁热;丹参、红花、丝瓜络活血化瘀兼通络脉。诸药合用以达标本兼顾之功。二诊时诸症减轻,仍有虚热之证,故加西洋参以补气养阴,清热生津。

病案 2

牛某,男,55 岁。

患者以头晕、疲乏无力,伴咳嗽、胸痛 1 个月余为主诉就诊。患者 1 个月前因头晕、疲乏无力,伴咳嗽、胸痛至某医院就诊,查胸部 DR 示:右肺上叶斑片状密度增高影,多考虑炎性病变。胸部 CT 示:①右肺上叶球形病变,多考虑周围型肺癌,建议穿刺活检;②纵隔淋巴结增大。诊断为肺恶性肿瘤,医生建议行手术治疗及放射治疗、化学治疗,患者及其家属拒绝,为寻求保守治疗,遂来诊。既往 2 型糖尿病病史。刻下见:头晕、目眩,咳嗽、咳痰,痰多色黄稠,不易咳出,怕冷,手足心热,时有手足麻木,口干口苦,喜凉饮,饮可解渴,汗多,活动及进食后全身汗出,夜间盗汗,易感冒,发热,咽痛咽干,前胸干痛不适,咳嗽时胸痛明显,活动后胸闷、心悸、气短、全身乏力,眠差,入睡困难,噩梦多,易醒,醒后复睡困难,纳差不欲食,喜酸,进食辛辣则胃脘痛,大便时干,2 天一解,时腹泻,小便可,舌质暗淡,苔白厚腻,中根略黄,边有齿痕,脉细数。

诊断:肺癌。

治则:调理阴阳平衡,疏导三阴寒湿。

处方:黄芪 60 g,法半夏 30 g,山茱萸 30 g,山药 60 g,茯苓 30 g,白术 50 g,淡附片(先煎)15 g,炙甘草 30 g,党参 30 g,白芍 30 g,生牡蛎(先煎)30 g,生龙骨(先煎)30 g,生姜 15 g,乌梅 15 g,五味子 30 g,细辛 5 g,桂枝 30 g。

用法:7 剂,水煎服,每日 1 剂,分 2 次服用。

二诊:咳嗽、咳痰减轻,痰多色黄稠,不易咳出,怕冷较前好转,手足心热、手足麻木、头晕、目眩减轻,口干口苦有所缓解,喜凉饮,饮可解渴,胸闷、心悸、夜间盗汗明显缓解,疲乏无力、气短有所缓解,睡眠、饮食较前好转,大便日一解,便稀,小便可,舌质暗淡,苔白厚腻,中根略黄,脉细数。根据目前患者病情变化,调整用药,在上方基础上加天南星 30 g,大枣 10 枚,防风 30 g,黑豆 30 g,苦杏仁 10 g;7 剂,水煎服。

三诊:患者上述症状逐渐缓解,咳嗽明显减轻,痰多色黄稠,不易咳出,怕冷、全身乏力、气短等症明显缓解,睡眠可,梦不多,饮食较好,二便正常。依据病情变化在上方基础上加减化裁,坚持服药半年,患者基本情况可,复查各项常规指标良好,病变未进一步发展。

按语:肿瘤对应到中医学岩、症、瘕、积、聚的概念。《黄帝内经》曰:"阳化气,阴成形。"故肿瘤的本质是阴精糟粕。肿瘤发病的特殊之处在于人体内"阴成形"力量太过,使有形和无形的糟粕堆积在体内无法转运;根本原因是先天及后天的元气亏虚,以寒邪为主的六邪处于寒热虚实夹杂的乘乱状态,最终形成大小不等、形态各异、部位不定、密度不一的各种肿块。总的病机为整体虚寒,局部实证。凡病皆本气自病,具体分析大多为根气渐衰,元阳失温,气机运行逆乱,六气夹杂,混结成形。此例患者属三阴本气不足,寒湿浊阴逆上,阴阳失调。后天脾气亏虚,清阳不升、浊阴不降,阳化气、阴成形,阴无阳助凝聚成痰,故见头晕、目眩、咳嗽、咳痰,痰多色黄稠,不易咳出;阴虚甚于阳虚,阴虚四肢百脉无以滋润,故见手足心热,时有手足麻木;三阴本气不足,相火离位,故见汗多,活动及进食后全身汗出,夜间盗汗;肾气不足则怕冷;厥阴直升,相火外浮,阳不入阴则眠差梦多。故治宜调理阴阳平衡,疏导三阴寒湿,破沉寒痼冷。

病案 3

骆某,女,56 岁。

患者以化学治疗后副作用大为主诉就诊。患者 2 个月前因咳痰带血伴胸闷痛至某医院就诊。经 CT、纤维支气管镜检查,诊断为左下肺癌,予以手术切除。术中取组织活检,病理报告为低分化腺癌。术后行化学治疗,副作用大,白细胞计数 1.8×10^9/L 以下,头发脱光,患者要求暂时停止化学治疗,寻求中医治疗,遂来诊。刻下见:体瘦、面色无华,疲乏无力,咳嗽、胸闷痛,食欲差,恶心,口干不欲饮,大便溏薄;舌苔薄白,脉细弱。

诊断:肺癌术后。

治则:扶正抗癌,健脾益胃,养阴润肺。

处方:人参 15 g,黄芪 30 g,南沙参、北沙参各 20 g,五味子 15 g,川贝母 15 g,麦冬 15 g,薏苡仁 15 g,当归 15 g,百合 30 g,补骨脂 15 g,山萸肉 15 g,陈皮 15 g,甘草 10 g,砂仁(后下)10 g,白术 30 g,茯苓 15 g。

用法:14 剂,水煎服,每日 1 剂,分 2 次服用。同时予西洋参、冬虫夏草代茶饮。

二诊:服药后患者精神明显好转,食欲改善,饮食增加,咳嗽胸痛逐渐好转,复查白细胞 3.9×10^9/L,体重增加。患者体质好转后,在服用中药的同时,再配以小剂量化学治疗。中西医结合治疗,患者病情平稳,复查项指标良好,疾病未反复及恶化。

按语:此例患者确诊肺癌后予手术切除治疗,对患者康复起到积极的作用。但进一步化学治疗的毒副作用使患者难以承受,不得不中途停止。夏氏中医认为,患者属正气亏虚,肺脾受损,治以扶正抗癌,健脾益胃,养阴润肺。方用人参、黄芪大补元气,扶正祛邪,回阳救脱;现代药理研究证实:人参中所含的人参皂苷、人参多糖、人参挥发油等对恶性肿瘤均有一定的抑制作用,能抑制癌细胞的增殖,抑制癌细胞的 DNA、RNA 和蛋白质合成。使离体培养的肝癌细胞向正常肝细胞逆转的效应,对提高机体免疫力,对机体的特异性免疫和非特异性免疫均有明显的促进作用,抑制肿瘤的发生和生长。南沙参、北沙参、五味子、川贝母、麦冬、百合滋阴润肺,止咳化痰;薏苡仁、陈皮、甘草、砂仁、白术、茯苓健脾理气,温中化湿;当归补血;补骨脂、山萸肉补肾温脾止泻,纳气平喘。本例在恢复化学治疗时,采取因人而异,中药扶正抗癌为主,配合小剂量的西医化学治疗来杀灭癌细胞为辅,保持人体正气不受损伤。中西医结合治疗,扬长避短,达到了理想的治疗目标。

第二节　肝　癌

一、中医病学相关知识

【概述】

肝癌是以脏腑气血亏虚为本,气、血、湿、热、瘀、毒互结为标,蕴结于肝,渐成症积,肝失疏泄为基本病机,以右胁肿硬疼痛、消瘦、食欲减退、乏力或有黄疸或昏迷等为主要表现的一种恶性疾病。

肝癌一病,早在《黄帝内经》就有类似记载;历代有肥气、痞气、积气之称。如《难经·五十六难·论五脏积病》载:"肝之积名曰肥气,在左胁下,如覆杯,有头足。""脾之积,名曰痞气,在胃脘,覆大如盘,久不愈。令人四肢不收,发黄疸,饮食不为肌肤。"《诸病源候论·积聚病诸候·积聚候》:"脾之积,名曰痞气,在胃脘覆大如盘,久不愈,令人四肢不收,发黄疸,饮食不为肌肤……诊得脾积,脉浮大而长,饥则减,饱则见肠,起与谷争,累累如桃李,起见于外,腹满呕泄,肠鸣,四肢重,足胫肿厥,不能卧,是主肌肉损……色黄也。"宋代《圣济总录》云:"积气在腹中,久不差,牢固推之不移者……按之其状如杯盘牢结,久不已,令人身瘦而腹大,至死不消。"其所描述的症状与肝癌近似,对肝癌不易早期诊断、临床进展迅速、晚期的恶病质、预后较差等都做了较为细致的观察。在治疗上强调既要掌握辨证用药原则,又须辨病选药,灵活掌握。

【病因病机】

脏腑气血虚亏,加之七情内伤,情志抑郁;脾虚湿聚,痰湿凝结;六淫邪毒入侵,邪凝毒结等可使气、血、湿、热、瘀、毒互结而成肝癌。

1. **情志久郁**　肝主疏泄,调畅气机,故一身之气机畅达与否主要关系于肝。若情志久郁,疏泄不及,气机不利,气滞血瘀,是肝癌形成的主要因素之一。

2. **脾虚湿聚**　饮食失调,损伤脾胃,气血化源告竭,后天不充,致使脏腑气血虚亏。脾虚则饮食不能化生精微而变为痰浊,痰阻气滞,气滞血瘀,肝脉阻塞,痰瘀互结,形成肝癌。《医宗必读·积聚》也说:"积之成也,正气不足,而后邪气踞之。"

3. **湿热结毒**　情志不遂,气滞肝郁日久,化热化火,火郁成毒;肝郁乘脾,运化失常,痰湿内生,湿热结毒,形成肝积,肝之疏泄失常,影响及胆的排泄功能亦失常,故此种病因所致肝癌多伴胆汁外溢而呈黄疸。

4. **肝阴亏虚**　热毒之邪阻于肝胆,久之耗伤肝阴,肝血暗耗,导致气阴两虚,邪毒内蕴,此为本虚标实。

【辨证论治】

(一)辨证要点

肝癌发病后,病情进展迅速、病情重。因此要全面掌握辨证要点。

1. **辨阴阳虚实**　患者本虚标实极为明显,本虚表现为乏力倦怠,形体逐渐消瘦,面色萎黄,气短懒言等;而右胁部有坚硬肿块而拒按,甚至伴黄疸、脘腹胀满而闷、腹胀大等属标实的表现。

2. **辨危候**　晚期可见昏迷、吐血、便血、胸腹水等危候。

(二)治疗原则

针对肝癌患者以气血亏虚为本,气血湿热瘀毒互结为标的虚实错杂的病机特点,扶正祛邪,标本兼治,以恢复肝主疏泄之功能,则气血运行流畅,湿热瘀毒之邪有出路,从而减轻和缓解病情。治标之法常用疏肝理气、活血化瘀、清热利湿、泻火解毒、消积散结等法,尤其重视疏肝理气的合理运用;治本之法常用健脾益气、养血柔肝、滋补阴液等法。要注意结合病程、患者的全身状况处理好"正"与"邪","攻"与"补"的关系,攻补适宜,治实勿忘其虚,补虚勿忘其实。还当注意攻伐之药不宜太过,否则虽可图一时之快,但耗气伤正,最终易致正虚邪盛,加重病情。在辨证论治的基础上应选加具有一定抗肝癌作用的中草药,以加强治疗的针对性。

(三)分证论治

1. **肝气郁结证**　①主要证候:右胁部胀痛,右胁下肿块,胸闷不舒,善太息,纳呆食少,时有腹泻,月经不调,舌苔薄腻,脉弦。②证候分析:肝主疏泄,调畅气机,情志久郁,疏泄不及,气机不利,气郁胁类则胸闷不舒,善太息;气机郁滞,不通则痛故胁部胀痛,气滞则血瘀,久积则成块;肝郁乘脾则纳呆食少,时有腹泻。③治法:疏肝健脾,活血化瘀。

2. **气滞血瘀证**　①主要证候:右胁疼痛较剧,如锥如刺,入夜更甚,甚至痛引肩背,右胁下结块较大,质硬拒按,或同时见左胁下肿块,面色萎黄而暗,倦怠乏力,脘腹胀满,甚至腹胀大,皮色苍黄,脉络暴露,食欲减退,大便溏结不调,月经不调,舌质紫暗有瘀点、瘀斑,脉弦涩。②证候分析:肝主疏泄,调畅气机,若情志不舒,肝之阴阳疏泄不及,气滞血瘀,不通则痛,血瘀胁类则胁疼痛较剧;血瘀日久则成块。肝郁气滞乘克脾土则面色萎黄而暗,倦怠乏力,脘腹胀满,食欲减退,大便溏结不调;月经不调,舌质紫暗有瘀点、瘀斑,脉弦涩均为气滞血瘀之象。③治法:行气活血,化瘀消积。

3. **湿热聚毒证**　①主要证候:右胁疼痛,甚至痛引肩背,右胁部结块,身黄目黄,口干口苦,心烦易怒,食少厌油,腹胀满,便干溲赤,舌质红,苔黄腻,脉弦滑或滑数。②证候分析:情志不遂,气滞肝郁,气有余便是火,日久化热化火,火郁成毒则口干口苦,心烦易怒;肝郁乘脾,运化失常,痰湿内生,湿热结毒,形成肝积则右胁部结块;肝之疏泄失常,影响及胆的排泄功能亦失常则身黄目黄;舌质红,苔黄腻,脉弦滑或滑数均为湿热之象。③治法:清热利胆,泻火解毒。

4. **肝阴亏虚证**　①主要证候:胁肋疼痛,胁下结块,质硬拒按,五心烦热,潮热盗汗,头昏目眩,纳差食少,腹胀大,甚则呕血、便血、皮下出血,舌红少苔,脉细而数。②证候分析:热毒之邪阻于肝胆,久之耗伤肝阴,肝血暗耗,导致气阴两虚,邪毒内蕴,日久成积则胁肋疼痛,胁下结块,质硬拒按;肝主藏血,肝之气阴亏虚,藏血功能失司则呕血、便血、皮下出血;肝胆互为表里,肝阴亏虚影响胆汁排泄则纳差食少,腹胀大;五心烦热,潮热盗汗,头昏目眩,纳差食少,腹胀大,舌红少苔,脉细而数均为阴虚之象。③治法:养血柔肝,凉血解毒。

【预防与调摄】

积极防治病毒性肝炎,对降低肝癌发病率有重要意义。加强肝癌的普查工作也是早期发现肝癌的重要方法。调摄的目的在于提高生存率,延长生存期,改善生存质量。其重点在于注意患者全身状态的变化,如体重、皮肤改变、精神状态等。饮食应富于营养易消化的食物,忌食生冷油腻及硬性食物,忌用损害肝肾功能及对胃肠道有刺激性的食物和药物。加强心理调摄,心情开朗,树立战胜疾病的信心,积极配合治疗。病情危重者,加强护理,密切观察生命体征。

二、西医病学相关知识

【概述】

肝癌严重危害着人类健康,是我国常见的恶性肿瘤之一。根据流行病学资料,我国肝癌的发病率和死亡率占全部恶性肿瘤的第三位,仅次于胃癌、肺癌。肝癌可发生于任何年龄,但以31~50岁最多,男女之比约为8:1。肝癌的具体分型分为块状型、结节型、弥漫型和小癌型,以块状型多见;组织学分型为肝细胞型、胆管细胞型和混合型,绝大多数为肝细胞型。

【病因和发病机制】

肝癌病因和发病机制目前并不完全明确,主要是根据高发区流行病学调查,考虑和下列因素有关。

1.**病毒性肝炎**　比较常见的是乙型病毒性肝炎和丙型病毒性肝炎。在我国90%的肝癌患者中有乙型肝炎病毒感染的背景,乙型病毒性肝炎和丙型病毒性肝炎可以从肝炎发展到肝硬化最终形成肝癌。新的认识认为肝癌和炎症的关系密切。

2.**环境因素**　包括食物污染、空气污染和水污染。

3.**不良的生活习惯**　如经常抽烟、喝酒是引发肝癌的重要因素。

4.**黄曲霉素**　黄曲霉素是肝癌的发病原因之一。

5.**寄生虫感染**　如血吸虫感染可能会导致肝癌。

6.**其他因素**　考虑有遗传因素的背景。

【临床表现】

右胁(肝区)疼痛,腹部结块,腹胀,纳差,乏力、消瘦是肝癌的主要临床表现。

1.**右胁(肝区)疼痛**　最常见,间歇性或持续性,钝痛或胀痛,有时可痛引右侧肩背、右腰。突然发生的剧烈腹痛和腹膜刺激征提示癌肿破溃。

2.**腹部结块**　右胁部进行性肝肿大为最常见的特征性体征之一。肝质地坚硬,表面及边缘不规则,常呈结节状;合并有肝硬化与门静脉高压的患者还可出现左胁部脾肿大。

3. **腹胀** 见于中晚期合并肝硬化、门静脉高压等引起的腹水患者。

4. **纳差** 胃纳减少,食欲减退,可伴见恶心、呕吐、腹泻等症。

5. **乏力、消瘦** 早期即可见乏力,中晚期则逐渐消瘦,晚期少数患者可呈恶病质状。肝癌发生转移的患者,出现相应的转移灶的症状和体征。

【治疗】

治疗上早期多采用手术治疗。早期手术切除的远期疗效较好,但大多数肝癌患者在确诊时已属晚期,手术机会多已错过,可采用放射治疗、化学治疗和免疫治疗等综合治疗方法,但放射治疗、化学治疗的毒副作用大,其预后差。

三、夏氏中西医结合相关知识

西医治疗肝癌早期以手术治疗为主,晚期则多采取放射治疗、化学治疗和免疫治疗等手段,但预后多不佳。夏氏中医认为肝癌早期多为痰瘀毒邪,治以攻邪为主;后期则肝肾亏虚为主,治以滋阴扶正。同时治疗时注重整体论治,在治肝的同时也要调理相关脏腑功能,力求提高患者生存质量,延长生存期。具体治疗时采用中西医结合整合疗法,在中药治疗基础上可依据患者个体情况选用合适的免疫制剂或放射治疗、化学治疗方案配合治疗。

夏氏中医认为肝癌病位在肝,但因肝与胆相表里,肝与脾有密切的五行生克制化关系,脾与胃相表里,肝肾同源,故与胆、脾胃、肾密切相关。其病性早期以气滞、血瘀、湿热等邪实为主,日久则兼见气血亏虚、阴阳两虚,而成为本虚标实、虚实夹杂之证。其病机演变复杂,由肝脏本脏自病或由他脏病及于肝,使肝失疏泄是病机演变的中心环节。肝失疏泄则气血运行滞涩,可致气滞、血瘀,出现胁痛、肝大;肝失疏泄则胆汁分泌、排泄失常,出现黄疸、纳差;肝失疏泄,气机不畅,若影响及脾胃之气的升降,则脾胃功能失常,气血生化乏源,而见纳差、乏力、消瘦,水湿失于运化而聚湿生痰,湿郁化热,而出现胁痛、肝大;肝失疏泄,气血运行不畅,若影响及肺、脾、肾通调水道的功能,则水液代谢失常,出现腹胀、水肿。故由肝失疏泄可产生气滞、血瘀、湿热等病理变化,三者相互纠结,蕴结于肝,而表现出肝癌的多种临床表现。日久则由月于病及脾、肾,肝不藏血,脾不统血而合并血证;邪毒炽盛,蒙蔽心包而合并昏迷;肝、脾、肾三脏受病而转为鼓胀。

四、病 案

病案1

曾某,男,73岁,教师。

患者近来自觉消瘦、乏力、厌食,至某医院就诊,查腹部CT示:原发性肝癌。因年龄等因素拒绝手术和化学治疗,为寻求中医保守治疗,遂来诊;刻下见:右胁胀痛连及后背,身体消瘦,头晕恶心,体倦乏力,少气懒言,纳呆,脘腹痞满,入夜尤甚,常致整夜难以入睡,时有烦躁、口干咽燥、发热等,下肢浮肿,腹大如鼓,大便秘结,舌红、苔黄,脉细数。既往乙型肝炎病史20余年。

诊断:肝癌。

治则:滋补肝肾,疏肝理气,利水化瘀。

处方:郁金15 g,柴胡20 g,麦冬15 g,醋鳖甲(先煎)15 g,生地黄15 g,枸杞子15 g,天花粉15 g,白花蛇舌草15 g,丹参30 g,炒川楝子15 g,法半夏15 g,夏枯草15 g,茯苓15 g,白术20 g,焦山楂、焦麦芽、焦神曲各20 g,甘草10 g。

用法:14剂,水煎服,每日1剂,分2次服用。

二诊:患者服药后症状有所缓解,二便通畅,腹水渐消,乏力、口干咽燥、右胁疼痛明显减轻,睡眠较前好转。仍感脘腹痞满、纳少,厌食。在上方基础上加麸炒枳壳12 g,猪苓10 g,党参10 g,砂仁6 g。继服14剂,诸症均减,纳食增加。

后随症加减,治疗1年,已无明显不适,病情稳定,未进一步恶化。

按语:此例患者证属肝肾阴虚,肝郁气滞,水瘀互结,邪毒内盛;治以滋补肝肾,疏肝理气,利水化瘀。方用麦冬、醋鳖甲、生地黄、枸杞子滋补肝肾之阴;郁金、柴胡、炒川楝子疏肝理气;白花蛇舌草、夏枯草、天花粉、法半夏清热解毒,消痞散结;丹参活血祛瘀;茯苓、白术、焦山楂、焦麦芽、焦神曲、甘草健脾和胃,利水渗湿。《黄帝内经》云:"见肝之病,知肝传脾,当先实脾。"故二诊时加麸炒枳壳、猪苓、党参、砂仁以增加益气健脾利水之功效。方用丹参活血祛瘀,凉血消痈;有云:"丹参一味,功同四物",现代药理研究也证实丹参有抗癌作用。

病案2

陈某,女,62岁。

患者以上腹部不适1个月余为主诉前来就诊。患者1个月余前因上腹部不适至某院就诊,查腹部彩超提示:肝右叶多发性巨块型癌,脾大;腹部CT示:肝右前叶见34 mm×33 mm增强回声,右后叶见47 mm×59 mm增加光团;诊断为肝癌。肝功能示:ALT 32 U/L,AST 25 U/L,AKP 73 U/L,AFP 3000 mg/L。患者要求中医保守治疗,遂来诊。刻下见:自觉上腹部胀满,嗳气,腰膝酸软,纳欠佳,眠一般,二便正常;舌苔薄黄,脉弦细。查体:精神差,面色暗黑,上腹部右侧肋骨隆起,肝右侧肋下1.5 cm,质坚表面不平,脾肋下2 cm,质中,下肢无浮肿。

诊断:症瘕(原发性肝癌)。

治则:化瘀散结,解毒抗癌

处方:柴胡15 g,白芍15 g,三棱9 g,莪术9 g,牡丹皮12 g,半枝莲30 g,山慈菇15 g,醋鳖甲15 g,丹参30 g,五灵脂9 g,枳实12 g,预知子15 g,炒麦芽30 g,炒神曲30 g,炒鸡内金15 g。

用法:21剂,水煎服,每日1剂,分2次服用。

二诊:服药后患者一般情况尚可,右肋不适缓解,纳眠尚安,复查腹部B超示肝右叶见肿块32 mm×32 mm,44 mm×52 mm,为低回声并有声晕,门静脉内未见癌栓。与初诊

B超报告相比较,肿块稍有缩小。肝功能复查后显示正常,AFP下降至 2400 mg/L。在上方基础上去五灵脂、枳实、鸡内金,加凌霄花 12 g、北沙参 15 g、白茅根 30 g。21 剂,水煎服,每日 1 剂。

三诊:患者右胁隐痛不明显,纳眠可,口唇干燥,二便调,舌红苔薄,脉弦细。在上方基础上去白茅根,加石斛 20 g、生牡蛎 30 g、麦冬 15 g。21 剂,水煎服,每日 1 剂。

患者坚持服药 2 年后,复查CT示肿块明显缩小,AFP下降至 50 mg/L,病情平稳。

按语:本病例为原发性肝癌,胁下症瘕,瘀血内阻,肝络瘀结。夏氏中医认为实则泻之,应治以疏肝理气、化瘀消症。《医学心语》中提出初中末三法,曰:"治积聚者,当按初中末之三法焉,邪气初犯,积聚未坚,适宜消之,而后和之,若积聚已久,邪盛正虚,法从中治,需要以补泻相兼为用,若块消及半,便从末治,即住攻击之药,但和中养胃导达经脉,而块消矣。更有虚人患积者,必先补其虚,理其脾,增其饮食,然后用药攻其积,为善治,此先补后攻之法也。"夏氏中医认为此例患者正不甚虚,故以攻邪为主,达邪为先。《血证论》曰:"症之为病,总是气血胶结而成。"本病由疫毒壅结,久而留瘀所致;故方用醋鳖甲、柴胡、预知子、枳实理气解郁,软坚散结;三棱、莪术破血化瘀;并用半枝莲、山慈菇解毒抗癌;牡丹皮、白芍滋阴柔肝;炒麦芽、炒神曲、炒鸡内金健脾和中。二诊加凌霄花、北沙参、白茅根以疏肝活血、解毒抗癌。三诊加石斛、生牡蛎、麦冬以养阴柔肝、消症软坚。

第三节　胃　癌

一、中医病学相关知识

【概述】

胃癌是由于正气内虚,加之饮食不节、情志失调等原因引起的,以气滞、痰湿、瘀血蕴结于胃,胃失和降为基本病机,以脘部饱胀或疼痛、纳呆、消瘦、黑便、脘部积块为主要临床表现的一种恶性疾病。

胃癌是最常见的癌肿之一,在中医学中属于"噎膈""反胃""症瘕""积聚""伏梁""心腹痞""胃脘痛"的范畴。《素问·通评虚实论》:"隔塞闭绝,上下不通"。《金匮要略·呕吐哕下利病脉证治》说:"脉弦者,虚也,胃气无余,朝食暮吐,变为胃反"。而更多的学者则以为古人所谓"心之积"的"伏梁",在很大程度上就是现今部分胃肿瘤的临床表现。如《素问·腹中论》说:"病有少腹盛,上下左右皆有根……病名伏梁……裹大脓血,居肠胃之外,不可治,治之每切按之致死。"《难经·五十六难·论五脏积病》又说:"心之积,名曰伏梁,起脐上,大如臂,上至心下,久不愈,令人病烦心。"这种从脐上到心下的上腹部包块,很像现今的胃癌。治法和方药方面,武威市出土的《武威汉代医简》还专门载有"治伏梁方",本方主治脘腹痞满肿块等症,也可能是治疗胃部肿瘤最古老的方剂之一。《金匮要略·呕吐哕下利病脉证治》的治疗胃反呕吐的大半夏汤,《伤寒论》治疗心下痞硬,嗳气不除的旋覆代赭汤,《医部全录》记载的华佗胃反为病方(雄黄、珍珠、丹砂、朴硝),《本草纲目》治疗噎膈反胃方(硇砂、槟榔)等治疗方药,对现今的临床与实验研究仍有参考价值。

【病因病机】

迄今为止,胃癌病因尚未完全明了。但根据患者的起病经过及临床表现,可知本病的发生与正气虚损和邪毒入侵有比较密切的关系。

1. 饮食不节 如烟酒过度或恣食辛香燥热、熏制、腌制、油煎之晶,或霉变、不洁之食物等,使脾失健运,不能运化水谷精微,气滞津停,酿湿生痰;或过食生冷,伤败脾胃之阳气,不能温化水饮,则水湿内生。

2. 情志失调 如忧思伤脾,脾失健运,则聚湿生痰;或郁怒伤肝,肝气郁结,攻伐脾土,脾伤则气结,水湿失运。

3. 正气内虚 如有胃痛、痞满等病证者,久治未愈,正气亏虚,痰瘀互结而致本病;或因年老体虚及其他疾病久治不愈,正气不足,脾胃虚弱,复因饮食失节、情志失调等因素,使痰瘀互结为患,而致本病。

本病发病一般较缓,患者早期可无任何症状,或以胃脘疼痛、嗳气作胀、胃纳不佳、大便色黑等为首发症状。病位在胃,但与肝、脾、肾等脏关系密切,因三脏之经脉均循行于胃,胃与脾相表里,脾为胃行其津液,若脾失健运则酿湿生痰,阻于胃腑;胃气以降为顺,以通为用,其和降有赖于肝气之条达,肝失条达则胃失和降,气机郁滞,进而可以发展为气滞血瘀,日久形成积块;中焦脾胃有赖肾之元阴、元阳的濡养、温煦,若肾阴不足,失于濡养,胃阴不足,胃失濡润可发为胃癌,或肾阳不足,脾胃失于温煦,虚寒内生,阳气不足无以化气行水,则气滞、痰阻、瘀血变证丛生。初期痰气交阻、痰湿凝滞为患,以标实为主;久病则本虚标实,本虚以胃阴亏虚、脾胃虚寒和气血两虚为主,标实则以痰瘀互结多见。

【辨证论治】

(一)辨证要点

1. 辨证候阴阳虚实 胃癌的发生与正气内虚、痰气交阻、痰湿凝滞,痰瘀互结有密切关系。胃癌早期,多见痰气交阻、痰湿凝结之证,以邪实为主;中晚期则多见痰瘀互结、胃阴亏虚、脾胃虚寒、气血两虚等本虚标实而以正虚为主之症。临床上多病情复杂,虚实互见。

2. 辨胃气的有无 食欲尚可、舌苔正常、面色荣润、脉搏从容和缓是有胃气之象,病情尚浅,预后较好;反之,则胃气衰败,病情重,预后不良。《中藏经·论胃虚实寒热生死逆顺》说:"胃者,人之根本也。胃气壮,五脏六腑皆壮……胃气绝,则五日死。"胃气的虚实,关系着人体之强弱,甚至生命之存亡。

3. 辨危候 晚期可见大量吐血、便血、昏迷等危候。

(二)治疗原则

本病多由气、痰、湿、瘀互结所致,故理气、化痰、燥湿、活血化瘀是本病主要治标之法;后期出现胃热伤阴、脾胃虚寒、气血两虚者,则应标本兼顾,扶正与祛邪并进。本病病位在胃,多有脾胃气机阻滞,气化不利,运化无权,在治疗中应始终重视顾护脾胃,勿损正气,也是应遵从的治疗原则。这一点对中晚期患者和放射治疗、化学治疗患者更为重要。只有胃气得充,脾气得健,才能使气血生化有源,也才能助药以祛邪。但补虚时,用药也不可过于滋腻,以免呆滞脾胃,应在辨证论治的基础上,结合选用具有一定抗胃癌作用的中草药。

(三)分证论治

1. 痰气交阻证 ①主要证候:胃脘满闷作胀或痛,窜及两胁,呃逆,呕吐痰涎,胃纳减退,厌肉食,苔白腻,脉弦滑。②证候分析:情志不舒,气机郁滞则胃脘满闷作胀或痛,窜及两胁;郁怒伤肝,肝气郁结,攻伐脾土,脾伤则气结,水湿失运则生痰,痰气交阻则呃逆,呕吐痰涎;脾之运化功能减弱则胃纳减退,厌肉食、苔白腻、脉弦滑均为痰气交阻之象。③治法:理气化痰。

2. 痰湿凝滞证 ①主要证候:胃脘满闷,面黄虚胖,呕吐痰涎,腹胀便溏,痰核累累,舌淡滑,苔滑腻。②证候分析:脾主运化,脾失健运,中焦水液不能输布全身,聚湿生痰,则胃脘满闷,呕吐痰涎,腹胀便溏;痰积日久成则成痰核;舌淡滑,苔滑腻均为痰湿之象。③治法:燥湿化痰。

3. 瘀血内结证 ①主要证候:胃脘刺痛而拒按,痛有定处,或可扪及腹内积块,腹满不食,或呕吐物如赤豆汁样,或黑便如柏油样,或左颈窝有痰核,形体日渐消瘦,舌质紫暗或有瘀点,脉涩。②证候分析:气滞则血瘀,血瘀则血行不畅,不通则痛,故胃脘刺痛而拒按,痛有定处;血瘀日久成积;血瘀脉道,血不循经则呕吐物如赤豆汁样,或黑便如柏油样;舌质紫暗或有瘀点,脉涩均为血瘀之象。③治法:活血化瘀,行气止痛。

4. 胃热伤阴证 ①主要证候:胃脘部灼热,口干欲饮,胃脘嘈杂,食后剧痛,进食时可有吞咽哽噎难下,甚至食后即吐,纳差,五心烦热,大便干燥,形体消瘦,舌红少苔,或舌黄少津,脉细数。②证候分析:胃火旺盛,日久灼伤胃阴,胃阴亏虚,虚火上炎则口干欲饮,胃脘嘈杂;胃中有火则食入即吐;五心烦热,大便干燥,形体消瘦,舌红少苔,或舌黄少津,脉细数均为阴虚之象。③治法:清热养阴,益胃生津。

5. 脾胃虚寒证 ①主要证候:胃脘隐痛,喜温喜按,腹部可触及积块,朝食暮吐,或暮食朝吐,宿食不化,泛吐清涎,面色㿠白,肢冷神疲,面部、四肢浮肿,便溏,大便可呈柏油样,舌淡而胖,苔白滑润,脉沉缓。②证候分析:脾为胃行其津液,脾主运化,若脾阳不足,运化失司则酿湿生痰,阻于胃腑,日久成积;脾阳不足则胃脘隐痛,喜温喜按,阳虚则寒,胃中有寒则朝食暮吐,或暮食朝吐,宿食不化,泛吐清涎;脾主四肢,运化失司则肢冷神疲,面部、四肢浮肿,便溏;舌淡而胖,苔白滑润,脉沉缓均为脾胃虚寒之象。③治法:温中散寒,健脾和胃。

6. 气血两亏证 ①主要证候:胃脘疼痛绵绵,全身乏力,心悸气短,头晕目眩,面色无华,虚烦不眠,自汗盗汗,面浮肢肿,或可扪及腹部积块,或见便血,纳差,舌淡苔白,脉沉细无力。②证候分析:胃与脾相表里,脾为后天之本,气血生化之源,气虚则全身乏力,心悸气短;血虚则头晕目眩,面色无华;血虚日久伤阴导致阴虚则虚烦不眠,自汗盗汗;纳差,舌淡苔白,脉沉细无力均为气血两虚之象。③治法:益气养血。

【预防与调摄】

养成良好的饮食习惯,如按时进餐,不食过烫、过冷、过辣、变质食物,少吃或不吃油炸、腌熏食品,细嚼慢咽,戒除烟酒;多食新鲜瓜果蔬菜、豆类,适当配置一定数量的粗杂粮。既病之后,应注意精神护理,使患者增强战胜疾病的信心,积极配合各种治疗。饮食应尽量做到色香味佳,富于营养又品种多样,如奶类、鱼、肉末、果汁等,有吞咽困难者应进食半流质或流质饮食,少食多餐。呕吐不能进食者,应适当补充液体、能量和维生素,以维持生命之必须。

二、西医病学相关知识

【概述】

胃癌的发病率为整个消化道癌肿的 40%～50%,占消化道癌肿的第一位。男性患者,胃癌也居各器官恶性肿瘤的首位。大多发生于 40～60 岁,85% 的患者是在 40 岁上,但约有 5% 的患者年龄在 30 岁以下。我国男女之比为(2.3～3.6)∶1。西医学对胃癌按组织学分类,分为腺癌、未分化癌、黏液癌、特殊类型癌(包括腺鳞癌、鳞状细胞癌、类癌等)。胃癌可发生于胃的任何部位,但半数以上见于胃窦部,尤其是胃小弯侧。其次是贲门,再次为胃底及胃体等部位。

【病因和发病机制】

1. 环境和饮食因素　流行病学提示,多吃新鲜水果和蔬菜,可降低胃癌的发生,经常食用霉变的食物、咸菜、腌制、烟熏食品以及过多摄入食盐,可增加胃癌的危险性。

2. 感染因素　幽门螺杆菌感染与胃癌有共同的流行病学特点。

3. 遗传因素　胃癌的患者有明显的家族聚集倾向。

【临床表现】

1. 前兆　一般无明显前兆,但存在癌前病变(如胃溃疡)的患者,可表现为癌前病变的症状,如胃灼热、消化不良,甚至上腹部疼痛等。

2. 早期症状　80% 的早期胃癌患者无症状,部分可有饱胀不适、消化不良、上腹部疼痛等轻微不适,常被认为普通胃炎而被忽视。

3. 中期症状　中期患者最常见的症状就是上腹部疼痛,部分患者还可以出现贫血、厌食、上腹部触及肿块等。胃癌的疼痛常无明显规律,与进食无关,主要位于左上腹,少部分可因伴有胃溃疡表现为进食痛。

4. 晚期症状　晚期主要症状依然是上腹部疼痛,不过疼痛程度加剧,并可出现呕血、黑便、恶病质等。少量出血,表现为黑便,如果出血量较大可表现呕吐鲜血。大多数晚期患者会出现体重下降。

【治疗】

非癌性胃息肉在内镜下即可切除。如果胃癌局限在胃,通常应尽可能采用外科手术切除,同时切除胃及其周围的大多数或全部淋巴结。如果胃癌尚未穿透胃壁太深,患者的预后较好的。如果胃癌已远距离扩散,治疗的目的是减缓症状、延长生命。化学治疗和放射治疗可以缓解症状。有时,也用外科手术来减轻症状。例如:如果胃远端食物通道梗阻,那么行旁路手术可缓解症状。旁路手术是在胃和小肠间造成通道,使食物能直接经此运行到小肠。此通道至少能暂时缓解梗阻症状,如疼痛和呕吐。

三、夏氏中西医结合相关知识

西医治疗胃癌早期多采用外科手术切除治疗,对于胃癌已远处转移者,其治疗的目的是采用化学治疗或放射治疗减缓症状,延长生命。夏氏中医主张治疗胃癌对于早期适合手术者可依据自身情况选择外科手术治疗,同时在术后中药调理;对于晚期转移患者则以中医治疗为主。夏氏中医认为病变之初症状与胃痞病极为相似,故易被忽视;其病因多由饮食不节、情志失调、正气内虚等因素日久而成。多为本虚标实之证,标实以痰气交阻、痰湿凝滞、瘀血内结为多见,本虚以胃热伤阴、脾胃虚寒、气血两虚为多见;临床中常虚实夹杂,致使气滞、痰凝、湿聚、瘀血交结于胃腑日久形成积块,胃之升降失调,气阴耗伤,甚至阴阳俱损,此为本病的病机关键。故治疗以平衡阴阳为根本治疗大法,以理气、化痰、燥湿、活血化瘀为治标之法,并根据标本虚实之轻重缓急配合扶正之法是为标本兼治的治疗原则。同时始终顾护胃气,培补后天,养成良好的饮食习惯,也是治疗的关键之一。

夏氏中医认为胃癌一病多发于中年以上男性,病变之初多有胃脘部饱胀或疼痛、纳呆等自觉症状,易被忽视;或久患胃痛、痞满等胃病经治无好转者,凡有以上症状持续出现者,应尽快结合现代检查方法,查明原因,以期早期诊断、早期治疗。其病因多由饮食不节、情志失调、正气内虚等因素日久而成。病位在胃,与肝、脾、肾的关系密切。多为本虚标实之证,标实以痰气交阻、痰湿凝滞、瘀血内结为多见,本虚以胃热伤阴、脾胃虚寒、气血两虚为多见,常虚实夹杂,致使气滞、痰凝、湿聚、瘀血交结于胃腑日久形成积块,胃之升降失调,气阴耗伤,甚至阴阳俱损,此为本病的病机关键。因此整个治疗过程以平衡阴阳为根本治疗大法;以理气、化痰、燥湿、活血化瘀为治标之法,并根据标本虚实之轻重缓急配合扶正之法是为标本兼治之治疗原则。始终顾护胃气,培补后天,也是治疗的关键之一。胃癌初起以标实为主,久则以正虚为主,常标本同在,虚实夹杂,若邪盛之征如积块较大而质硬、疼痛剧烈、腹满不食等症状突出,而正衰之象如纳食极少,或食入即吐,极度消瘦,大量黑便,甚则呕血等症状明显,则预后不良。

四、病　案

病案 1

梁某,男,64 岁。

患者以吞咽困难、呃逆 1 个月余为主诉就诊。患者 1998 年行胃小弯大切手术,残胃壁明显增厚。后查出患有糖尿病和高血压病,口服药物控制至今。1个月前患者出现呃逆,打嗝严重,饭后尤甚,吃饭时吞咽困难,到当地医院就诊,经检查确诊为低分化胃腺癌。行2个疗程的化学治疗后效果不明显,医生建议再次进行放射治疗,患者及家属拒绝进行放射治疗,要求进行中医治疗,遂来就诊。刻下见:形体消瘦,精神萎靡,面色㿠白,嗝声不断,自述吞咽困难,食入即吐,眠差,大便干,夜尿频,每晚5~6次,舌体胖大,舌下瘀阻,脉滑涩。

中医诊断:噎膈(残胃癌)。

治则:开郁化痰,润燥降气。

处方:南沙参15 g,丹参15 g,浙贝母15 g,砂仁6 g,柿蒂5 g,郁金15 g,焦山楂、焦麦芽、焦神曲各15 g,炒鸡内金15 g,太子参15 g,炒酸枣仁30 g,茯神15 g,合欢皮15 g,车前子10 g,玄参15 g,延胡索15 g,西洋参10 g,石斛15 g,乌药10 g,山药15 g,益智仁20 g,炒白术15 g,茯苓15 g,陈皮10 g,生地黄15 g,麦冬15 g,玫瑰花10 g,红花10 g。

用法:14剂,水煎服,每日1剂,分2次服用。

二诊:服药后打嗝明显好转,饮食及睡眠明显改善,夜尿频次明显减少,每晚2-3次,精神状态转佳。现左侧下肢时有发麻,大便稍干,在上方基础上玄参加至30 g,加黄芪30 g,鸡血藤15 g,川芎10 g;14剂,水煎服。

三诊:患者诸症基本消失,精神佳,体重较前增加。其后患者坚持服用中药调理,情况稳定。

按语:此例证属痰气交阻,脾虚痰凝,气滞血瘀,气阴两虚。治以开郁化痰,润燥降气,理气化瘀,气阴两补。《灵枢·邪气脏腑病形》:"脾脉……微急为膈中,食饮入而还出,后沃沫""胃病者,腹满胀,胃脘当心而痛……膈咽不通,食饮不下"。病位在胃,但与肝、脾、肾等脏关系密切,因三脏之经脉均循行于胃,胃与脾相表里,脾为胃行其津液,若脾失健运则酿湿生痰,阻于胃腑;胃气以降为顺,以通为用,其和降有赖于肝气之条达,肝失条达则胃失和降,气机郁滞,进而可以发展为气滞血瘀,日久形成积块;中焦脾胃有赖肾之元阴、元阳的濡养、温煦,若肾阴不足,失于濡养,胃阴不足,胃失濡润可发为胃癌,或肾阳不足,脾胃失于温煦,虚寒内生,阳气不足无以化气行水,则气滞、痰阻、瘀血变证丛生。初期痰气交阻、痰湿凝滞为患,以标实为主;久病则本虚标实,本虚以胃阴亏虚、脾胃虚寒和气血两虚为主,标实则以痰瘀互结多见。方用南沙参、生地黄、麦冬、浙贝母、西洋参、太子参、石斛、玄参益气养阴;炒白术、茯苓、陈皮、砂仁、山药、乌药、柿蒂、焦山楂、焦麦芽、焦神曲、炒鸡内金、车前子健脾理气,利湿化痰,消积和胃;郁金、延胡索、玫瑰花、红花、丹参理气开郁,活血化瘀;炒酸枣仁、茯神、合欢皮、益智仁安神宁心。二诊时下肢发麻,大便稍干,加黄芪并增加玄参用量以增强益气养阴功效;加鸡血藤、川芎活血。患者属手术及化学治疗后,故治疗以扶正为本,益气健脾养阴,兼以理气化痰祛瘀,使体内气血阴阳得调。

病案2

齐某,男,69岁。

患者以朝食暮吐2周余为主诉就诊。患者1年前诊断为胃癌,行保守治疗,效果不明显,病情呈进行性加重。2周前患者出现晨起吃东西,晚上就会都吐出来,且呕吐物为不消化食物,逐渐消瘦。为求进一步治疗,遂来诊。刻下见:怕冷,干哕,排气少,大便量少,眠差梦多,舌体胖大苔腻稍腐,舌下脉络严重瘀阻,左脉滑涩。

诊断:反胃(胃癌)。

治则:温脾暖胃,补肾温阳。

处方:吴茱萸10 g,人参10 g,生姜15 g,大枣6枚,干姜10 g,白术10 g,炙甘草10 g,淡附片10 g,香附15 g,陈皮15 g,麸炒枳壳15 g,柿蒂3 g,防风10 g。

用法:7剂,水煎服,每日1剂,分2次服用。

二诊:服药后患者呕吐减轻,饮食稍改善,大便基本正常;在上方基础上加焦山楂、焦麦芽、焦神曲各15 g,7剂,水煎服。服药后患者诸症基本缓解,续服药物以巩固疗效。

按语:此例患者属脾胃虚寒,肾阳虚衰,火不暖土之朝食暮吐;治以温脾暖胃,补肾温阳,降气止呕,益火暖土。"朝食暮吐,暮食朝吐,宿谷不化,名曰'胃反'(反胃)。"朝食暮吐者是胃中有寒,致使胃失和降,宿谷不化。虽然患者有很多症状,但其主症为朝食暮吐。故方用吴茱萸、生姜、干姜、白术、炙甘草、淡附片、人参、大枣、防风浸脾补肾;患者还有自觉气机上逆,排气少,大便少,加香附疏肝解郁,理气宽中,可用于脾胃气滞,脘腹痞闷,陈皮理气健脾,燥湿化痰,与生姜合用止呕。而枳壳更是宽中下气之品,《药性赋》中有:宽中下气枳壳缓而枳实速也。因患者久病正气较虚,故用枳壳宽中下气之力缓。柿蒂取其降气止呃之功效。众药合用,即可治胃虚寒之本,又可理气降逆,治呕哕之标。

病案3

董某,女,69岁。

患者于2015年11月15日无明显诱因上腹胀痛,伴进食哽噎感,进食硬质实物尤甚,无恶心、呕吐,无反酸、呕血,有少量黑粪,未予重视,但上述症状持续存在,遂就诊于当地医院,行胃镜检查示贲门胃底占位。肿瘤标志物糖类抗原72-4,糖类抗原242,糖类抗原19-9,CEA均高于正常值。全腹CT考虑符合贲门癌;肝右叶小片状低密度灶伴钙化。上消化道数字胃肠道造影示:(食管吞钡)中上段食管未见明确狭窄或扩张现象;食管下段管腔狭窄,黏膜中断破坏,贲门显示狭窄,僵硬,钡剂通过缓慢,可见充盈缺损。周围胃底黏膜显示变浅,胃壁僵硬,黏膜破坏;其余胃壁黏膜略变平;未见明确龛影及充盈缺损影胃壁光整,张力中等,柔软度、移动度未见异常蠕动、舒缩功能未见异常;幽门管居中,钡通过良好。十二指肠球未见明确龛影及充盈缺损影,无激惹现象,降、升段未见异常。24小时动态心电图示心肌缺血、频发室早三联律,患者及家属拒绝手术,行化学治疗2个周期后肿瘤标志物仍高于正常值。出院后因吞咽困难,不能进食,为寻求中医治疗,遂来诊。刻下见:心烦抑郁,进食有哽噎感,恶心欲呕,腹胀厌食,形体消瘦,神倦乏力,咽部不适,反酸、嗳气,舌淡胖,脉弦滑。

诊断:胃癌(贲门癌)。

治则:通阳散结,祛痰宽胸。

处方:党参15 g,赭石30 g,姜竹茹12 g,威灵仙30 g,昆布10 g,郁金30 g,豆蔻6 g,射干10 g,山豆根10 g,半枝莲15 g,白花蛇舌草15 g,浙贝母20 g,煅瓦楞子15 g,薏苡仁30 g,陈皮10 g,蜈蚣2 条,三七6 g。

用法:14 剂,水煎服,每日1 剂,分2 次服用。

二诊:服药后患者诸症均有所缓解,食量有所增加,时有胸闷、腹胀;在上方基础上加炒麦芽15 g,炒神曲15 g,砂仁6 g,木香12 g,乌梅10,预知子10 g,法半夏30 g,瓜蒌30 g;14 剂,水煎服。

三诊:患者精神好转,食量增加,仍感神倦乏力,面色淡白,时有盗汗;在上方基础上加当归15 g,黄芪30 g,太子参15 g,麦冬15 g,熟地黄10 g;14 剂水煎服。其后2 年时间坚持服中药调理身体,现患者精神可,饮食基本正常。

按语:在中医的历代文献中没有胃癌的病名,类似记载有"胃脘痛""噎膈""反胃""翻胃""积聚""伏梁""心腹病"等的疾病名称。有关此病的最早记载见于《黄帝内经》。《素问·通评虚实证》曰:"隔塞闭绝,上下不通。"汉代张机《金匮要略》中载:"朝食暮吐,暮食朝吐,宿谷不化,名曰胃反。"元代朱震亨对"噎膈反胃"做了详细的叙述:"其近咽之下,水饮可引,食物难下,名之曰噎,其槁在下,与胃为近,食虽可入,良久复出,名之曰膈。"这些与胃癌临床某些阶段的症状非常相似。胃癌的病变在胃,与肝脾密切相关,是一种脾胃功能失常的病变。一般认为,本病早期以实证为主,如饮食不节、情志不调或外邪犯胃,皆能导致胃气凝滞不通,日久气滞、血瘀、邪毒、食积、痰湿等互结,聚而成积。此例患者为贲门癌未行手术,化学治疗2 个周期后出现食欲减退无法耐受。方用人参以培补太阴,赭石通阳明腑气,太阴阳明同治。患者早期以实证为主,痰瘀邪毒互结,方中重用赭石,张锡纯称其"能生血兼能凉血,其质重坠,又善镇逆气,降痰涎,止呕吐,通燥结。"合威灵仙、浙贝母、山豆根、昆布、射干降逆化痰散结,相得益彰;三七、郁金破血逐瘀消瘤;豆蔻、郁金化湿行气;蜈蚣攻毒散结,合山豆根、昆布共抗肿瘤。针对早期以祛邪为主,痰凝、血瘀、毒邪共治。用药后患者逐渐恢复进食,体质渐好。随病情进展出现气血津液亏虚,加以当归、黄芪、太子参益气养血,大补中气;麦冬、熟地黄清热润燥。炒麦芽、炒神曲、砂仁、半夏、煅瓦楞子补益胃气,兼治反酸不思饮食;木香、赭石则行气止痛、温中纳气止呕,共用以养后天之本,利于正气恢复,以抗毒邪。胃癌的病变在胃,与肝脾密切相关,是一种脾胃功能失常的病变,因木能伐土,全方兼顾少阳,从肝论治,郁金、昆布、赭石、蜈蚣主入肝经;进一步以射干、浙贝母、山豆根清肺热,以清金治木,是从金治木,而从木治土。另外,针对患者因冠心病病史,以瓜蒌、薤白、半夏通阳散结、祛痰宽胸,缓解其少阴心经症状。

第四节　大肠癌

一、中医病学相关知识

【概述】

大肠癌是由于正虚感邪、内伤饮食及情志失调引起的，以湿热、瘀毒蕴结于肠道，传导失司为基本病机，以排便习惯与粪便性状改变，腹痛，肛门坠痛，里急后重，甚至腹内结块，消瘦为主要临床表现的一种恶性疾病。

中医学无"大肠癌"这一名称，从其发病及临床特征分析，应属中医学的"肠积""积聚""症瘕""肠覃""肠风""脏毒""下痢""锁肛痔"等病的范畴。《灵枢·水胀》说："肠覃何如？岐伯曰：寒气客于肠外，与卫气相搏……肉乃生。其始也，大如鸡卵，稍以益大，至其成也，如怀子之状，久者离岁，按之则坚，推之则移……"其症状的描述颇似结肠癌腹内结块的表现。《诸病源候论·积聚症瘕候》记述："症者，由寒温失节，致脏腑之气虚弱，而饮食不消，聚结在内，染渐生长块段，盘牢不移动者，是症也。言其形状，可征验也。"有助于了解大肠癌的病因、症状和体征。明代《外科正宗·脏毒》说："蕴毒结于脏腑，火热流注肛门，结而为肿，其患痛连小腹，肛门坠重，二便乖违，或泻或秘，肛门内蚀，串烂经络，污水流通大孔，无奈饮食不餐，作渴之甚，凡此未得见其生。"类似于大肠癌的病因、主要症状，并明确指出预后不良。清代祁坤《外科大成·沦痔漏》说："锁肛痔，肛门内外犹如竹节锁紧，形如海蜇，里急后重，便粪细而带扁，时流臭水，此无治法。"上述症状的描述与直肠癌基本相符。本病的治疗，《素问·六元正纪大论》提出了"大积大聚，其可犯也，衰其大半而止，过者死"的内科治疗原则；《后汉书》中有华佗进行"刳破腹背，抽割积聚"进行外科手术的记载。这种采用内科或外科治疗本病的方法，迄今仍有重要的指导意义。中医药治疗本病所采用的方药散见于中医治疗积聚、症瘕、痢疾、脏毒等病证中，如《素问玄机原病式》的芍药汤、《济生方》的香棱丸、《疡医大全》的化痞丸、《医林改错》的少腹逐瘀汤等。

【病因病机】

大肠包括回肠和广肠（直肠）。回肠上接阑门，下接广肠，广肠下端为魄门（肛门），其经脉络肺，统摄于脾。它的生理功能是接受小肠下注的浊物，主津液的进一步吸收，司糟粕传送，并将之排出体外，故《素问·灵兰秘典论》曰："大肠者，传导之官，变化出焉"。大肠癌的发生以正气虚损为内因，邪毒入侵为外因，两者相互影响，正气虚损，易招致邪毒入侵，更伤正气，且正气既虚，无力抗邪，致邪气留恋，气、瘀、毒留滞大肠，壅蓄不散，大肠传导失司，日久则积生于内，发为大肠癌。

1.**外感湿热**　久居湿地，外感湿邪，导致水湿困脾，脾失健运，则内外之水湿日久不去，可引发本病。

2. 饮食不节 恣食膏粱厚味、酒酪之品，或过食生冷，或暴饮暴食，均可损伤脾胃，滋生水湿，水湿不去化热而下迫大肠，与肠中之糟粕交阻搏击或日久成毒，损伤肠络而演化为本病。

3. 情志所伤 所愿不遂，肝气郁结，肝木太过攻伐脾土，脾失健运，水湿内生，郁而化热，湿热合邪，下迫大肠，也可诱生本病。

4. 正气亏虚 先天不足或年高体虚之人，脾虚肾亏。肾为先天之本，脾为后天之本，两者与水湿的运化也有密切的关系，两脏虚损，导致水湿内停，日久也可导致本病的发生。

本病病位在肠，但与脾、胃、肝、肾的关系尤为密切。其病性早期以湿热、瘀毒邪实为主，晚期则多为正虚邪实，正虚又以脾肾(气)阳虚、气血两虚、肝肾阴虚多见。外感湿热或脾胃损伤导致水湿内生，郁久化热，是发病的重要原因，湿热久羁，流连肠道，阻滞气机，热渐成毒，热伤脉络，致使气滞、湿热、毒聚、血瘀，在肠道结积成块是发病的主要病机环节。

【辨证论治】

(一)辨证要点

本病的辨证主要应辨别便血、便形及腹痛、腹泻，以区别其虚实。

1. 辨便血 直肠癌的患者便血为常见症状。其血色鲜红，常伴大便不爽，肛门灼热，此为湿热下注、热伤血络所致。

2. 辨大便形状 大便变细、变扁，常夹有黏液或鲜血，症状进行性加重，这是由于肿块不断增大堵塞肠道所致。

3. 辨腹痛 腹痛时作时止，痛无定处，排便排气稍减，为气滞；痛有定处，腹内结块为血瘀；腹痛隐隐，得温可减，为虚寒；痛则虚汗出或隐痛绵绵，为气血两虚。

4. 辨腹泻 大便干稀不调多为气滞；泻下脓血、腥臭，为湿热瘀毒；久泻久痢，肠鸣而泻，泻后稍安，常为寒湿；泻下稀薄，泻后气短头晕，多为气血两虚。

(二)治疗原则

本病病机的中心环节是湿热，并由湿热进一步演化而为热毒、瘀毒蕴结于肠中，日久形成结块，故以清热利湿、化瘀解毒为治疗原则。病至晚期，正虚邪实，当根据患者所表现的不同证候，以补虚为主兼以解毒散结。应在辨证论治的基础上，结合选用具有一定抗大肠癌作用的中草药。

(三)分证论治

1. 湿热下注证 ①主要证候：腹部阵痛，便中带血或黏液脓血便，里急后重，或大便干稀不调，肛门灼热，或有发热、恶心、胸闷、口干、小便黄等症，舌质红，苔黄腻，脉滑数。②证候分析：外感湿热或脾胃损伤导致水湿内生，水湿不去日久化热而下迫大肠，与肠中之糟粕交阻搏击或日久成毒，阴阳平衡失调，损伤肠络则腹部阵痛，便中带血或黏液脓血便；湿热聚于中焦则恶心、胸闷；水湿津液不能上行则口干；肛门灼热、小便黄等症，舌质红，苔黄腻，脉滑数均为湿热之象。③治法：清热利湿，化瘀解毒。

2. 瘀毒内阻证 ①主要证候：腹部拒按，或腹内结块，里急后重，大便脓血，色紫暗，量多,烦热口渴,面色晦暗,或有肌肤甲错,舌质紫暗或有瘀点、瘀斑,脉涩。②证候分析:气滞血瘀,羁留肠道,阻滞气机,日久成毒,腹部拒按,或腹内结块;瘀毒日久损伤脉络则大便脓血;面色晦暗,或有肌肤甲错,舌质紫暗或有瘀点、瘀斑,脉涩均为血瘀之象。③治法:活血化瘀,清热解毒。

3.**脾肾阳虚证** ①主要证候:腹痛喜温喜按,或腹内结块,下利清谷或五更泄泻,或见大便带血,面色苍白,少气无力,畏寒肢冷,腰酸膝冷,苔薄白,舌质淡胖有齿痕,脉沉细弱。②证候分析:肾为先天之本,脾为后天之本,肾主水,脾主运化,两脏虚损,导致水湿内停,湿停日久生痰毒则腹痛喜温喜按,或腹内结块;肾阳虚衰则下利清谷或五更泄泻,畏寒肢冷,腰酸膝冷;气血生化乏源则面色苍白,少气无力;苔薄白,舌质淡胖有齿痕,脉沉细弱均为脾肾阳虚之象。③治法:温补脾肾。

4.**气血两虚证** ①主要证候:腹痛绵绵,或腹内结块,肛门重坠,大便带血,泄泻,面色苍白,唇甲不华,神疲肢倦,心悸气短,头晕目眩,形瘦纳少,苔薄白,舌质淡,脉沉细无力。②证候分析:气血亏虚,阴阳失调,无力抗邪,致邪气留滞大肠,壅蓄不散,大肠传导失司,日久则积生于内见腹内结块,肛门重坠,大便带血;面色苍白,唇甲不华,神疲肢倦,心悸气短,头晕目眩,形瘦纳少,苔薄白,舌质淡,脉沉细无力均为气血亏虚之象。③治法:补气养血。

5.**肝肾阴虚证** ①主要证候:腹痛隐隐,或腹内结块,便秘,大便带血,腰膝酸软,头晕耳鸣,视物昏花,五心烦热,口咽干燥,盗汗,遗精,月经不调,形瘦纳差,舌红少苔,脉弦细数。②证候分析:肝肾阴亏,阴虚火旺,虚火进一步灼伤津液,凝液成痰,日久成积,损伤肠络则腹痛隐隐,或腹内结块,便秘,大便带血;腰膝酸软,头晕耳鸣,视物昏花,五心烦热,口咽干燥,盗汗,遗精,月经不调,形瘦纳差,舌红少苔,脉弦细数均为肝肾阴虚之象。③治法:滋肾养肝。

【预防与调摄】

避免不良精神因素的刺激;改变不良的饮食结构、饮食习惯,如控制脂肪摄入,增加纤维膳食;积极治疗慢性肠道疾病,痔疾、便血患者定期作直肠指诊;养成定时排便的习惯,注意排便习惯和粪便性状的改变等,有助于大肠癌的预防和早期发现。应帮助患者树立战胜疾病的信心,使其做到情绪乐观,起居有节,饮食富于营养而易于消化。术后和放射治疗、化学治疗后的患者,津、气、血不足,按患者身体状况的不同,本着辨证用药的治疗原则,适当给予补中益气汤、生脉饮、复方阿胶浆等补益类中成药,有助于患者的康复。康复期患者,可多食用红枣汤、莲心粥等食品,以养胃、生津、补血,从而加快体质的恢复。

二、西医病学相关知识

【概述】

大肠癌包括结肠癌与直肠癌,是常见的消化道恶性肿瘤。结直肠癌的发病率在40岁开始增加,60～75岁达到高峰。大肠癌(结肠癌)在女性更常见,而直肠癌在男性更常见。有结肠癌家族史的人患结肠癌的危险性更高。家族性息肉病或类似疾病的家庭成员患结肠癌的危险性增加。患溃疡性结肠炎和克罗恩病的患者发生结肠癌的危险性增加。这种危险性与患者患病时的年龄和病程有关。饮食对结肠癌的发生有一定作用，但其确切机制尚不清楚。大肠癌按组织学分类，分为管状腺癌、乳头状腺癌、黏液腺癌、印戒细胞癌、未分化癌等，以管状腺癌最多见。

【病因和发病机制】

大肠癌的具体病因尚未明确。目前认为，大肠癌是环境、饮食习惯、遗传等多种因素协同作用的结果。

1.**饮食因素**　大肠癌的发病与饮食因素密切相关。低纤维饮食、高脂高蛋白饮食、缺乏微量元素与维生素（包括缺乏钙、硒、钼、维生素 A、维生素 C、维生素 E 和 β-胡萝卜素）等都是大肠癌的危险因素。

2.**遗传因素**　遗传因素在大肠癌发病中起重要作用。其中，家族性腺瘤性息肉病（FAP）100% 的会发生癌变。此外，有大肠癌家族史者，大肠癌的风险比正常人高 4 倍。

3.**化学致癌物质**　亚硝胺及其化合物是导致肠癌最重要的化学致癌物，油煎、烘烤食品中的甲基芳香胺也与肠癌的发生密切相关。此外，胆汁酸和胆固醇在肠道厌氧菌群的作用下也可形成多种化学致癌物质。

4.**消化道疾病**　患有溃疡型结肠炎、克罗恩病、大肠腺瘤、直肠息肉的患者，后期患大肠癌的概率也会上升。

5.**生活方式**　烟草是一种明确的致癌物质，吸烟与大肠腺瘤的发生有密切关系。此外，肥胖、心理情绪紧张也是大肠癌的危险因素。

6.**寄生虫感染**　患有寄生虫病也被认为是大肠癌的病因之一，尤其是慢性血吸虫病患者。

【临床表现】

排便习惯与粪便性状改变，腹痛，肛门坠痛、里急后重，甚至腹内结块是本病的基本临床表现。

1.**排便习惯与粪便性状改变**　排便习惯改变指排便的次数增多或减少、排便时间延长等改变；粪便性状改变是指常有腹泻，粪便呈糊状或黏液便，或有大便秘结，泄泻与便秘交替；常有便血或痢疾样脓血便，大便变扁、变细。

2.**腹痛**　腹痛常呈持续性隐痛，但若存在肠梗阻则多呈绞痛，且伴有明显的肠胀气。

3.**肛门坠痛、里急后重**　常同时存在，多在大便时症状加剧。

4.**腹内结块**　以右下腹多见，结块质硬、固定，无压痛或有轻度压痛。

大肠癌转移则出现相应转移病灶的临床表现。

【治疗】

结直肠癌的主要治疗手段是外科手术切除受累肠段和清除相关的淋巴结。因身体状况差不能耐受手术，则某些肿瘤可通过电凝术切除，这种方式仅能减轻症状，延长生命，不能治愈。外科手术切除肉眼可见的直肠癌后，放射治疗有助于控制其他残余肿瘤的生长,延迟肿瘤复发,提高存活率。放射治疗联合化学治疗对大肠癌和只有 1 ~ 4 个癌性淋巴结的患者最为适合。对多于 4 个癌性淋巴结的患者,放射治疗、化学治疗效果较差。当结直肠癌已经扩散,不能单纯经手术治疗时,术后用 5 - 氟尿嘧啶和左旋嘧啶化学治疗可延长患者生命,但仍不能治愈。当结直肠癌已广泛转移,不能切除时,经手术解除肠梗阻症状,一般仅能存活 7 个月。若癌肿仅扩散至肝脏,可直接将化学治疗药物注入供应肝脏的动脉之中。结直肠癌经全大肠切除后,每年应采用结肠镜检查残余肠道 2 ~ 5 次。如果未发现任何癌肿,通常患者应每 2 ~ 3 年进行 1 次随访检查。

三、夏氏中西医结合相关知识

西医治疗结肠癌以外科手术为主。夏氏中医认为治疗大肠癌可结合现代医学,取长补短,充分发挥中医优势。治疗中可发挥中医独有的清热解毒、活血祛瘀、扶正祛邪、软坚散结作用,以此调节患者机体阴阳平衡。夏氏中医认为大肠癌晚期扶正中一定要兼顾养阴,同时顾护脾胃也是治疗必不可少的部分,可多食用红枣汤、莲心粥等食品,以养胃、生津、补血,从而加快机体的恢复。在日常生活中要改变不良的饮食结构、饮食习惯,做到起居有节,另外要帮助患者树立战胜疾病的信心,使其做到情绪乐观,积极向上。

夏氏中医认为大肠癌病变早期症状不明显,易被忽视。故对出现以排便习惯与粪便性状改变,腹痛、肛门坠痛、里急后重,甚至腹内结块、消瘦等症状时应高度警惕,并尽快结合现代检查方法查明原因,以求早期诊断、早期治疗。其病因多由于正气亏虚,外感湿邪、内伤饮食及情志失调,致使湿热、瘀毒蕴结于肠道日久形成积块而成。病位在肠,但与脾、胃、肝、肾的关系尤为密切。其病性早期以湿热、瘀毒邪实为主,晚期则多为正虚邪实,正虚又以脾肾阳虚、气血两虚、肝肾阴虚多见。在整个治疗过程中以调和身体阴阳平衡为治疗大法。疾病早期病机的中心环节是湿热,实则泻之,故以清热利湿、化瘀解毒为治疗原则,并应适当结合抗大肠癌的中草药。病至晚期,正虚邪实,虚则补之,则以补虚为主兼以解毒散结。大肠癌初起以标实为主,久则以正虚为主,常虚实夹杂,若邪盛之征如积块较大而质硬、腹部多处积块,疼痛剧烈,大便因积块堵塞肠道而排便困难等症状突出,而正衰之征如形体极度消瘦,便血不止等症状明显,则预后不良。

四、病 案

病案 1

宁某,女,76 岁。

患者以脓血便 1 周余,加重 2 天为主诉就诊。患者为结肠癌晚期,1 周前出现大便次数过多,最多 1 天达 15 次,排脓样稀血便,腹痛拒按,伴气短、无力、怕冷,大小便需人扶持,在医院用药治疗(具体药物不详)1 周未见明显效果,近两日大便排出血块。患者及家属寻求用中药治疗,遂来诊。刻下见:精神差,面色萎黄,舌质偏淡,苔白腻而腐,中间黑色为服药后染苔。

诊断:便血(结肠癌)。

治则:健脾温中,养血止血,涩肠止泻。

处方:灶心土30 g,仙鹤草30 g,赤石脂30 g,干姜10 g,三七10 g,茜草炭10 g,地榆炭10 g,炒白术10 g,甘草10 g,淡附片6 g,炒黄芩6 g,生地黄10 g,阿胶(烊化)10 g,粳米30 g。

用法:7剂,水煎服,每日1剂,分2次服用。

二诊:服药后患者大便次数明显减少,便血基本消失。在上方基础上加炒白术15 g,炒山药15 g,砂仁6 g;7剂,水煎服。治疗3个月,患者诸症痊愈。

按语:便血,血从肛门而出,或随大便夹杂而下,或下纯血,为结肠癌的主要症状。结肠癌是发生在结肠(包括升结肠、横结肠、降结肠和乙状结肠)的癌症,是人类最常见的恶性肿瘤之一。结肠癌属中医文献中"肠积""脏毒""肠澼""症瘕"等范畴。《灵枢·五变》谓:"人之善病肠中积聚者……则胃肠恶,恶则邪气留之,积聚乃伤,肠胃之间,寒温不次,邪气稍至,蓄积留止,大聚乃起。"《灵枢·刺节真邪》:"虚邪入至于身也深,寒与热相搏,久留而肉著……邪气居其间而不及,发为筋瘤……肠瘤……昔瘤。"指出了肠中积聚及肠瘤的发病过程。隋代巢元方在《诸病源候论》中认为:"症者,由寒温失节,致脏腑之气虚弱,而食饮不消,聚结在内,染渐生长,块段盘牢不移动者是也。"指出其腹中包块,盘牢不移的特点。《证治要诀·大小肠门》有载:"诸病坏证,久下脓血,或如死猪肝色,或五色杂下,频出无禁,有类于痢。"指出肠澼有类于痢疾。金元四大家之一的朱丹溪在其《丹溪心法》中云:"坐卧湿地,醉饮房劳,生冷停寒,酒面积热,以致荣血失道,渗入大肠,此肠风脏毒之所由作也。"进一步指出了其病因。中医学将结肠癌的病因概括为内因和外因。内因包括正气亏虚和情志失调;外因包括感受外邪、环境因素和饮食所伤。根本病变机制是机体阴阳失调,正气虚弱。湿热、火毒、瘀滞属病之标,脾虚、肾亏、正气不足乃病之本,二者互为因果,由虚而致积,因积而致虚,久则积渐大而体更虚。此例患者已是癌症晚期,便血不止,患者每日大便10~15次,排脓样稀血便,大小便需人扶持,如不及时止血,则正气虚衰,势必危矣。急则治其标,当前应以止血为要,患者腹痛拒按,伴气短、无力、怕冷,舌质偏淡,苔白腻是脾阳虚衰之证;证属脾阳虚,脾不统血,气血不足,治以健脾温中,养血止血,涩肠止泻。故以灶心土温中收涩止血,灶心土煎汤代水煮药,阿胶烊化。附子、白术脾肾双补;阿胶、生地黄滋阴养血;黄芩可以止血,又可佐制温热以防动血;甘草和药益气调中。黄芩其性苦寒,但有淡附片等大量温热药于方中,则无碍方之大意,且其可以防止诸温热之品动血之嫌;赤石脂、干姜、粳米,温中涩肠止痢;仙鹤草补虚止血;三七活血止血;茜草炭和地榆炭凉血止血;诸药合用,温中止血,药专力宏,故而有效。

病案2

黄某,男,71岁。

患者以直肠癌术后化学治疗副作用明显为主诉就诊。患者于2009年12月3日无明显诱因下出现排烂便、便中出血、血色暗红,大便每天5~6次,无黏液、无里急后重感、无腹胀腹痛。2009年12月17日行电子肠镜检查示:直肠绒毛状腺瘤,腺上皮呈中至重度不典型增生。2009 年 12 月 29 日行"全身麻醉下经腹直肠肿瘤根治术(Dixon 术)",术后病理示:①"直肠"高分化腺癌,肿物大小约 7 cm×4 cm×1 cm,浸润肠壁全肌层;②肠两切缘未见癌浸润;③"肿物旁"淋巴结可见癌转移(9/12);④"肠系膜下 A 旁"淋巴结未见癌转移(0/1);⑤"乙状结肠"腺瘤性息肉。术后于 2010 年 1 月 10 日行 XELOX 方案(卡培他滨、奥沙利铂)1 个疗程。患者化学治疗后副作用明显。为寻求中医治疗,遂来诊。刻下见:乏力,腹胀不适,胃纳差,眠差,半小时一醒,小便正常,大便质稀烂,每天 2～3 次。舌暗红苔薄白,舌边有齿痕,脉滑数。

诊断:肠癌病(直肠腺癌 Dixon 术后)。

治则:行气运脾、清热化痰。

处方:土鳖虫 6 g,木香(后下)10 g,蒲公英 30 g,砂仁(后下)10 g,姜竹茹 15 g,太子参 30 g,麦冬 15 g,枳实 15 g,广藿香 15 g,桃仁 10 g,姜厚朴 10 g,甘草 6 g。

用法:5 剂,水煎服,每日 1 剂,分 2 次服用。

二诊:上方服 3 剂后,乏力较前改善,胃纳、睡眠较前改善,小便正常,大便质稀烂,2～3 次/天。舌尖红苔薄白,舌边有齿痕,脉细弦。在上方基础上加葛根 20 g,白头翁 15 g,白芷 10 g,继服 14 剂。

三诊:患者行 XELOX 方案第 2 程后出现大便次数增多,清水样便,无黏液脓血,患者未加以留意,症状逐渐加重。精神疲惫,乏力,腹胀不适,口干,偶有咳嗽,痰色白,易咳出。纳眠差,小便正常,大便每天 10 余次,质稀烂。舌暗红苔白厚,脉弦细。近 10 天体重下降 3 kg。依据病情调整方药,具体药物如下:土鳖虫 6 g,桔梗 15 g,木香(后下)10 g,蒲公英 30 g,砂仁(后下)10 g,姜竹茹 15 g,广藿香 15 g,桃仁 10 g,甘草 6 g,五倍子 15 g,山楂 20 g,泽泻 15 g,香附 10 g,赤石脂 15 g,山药 30 g,党参 15 g。7 剂,水煎服,每日 1 剂。

四诊:患者下肢乏力,咳嗽,痰少色白,口干,胃纳可,眠差,二便调。舌红苔黄干,脉弱。调整方药如下:蒲公英 30 g,藿香 15 g,甘草 6 g,山楂 20 g,党参 15 g,茯苓 15 g,白术 15 g,枸杞子 15 g,浙贝母 15 g,北杏仁 10 g,法半夏 10 g,蜂房 10 g,杜仲 15 g,覆盆子 20 g,厚朴 10 g,桃仁 10 g。共 30 剂,水煎服,每日 1 剂。

患者此后口服卡培他滨单药化学治疗 6 个疗程,一直门诊随诊,多次复查未见肿瘤复发及转移征象。随访患者以中医药治疗 11 年余,情况稳定,生活如常人。

按语:此例为直肠癌术后患者,术后因难以耐受化学治疗不良反应,仅完成 XELOX 方案化学治疗 2 个疗程后,以卡培他滨单药化学治疗 6 个疗程,后坚持单纯中医药治疗。初诊时患者见乏力、腹胀、腹泻、纳眠差等症,舌暗红苔薄白,舌边有齿痕,脉滑数,辨证属脾虚气滞、痰热扰心,治疗以行气运脾、清热化痰,兼益气养阴、活血祛瘀为法,方中以太子参、麦冬益气健脾、养阴生津,木香、砂仁、枳实、藿香健脾除湿、行气消胀,竹茹清胃降逆,蒲公英清热消痈、清利湿热,土鳖虫、桃仁活血祛瘀。二诊患者胃纳、睡眠及体力状况较前改善,仍见大便质稀烂、次数较多,加葛根以升阳止泻,白芷增燥湿之力,白头翁增清肠解毒之功。三诊时患者因化学治疗毒副作用,腹泻较重,急则治其标,去养阴之麦冬,改太子参为党参,以五倍子、赤石脂涩肠止泻,泽泻利水渗湿,药后患者腹泻得以有效控制。再诊时患者症见乏力、口干、眠差,舌红苔黄干,脉弱,为泄泻伤及脾胃、伤阴及肾所致,故于健脾益气、解毒祛瘀之余,加枸杞子、杜仲、覆盆子补益肝肾。患者肠癌术后坚持中医药治疗,以调理阴阳平衡为治疗大法,10年未见肿瘤复发,生活如常人。

第五节　血　癌

一、中医病学相关知识

【概述】

血癌又称白血病,是由于正气内虚、温热毒邪乘虚而入引起的,以热毒、血瘀、痰浊互结,人体伤血为基本病机,以发热、出血、贫血及肝、脾、淋巴结肿大等为主要临床表现的一种造血系统的恶性肿瘤。其特征为造血系统白细胞系列在质和量方面有异常增生。

中医学中没有"白血病"这一病名,根据白血病证候特征,有关白血病的证候、治法、调护等内容散见于中医学的"虚劳""血证""温病""症积""恶核"等病证之中。早在公元前二世纪《黄帝内经》就有关于白血病证候的记载,如《素问·通评虚实论》:"精气夺则虚。"《诸病源候论·温病衄候》说:"由五脏热结所为,心主血,肺主气,而开窍于鼻,邪热伤于心,故衄,衄者,血从鼻出也。"又在"恶核候"中说:"恶核者,是风热毒气,与血气相搏结成核生颈边,又遇风寒所折,遂不消不溃,名为恶核也。"《普济方·虚劳门》:"夫急劳之病,其证与热相似而得之差暴也,盖血气俱盛,积热内干心肺,脏腑壅滞,热毒不除而致之。缘禀受不足,忧思气细,营卫俱虚,心肺壅热,金火相刑,脏气传克,或应外邪,故烦躁体热、颊赤、心忪、头痛、盗汗、咳嗽、咽干、骨节酸痛、萎黄羸瘦,久则肌肤消烁,咯涎唾血者,皆是其候也。"上述记载的证候与白血病的临床特点很相似。《医林改错·膈下逐瘀汤所治症目》:"肠胃之外,无论何处,皆有气血……气无形不能结块,结块者,必有形之血也。"强调活血化瘀治疗腹部积块(本病之肝脾大)的重要性。

【病因病机】

中医学认为白血病的发病多在内在虚损、阴阳失和、脏腑虚弱的基础上温热毒邪等乘虚而入所致。

1. **精气内虚**　是本病发生的内因,与肝脾肾关系密切。情志不畅,肝气郁结,气血失和,阴阳失调。长期偏食而致脾虚,气血生化无源,在儿童患者中较为明显。劳倦、早婚、多次妊娠、房事不节等致肾精亏虚,则骨髓化源不足。在以上肝脾肾功能失调与精血虚损的基础上,若复加外邪则发病。

2. **温热毒邪**　本病尤其是急性白血病具有起病急,发展迅速,病情险恶,易于复发及预后不良等特点,故温热毒邪是本病发生的重要外因。温热毒邪乘虚而入,伤及气分,则出现大热、大汗、脉洪大之症,若正不胜邪,进而伤及营阴,人体伤血则有多种临床表现。温热毒邪,迫血妄行,则出现多种出血证候,如鼻衄、紫斑等;温热毒邪,灼血为瘀,而出现皮肤紫斑,舌质红绛甚或紫暗等。瘀血一旦形成,可使血不循经而加重出血;可使气血运行滞涩,不通则痛则出现骨关节胀痛、压痛,气滞血瘀还可表现为腹中积块(肝脾肿大而坚硬)。瘀血不去则新血不生,加之出血则血去气伤,日久则出现血虚,表现为心悸、气短、乏力、贫血等症。温热毒邪,炼液为痰,痰瘀互结,而出现两胁症积、颈部痰核等症。素有气虚加之反复出血,气血亏虚,可使气不摄血、出血症状突出,血去气伤反过来又加重气虚症状,从而形成恶性循环。

总之,白血病是由于精气内虚,温热毒邪入侵而人体伤血而成的病证。其病位在血及骨髓,因肝主藏血,脾主生血,肾主骨生髓,故与肝脾肾关系密切。常常是因虚而得病,因虚而致实。其虚因温热毒邪易伤津耗气而以气阴两虚、肝肾阴虚多见,久病则以气血亏虚为主;其实不外乎热毒、血瘀、痰浊为患。急性期有虚有实,但以标实为主,缓解期虽有毒邪内伏,但以虚为主。临床上多虚实互见,病机演变复杂多样,如急性期热毒不解,可内传心包而出现神昏谵语的症状;热毒炽盛,引动肝风而出现颈强、抽搐之症;晚期则由于邪伤正气,正气日衰,而出现脾肾阳虚、气血两虚之证。

【辨证论治】

(一)辨证要点

1. 辨发热　白血病本身可以发热,多为低热或中度发热,有时找不到病灶。但大部分患者都是由继发感染而发热,可呈壮热,伴咽痛、咳嗽、痰多、小便淋漓涩痛等。阴虚发热则多为低热,潮热盗汗、口燥咽干。

2. 辨出血　辨明出血是由血热亢盛、气虚不摄或由瘀血所致的不同。急性白血病的出血多由血热所致,起病急暴,出血量多,血色鲜红。实热者多有高热,虚热者多见低热或仅见手足心热。慢性白血病以气虚所致者居多,出血渐起,血色淡红,伴明显气虚的症状。瘀血引起者,出血渐起或暴起,出血量多,范围广,血色紫暗,舌质紫暗,或见瘀点、瘀斑。

3. 辨痰核瘰疬、症积　痰核瘰疬、症积的出现表明痰瘀胶结较甚。

4. 辨邪正盛衰　常根据病程、并发症、舌脉等作出判断。起病急骤者,发热、出血明显,舌红苔黄,脉洪大或弦滑数,虽有气血两虚的症状而以邪实为主。放射治疗、化学治疗的患者,热毒虽去,但正气已伤,表现邪衰正气亦虚。而晚期患者则以气血虚衰为主要矛盾。缓解期,气阴两伤,精气未充,余毒未尽,而表现为正虚余毒内伏证。

(二)治疗原则

清热解毒,养阴补气,活血化瘀为治疗原则;平衡机体阴阳为根本治疗大法。清热解毒针对病因为温热毒邪以治本,温热毒邪易耗气伤阴,故在治本的同时配合养阴补气;温热毒邪又常灼血为瘀,故辅以活血化瘀治法。此外,因本病多在内虚基础上感邪而成,病变过程中正气受损,更见衰败之势,故针对患者气血阴阳虚衰的不同,适当加以补益,扶正培本,以增强体质,增加抗癌能力,增强对化学治疗药物的耐受力和敏感性是大有裨益的。在辨证论治的基础上选用具有一定抗白血病作用的中药进行治疗也属必要。

（三）分证论治

1. 急性白血病

（1）热邪炽盛证　①主要证候：急性发作，高热骤起而持续，发热不恶寒或微恶寒，汗出热不解，口渴喜冷饮，烦躁不安，鼻衄，齿衄，紫斑，骨关节疼痛，或颈、腋下触及痰核，或胁下症结，便秘，尿黄，舌红，苔黄，脉洪大。②证候分析：温热毒邪乘虚而入，伤及气分，则出现大热、大汗、口渴喜冷饮，烦躁不安脉洪大等症；热邪灼伤脉络则鼻衄，齿衄，紫斑；温热毒邪，炼液为痰，痰瘀互结则颈、腋下触及痰核，或胁下症结。③治法：清热解毒，凉血救阴。

（2）毒盛伤血证　①主要证候：壮热谵语，胸中烦闷，口干而渴，皮肤黏膜瘀点、瘀斑，色鲜红或紫红，全身各部均可出血，如鼻衄、齿衄、尿血、便血等，舌红绛，苔黄，脉弦数。②证候分析：邪毒炙盛，正不胜邪，伤及营阴则壮热谵语，胸中烦闷，口干而渴；温热毒邪，迫血妄行则全身各部均可出血，如鼻衄、齿衄、尿血、便血等；温热毒邪，灼血为瘀则皮肤黏膜瘀点、瘀斑，色鲜红或紫红，舌质红绛甚或紫暗等。③治法：清热解毒，凉血止血。

（3）气阴两虚证　①主要证候：体倦乏力，语音低微，自汗盗汗，口渴，手足心热，反复低热，头晕目眩，皮肤紫斑或衄血，眠差，纳差，舌红或淡，少苔或花剥苔，脉细弱。②证候分析：温热毒邪易伤津耗气而致气阴两虚，见体倦乏力，语音低微，自汗盗汗，口渴，阴虚火旺，虚火上炎则反复低热，头晕目眩；虚火灼伤脉络则皮肤紫斑或衄血。③治法：益气养阴。

（4）脾肾阳虚证　①主要证候：面色㿠白，唇甲不荣，气短乏力，畏寒肢冷，四肢浮肿，腰酸膝软，皮肤紫斑，衄血，尿血，便血，消瘦纳呆，自汗便溏，小便清长，阳痿遗精，舌质淡边有齿痕，苔白润，脉弱无力。②证候分析：脾主生血，肾主骨生髓，脾肾阳虚则气血生化不足，见面色㿠白，唇甲不荣，气短乏力；肾为腰之府，肾阳不足，腰酸膝软，小便清长，阳痿遗精；脾主四肢，脾阳不足，运化失司则畏寒肢冷，四肢浮肿，消瘦纳呆，自汗便溏；脾主统血，脾气亏虚，统摄失司则皮肤紫斑，衄血，尿血，便血。③治法：温补脾肾。

2. 慢性白血病

（1）瘀血内阻证　①主要证候：形体消瘦，胸胁胀痛痞闷，腹中坚硬症积，肝、脾肿大明显，神疲乏力，面色黧黑，午后发热，手足心热，大便色黑，月经不调，舌红或紫，苔薄，脉涩。②证候分析：毒邪灼血为瘀则胸胁胀痛痞闷，腹中坚硬症积；血瘀日久伤阴耗气则形体消瘦，神疲乏力，面色黧黑，午后发热，手足心热。③治法：活血化瘀。

（2）血热毒盛证　①主要证候：低热不退，夜热早凉，咽喉肿痛，口腔糜烂，颈腋痰核肿大，头晕耳鸣，口渴咽干，盗汗，腰酸，全身骨节疼痛，鼻衄、齿衄，或见吐血、便血、尿血，皮肤紫斑，舌质红，脉细数。②证候分析：毒邪侵袭导致营阴亏虚，阴虚火旺则低热不退，夜热早凉；虚火上炎则咽喉肿痛，头晕耳鸣，口渴咽干，口腔糜烂；虚火伤津，炼液为痰，痰瘀互结则颈、腋则颈腋痰核肿大；虚火灼伤脉络则鼻衄齿衄，或见吐血、便血、尿血，皮肤紫斑。③治法：养阴清热，凉血解毒。

（3）肝肾阴虚证　①主要证候：头晕眼花，目涩，视物不清，口干舌燥，心烦失眠，耳鸣耳聋，腰膝酸软，五心烦热，遗精，月经不调，皮肤紫斑，舌红少苔，脉弦细。②证候分析：

肝主藏血,肾主骨生髓,肝血亏虚不能上荣头面则头晕眼花,目涩,视物不清,口干舌燥;肾阴亏虚,肾水不能上行抑制心火则心烦失眠;肾阴亏虚不能上荣清窍则耳鸣耳聋,不能滋养腰府则腰膝酸软,遗精。③治法:滋补肝肾。

(4)脾肾阳虚证 ①主要证候:面色㿠白,唇甲不荣,气短乏力,畏寒肢冷,四肢浮肿,腰酸膝软,皮肤紫斑,衄血,尿血,便血,消瘦纳呆,自汗便溏,小便清长,阳痿遗精,舌质淡边有齿痕,苔白润,脉弱无力。②证候分析:脾主生血,肾主骨生髓,脾肾阳虚则气血生化不足,见面色㿠白,唇甲不荣,气短乏力;肾为腰之府,肾阳不足,腰酸膝软,小便清长,阳痿遗精;脾主四肢,脾阳不足,运化失司则畏寒肢冷,四肢浮肿,消瘦纳呆,自汗便溏;脾主统血,脾气亏虚,统摄失司则皮肤紫斑,衄血,尿血,便血。③治法:温补脾肾。

(5)气血两亏证 ①主要证候:面色㿠白,神疲倦怠,心悸气短,皮肤紫斑,或见其他部位出血,舌体胖边齿痕,舌质淡,苔薄白,脉弱。②证候分析:脾胃后天之本,气血运化之源,脾虚则气血生化乏源,气血亏虚,阴阳失调则面色㿠白,神疲倦怠,心悸气短;脾主统血,脾虚统摄失司则皮肤紫斑,或见其他部位出血。③治法:补益气血。

【预防与调摄】

本病的病因虽不十分清楚,但精血不足、脏气亏虚、气血阴阳失调加之邪毒入侵是重要的致病因素,故保养精气、避免接触致癌物质和加强必要的防护措施对预防本病具有重要意义。白血病患者的调摄护理要重视保持病室和患者身体的清洁卫生,预防感染病菌;病情危重者要密切观察神志、瞳孔、血压的变化以及有无项强、抽搐、呕吐等情况。缓解期的患者仍要坚持药物、饮食等疗法的综合调治,慎起居,适寒温,畅情志,饮食宜富于营养而易于消化,鱼虾、牛、羊、狗肉等属燥热动火之晶,不宜食用。

二、西医病学相关知识

【概述】

白血病是血细胞的肿瘤,一般累及白细胞。白血病产生于干细胞向白细胞成熟过程障碍并引起癌性改变。这种改变常累及染色体片段的重排。由于染色体重排干扰了细胞分裂的正常控制,受累细胞无限制增殖产生癌变。它们最终占据骨髓,取代了骨髓中的正常细胞。这些白血病(癌)细胞亦可以侵犯其他器官,如肝、脾、淋巴结、肾脏以及脑。白血病以发病快慢及受累细胞的不同可分为4种主要类型。急性白血病发展快;慢性白血病发展慢。淋巴细胞性白血病累及淋巴细胞;髓性(髓细胞性)白血病累及髓细胞。

【病因】

大多数类型的白血病病因未明。暴露于射线、某些化学物质如苯以及使用抗肿瘤药物能增加发生白血病的危险性。患有某些遗传性疾病的患者,如唐氏综合征以及范科尼贫血发生白血病的机会更高。

【临床表现】

急性白血病早期可能出现突然高热,类似感冒的症状,也可以是严重出血;慢性白血病一般进展较慢,患者可能有面色苍白、淋巴结和脾大,月经过多或拔牙后出血难止等表现。

(一)急性白血病

1. **贫血** 多数患者就诊时就已有中、重度贫血,部分急性白血病患者病程短,可无贫血。

2. **发热和感染** 半数患者以发热为早期表现,可低热,也可高达 39~40 ℃ 及以上。高热常提示有继发感染,感染可发生在身体各个部位,如牙龈、肛周、肺等,严重者可发生脓毒血症。

3. **出血** 早期出血者近 40%。可发生在全身各部位,以皮肤瘀斑、鼻出血、牙龈出血、月经过多常见。颅内出血、消化道出血、泌尿系统出血虽少见,但后果严重。

4. **白血病细胞增殖浸润表现**

(1)淋巴结和脾 淋巴结肿大为淋巴细胞白血病的显著特征,以急性淋巴细胞白血病较多见。脾大在急性白血病中较多见。

(2)骨骼 骨骼疼痛是白血病常见的体征之一,常比较剧烈,部位不固定,主要见于胸骨、四肢骨、脊柱和骨盆。使用镇痛药效果不佳,儿童较成人多见。

(3)眼部 部分白血病可引起眼球突出、复视或者失明。

(4)口腔和皮肤 常见于急性白血病,表现为牙龈增生、肿胀或牙龈出血;局部皮肤隆起、变硬,呈紫蓝色结节。

(5)中枢神经系统 可影响脑脊液循环,造成颅内压增高,出现头痛、恶心、呕吐、视力模糊、视神经乳头水肿,甚至抽搐、昏迷等表现。

(6)睾丸 多为一侧无痛性肿大,另一侧无肿大,但活检时常发现有白血病细胞浸润。

(二)慢性白血病

主要分为慢性髓系白血病和慢性淋巴细胞白血病。

1. **慢性髓系白血病** 慢性期一般持续 1~4 年,患者有乏力、低热、多汗或盗汗、体重减轻等代谢亢进的症状。常以脾大为最显著体征,若脾梗死,则脾区压痛明显。当白细胞显著增高时,可有眼底充血及出血。在疾病加速期,常有发热、虚弱、进行性体重下降、骨骼疼痛,逐渐出现贫血和出血,加速期可维持几个月到数年。当急性髓系白血病进入急变期时,预后较差,往往在数月内死亡。

2. **慢性淋巴细胞白血病** 起病缓慢,多无自觉症状,患者多在体检或因其他疾病就诊时发现。有症状者早期可表现为乏力、疲倦,而后出现食欲减退、消瘦、低热、盗汗。60%~80% 的患者有淋巴结肿大,多见于头颈部、锁骨等处。半数以上的患者有轻至中度的脾大,轻度肝大等症状。晚期患者可出现贫血、血小板减少和粒细胞减少,易并发感染。

【治疗】

约 90% 以上的急性淋巴细胞白血病患者(多为儿童)给予 1 个疗程的化学治疗即能

使病情获得控制(缓解)。3~5岁儿童预后最好;20岁以上者预后较差。初诊白细胞计数低于25000/μL的儿童或成人患者预后较好,白细胞计数增高者预后较差。治疗的目标是通过摧毁白血病细胞以获得完全缓解。在正常骨髓功能恢复之前,患者可能需要输血以纠正贫血,输注血小板以治疗出血,以及使用抗生素以治疗感染。治疗常用数种药物的联合化学治疗治疗,每一剂量的药物在数天或数周内被反复给予。联合化学治疗方案用药有口服泼尼松,每周1次长春新碱,以及静脉给予蒽环类抗生素或门冬酰胺酶。其他药物尚在研究之中。以摧毁白血病细胞为目的的初次强化化学治疗完成后数周或数月,即应开始再次治疗(巩固化学治疗)以杀灭任何残存的白血病细胞。治疗一般需持续2~3年。有些疗程可能短些。白血病细胞在治疗后可重新出现(复发),常出现在骨髓、脑及睾丸。骨髓中白血病复发常较严重。化学治疗需重新开始,尽管大多数患者对化学治疗有反应,但再复发的危险性很大。骨髓移植为这类患者提供了最好的治愈机会,但只有当能获得组织配型完全相合的骨髓供者时,才能进行这种治疗。颅内白血病复发一般用化学治疗药物做椎管内注射,每周1~2次。睾丸白血病复发的治疗可用化学治疗加放射治疗。

三、夏氏中西医结合相关知识

西医治疗白血病以摧毁白血病细胞为目标,常用数种药物的联合化学治疗,因病情易反复,故治疗一般需持续2~3年;对于白血病复发患者,需根据转移部位不同采取不同治疗方法,而骨髓移植为最佳治疗手段。夏氏中医认为白血病初期为邪实,正气不甚亏损。若热毒未被控制,则病情发展很快,正气日衰,热毒更甚,病情由轻转重。若能早期诊断,及时正确治疗,热毒渐去,正气渐复,病情可由重转轻直至完全缓解。在缓解期,热毒虽去,但余毒未净,内伏骨髓,此期又多有气阴两伤、精气未充之症,若外感六淫、劳伤心脾等诱发,正不胜邪,见发热、出血、进行性的气血亏损,痰核症积等症又可复发,经清热解毒抗癌或滋阴等治疗,可能再次缓解。一些患者因多次反复发作,正气大伤,邪毒亢盛,预后不良。慢性白血病起病缓慢,初期为邪实,若正气不衰,则病情较轻。若邪毒不解,病程日久,则转为本虚标实,病情由轻转重;如能正确治疗,亦可邪气渐衰,正气渐复,直到缓解。因此无论急性期抑或慢性缓解期均应注重体内气血阴阳平衡的调理,使气血和畅,阴阳平衡,正气内存,邪不可干。

四、病 案

病案1

卢某,女,35岁。

患者因急性粒细胞白血病伴高热入院治疗。患者入院后给予化学治疗药物,血红蛋白下降40 g/L,血小板10×10⁹/L,白细胞0.6×10⁹/L,机体抗病能力明显下降。考虑继发感染而发高热,腹泻,病情危重,故请中医协助治疗。刻下见:面色苍白无华,精神极差,卧床,面部虚浮状,语言低微,双下肢水肿。高热,40 ℃,口干不欲饮水,气短,无力,心悸,翻身则加重,恶心呕吐,腹泻不止,每日7～10次;脉细无力,舌质淡白,无苔,津液少。

诊断:血癌(急性粒细胞白血病)。

治则:益气养阴,补中升提,止泻。

方剂:西洋参15 g,麦门冬10 g,五味子10 g,陈皮10 g,茯苓15 g,炒白术15 g,炙甘草10 g,柴胡15 g,炒麦芽15 g,炒扁豆15 g,玉竹15 g,砂仁3 g,炒山药15 g。

用法:3剂,水煎服,每日1剂,分2次服用。

二诊:患者服药后,腹泻减轻,精神有所好转,体温下降到38.6 ℃。仍感觉手足心热,皮肤见散在出血点。在上方基础上加炙黄芪30 g,当归10 g,7剂,水煎服。

三诊:患者药后腹泻止,体温降到37.8 ℃,精神明显好转。续服7剂,患者服药后,转危为安。

按语:急性白血病是一种死亡率极高的危重疾患,往往是在应用大量化学治疗药物后,患者抗病能力更加明显下降。西医多认为宜致继发感染而高热,使病情愈加危重。此例患者证属元气大虚,气阴两伤,中焦衰微,无权运化。治疗以益气养阴,补中升提,止泻。方用西洋参、麦门冬、玉竹、五味子益气养阴,收敛固涩;陈皮、茯苓、炒白术、炙甘草、柴胡、炒麦芽、炒扁豆、砂仁、炒山药益气健脾止泻。二诊加炙黄芪、当归补气养血,患者转危为安。夏氏中医指出,患者较长时间大量应用化学治疗药物,损伤正气,元气大虚,以气脱为主,高热属于气虚发热,腹泻为中气下陷。应首要用大量西洋参、炙黄芪以固元气,赔补中焦,甘温去热。因气为血帅,血为气母,气脱血亦脱,气不摄血,则血外溢,有形之血难以速生,无形之气所当急固,补气之中求止血,甘温之剂来除热方为上策。

病案2

沈某,男,50岁。

患者因头晕、乏力、气喘入院治疗。查血常规发现白细胞低,进一步检查后确诊为急性髓细胞白血病 AML-M7 型,红细胞、白细胞、血小板过低,医生建议化学治疗。患者拒绝行化学治疗,输血后要求行中医治疗。刻下见:口干,胸闷,气喘,周身乏力,易疲劳,天冷四肢冰冷,烦躁易怒,纳可,大便1～2天1次,干硬,羊屎状,眠可,多梦,眠时后颈出汗,面色略暗;舌大,苔黄,舌下瘀,脉滑。

诊断:血癌(急性髓细胞白血病)。

治则:益气养阴,泻火止血,清解邪毒。

处方:虎杖20 g,鸡血藤30 g,阿胶(烊化)10 g,枸杞子15 g,生黄芪60 g,白术15 g,陈皮15 g,升麻6 g,柴胡6 g,党参30,炙甘草10 g,当归10 g,炒酸枣仁15 g。

用法:5剂,水煎服,每日1剂,分2次服用。

二诊:服药后患者精神稍好转,乏力稍有改善,在上方基础上加黄精20 g,桂枝10 g,白芍10 g,麦冬10 g,砂仁(打碎)10 g,葛根30 g,熟地黄30 g,仙鹤草60 g,生姜三片,大枣(切开)30 g;5剂水煎服。

三诊:药后乏力明显好转,情绪好转,手掌颜色慢慢变红润,汗出明显减少,大便基本正常,各项指标好转,效不更方,嘱继续服用。

其后随访患者精神可,饮食睡眠及大小便基本正常,其余诸症基本缓解,病情稳定。

按语:根据"正气内存,邪不可干"的理论,白血病的临床表现是以虚证为主,虚实相兼的复杂过程。一般来说,以气阴亏虚为本,以火伤血络为标,以邪毒内袭为变。根据具体病例以及病变的不同阶段,可权衡本、标与变的轻重,随证选用益气养阴以固本、泻火止血以治标、清解邪毒以防变的治疗方法。有学者认为,本病的病因是"毒"和"劳"综合体现,是一种温热邪毒,在正气内虚时发病。而这种温热邪毒可分为两种情况:一种是体内的热毒蕴郁在骨髓之中,称为"髓毒",发病后由里向外,从骨髓到血分,再到营分,然后到气分,卫分,传变迅速,发病即见耗精动血,神昏闭窍。这种"温热毒邪",属蕴毒内发。进而认为,急性白血病类似于中医的伏气温病。夏氏中医认为急性白血病的病机应该突出正气虚损与邪毒内侵两个方面。正邪相争,邪盛正衰,导致脏腑气血功能失调而发病。从整个疾病转归来看,急性白血病的病机具有"毒"和"劳"两大特点。"毒"体现病势急,病情重,多有发热;"劳"体现气血亏耗,里虚为本,反复发病。此例患者目前显示的病机主要以"虚劳"为主,而"毒"并不明显。即使是虚劳,亦有数个病机并存。其一,气虚;其二,阴虚(包括血虚);其三,肾虚。而出现虚劳则有以下几种原因,其一,热毒侵袭,进入脏腑筋络,耗津伤液,耗血动血;其二,素体阴亏燥热。这属于正气亏虚,正如《内经》所言:"正气存内,邪不可干;邪之所凑,其气必虚"。若在治疗过程中滥用化学治疗药物,亦会加重对五脏的损害。尤其是伤脾伤肾。脾为后天之本,为气血生化之源,脾伤则气血不足;肾为先天之本,为元气之根,肾伤则精气外泄,元气不守。脾肾两亏,最终五脏皆伤,进而病情恶化,容易出现各种虚劳病变。治疗时应注重三方面。其一,通过平衡阴阳,调和脏腑,疏通经络,畅和气血,来改善患者的症状。其二,扶正祛邪,扶正以养阴补气为本,祛邪则以清热解毒为主,这样既可治本,又可治标;扶正是治疗白血病的关键。要注重顾护正气,尤其是脾胃的调理。若脾胃化生气血充足,则能充养先天之本,如此才能正气充足,邪不可干。扶正的好处甚多,能调整脏腑功能,使五脏六腑功能和调;能提高机体免疫力;能减轻化学治疗药物对机体的损害,而且能够提高机体对化学治疗的敏感性,增强和巩固疗效;能改善气血不足的各种症状,能让患者面色红润起来。其三,安定神志,增加患者信心,让患者不会恐慌,从而不会陷入悲观、绝望等负面情绪之中,有益于病情的康复。故方用生黄芪、党参、白术、炙甘草补中益气,升阳固表;陈皮理气和胃;升麻、柴胡升阳举陷;当归、鸡血藤、阿胶、枸杞子养血;炒酸枣仁宁心安神;虎杖通便。二诊加黄精、桂枝、白芍、麦冬、砂仁、葛根、熟地黄、仙鹤草、生姜、大枣补肾、补血养阴、益气补虚。方与证相应,故能取得满意疗效。

参考文献

[1]陈志强,杨关林.中西医结合内科学[M].3版.北京:中国中医药出版社,2016.

[2]杜惠兰.中西医结合妇产科学[M].3版.北京:中国中医药出版社,2016.

[3]沈霖.中西医结合儿科学[M].北京:科学出版社,2020.

[4]张敏建.中西医结合男科学[M].2版.北京:科学出版社,2017.

[5]黄立中.中西医结合肿瘤病学[M].北京:中国中医药出版社,2020.